U0746196

住院医师规范化培训考试用书

住院医师规范化培训考试
通关2000题
→ 超声医学科 ←

主　编　武　俊

副主编　骆　炜　周　盟

编　者（以姓氏拼音为序）

蔡　萌　曹思奇　崔　岩　冯　晶　骆　炜

裴勇凯　史　蕾　孙宏亮　王　超　王叶红

吴　娟　武　俊　宣健嫒　杨冰冰　张　博

张　策　张　美　郑秀利　周　盟

中国健康传媒集团

中国医药科技出版社

内 容 提 要

本书根据国家卫健委颁布的《住院医师规范化培训结业理论考核大纲》，精编近 2000 道试题，题型全面，并对较难和易错题做出详细解析，以帮助住院医师了解规培考试形式和内容，融会贯通地掌握相关考点，顺利通过考核。书末附赠一套模拟试卷及其答案与解析，以供考生实战演练，有效检验复习效果。本书主要适用于超声医学科住院医师规范化培训基地学员和相关带教老师培训学习，也可供相关专业本科生、研究生及专科医师参考使用。

图书在版编目（CIP）数据

超声医学科住院医师规范化培训考试通关 2000 题 /
武俊主编. -- 北京：中国医药科技出版社，2024. 12.
ISBN 978-7-5214-4974-7

Ⅰ. R445. 1-44

中国国家版本馆 CIP 数据核字第 20243CR324 号

美术编辑 陈君杞
责任编辑 张欢润
版式设计 友全图文

出版 **中国健康传媒集团** | 中国医药科技出版社

地址 北京市海淀区文慧园北路甲 22 号

邮编 100082

电话 发行：010 - 62227427 邮购：010 - 62236938

网址 www.cmstp.com

规格 787mm×1092mm $^1/_{16}$

印张 28

字数 681 千字

版次 2024 年 12 月第 1 版

印次 2024 年 12 月第 1 次印刷

印刷 北京金康利印刷有限公司

经销 全国各地新华书店

书号 ISBN 978-7-5214-4974-7

定价 **88.00 元**

版权所有 盗版必究

举报电话：010 - 62228771

本社图书如存在印装质量问题请与本社联系调换

获取新书信息、投稿、为图书纠错，请扫码联系我们。

编委会

主 编 武 俊
副主编 骆 炜 周 盟
编 者（以姓氏拼音为序）
蔡 萌（宜昌市中心人民医院）
曹思奇（大连医科大学附属第二医院）
崔 岩（大连医科大学附属第一医院）
冯 晶（大连医科大学附属第一医院）
骆 炜（大连医科大学附属第二医院）
裴勇凯（首都医科大学北京同仁医院）
史 蕾（大连医科大学）
孙宏亮（大连医科大学）
王 超（大连医科大学附属第二医院）
王叶红［遵义医科大学第五附属（珠海）医院］
吴 娟（兰州医科大学附属第二医院）
武 俊（大连医科大学附属第二医院）
宣健媛（大连医科大学附属第二医院）
杨冰冰（大连医科大学附属第二医院）
张 博（大连市友谊医院）
张 策（大连医科大学附属第二医院）
张 美（大连医科大学附属第二医院）
郑秀利（山西中医药大学附属医院）
周 盟（安徽省妇女儿童医学中心）

◦ 前 言 ◦

根据中华人民共和国国家卫生健康委员会、国家人力资源和社会保障部等联合发布的《关于建立住院医师规范化培训制度的指导意见》，住院医师规范化培训（简称"住培"）是近年来中国医疗卫生健康领域的一项重要工作。目前，中国医师协会已基本完成住院医师规范化培训基地标准、培训内容与统一标准的确立，参加规培对全国各地的住院医师而言已是势在必行。对于临床医学专业硕士研究生而言，必须取得住院医师规范化培训合格证书才能申请硕士专业学位。我国住培考核主要分为两个部分：第一部分是专业理论考核，试题来自国家设立的理论考核题库，题型为选择题；第二部分为临床实践能力考核，在培训基地进行，根据临床病例及模拟操作进行面试。为了能帮助住院医师更好地学习超声医学科专业知识，顺利通过国家结业考核，特编写此书。

《超声医学科住院医师规范化培训通关2000题》力求实现"三大转化"——基本理论转化为临床实践、基本知识转化为临床思维、基本技能转化为临床能力；完成"两大提升"——从执业医师到住院医师的提升，从住院医师到专科医师的提升。

《超声医学科住院医师规范化培训通关2000题》由具有丰富教学和临床实践经验的老师编写而成，根据国家卫健委颁布的《住院医师规范化培训结业理论考核大纲》，精选近2000道试题，题型全面，并对较难和易错题做出详细解析，以帮助住院医师了解规培考试形式和内容，融会贯通地掌握相关考点，顺利通过考核，并逐步提高疾病诊断能力和解决实际问题的能力。书中附赠一套模拟试卷及其答案与解析，以供考生实战演练，有效检验复习效果。

本书内容颇具实用性，主要适用于超声医学科住院医师规范化培训基地学员和相关带教老师培训学习，也可供相关专业本科生、研究生及专科医师参考使用。

由于编者经验水平有限，书中错误和疏漏之处在所难免，恳请广大师生和读者批评指正。

题型说明

A1 型题：单句型最佳选择题

每道试题由一个题干和 A、B、C、D、E 五个备选答案组成。备选答案中只有一个答案为正确答案，其余四个均为干扰答案。

例：关于肝的分区，叙述不正确的是

    A. 肝中静脉将肝分成左半肝及右半肝

    B. 肝右静脉将右半肝分成右前叶、右后叶

    C. 肝左静脉将左半肝分成左外叶、左内叶

    D. 库氏法将肝分为八个区

    E. 下腔静脉将肝分成左半肝及右半肝

正确答案：**E**

A2 型题：病历摘要型最佳选择题

每道试题由一个简要病历作为题干，一个引导性问题和 A、B、C、D、E 五个备选答案组成。备选答案中只有一个答案为正确答案，其余四个均为干扰答案。

例：患者，女，46 岁，右乳乳头溢液，超声检查发现右乳中央区一条导管扩张，扩张的导管内可见乳头状弱回声充填，乳头状突起形态规则，边界清晰，内部无血流信号。最可能的诊断是

    A. 乳腺导管扩张症

    B. 乳腺导管内乳头状癌

    C. 纤维腺瘤

    D. 乳腺导管内乳头状瘤

    E. 积乳囊肿

正确答案：**D**

A3 型题：病例组型最佳选择题

每道试题先叙述一个以患者为中心的临床场景，然后提出若干个相关问题，每个问题均与开始叙述的临床场景有关，但测试要点不同，且问题之间相互独立。每个问题下面都有 A、B、C、D、E 五个备选答案，备选答案中只有一个答案为正确答案，其余四个均为干扰答案。

例：（1~2 题共用题干）

患者，女，41 岁。因右上腹隐痛 1 周入院检查，超声检查发现肝右叶巨大囊性肿物，大小约 10.9cm×11.3cm，壁厚 2~3mm，稍毛糙，内可见絮状高回声漂浮，CDFI 未见明显血流信号。患者乙肝标志物（−），WBC 7.7×10⁹/L，N 0.55。

1. 该患者最可能的诊断是

    A. 肝脓肿

    B. 肝棘球蚴病

    C. 肝胆管囊腺瘤

    D. 肝囊肿伴出血

    E. 肝结核

正确答案：**D**

2. 为进一步明确诊断，该患者可进行的检查不包括

    A. 超声造影

    B. 平扫 + 增强 CT

    C. 肝动脉血管造影

    D. 肝 MRI

    E. PET – CT

正确答案：**C**

A4 型题：病例串型最佳选择题

每道试题先叙述一个以患者为中心的临床场景，然后提出若干个相关问题。当病情逐

渐展开时，可以逐步增加新的信息。每个问题均与开始叙述的临床场景有关，也与新增加的信息有关，但测试要点不同，且问题之间相互独立。每个问题下面都有 A、B、C、D、E 五个备选答案，备选答案中只有一个答案为正确答案，其余四个均为干扰答案。

例：（1~2 题共用题干）

患者，男，34 岁，车祸后 3 小时来诊，左侧肋骨骨折，血压正常。超声检查所见：腹腔未见明显液性暗区。肝实质回声稍粗糙，胰腺未见明显异常，脾被膜下有少量不规则片状液性暗区，相邻脾实质可见局限性弱回声区，范围约 21mm×24mm。急诊对症补液、支持治疗后返家，嘱密切观察。

1. 患者由于用力过度，突然出现左上腹部剧烈疼痛，最可能发生了
   A. 迟发性脾破裂
   B. 肝破裂
   C. 脾梗死
   D. 胃破裂
   E. 肠破裂

正确答案：A

2. 该患者急行超声检查可见：腹腔大量液性暗区，脾周片状液性暗区，肝肾间隙条状液性暗区，盆腔片状液性暗区，脾被膜连续中断。此时可诊断为
   A. 真性脾破裂
   B. 中央破裂
   C. 被膜下血肿
   D. 被膜下血肿合并中央破裂
   E. 边缘破裂

正确答案：A

B1 型题：配伍题

每组试题由若干道题和 A、B、C、D、E 五个备选答案组成。所有试题共用备选答案，每个备选答案可能被选择一次、多次或不被选择。

例：（1~3 题共用备选答案）
   A. 孤立性肾囊肿
   B. 多囊肾
   C. 肾积水
   D. 肾盂旁囊肿
   E. 肾结核

1. 发生于肾内任何部位，呈单个、壁光滑、圆形或椭圆形的无回声液性暗区，后方回声增强见于

2. 肾窦高回声内出现的边界清楚、壁光滑的圆形无回声液性暗区见于

3. 肾内出现多个边界清楚、相互不连通的圆形无回声液性暗区见于

正确答案：A、D、B

X 型题：多项选择题

每道试题由一个题干和 A、B、C、D、E 五个备选答案组成。备选答案中有两个或两个以上的正确答案。多选、少选、错选均不得分。

例：常见的肝弥漫性病变包括
   A. 病毒性肝炎
   B. 脂肪肝
   C. 肝淤血
   D. 肝豆状核变性
   E. 肝血管瘤

正确答案：ABCD

⊙ 目 录 ⊙

上篇　通关试题

下篇　试题答案与解析

01

上篇　通关试题

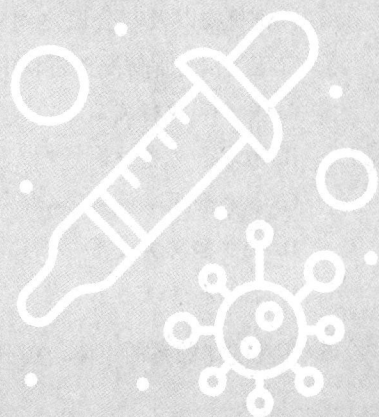

第一章 政策法规

一、A1 型题

1. 我国卫生法有以下几种表现形式，不包括
 A. 宪法
 B. 卫生法律、法规、规章
 C. 卫生标准
 D. 国际卫生条约
 E. 政府红头文件

2. 狭义卫生法律是由
 A. 国务院制定
 B. 国家卫生健康委员会制定
 C. 全国人大常委会制定
 D. 地方政府制定，经国务院批准
 E. 国家卫生健康委员会提出草案，经国务院批准

3. 组成法律规范结构的是
 A. 假定、处理、制裁
 B. 假定、处分、制裁
 C. 确定、处理、制裁
 D. 假定、处理、裁决
 E. 假定、处理、司法

4. 卫生法律关系是指卫生法所调整的国家机关、企事业单位、社会团体之间，它们的内部机构以及与公民之间在卫生管理和医疗卫生预防保健服务过程中所形成的
 A. 命令和执行关系
 B. 权利和义务关系
 C. 权利和服从关系
 D. 指挥和义务关系
 E. 指导和管理关系

5. 卫生法律关系的主体，在卫生法律关系中

 A. 享有权利并承担义务
 B. 享有权利不承担义务
 C. 不享有权利只承担义务
 D. 既不享有权利也不承担义务
 E. 以上都不是

6. 卫生行政法律关系的行政主体的义务表现为以下几方面，其中不包括
 A. 依法行使法律所赋予的职权
 B. 接受被管理者的监督
 C. 接受全体公民监督其执法
 D. 对相对人违法行为承担法律责任
 E. 为公民提供咨询服务

7. 对以下行政行为提起行政诉讼，人民法院不予受理的是
 A. 拒绝颁发许可证
 B. 拒绝履行保护财产权的职责
 C. 发布有普遍约束力的决定
 D. 侵犯个体医疗机构的经营自主权
 E. 违法要求经营者履行义务

8. 目前，我国卫生法多涉及的民事责任的主要承担方式是
 A. 停止侵害
 B. 恢复原状
 C. 赔偿损失
 D. 消除危险
 E. 支付违约金

9. 我国现行卫生标准的部标准可适用于
 A. 全国范围内各部门各地区
 B. 全国卫生专业范围内
 C. 局部地区卫生专业范围
 D. 企业单位
 E. 以上都不是

10. 以下不属于卫生法的基本原则的是

  A. 预防为主原则

  B. 公平性原则

  C. 个人利益至上原则

  D. 社会利益优先原则

  E. 科学性原则

11. 依据当地《医疗机构设置规划》及《医疗机构管理条例实施细则》审查和批准医疗机构设置的部门是

  A. 省、自治区、直辖市人民政府卫生行政部门

  B. 市级人民政府卫生行政部门

  C. 县级人民政府卫生行政部门

  D. 乡镇人民政府卫生行政部门

  E. 村级人民政府卫生行政部门

12. 申请设置医疗机构，不予批准的情形不包括

  A. 不符合当地《医疗机构设置规划》

  B. 设置人不符合规定的条件

  C. 不能提供满足投资总额的资信证明

  D. 投资总额不能满足各项预算开支

  E. 医疗机构选址合理

13. 规定《设置医疗机构批准书》有效期的部门是

  A. 省、自治区、直辖市人民政府卫生行政部门

  B. 市级人民政府卫生行政部门

  C. 县级人民政府卫生行政部门

  D. 乡镇人民政府卫生行政部门

  E. 村级人民政府卫生行政部门

14. 床位在一百张以上的综合医院、中医医院、中西医结合医院、民族医医院以及专科医院、疗养院、康复医院、妇幼保健院、急救中心、临床检验中心和专科疾病防治机构的校验期为

  A. 1 年　　　　B. 3 年

  C. 5 年　　　　D. 7 年

  E. 9 年

15. 医疗机构门诊病历的保存期不得少于

  A. 8 年　　　　B. 12 年

  C. 15 年　　　D. 20 年

  E. 25 年

16. 医疗机构住院病历的保存期不得少于

  A. 15 年　　　B. 20 年

  C. 25 年　　　D. 30 年

  E. 35 年

17. 医师执业时应当遵循的核心精神是

  A. 以经济利益为中心，追求最大化的医疗投入

  B. 以患者为中心，全心全意为人民健康服务

  C. 以科研成就为导向，不断追求医学领域的创新

  D. 以个人名誉为重，优先考虑个人职业发展和声誉

  E. 以技术精湛为唯一目标，专注于提高医疗技术能力

18. 有效执行《医疗机构从业人员行为规范》，需要下面哪个部门监督检查

  A. 纪检监察纠风部门

  B. 医疗机构行政领导班子

  C. 医疗机构相关职能部门

  D. 卫生行政部门

  E. 卫健委

19. 医疗机构对限于设备或者技术条件不能诊治的患者，应当依法采取的措施是

  A. 立即抢救

  B. 及时转诊

  C. 继续观察

  D. 提请上级医院派人会诊

E. 请示当地卫生局

20. 为保证儿童及时预防接种，医疗机构与儿童的监护人员应当
    A. 共同协商　　　B. 订立合同
    C. 付款监督　　　D. 由政府联系
    E. 相互配合

21. 根据《中华人民共和国医师法》，下列应当对医师给予行政处罚的情况是
    A. 医师在诊疗过程中，因技术精湛，成功治愈了多名患者
    B. 医师在紧急情况下，未经患者同意，立即进行了必要的抢救措施
    C. 医师在诊疗中发现患者非正常死亡，但未按规定向有关部门报告
    D. 医师主动参加了医学继续教育，提升了专业技能
    E. 医师在患者同意的情况下，使用了新的医学技术进行试验性治疗

22. 在诊疗活动中，医务人员应当如实向患者说明病情、医疗措施、医疗风险，这是
    A. 医务人员的义务
    B. 医务人员的权利
    C. 患者的权利
    D. 患者的义务
    E. 医务人员的职业道德

23. 国家实行医师资格考试制度的目的是检验和评价申请医师资格者是否具备
    A. 医学专业学历
    B. 开办医疗机构的条件
    C. 取得医学专业技术职务的条件
    D. 从事医学实践必需的基本专业知识与能力
    E. 从事医学专业教学、科研的资格

24. 根据相关法律法规，下列医师的行为不受行政处罚的情形是

A. 医师在未取得患者明确同意的情况下，为了挽救患者生命进行了紧急手术
B. 医师在诊疗过程中因疏忽大意导致患者受到轻微伤害
C. 医师在诊疗过程中使用了未经批准的实验性药物
D. 医师在诊疗中发现患者非正常死亡，但未及时向有关部门报告
E. 医师在紧急情况下，根据临床经验超出常规治疗方案，不符合医疗行为规范

25. 《医疗机构从业人员行为规范》适用的人员是
    A. 医疗机构的医生、护士、药剂、医技人员
    B. 医疗机构的医护及后勤人员
    C. 医疗机构的管理、财务、后勤等人员
    D. 药学技术人员
    E. 医疗机构内所有从业人员

26. 根据《医疗机构从业人员行为规范》，下列不会被卫生行政部门给予行政处罚的行为是
    A. 泄露患者隐私
    B. 未经患者同意进行特殊检查
    C. 因不负责任延误患者的抢救
    D. 未按规定报告医疗事故
    E. 参加医学继续教育，提高专业技能

27. 医师中止执业活动两年以上，当其中止的情形消失后，需要恢复执业活动的，应当经所在地的县级以上卫生行政部门委托的机构或者行业组织考核合格，并依法申请办理
    A. 准予注册手续　　B. 变更注册手续
    C. 中止注册手续　　D. 重新注册手续
    E. 注销注册手续

28. 以下选项中仅属于医师的道德义务不属于

法律义务的是

A. 积极开展义诊，尽力满足患者的健康需求

B. 努力钻研业务，提高专业技术水平

C. 关心、爱护、尊重患者，保护患者的隐私

D. 宣传卫生保健知识，对患者进行健康教育

E. 遵守法律、法规，遵守技术操作规范

29. 《中华人民共和国医师法》规定，医师在执业活动中应履行的义务之一是

A. 从事医学研究、学术交流，参加专业学术团体

B. 在注册的执业范围内，选择合理的医疗、预防、保健方案

C. 获得工资报酬和津贴，享受国家规定的福利待遇

D. 参加专业培训，接受继续医学教育

E. 努力钻研业务，更新知识，提高专业水平

30. 对急危患者，医师应该采取的救治措施是

A. 积极措施　　B. 适当措施

C. 紧急措施　　D. 最佳措施

E. 一切可能的措施

31. 对于涂改、伪造病历资料的医务人员，卫生健康主管部门可给予的处罚不包括

A. 责令改正

B. 赔偿患者损失

C. 给予警告

D. 吊销医师执业证书

E. 没收违法所得

32. 《中华人民共和国医师法》规定，在执业医师指导下，在医疗卫生机构中参加医学专业工作实践满1年，具有以下学历者可以参加执业医师资格考试

A. 中等专业学校医学专业学历

B. 高等学校相关医学专业本科以上学历

C. 高等学校相关医学专业专科学历

D. 取得助理执业医师执业证书后，具有高等学校医学专科学历

E. 取得助理执业医师执业证书后，具有中等专业学校医学专业学历

33. 具有麻醉药品处方权的医师在以下哪种情形下可能会被追究法律责任

A. 医师为晚期癌症患者开具适量的麻醉药品用于疼痛控制

B. 医师在飞机上救治突发疾病患者

C. 医师根据患者病情需要，按规定为患者开具麻醉药品

D. 医师在患者疼痛难以忍受时，紧急情况下为患者开具麻醉药品

E. 医师在患者要求下，超出正常剂量开具麻醉药品

34. 《中华人民共和国医师法》规定取得医师资格的，可以向以下哪个部门申请注册

A. 所在地省级以上人民政府卫生行政部门

B. 所在地市级以上人民政府卫生行政部门

C. 所在地县级以上人民政府

D. 所在地县级以上人民政府卫生行政部门

E. 所在地医师协会

35. 《中华人民共和国医师法》中的医师是指在医疗机构中的

A. 经注册的医务人员

B. 从业人员

C. 执业的医务人员

D. 取得医师资格的医务人员

E. 取得医师资格并经注册的执业医务人员

36. 医师跨省调动工作，需申请办理变更执业注册手续时，应
    A. 向原或拟执业地任何一个注册管理部门申请
    B. 向原注册管理部门申请
    C. 向拟执业地注册管理部门申请
    D. 先向原注册管理部门申请，再向拟执业地注册管理部门申请
    E. 先向拟执业地注册管理部门申请，再向原注册地管理部门申请

37. 医师医疗权的权能不包括
    A. 医学诊查
    B. 医学处置
    C. 出具医学证明文件
    D. 选择医疗方案
    E. 获得报酬

38. 对医师的业务水平、工作成绩和职业道德状况，依法享有定期考核权的单位是
    A. 县级以上人民政府卫生行政部门
    B. 医师所在的医疗、预防、保健机构
    C. 医师所在地的医学会或者医师协会
    D. 县级以上人民政府卫生健康主管部门或者其委托的医疗卫生机构、行业组织
    E. 县级以上人民政府

39. 《中华人民共和国医师法》规定，对考核不合格的医师，卫生行政部门可以责令其暂停执业活动，并接受培训和继续医学教育。暂停期限是 3 个月至
    A. 5 个月   B. 6 个月
    C. 8 个月   D. 10 个月
    E. 12 个月

40. 医师的下列行为不属于违法违规的是
    A. 违反技术操作规范
    B. 延误救治

C. 未经患者同意实施实验性临床医疗
D. 拒绝以其他医院的检验结果为依据出具诊断证明书
E. 泄露患者隐私

41. 医师被吊销执业证书后，以下说法正确的是
    A. 医师可以在一年后重新申请执业证书
    B. 吊销执业证书的处罚是暂时的，三个月后自动解除
    C. 医师可以立即在其他医疗机构继续执业
    D. 医师必须经过重新考核合格后，方可申请执业注册
    E. 医师的吊销决定可以由患者申诉撤销

42. 非医师行医的，卫生行政部门可采取的措施不包括
    A. 没收违法所得
    B. 责令赔偿患者损失
    C. 没收药品、医疗器械
    D. 处以罚款
    E. 责令停止非法执业活动

43. 《医疗事故处理条例》将医疗事故分为四级，是根据
    A. 患者病情严重程度
    B. 医疗事故的责任
    C. 对患者人身造成的损害程度
    D. 医疗事故的定性
    E. 患者患病的病种情况

44. 因抢救急危患者，未能及时书写病历的，有关医务人员应当在抢救结束后几小时内据实补记，并加以注明
    A. 3 小时   B. 6 小时
    C. 8 小时   D. 12 小时
    E. 24 小时

45. 发生医疗事故争议情况，封存和启封病历

等资料时应

A. 有医患双方在场

B. 有第三方公证人在场

C. 有医疗事故鉴定委员会专家在场

D. 有卫生行政部门有关人员在场

E. 经请卫生行政部门批准后

46. 当事人对首次医疗事故技术鉴定不服的，可以自收到首次医疗事故技术鉴定结论之日起几日内向所在地卫生行政部门提出再次鉴定的申请

A. 7 日   B. 10 日

C. 15 日   D. 20 日

E. 30 日

47. 当事人自知道或者应当知道其身体健康受到损害之日起多少年内，可以向卫生行政部门提出医疗事故争议处理申请

A. 0.5   B. 1

C. 1.5   D. 2

E. 3

48. 根据《医疗事故处理条例》，医疗事故赔偿的项目有

A. 7 项   B. 8 项

C. 9 项   D. 10 项

E. 11 项

49. 调整医疗活动中医患双方权利和义务，保障医患双方合法权益得以实现的具体卫生行政法规是

A. 《中华人民共和国食品卫生法》

B. 《医疗事故处理条例》

C. 《麻醉药品管理办法》

D. 《中华人民共和国药品管理法》

E. 《中华人民共和国传染病防治法》

50. 《医疗事故处理条例》开始施行的日期为

A. 2002 年 4 月 4 日

B. 2002 年 9 月 1 日

C. 2003 年 5 月 4 日

D. 2002 年 2 月 20 日

E. 2003 年 9 月 1 日

51. 医疗机构内死亡的，尸体应立即移放太平间。死者尸体存放时间一般不超过多长时间

A. 1 周   B. 2 周

C. 3 周   D. 4 周

E. 6 周

52. 医疗纠纷需进行尸检，尸检时间应在死后

A. 12 小时内   B. 24 小时内

C. 36 小时内   D. 48 小时内

E. 72 小时内

53. 发生重大医疗过失行为，医疗机构应当在规定的时限向当地卫生行政部门报告，重大医疗过失行为是指以下哪种情形

A. 造成患者一般功能障碍

B. 造成患者轻度残疾

C. 导致 3 人以上人身损害后果

D. 造成患者组织损伤导致一般功能障碍

E. 造成患者明显人身损害的其他后果

54. 医疗事故赔偿调解中，以下哪项通常不作为赔偿的依据

A. 医疗事故等级

B. 患者原有疾病状况

C. 医疗过失行为

D. 患者精神损害程度

E. 医疗机构的经济状况

55. 《医疗事故处理条例》规定，医院对参加事故处理的患者近亲属交通费、误工费和住宿费的损失赔偿人数不超过

A. 2 人   B. 3 人

C. 4 人   D. 5 人

E. 6 人

56. 重大医疗过失行为，例如导致 3 人以上人

身损害后果，医疗卫生机构应当在几小时内向所在地卫生行政部门报告

A. 6 小时内   B. 8 小时内

C. 12 小时内   D. 24 小时内

E. 48 小时内

57. 医疗事故的责任主体是

A. 依法取得医学临床研究资格的机构

B. 依法取得医疗机构执业许可证的机构

C. 依法取得大学毕业证书的医学院校毕业生

D. 依法取得医学教育资格的机构

E. 依法取得考试合格资格的考生

58. 母婴保健技术服务不包括

A. 有关母婴保健的科普宣传、教育和咨询

B. 婚前医学检查

C. 产前诊断和遗传病诊断

D. 助产技术

E. 内、外科诊疗

59. 孕妇有下列情形之一的，医师不必对其进行产前诊断

A. 羊水过多或者过少的

B. 胎儿发育异常或者胎儿有可疑畸形的

C. 孕早期接触过可能导致胎儿先天缺陷的物质的

D. 有遗传病家族史或者曾经分娩过先天性严重缺陷婴儿的

E. 初产妇年龄不满 35 岁

60. 母婴保健医学技术鉴定委员会进行医学鉴定时须有几名以上相关专业医学技术鉴定委员会成员参加

A. 3 名   B. 5 名

C. 6 名   D. 8 名

E. 12 名

61. 某县医院妇产科医师计划开展结扎手术业

务，按照规定参加了相关培训，培训结束后，有关单位负责对其进行了考核并颁发给相应的合格证书，该有关单位是指

A. 地方医师协会

B. 所在医疗保健机构

C. 国家卫生健康委员会

D. 地方医学会

E. 地方人民政府卫生行政部门

62. 在《中华人民共和国传染病防治法》中，哪些措施不是针对传染病预防和控制的

A. 加强健康教育

B. 建立传染病监测和预警系统

C. 对传染病患者进行隔离治疗

D. 限制传染病患者自由出入公共场所

E. 为传染病患者提供终身免费治疗

63.《中华人民共和国传染病防治法》规定，国家对传染病实行的方针与管理办法是

A. 预防为主，防治结合，统一管理

B. 预防为主，防治结合，划区管理

C. 预防为主，防治结合，分类管理

D. 预防为主，防治结合，分片管理

E. 预防为主，防治结合，层级管理

64. 对从事传染病预防、医疗、科研的人员以及现场处理疫情的人员，为了保障其健康，他们所在单位应当根据国家规定采取

A. 防治措施和强制隔离措施

B. 防治措施和强制治疗措施

C. 防治措施和医疗保健措施

D. 防治措施和追踪调查措施

E. 防治措施和紧急控制措施

65. 对传染病患者或疑似传染病患者污染的场所和物品，医疗保健机构应当及时采取

A. 封闭场所并销毁物品

B. 强制隔离治疗

C. 必要的卫生处理

D. 报告上级卫生行政机关处理

E. 提请卫生防疫部门处理

66. 属于乙类传染病，但采取甲类传染病预防和控制措施的疾病是

A. 新生儿破伤风

B. 梅毒

C. 百日咳

D. 传染性非典型性肺炎

E. 白喉

67. 对于住院的甲型肝炎患者使用过的卫生洁具，医疗机构应当采取的措施是

A. 彻底清洗

B. 严格的卫生处理

C. 销毁

D. 请卫生行政机关处理

E. 请防疫机构处理

68. 医疗机构在发现疑似甲类传染病患者时，在明确诊断前，应在指定场所进行

A. 医学观察　　　B. 留验

C. 单独隔离治疗　　D. 就地诊验

E. 访视

69. 《中华人民共和国传染病防治法》规定，在传染病暴发、流行时，下列不必要的措施是

A. 启动应急预案

B. 限制或者停止人群聚集的活动

C. 采取紧急措施切断传播途径

D. 对所有居民进行强制健康检查

E. 封锁传染病区

70. 为查找传染病原因，医疗机构依法对疑似传染病患者尸体进行解剖，应当

A. 有患者死亡前签署的同意尸检的书面意见

B. 征得死者家属同意并签字

C. 征得死者家属同意

D. 选择性告知死者家属

E. 告知死者家属

71. 除《中华人民共和国传染病防治法》规定以外的其他传染病，根据其暴发、流行情况和危害程度，需要列入乙类、丙类传染病的，由哪个部门决定并予以公布

A. 国务院公安部门

B. 国务院卫生行政部门

C. 国务院畜牧兽医部门

D. 国务院办公厅

E. 国务院司法部门

72. 有权对拒绝隔离治疗的霍乱患者采取强制措施的机构是

A. 医疗机构　　　B. 防疫机构

C. 公安机关　　　D. 卫生行政部门

E. 政府综合执法机构

73. 卫生行政部门工作人员依法执行职务时，应当不少于

A. 2人　　　　B. 3人

C. 4人　　　　D. 5人

E. 6人

74. 医疗机构配制制剂，应是本单位临床需要而市场上没有供应的品种，并须经所在地哪个部门批准后方可配制

A. 省级卫生行政部门

B. 省级药品监督管理部门

C. 省级工商行政管理部门

D. 县级卫生行政部门

E. 地市级药品监督管理部门

75. 医疗机构从事药剂技术工作必须配备

A. 依法经过资格认定的药师或者其他药学技术人员

B. 保证制剂质量的设施

C. 检验仪器

D. 相应的卫生条件

E. 管理制度

76. 执业医师处方权的取得方式是

    A. 医师资格考试合格后取得

    B. 被医疗机构聘用后取得

    C. 在注册的执业地点取得

    D. 在上级医院进修后取得

    E. 参加卫生行政部门培训后取得

77. 处方开具当日有效。特殊情况下需延长有效期的，由开具处方的医师注明有效期限，但有效期最长不得超过

    A. 2 天　　　　　B. 3 天

    C. 4 天　　　　　D. 5 天

    E. 6 天

78. 具有何种专业技术职务任职资格的医师，可授予特殊使用级抗菌药物处方权

    A. 初级　　　　　B. 高级

    C. 正高级　　　　D. 副高级

    E. 中级

79. 医疗机构在药品购销中暗中收受回扣或者其他利益，依法对其给予罚款处罚的机关是

    A. 卫生健康主管部门

    B. 药品监督管理部门

    C. 工商行政管理部门

    D. 市场监督管理部门

    E. 中医药管理部门

80. 以下不属于药品的是

    A. 血液制品　　　B. 血清

    C. 血液　　　　　D. 抗生素

    E. 疫苗

81. 每次开处方，每张处方所包含的药品种类上限为

    A. 3 种　　　　　B. 4 种

    C. 5 种　　　　　D. 6 种

    E. 7 种

82. 医师开具处方不能使用

    A. 药品通用名称

    B. 复方制剂药品名称

    C. 国家卫生健康委员会公布的药品习惯名称

    D. 药品的商品名或曾用名

    E. 新活性化合物的专利药品名称

83. 对已确认发生严重不良反应的药品，可以采取停止生产、销售、使用的紧急控制措施的是

    A. 地方人民政府和药品监督管理部门

    B. 国务院或者省级人民政府的药品监督管理部门

    C. 药品监督管理部门及其设置的药品检验机构

    D. 药品监督管理部门及其设置的药品检验机构的工作人员

    E. 药品生产、经营企业和医疗机构的药品检验机构或者人员

84. 药品的生产企业、经营企业、医疗机构违反《中华人民共和国药品管理法》规定，给药品使用者造成损害的，应

    A. 依法承担赔偿责任

    B. 依法给予行政处分

    C. 依法给予行政处罚

    D. 依法追究刑事责任

    E. 不予行政处罚

85. 《医疗机构临床用血管理办法》经原卫生部部务会议审议通过，施行时间是

    A. 2002 年 8 月 1 日

    B. 2011 年 8 月 1 日

    C. 2012 年 8 月 1 日

    D. 2013 年 8 月 1 日

    E. 2014 年 8 月 1 日

86. 医疗机构的储血设施应当保证运行有效，

全血、红细胞的储藏温度应当控制在 2 ~ 6℃，同一患者一天申请备血量达到或超过 1600ml 的，由具有中级以上专业技术职务任职资格的医师提出申请，科室主任核准签发后，报何处批准，方可备血

A. 医务部门　　　　　B. 护理部门

C. 门诊部门　　　　　D. 院办部门

E. 院感部门

87. 申请输血应由经治医师逐项填写《临床输血申请单》，由何人核准签字，连同受血者血样于预定输血日期前送交输血科（血库）备血

A. 住院医师　　　　　B. 主治医师

C. 副主任医师　　　　D. 主任医师

E. 科主任

88.《临床输血技术规范》规定，输血前必须进行的检查不包括

A. 血型鉴定　　　　　B. 交叉配血试验

C. 患者身份确认　　　D. 患者疾病史询问

E. 传染病筛查

89. 交叉配血的血样标本必须是输血前几天内的

A. 2　　　　　　　　　B. 3

C. 5　　　　　　　　　D. 7

E. 8

90. 一次输血不应超过

A. 2 小时　　　　　　B. 4 小时

C. 5 小时　　　　　　D. 6 小时

E. 8 小时

91. 根据《中华人民共和国献血法》，以下哪种行为是血站或医疗机构在临床用血管理中严格禁止的

A. 对献血者进行健康检查

B. 使用一次性采血器材

C. 向献血者说明献血的注意事项

D. 将无偿献血的血液提供给单采血浆站

E. 对采集的血液进行检测

92. 献血者每次采集血液量和两次采集间隔为

A. 献血者每次采集血液量一般为 200ml，最多不超过 400ml，两次采集时间不得少于 3 个月

B. 献血者每次采集血液量一般为 400ml，两次采集间隔不少于 6 个月

C. 献血者每次采集血液量一般为 200ml，两次采集间隔不少于 3 个月

D. 献血者每次采集血液量一般为 200ml，最多不超过 400ml，两次采集间隔不少于 6 个月

E. 献血者每次采集血液量一般为 200ml，最多不超过 400ml，两次采集间隔不少于 9 个月

93.《突发公共卫生事件应急条例》规定，医疗卫生机构应当对传染病做到

A. 早发现、早观察、早隔离、早治疗

B. 早发现、早报告、早隔离、早治疗

C. 早报告、早观察、早治疗、早康复

D. 早发现、早报告、早隔离、早康复

E. 早预防、早发现、早治疗、早康复

94. 根据《突发公共卫生事件应急条例》的规定，以下哪项不是突发公共卫生事件应急处理的基本原则

A. 预防为主　　　　　B. 科学决策

C. 及时响应　　　　　D. 信息公开透明

E. 强制隔离

95. 医疗机构发现发生或者可能发生传染病暴发流行时，应当

A. 在 1 小时内向所在地县级人民政府卫生行政主管部门报告

B. 在 2 小时内向所在地县级人民政府卫生行政主管部门报告

C. 在 4 小时内向所在地县级人民政府卫生行政主管部门报告

D. 在 6 小时内向所在地县级人民政府卫生行政主管部门报告

E. 在 8 小时内向所在地县级人民政府卫生行政主管部门报告

96. 对流动人口中的传染性非典型肺炎患者、疑似患者处理的原则是

A. 就地控制、就地治疗、就地康复

B. 就地隔离、就地治疗、就地康复

C. 就地观察、就地治疗、就地康复

D. 就地控制、就地观察、就地治疗

E. 就地隔离、就地观察、就地治疗

97. 教育部所属综合大学的附属医院发现脊髓灰质炎疫情，应当报告的部门是

A. 所在地的疾病预防控制机构

B. 所在地的政府卫生行政部门

C. 国家疾病预防控制机构

D. 国家教育行政部门

E. 国家卫生行政部门

98. 突发事件应急工作应当遵循什么方针

A. 现场处理，监督检查

B. 预防为主，常备不懈

C. 反应及时，措施果断

D. 统一领导，分级负责

E. 依靠科学，加强合作

99. 突发公共卫生事件应急处理指挥部根据突发事件应急处理的需要，可以采取控制措施的环节是

A. 食物 B. 食物和水源

C. 水源和交通 D. 交通

E. 水源

100. 对新发现的突发传染病，国家卫生健康委员会根据危害程度、流行强度，依法及时宣布为

A. 法定传染病 B. 甲类传染病

C. 乙类传染病 D. 丙类传染病

E. 丁类传染病

二、A2 型题

101. 小马是一名具有大专学历的医学生，他想知道自己是否有资格参加医师资格考试。根据《中华人民共和国医师法》，小马需要满足的条件是

A. 通过初级医师资格考试

B. 获得医学大专学历证书

C. 完成规定的实习期

D. 获得医学学士学位

E. 只有 B 和 C 选项

102. 黄某因医疗事故受到吊销医师执业证书的行政处罚，1 年半后向当地卫生行政部门申请重新注册。卫生行政部门经过审查决定对黄某不予注册，理由是黄某的行政处罚自处罚决定之日起至申请注册之日止不满

A. 1 年 B. 2 年

C. 3 年 D. 4 年

E. 5 年

103. 患儿，男，2 岁。因发热 3 日到县医院就诊，门诊接诊医生检查后发现患儿的颊黏膜上有科氏斑，拟诊断为麻疹。医生遂嘱患儿的家长带患儿去市传染病医院就诊。按照《中华人民共和国传染病防治法》的规定，医生应当

A. 请上级医生会诊，确诊后再转诊

B. 请上级医生会诊，确诊后隔离治疗

C. 向医院领导报告，确诊后由防疫部门进行转送隔离

D. 向医院领导报告，确诊后对刘某就地进行隔离

E. 在规定时间内，向当地防疫机构报告

104. 甲县某养鸡场发生高致病性禽流感疫情。其相邻养鸡场场主王某因舍不得灭杀种鸡，便趁夜晚驾车将数十只种鸡运往位于乙县的表哥家藏匿，但在途经乙县、丙县和丁县交界处时，被丁县动物防疫部门截获。遂将车上的种鸡在丁县全部灭杀以及无害化处理。在与王某的交涉中，丁县动物防疫人员发现王某体温高、不断咳嗽，随后便通知了上述各县疾病预防控制部门。对于王某进行医学观察的场所应选择在

A. 甲县   B. 乙县

C. 丙县   D. 丁县

E. 上级市

105. 某患者到省人民医院就医，接诊医师在诊治过程中，使用了一种新上市的抗生素，致使该患者出现了严重不良反应。按照《中华人民共和国药品管理法》的规定，该医院应当向有关部门报告。接受报告的部门是

A. 国家工商行政管理部门

B. 省级药品监督管理部门和卫生健康主管部门

C. 国家药品监督管理部门

D. 国务院卫生行政部门

E. 国家中医药管理部门

106. 某县药品监督管理部门接到某药店将保健食品作为药品出售给患者的举报后，立即对该药店进行了查处，并依照《中华人民共和国药品管理法》的规定，将其销售给患者的保健食品认定为

A. 按假药论处的药

B. 假药

C. 劣药

D. 食品

E. 按劣药论处的药

107. 肖某为中度慢性疼痛患者，医师开具第一类精神药品控制缓解制剂为其治疗，根据《处方管理办法》，每张处方用药量的最多天数是

A. 3 日   B. 5 日

C. 7 日   D. 10 日

E. 15 日

108. "献血大王"刘某，在过去的 7 年间，献血总量已达 5600ml。快满 50 周岁的刘某告诉记者，如果身体一直保持健康状态，他满 55 周岁以前，还可争取无偿献血

A. 5 次   B. 6 次

C. 8 次   D. 10 次

E. 12 次

109. 某村发生一起民居垮塌事故，重伤者 9 人，急送乡卫生院抢救。市中心血站根据该院用血要求，急送一批无偿献血的血液到该院。抢救结束后，尚余 900ml 血液，该院却将它出售给另一医疗机构。根据《中华人民共和国献血法》规定，对于乡卫生院的这一违法行为，县卫生局除了应当没收其违法所得外，还可以对其处以罚款

A. 五千元以下   B. 一万元以下

C. 三万元以下   D. 五万元以下

E. 十万元以下

三、A3/A4 型题

（110～111 题共用题干）

G 药厂销售代表在和某医院几名医师达成协议后，医师在处方时使用 G 药厂生产的药品，并按使用量的多少收受了药厂给予的提成。事情曝光后，对 G 药厂按《中华人民共和国药品管理法》的有关规定处理。

110. 对于医师的错误行为，有权决定给予处分、没收违法所得的部门是

A. 药品监督管理部门

B. 工商行政管理部门

C. 医师协会

D. 消费者权益保护协会

E. 卫生健康主管部门

111. 可以对 G 药厂作出行政处罚的部门是

A. 卫生健康主管部门

B. 工商行政管理部门

C. 市场监督管理部门

D. 税务管理部门

E. 医疗保险部门

四、B1 型题

（112～114 题共用备选答案）

A. 7 日内　　　　B. 15 日内

C. 20 日内　　　　D. 25 日内

E. 30 日内

112. 母婴保健医学技术鉴定委员会应当自接到鉴定申请之日起多少日内给出医学技术鉴定意见，并及时通知当事人

113. 当事人对婚前医学检查、遗传病诊断、产前诊断结果有异议，需要进一步确诊的，可以自接到检查或者诊断结果之日起多少日内向所在地县级或者设区的市级母婴保健医学技术鉴定委员会提出书面鉴定申请

114. 当事人对母婴保健医学技术鉴定意见有异议的，可以自接到鉴定意见通知书之日起多少日内向上一级母婴保健医学技术鉴定委员会申请再鉴定

（115～116 题共用备选答案）

A. 鼠疫　　　　B. 流行性腮腺炎

C. 艾滋病　　　　D. 风疹

E. 流行性感冒

115. 根据《中华人民共和国传染病防治法》的规定，以下属于甲类传染病的是

116. 根据《中华人民共和国传染病防治法》的规定，以下属于乙类传染病的是

（117～119 题共用备选答案）

A. 一次常用量　　　　B. 3 日常用量

C. 7 日常用量　　　　D. 10 日常用量

E. 15 日常用量

117. 根据《处方管理办法》的规定，哌酸甲酯用于治疗儿童多动症时，每张处方不得超过

118. 根据《处方管理办法》的规定，为门诊患者开具的麻醉药品注射剂，每张处方为

119. 根据《处方管理办法》的规定，为门诊患者开具的控缓释制剂，每张处方不得超过

（120～121 题共用备选答案）

A. 虚假广告罪

B. 生产、销售劣药罪

C. 生产、销售假药罪

D. 生产、销售伪劣产品罪

E. 非法经营罪

120. 乙药厂生产的某药品含量明显低于国家药品标准，对人体健康造成严重危害，构成犯罪，其罪名应定为

121. 销售变质的药品，对人体健康造成严重危害，构成犯罪，其罪名应定为

五、X 型题

122. 医师在执业活动中应当履行的义务包括

A. 宣传普及卫生保健知识

B. 尊重患者隐私权

C. 人格尊严、人身安全不受侵犯

D. 努力钻研业务，及时更新知识

E. 爱岗敬业，努力工作

123. 医疗事故赔偿的项目包括

A. 医疗费　　　　B. 精神损害抚慰金

C. 住宿费　　　　D. 交通费

E. 陪护费

E. 霍乱

124. 下列选项中哪些情形不属于医疗事故

A. 在紧急情况下为抢救垂危患者生命而采取紧急措施造成不良后果的

B. 在医疗活动中由于患者病情异常或者患者体质特殊而发生医疗意外的

C. 无过错输血感染造成不良后果的

D. 因不可抗力造成不良后果的

E. 造成患者轻度残疾、器官组织损伤导致一般功能障碍的

125. 医疗事故赔偿被抚养人的生活费时，正确的是

A. 不满 16 周岁的，抚养到 16 周岁

B. 不满 16 周岁的，抚养到 18 周岁

C. 年满 16 周岁但无劳动能力的，抚养20 年

D. 60 周岁以上的，不超过 20 年

E. 70 周岁以上的，不超过 10 年

126.《中华人民共和国传染病防治法》规定的丙类传染病有

A. 鼠疫　　　　B. 流行性感冒

C. 艾滋病　　　　D. 风疹

127. 医疗机构药剂人员调配处方时的正确行为是

A. 处方须经过核对，对所有药品不得擅自更改

B. 处方所列药品缺货时用同类药品代用

C. 对有配伍禁忌的处方，应当拒绝调配

D. 对有超剂量的处方，应当拒绝调配

E. 必要时，经处方医师更正或者重新签字，方可调整

128. 全国突发事件应急预案应当包括

A. 突发事件应急处理指挥部的组成和相关部门的职责

B. 突发事件信息的收集、分析、报告、通报制度

C. 突发事件应急处理技术和监测机构及其任务

D. 突发事件预防、现场控制，应急设施、设备、救治药品和医疗器械以及其他物资和技术的储备与调度

E. 突发事件应急处理专业队伍的建设和培训

第二章 循证医学与临床科研设计

一、A1 型题

1. 关于循证医学最正确的解释是

A. 系统评价

B. Meta 分析

C. 临床流行病学

D. 查找证据的医学

E. 最正确证据、临床经验和患者价值观的有机结合

2. 关于循证医学以下说法错误的是

A. 不能排斥传统医学

B. 循证医学绝不是"食谱医学"

C. 系统评价和 Meta 分析是循证医学的核心

D. 循证医学尚需在实践中不断完善

E. 循证医学可以替代传统医学

3. 循证医学实践的核心是

A. 素质良好的临床医生

B. 最佳的研究证据

C. 临床流行病学根本方法和知识

D. 患者的参与和合作

E. 必要的医疗环境和条件

4. 以下哪类研究的证据可以直接用于医学实践

A. 人群应用性研究

B. 分子生物学研究

C. 动物实验

D. 药物作用的离体研究

E. 转化性研究

5. 循证医学所收集的证据中，质量最佳者为

A. 单个的大样本随机对照试验

B. 队列研究

C. 病例对照研究

D. 基于多个质量可靠的大样本随机对照试验所做的系统评价

E. 专家意见

6. 循证医学中要求任何医疗措施的实施都应建立在最新、最好的医学科学研究信息的基础上的是

A. 基础　　　　　B. 理论

C. 要点　　　　　D. 目的

E. 核心

7. Meta 分析在合并独立研究结果为整体（合并效应量）前应进行

A. 相关性检验　　B. 异质性检验

C. 回归分析　　　D. 图示研究

E. 标准化

8. 在系统评价和 Meta 分析中，对文献质量的评价通常基于什么因素

A. 作者的知名度

B. 文献的发表年份

C. 研究的样本量大小

D. 研究的统计方法和报告质量

E. 文献的引用次数

9. 以下哪种情况表明 Meta 分析中的文献质量可能存在问题

A. 文献的发表年份较远

B. 文献的样本量较小

C. 文献未报告详细的统计方法

D. 文献的引用次数较多

E. 文献使用了随机化方法

10. Meta 分析森林图中，如果某一研究的效应估计值（如平均差异）的点估计位于垂直线的哪一侧，通常表示该研究的效应方

向是

A. 左侧，表示效应为零

B. 左侧，表示效应为正

C. 右侧，表示效应为负

D. 右侧，表示效应为正

E. 与垂直线重合，表示效应为零

11. 下列关于森林图中置信区间解释，正确的是

A. 置信区间越宽，表明该研究的质量越高

B. 置信区间越窄，表明该研究的不确定性越大

C. 置信区间反映了研究效应估计值的精确度

D. 置信区间是研究者对效应估计值的主观判断

E. 置信区间是效应估计值在所有可能研究中的分布范围

12. 发表偏倚是指

A. 有"统计学意义"的研究结果较"无统计学意义"和无效的研究结果被报告和发表的可能性更大

B. 世界上几个主要的医学文献检索库绝大部分来自发达国家，开展中国家比例很小

C. 研究者往往根据需要自定一个纳入标准来决定某些研究的纳入与否

D. 研究结果的筛选过程中筛选者主观意愿的影响而引入的偏倚

E. 只检索了某种语言的文献资料

13. 失效平安数主要用来估计

A. 文献库偏倚　　　B. 发表偏倚

C. 纳入标准偏倚　　D. 筛选者偏倚

E. 英语偏倚

14. 失效平安数越大，说明

A. Meta 分析的各个独立研究的同质性越好

B. Meta 分析的各个独立研究的同质性越差

C. Meta 分析的结果越稳定，结论被推翻的可能性越小

D. Meta 分析的结果越不稳定，结论被推翻的可能性越大

E. Meta 分析的结果可靠性越差

15. 如果漏斗图呈明显的不对称，说明

A. Meta 分析统计学检验效能不够

B. Meta 分析的各个独立研究的同质性差

C. Meta 分析的合并效应值没有统计学意义

D. Meta 分析可能存在偏倚

E. Meta 分析的结果更为可靠

16. Meta 分析过程中，主要的统计内容包括

A. 对各独立研究结果进行异质性检验，并根据检验结果选择适当的模型加权求和各研究的统计量

B. 对各独立研究结果进行异质性检验和计算失效平安数

C. 计算各独立研究的效应大小后按 Mental - Haenszel 法进行合并分析

D. 计算各独立研究的效应大小和合并后的综合效应

E. 对各独立研究结果进行异质性检验和 Mental - Haenszel 分层分析

17. Meta 分析中敏感性分析主要用于

A. 控制偏倚　　　　B. 检查偏倚

C. 评价偏倚的大小　D. 计算偏倚的大小

E. 校正偏倚

18. 以下说法错误的是

A. 循证医学实践得到的最正确证据在用于具体患者的时候具有特殊性，必须因人而异

B. 循证医学实践将为临床决策提供依据，因此唯一强调的是证据

C. 循证医学不等于 Meta 分析

D. 循证医学实践不一定会降低医疗费用

E. 循证医学实践得到的证据并非一成不变

二、X 型题

19. 以下说法正确的是

A. 循证医学实践的第一步是全面收集证据

B. 循证医学的核心是医师的良好技能

C. 循证医学强调的是科学证据及其质量，因此医师的经验可以忽略

D. 循证医学注重后效评价，止于至善

E. 循证医学不能解决所有的临床问题

20. 以下叙述不正确的是

A. 循证医学不否认医师个人经验，但绝不盲从经验

B. 循证医学实践可以解决所有的临床问题

C. 只要掌握了系统评价过程，也就掌握了循证医学实践的全部

D. 实施循证医学意味着医生要结合当前最好的研究证据、临床经验和患者的意见

E. 当高质量的研究证据不存在时，前人或个人的实践经验可能是目前最好的证据

21. 循证医学开展的背景包括

A. 按传统方法解决临床问题有一定局限

B. 繁忙的临床工作与知识的快速更新和扩容形成的锋利矛盾

C. 日益锋利的卫生经济学问题对平衡价格/效益的依据提出了更严格的要求

D. 临床治疗由单纯的病症控制转向对治疗转归与质量的重视

E. 市场经济的冲击，使一些医生因追求商业利益而热衷于可能没有验证也没有结果的治疗

22. 循证医学显示了现代医学的进展，不仅有利于临床医学由经验型向科学型的转变，还将在医疗卫生领域引入人性化服务。传统医学是以经验为主，处理患者即根据医师的

A. 经验　　　　　B. 实验

C. 直觉　　　　　D. 大家的讨论结果

E. 病理生理

23. Meta 分析的目的是

A. 增加检验效能

B. 定量估计研究效应的平均水平

C. 评价研究结果的不一致性

D. 寻找新的假说和研究思路

E. 估计偏倚大小

24. 以下说法错误的是

A. Meta 分析是一种观察性研究

B. Meta 分析能排除原始研究中的偏倚

C. Meta 分析的目的是比拟和综合多个同类研究的结果

D. 针对随机对照试验所做的 Meta 分析结论更为可靠

E. Meta 分析结果的真实性与各个独立研究的质量没有关系

25. 以下关于 Meta 分析森林图的描述正确的是

A. 森林图用于不同研究间的效应估计值及其变异程度可视化

B. 垂直线通常代表无效线，表示没有效应或效应为零的情况

C. 点估计值位于垂直线左侧的研究表示其效应为负

D. 置信区间越宽，表明该研究的效应估计值越可靠

E. 森林图可以直观地展示研究间的异质性

第三章 医学伦理学

一、A1 型题

1. 生命质量的衡量标准不包括
   A. 个体生命健康程度
   B. 个体生命德才素质
   C. 个体生命优化条件
   D. 个体生命治愈希望
   E. 个体生命预期寿命

2. 生命神圣论的积极意义不包括
   A. 对人的生命的尊重
   B. 推行医学人道主义反对非人道的医疗行为
   C. 反对不平等的医疗制度
   D. 合理公正的分配卫生资源
   E. 实行一视同仁的医德规范

3. 公益论的主要内容不包括
   A. 科学公益   B. 后代公益
   C. 医疗群体公益   D. 群体公益
   E. 个人利益

4. 医学伦理学的学科性质属于
   A. 医德学   B. 元伦理学
   C. 规范伦理学   D. 应用伦理学
   E. 道德哲学

5. 医院以医学人道主义精神服务于人类社会，主要表现的是
   A. 经济效益   B. 社会效益
   C. 功利并重   D. 功利主义
   E. 优化效益

6. 下列不属于公益论原则的是
   A. 人人享有最基本的医疗权利
   B. 当发生个体利益与群体利益矛盾时，以群体利益为重
   C. 当发生局部利益与整体利益矛盾时，以整体利益为重
   D. 当发生眼前利益与长远利益矛盾时，以长远利益为重
   E. 当发生个人与社会之间的矛盾时，以社会利益为重

7. 现代生命伦理学面对的矛盾、悖论乃至道德冲突，本质上源于
   A. 新的科技成果在医疗卫生领域特别是临床上的应用
   B. 生命科学与技术的进步
   C. 社会对医学评价标准的全面化提升
   D. 社会传统文化与科技成果广泛运用之间矛盾的反映
   E. 科学主义和市场经济的挑战

8. 道德义务是一种自觉自愿的行为，而法律义务具有的特性是
   A. 约束性   B. 强制性
   C. 非强制性   D. 广泛性
   E. 技术性

9. "只有当那些最需要卫生保健体系的人能从中得益，卫生保健体系的不平等才情有可原"体现的伦理学理论是
   A. 德性论   B. 道义论
   C. 正义论   D. 功利论
   E. 后果论

10. 道德最显著的特征是
   A. 继承性   B. 实践性
   C. 自律性   D. 他律性

E. 客观性

11. 医学与医学伦理学的关系是
    A. 医学实践活动是医学伦理学产生的结果
    B. 医学实践活动是医学伦理学的尺度和方式
    C. 医学道德是医学工作者实现人类健康服务的保障
    D. 只要技术过硬就能够实现全心全意为人民健康服务的目的
    E. 在现代医学科学研究中医学道德服从医学成果

12. 医学伦理的"尊重"原则不包括
    A. 尊重患者及其家属的自主性或决定
    B. 尊重患者的一切主观意愿
    C. 治疗要获得患者的知情同意
    D. 保守患者的秘密
    E. 尊重患者的隐私

13. 保护患者的隐私权,其内容不包括
    A. 目前健康状况   B. 既往病史资料
    C. 自杀企图   D. 身体私密部位
    E. 医疗自主

14. 生命伦理学研究的主要内容是
    A. 义务公平   B. 公益论
    C. 公平理论   D. 生命道德理论
    E. 生命科学

15. 当代医学科学研究和创新的"双刃剑"效应是指
    A. 当代医学科学研究和创新带来了医学的进步
    B. 当代医学科研研究和创新带来了道德的进步
    C. 当代医学科研和创新促进了人类健康
    D. 当代医学科学研究和创新可能用于危害人类健康

E. 当代医学科学研究和创新既有促进人类健康的价值又有危害人类健康的可能

16. 医学伦理的"有利"原则不包括
    A. 努力使患者受益
    B. 关心患者的客观利益和主观利益
    C. 选择受益最大、伤害最小的行动方案
    D. 努力预防或减少难以避免的伤害
    E. 把患者的利益看得高于一切

17. 尊重患者的自主权,下述说法中错误的是
    A. 尊重患者的理性决定
    B. 履行帮助、劝导,甚至限制患者的选择
    C. 提供正确、易于理解、适量、有利于增强患者信心的信息
    D. 当患者的自主选择有可能危及生命时,劝导患者做出最佳选择
    E. 当患者的自主选择与他人、社会利益发生冲突时,仅仅履行对患者的义务

18. 对隐私权的保护不是无限制的、绝对的,以下需要对隐私权公开的情况,不包括
    A. 保护隐私权和公共利益相冲突
    B. 保护隐私权和公民合法知情权相冲突
    C. 保护隐私权和国家法律相冲突
    D. 保护隐私权和他人健康相冲突
    E. 保护隐私权和医院利益相冲突

19. 萨斯和荷伦德提出的医患关系基本模式是
    A. 主动-被动型、共同参与型
    B. 主动型、共同参与型
    C. 被动型-主动型、共同参与型
    D. 主动-被动型、指导-合作型、共同参与型
    E. 主动-被动型、指导-配合型

20. 下列关于良好医患关系的重要性的叙述,不包括

A. 提高患者的社交能力

B. 提高患者对医务人员的信任度

C. 有利于诊断、治疗得到顺利开展

D. 造就医患之间良好的心理气氛

E. 本身就是一种治疗手段

21. 下列不属于医务人员非语言沟通技巧的是

A. 语调　　　　　B. 目光

C. 身体姿势　　　D. 表情

E. 文字暗示

22. 对医务人员记忆力的主要要求是

A. 记忆的准备性　　B. 记忆的持久性

C. 记忆的专一性　　D. 记忆的敏捷性

E. 记忆的准确性

23. 随着病情的变化，医患关系可以

A. 一直保持不变

B. 由主动－被动型转化为指导－合作型

C. 由主动－被动型转化为共同参与型

D. 最终都要进入共同参与型

E. 由一种模式转向另一种模式

24. 医务人员职业要求其情绪主要是

A. 积极而稳定　　　B. 爱憎分明

C. 心境平和　　　　D. 悲喜有节制

E. 永远快乐

25. 确切地说，按规定积极参加会诊，这一做法最能体现的正确处理医务人员之间关系的意义和道德原则是

A. 有利于建立和谐的医患关系；共同维持社会公益

B. 有利于医院集体力的发挥；彼此独立、互相支持和帮助

C. 有利于加深朋友之谊；彼此信任、礼尚往来

D. 有利于分担风险；彼此独立、相互支持和帮助

E. 有利于医院集体力量的发挥；彼此信任、礼尚往来

26. 心理品质是指

A. 遗传的心理素质

B. 一个人的情绪和行为体系

C. 一个人独特的精神面貌

D. 一个人的认知、情感、意志和行为活动的有机结合

E. 良好的气质

27. 在医患交往中，强调维护患者权益是因为

A. 患者在医患关系中居于弱势地位

B. 患者在医患关系中有明确要求

C. 患者在医患关系中居于强者地位

D. 医师对患者的承诺

E. 医师对患者的关心

28. 下列哪项不属于正确处理医务人员之间关系的意义

A. 有利于医学事业的发展

B. 有利于医院整体效益的发挥

C. 有利于医务人员的成长

D. 有利于建立和谐的医患关系

E. 有利于共同对付患者及其家属

29. 非语言沟通方法有3种：动态的、静态的和副语言。下列哪项属于副语言

A. 手势　　　　　B. 仪表

C. 语调　　　　　D. 医院的导诊牌

E. 医生和患者之间的空间距离

30. 患者的知情同意权主要内容有

A. 医生的技术水平

B. 对自己健康的维护

C. 医生的主要诊治手段

D. 医院的各项规章制度

E. 自己承担的社会责任

31. 医疗活动中最基本、最重要的人际关系是

A. 医患关系　　　B. 医护关系

C. 医际关系　　　D. 护患关系

E. 医疗团体与社会的关系

32. 下列各项中不属于医患之间非技术关系的是
    A. 道德关系　　　　B. 利益关系
    C. 价值关系　　　　D. 经济关系
    E. 法律关系

33. 在诊疗过程中医务人员之间、专业相互之间和科室相互之间通力协作、密切配合和团结一致，共同为患者的康复而努力，该诊疗伦理原则是
    A. 整体性原则　　　　B. 协同一致的原则
    C. 最优化原则　　　　D. 知情同意原则
    E. 患者为中心原则

34. 保守患者的秘密，其实质是
    A. 尊重患者自主　　　B. 不伤害患者自尊
    C. 保护患者隐私　　　D. 医患双方平等
    E. 人权高于一切

35. 医患关系的性质是
    A. 医患关系是一般的契约关系
    B. 医患关系是纯粹的信托关系
    C. 医患关系是信托关系就不是契约关系
    D. 医患关系是契约关系就不是信托关系
    E. 医患关系是在信托关系基础上的契约关系

36. 尊重患者的疾病认知权需要一定的前提是
    A. 不影响医务人员与家属的关系
    B. 不让患者难过
    C. 不影响医患关系的确立
    D. 不影响医生治疗方案的选择
    E. 不加重患者的心理负担和影响治疗效果

37. 构成医患信托关系的根本前提是
    A. 医师是"仁者"
    B. 患者求医行为中包含对医师的信任
    C. 患者在医患交往中处于被动地位

D. 现代医学服务是完全可以信赖的
E. 医患交往中加入一些特殊因素

38. 当患者对医生所实施的诊治手段有质疑时，医生必须详细介绍，在患者愿意时才能继续进行，这属于患者的
    A. 平等医疗权　　　　B. 疾病认知权
    C. 知情同意权　　　　D. 社会责任权
    E. 保护隐私权

39. 患者在诊治过程中不能拒绝的是
    A. 治疗　　　　　　　B. 公开病情
    C. 手术　　　　　　　D. 实验
    E. 遵守医院制度

40. 患者的权利受到关注的社会背景是
    A. 医患间医学知识的差距逐渐缩小
    B. 对人的本质有了进一步认识
    C. 意识到医源性疾病的危害
    D. 世界性的医患关系冷漠化
    E. 人的权利意识、参与意识增强和对人的本质的进一步认识

41. 在医疗过程中，医生的医疗权应该
    A. 服从医院的发展
    B. 服从患者的权利
    C. 服从社会公益
    D. 服从医院行政领导
    E. 服从家属的意愿

42. 患者的道德义务有
    A. 保持健康和恢复健康
    B. 绝对服从医生制定的医疗方案
    C. 帮助医务人员工作
    D. 服从医院的行政领导
    E. 要求家属帮助护士工作

43. 患者义务应不包括
    A. 完全听从医师的安排
    B. 如实提供病情信息
    C. 认真执行医嘱

D. 不将疾病传播他人

E. 尊重医师及其劳动

44. 以下关于患者享有平等医疗权利的表述，不正确的是

A. 公民享有生命健康权

B. 对所有患者都应一视同仁

C. 对患者的要求都予以满足

D. 患者享有的医疗保健权在实现时是受条件限制的

E. 应充分给患者提供医疗信息

45. 医患双方都具有独立人格，要求医师做到

A. 不伤害患者

B. 从各方面关心患者

C. "患者是上帝"

D. 平等对待患者

E. 关心患者心理需求

46. 关于患者知情同意权的说法，以下选项不正确的是

A. 婴幼儿患者可以由监护人决定

B. 对某些特殊急诊抢救视为例外

C. 无家属承诺，即使患者本人知情同意也不能给予手术治疗

D. 做到完全知情

E. 做到有效同意

47. 医患关系出现物化趋势的最主要原因是

A. 医学高技术手段的大量应用

B. 医院分科越来越细，医生日益专科化

C. 医生工作量加大

D. 患者对医生的信任感降低

E. 患者过多依赖医学高技术的检测手段

48. 共同参与型的医患关系中

A. 患者的主动性大于医生的主动性

B. 医生有绝对的权威，患者无条件的配合医生

C. 医生相对主动，患者相对被动

D. 医生和患者共同商讨病案并决定治疗方案

E. 现实中不存在

49. 正确处理医际关系的原则是

A. 彼此信任，互相协作和监督

B. 互相尊重，"井水不犯河水"

C. 根据职务、职称不同，区别对待

D. 根据学历、职务的高低，分配发展机会

E. 相互尊重，坚持独立，注重自我发展

50. 医德修养的根本途径和方法是

A. 接受患者监督　　B. 自我批评

C. 自我反思　　D. 见贤思齐

E. 与医疗实践结合

51. 医学道德修养的范畴包括

A. 举止、仪表、意志、情感

B. 情操、信念、习惯、举止

C. 情操、举止、仪表、品行

D. 仪表、品行、情操、信念

E. 意志、情操、仪表、品行

52. 医德品质构成的基本要素是

A. 内心信念　　B. 社会舆论

C. 传统习俗　　D. 真诚信仰

E. 科学标准

53. 医学道德评价的标准包括

A. 疗效标准、社会标准、科学标准

B. 科学标准、社会标准、舆论标准

C. 科学标准、疗效标准、价值标准

D. 社会标准、价值标准、舆论标准

E. 舆论标准、价值标准、疗效标准

54. 以下选项对医德评价的意义，理解有误的是

A. 表明评价者个人的喜好

B. 形成健康的医德氛围

C. 调节医学人际关系

D. 有助于将外在医德规范内化为医务人员的信念

E. 有助于指导医务人员选择高尚的医德行为

55. 医德的维系主要依靠
A. 强制性力量　　B. 非强制力量
C. 卫生法纪　　　D. 经济奖惩
E. 行政处罚

56. 对医务人员在医德修养方面提倡"慎独"的说法，不正确的是
A. "慎独"是古代儒家用语，属于封建社会特有的道德范畴
B. "慎独"是道德修养的方法
C. "慎独"是指个人在独处无人监督时，仍能坚持道德原则和道德信念
D. "慎独"是中性名词，在今天使用它可以有崭新的内容和含义
E. 医德修养是有层次的，提倡"慎独"，是希望医务人员的医德修养达到更高境界

57. 医学评价中最普遍、最具有影响力的是
A. 内心信念　　　B. 传统习俗
C. 真诚信仰　　　D. 科学标准
E. 社会舆论

58. 应大力宣传医务人员中的先进人物和先进事迹，所根据的医德教育原则是
A. 目的性原则
B. 理论联系实际原则
C. 正面引导原则
D. 因人施教原则
E. 实践性原则

59. 医学道德评价一般包括
A. 自我评价与非自我评价
B. 社会评价
C. 内心信念

D. 传统习俗
E. 社会评价与他人评价

60. 临床医师应尽的道德义务中，首要和根本的是
A. 对同事的义务　　B. 对医院的义务
C. 对医学的义务　　D. 对社会的义务
E. 对患者的义务

61. 对"慎独"最正确的理解是
A. 无人监督时注意不违背医德
B. 别人无法监督时注意不违背医德
C. 有错误思想干扰时注意加以抵制
D. 坚持从小事上点点滴滴做起
E. 坚持医德修养的高度自觉性、坚定性、一贯性

62. 评价医德行为善恶的根本标准是
A. 患者的个人意见
B. 患者家属的意见
C. 新闻媒体的认定
D. 有利于患者康复、有利于医学发展、有利于人类生存环境的改善
E. 社会主义医德规范体系

二、A2 型题

63. 某医院曾曝出过一起"死者眼球丢失案"。经查，死者眼球是一位专攻角膜移植的眼科医生为了抢救两名将要失明的患者而取走的。这位医生擅自进入该医院的太平间，摘取了一位死者的双侧眼球，很快给一位氨水烧伤的患者施行了手术，使之复明。同时还将另外一个角膜移植给一位老人，治好了她的眼疾。基于该案例，下列描述合乎伦理的是
A. 仅以医学行为后果作为评判行为正当与否的依据，有时难以具有充分的说服力
B. 医学行为的后果是医学行为正当与否

的唯一依据

C. 医学行为的动机是医学行为正当与否的唯一依据

D. 医学行为只要符合义务的原则要求就是正当的

E. 医学行为的后果和动机都不是医学行为正当与否的依据。

64. 2000 年 6 月，美、英、日、法、德、中六国公布人类基因组序列图的"工作框架图"绘出。这将为人类疾病的本源、新药的设计、新治疗方法的产生提供重要依据。同时人们也担心这一成果如果用于危害人类研究，其后果是不可设想的。上述内容表达的最主要思想是

A. 科学技术进步的力量是无穷的

B. 道德在科学技术进步面前是无能为力的

C. 现代医学科学发展需要医学道德把关

D. 医学道德制约了医学科学的发展

E. 基因科学的发展是解决人类全部健康问题的根本

65. 某医师为不得罪同事，将患者严格区分为"你的"和"我的"，对其他医生所负责的患者一概不闻不问，即使同事出现严重失误，也是如此。这种做法违反了正确处理医务人员之间关系的道德原则

A. 彼此平等、互相尊重

B. 彼此独立、相互支持和帮助

C. 彼此信任、互相协作和监督

D. 彼此独立、相互协作和监督

E. 彼此平等、互相协作和监督

66. 患者，女，26 岁，未婚，体检中发现左侧乳房有肿块来院治疗。经医生诊断后拟进行手术治疗，但患者十分担心手术后会影响今后生活质量，医生积极解释，消除了患者的心理负担，在征得患者家属同意的

情况下，进行手术且手术顺利，患者及家属都很满意。本案例集中体现了尊重患者的

A. 基本医疗权

B. 知情同意权

C. 疾病认知权

D. 提出问题并要求医生解答的权利

E. 监督医疗过程的权利

67. 甲医师发现邻病房乙医师的诊治失误后，及时反映给主管部门。这体现了正确处理医务人员之间关系的道德原则是

A. 共同维护社会公益

B. 共同维护患者利益

C. 开展正当竞争

D. 全心全意为人民服务

E. 追求个人利益

68. 一位女医生对患者说话声调柔和、目光亲切、讲话时面带微笑，说明她在下列哪一方面做得好

A. 语言沟通和非语言沟通

B. 语言沟通技巧

C. 非语言沟通技巧

D. 目光沟通

E. 以上都不是

三、A3/A4 型题

(69 ~71 题共用题干)

患者，男，30 岁，已婚，技术工人，无宗教信仰。由母亲陪伴，因精神疾病来诊，在诊室中，医生询问患者是否自愿来医院看病，患者称"同意"，医生继续详细询问患者病情并做记录，当询问患者是否有冲动伤人及危害自身行为时，患者否认。此时母亲一直在其身边陪同，医生未询问患者是否同意其母亲在身边伴诊。

69. 该医生在问诊过程中违背的原则是

A. 个人隐私保密原则

B. 知情同意原则

C. 诚实原则

D. 自愿原则

E. 患者至上原则

70. 医生让其母亲签署了入院知情同意书后，即办理了住院手续，医生违反了

A. 个人隐私保密原则

B. 知情同意原则

C. 自愿原则

D. 诊断管理制度

E. 人道原则

71. 该患者的首位法定监护人应为

A. 患者本人　　　B. 患者妻子

C. 患者母亲　　　D. 患者孩子

E. 孩子、母亲与妻子具有同等监护责任

四、B1 型题

(72 ~ 74 题共用备选答案)

A. 共同参与模式

B. 指导 – 合作模式

C. 主动 – 被动模式

D. 契约模式

E. 工程模式

72. 在患者处于急性感染但无意识障碍的情况下，通常采用的医患关系模式是

73. 对危重、昏迷、手术等情况下的患者，适用的医患关系模式是

74. 对大多数慢性病患者，"帮助患者自疗"的医患关系模式是

(75 ~ 77 题共用备选答案)

A. 聪明

B. 稳定的情绪

C. 严于律己与宽以待人相结合

D. 认识自己，接纳自己

E. 有一个稳定的家庭

75. 属于医务人员的心理素质的是

76. 属于医务人员良好心理素质培养的原则的是

77. 属于心理健康促进原则的是

五、X 型题

78. 医患间交往障碍在医生方面的原因可能是

A. 对患者的病痛缺乏同情心

B. 以是否有"科研价值"为标准对待患者

C. 关心对方能否给自己带来物质利益

D. 情绪不稳，容易激惹

E. 过分挑剔或过分冷淡

79. 改善医患关系的措施包括

A. 医方提高专业技术、品德修养、尊重患者权利等

B. 患方尊重医务人员和医院的规章制度，普及医学伦理法律知识，积极配合治疗

C. 完善医疗制度，规范医院的管理，完善卫生补偿体制

D. 建立协调医患关系的组织

E. 确立公正的社会舆论导向

80. 医学伦理学基本理论包括

A. 生命论　　　　B. 后果论

C. 美德论　　　　D. 道义论

E. 人权论

81. 《患者权利宣言》规定的患者知情同意权的内容包括

A. 患者对医院的资质情况有了解的权利

B. 患者对医生的婚姻状况有了解的权利

C. 患者对治疗方案有选择的权利

D. 患者对治疗方案有拒绝的权利

E. 患者对医疗费用有审查的权利

82. 生命神圣论的积极意义包括

A. 对人的生命的尊重

B. 推行医学人道主义，反对非人道的医疗行为

C. 反对不平等的医疗制度

D. 合理公正地分配卫生资源

E. 实行一视同仁的医德规范

83. 下列有关公益论的表述，正确的是

A. 科学公益

B. 后代公益

C. 医疗群体公益

D. 绝大多数人的利益

E. 少数人的利益

84. 下面关于公益论作用的表述，正确的是

A. 公正合理地解决医疗活动中出现的各种利益矛盾

B. 使医疗活动为人类的整体利益服务

C. 改善人体的生存环境

D. 促进医学科学的发展

E. 消除卫生资源的浪费现象

85. 以下关于"不伤害"原则的表达正确的是

A. 无损伤

B. 尽可能避免身体的伤害

C. 尽可能避免生理的伤害

D. 尽可能避免心理的伤害

E. 尽可能避免经济上的损失

86. 医患沟通的伦理准则是

A. 尊重

B. 有利

C. 公正

D. 诚信

E. 强制

87. 医患沟通的伦理意义是

A. 实践"人是目的"的伦理价值

B. 发挥道德情感的传递作用

C. 限制医疗资源的分配

D. 推动人道主义精神的发展

E. 促进医患双方道德境界的提升

88. 医患纠纷增多的原因

A. 医疗体制改革相对于市场经济发展的滞后

B. 医院管理的缺陷

C. 医务人员的服务态度

D. 媒体的推波助澜

E. 患者缺乏医疗知识

89. 良好医患关系的建立有利于

A. 建立协调医患关系的组织

B. 确立公正的社会舆论导向

C. 普及医学、伦理学、法律知识

D. 加强医疗设备和技术的更新和发展

E. 增强尊重患者权利的意识

90. 医患沟通的意义包括

A. 是医学目的的需要

B. 是提高医生技术水平的需要

C. 是临床治疗的需要

D. 是医学人文精神的需要

E. 是医疗诊断的需要

91. 患者的权利包括

A. 经济免责权　　B. 基本医疗权

C. 疾病认知权　　D. 保护隐私权

E. 知情同意权

92. 为维护医患之间相互信任的关系，医师必须做到的是

A. 主动赢得患者信任

B. 珍惜患者的信任

C. 对患者所提要求言听计从

D. 努力消除误解

E. 对患者出现的疑虑尽量澄清

93. 医学道德教育的过程包括

A. 提高道德意识　　B. 培养医德情感

C. 锻炼医德意志　　D. 坚定医德信念

E. 进行自我教育和自我锻炼

94. 医学道德的意义包括

A. 有助于形成医务人员的内在品质

B. 有助于培养医务人员的人文素养和道德情操

C. 有助于促进医学科学工作发展

D. 是将医学道德原则和规范转化为内心信念的重要环节

E. 是确保维护社会公益的原则

C. 在医疗实践中以医德原则和规范要求自己，提高医德规范认同修养

D. 以正确的医德思想战胜错误的医德思想，提高医德情感和信念修养

E. 实践正确的医德认识，提高医品品质和习惯修养

95. 医德修养的内容包括

A. 学习医疗卫生体制改革文件，提高政策修养

B. 学习科学的医学伦理学理论，提高医德理论修养

96. 医德评价方式包括

A. 正式社会舆论　　B. 非正式社会舆论

C. 传统习俗　　　　D. 内心信念

E. 卫生行政仲裁

第四章　腹部解剖、病理和生理学表现

一、A1 型题

1. 关于正常肝超声图像，叙述不正确的是
A. 剑下纵切面左叶下缘角通常 <45°
B. 右叶下角一般 <60°
C. 肝被膜光滑，呈线样高回声
D. 肝静脉为入肝血流，门静脉为离肝血流
E. 肝实质回声均匀、细小

2. 关于肝横沟的叙述，正确的是
A. 为第二肝门所在
B. 为第一肝门所在
C. 由胆囊窝和下腔静脉沟组成
D. 由脐静脉窝和静脉韧带构成
E. 为第三肝门所在

3. 不参与门静脉"工"字部组成的血管是
A. 门静脉左支矢状部
B. 门静脉左内叶支
C. 门静脉左外叶上支
D. 门静脉左外叶下支
E. 门静脉主干

4. 肝脏超声扫查盲区包括
A. 右膈顶部、左外叶及右后叶下段
B. 右膈顶部、左外叶及右后叶上段
C. 右膈顶部、左外叶及右后叶上段
D. 尾状叶、左内叶及右后叶下段
E. 尾状叶、左内叶及右后叶上段

5. 关于肝门的叙述，不正确的是
A. 三支肝静脉汇入下腔静脉处为第三肝门
B. 第一肝门内有肝固有动脉、门静脉、肝管
C. 第一肝门内肝管在前、肝固有动脉居中、门静脉在后
D. 第二肝门在第一肝门上方约 5cm 处
E. 横沟为第一肝门所在

6. 关于肝脏面"H"形的两条纵沟和一条横沟，叙述不正确的是
A. 横沟内有肝管、门静脉、肝固有动脉
B. 横沟为第一肝门所在
C. 左纵沟由脐静脉窝和静脉韧带构成
D. 左纵沟的前部有肝圆韧带
E. 右纵沟由胆囊窝和肝静脉构成

7. Glisson 系统的结构有
A. 门静脉、胆管、肝动脉
B. 三条肝静脉
C. 肠系膜上动脉、肠系膜上静脉
D. 肠系膜下动脉、肠系膜下静脉
E. 脾动脉、肠系膜上动脉

8. 关于肝的分区，叙述不正确的是
A. 肝中静脉将肝分成左半肝及右半肝
B. 肝右静脉将右半肝分成右前叶、右后叶
C. 肝左静脉将左半肝分成左外叶、左内叶
D. 库氏法将肝分为八个区
E. 下腔静脉将肝分成左半肝及右半肝

9. 库氏法将肝分为八个区，以肝段（S）命名，叙述不正确的是
A. 尾状叶为 S1
B. 左内侧叶为 S4
C. 右后叶下段为 S6
D. 左内叶背侧由肝圆韧带将 S1 及 S4 分开
E. 右前上段为 S8

10. 关于正常肝组织回声特点，正确的是

A. 均匀、细小的光点，回声多高于肾皮质回声

B. 均匀、细小的光点，回声低于脾实质回声

C. 密集、细小的光点，回声增强

D. 低回声区中有多发条索状结构

E. 低回声与脾实质回声相等

11. 成熟期肝脓肿的特征表现是

A. 肝内无回声，边界清楚，壁薄光滑

B. 肝内无回声，壁厚且不光整，周边伴低回声晕

C. 肝内混合回声，形状不规则

D. 肝内低回声，边界模糊

E. 肝内无回声，壁厚，周边伴高回声晕

12. 肝局灶性结节性增生的病理特征中，对超声诊断最有帮助的是

A. 常有出血倾向，但很少恶变

B. 病变无明显包膜

C. 血流丰富

D. 中央有一星芒状瘢痕，并有向周围放射状分布的纤维隔

E. 多位于肝被膜下

13. 关于肝静脉和门静脉肝内部分的叙述，不正确的是

A. 肝静脉流经肝段和肝叶之间

B. 门静脉经第一肝门入肝

C. 门静脉流经肝段和肝叶内部

D. 肝静脉管壁厚、回声高

E. 三条肝静脉汇入第二肝门

14. 右肋缘下斜切面声像图上肝内肿物位于近膈面肝中静脉右侧、肝右静脉左侧，准确定位是

A. 右后叶上段

B. 左内叶与右前叶交界处

C. 右后叶下段

D. 右前叶下段

E. 右前叶上段

15. 正常肝扫查时，叙述不正确的是

A. 肋缘下斜切，呈类扇形图像

B. 上腹部纵切，呈类三角形图像

C. 肝内门静脉与肝静脉平行分布

D. 于剑突下向肝膈面斜行扫查，可见三条肝静脉汇聚于第二肝门

E. 横断切面尾状叶位于门静脉左支主干与下腔静脉之间

16. 关于肝硬化时肝大小、形态的变化，叙述不正确的是

A. 中晚期左叶或尾状叶增大

B. 晚期肝萎缩变小

C. 中晚期肝右叶缩小

D. 中晚期肝表面不平整

E. 早期肝硬化肝略有缩小

17. 关于肝内的血液循环，叙述正确的是

A. 门静脉→小叶间静脉→肝血窦→中央静脉→小叶下静脉→肝静脉

B. 肝动脉→小叶间动脉→肝血窦→门静脉→小叶下静脉→肝静脉

C. 门静脉→小叶间静脉→肝血窦→肝动脉→小叶下静脉→肝静脉

D. 肝动脉→小叶间静脉→肝血窦→中央静脉→小叶下静脉→肝静脉

E. 肝静脉→小叶间静脉→肝血窦→中央静脉→小叶下静脉→门静脉

18. 关于脾脏超声测值，叙述不正确的是

A. 正常脾脏长径 <12cm

B. 正常脾宽度 6～8cm

C. 正常脾厚度 3～4cm

D. 脾大时，最大长径 >12cm

E. 脾大时，成人脾门部厚径 >4cm

19. 关于脂肪肝的叙述，不正确的是

A. 肝的脂肪含量＞5％

B. 过量的脂肪蓄积于肝细胞间隙

C. 过量的脂肪主要是三酰甘油

D. 肥胖症、脂肪摄入过多、脂代谢障碍是形成脂肪肝的原因

E. 轻度脂肪肝多无自觉症状

20. 关于布－加综合征，叙述不正确的是

A. 是肝静脉和其开口以上的下腔静脉阻塞性病变引起脏器组织淤血受损的临床症候群

B. 为门静脉阻塞性病变引起脏器组织淤血受损的临床症候群

C. 发病原因为下腔静脉或肝静脉发育异常、血栓形成或邻近脏器病变压迫

D. 急性期患者可有发热、右上腹痛、迅速出现大量腹腔积液、黄疸、肝大，肝区有触痛，少尿

E. 可分为Ⅰ、Ⅱ、Ⅲ型

21. 引起门静脉高压症的主要病因是

A. 肝脏肿瘤　　　B. 肝炎后肝硬化

C. 脾静脉阻塞　　D. 门静脉血栓形成

E. 血吸虫病

22. 关于正常脾脏，叙述不正确的是

A. 脾是人体最大的内、外分泌器官

B. 位于9～11肋腋前线至腋后线之间

C. 脾实质为均匀的低回声

D. 脾长轴切面类似三角形

E. 脾内侧缘中部内凹处为脾门

23. 胰体尾部肿物可使

A. 脾静脉前移　　B. 下腔静脉前移

C. 脾静脉后移　　D. 腹腔动脉后移

E. 下腔静脉后移

24. 肝血管瘤的病理分型不包括

A. 海绵状血管瘤　B. 硬化型血管瘤

C. 血管内皮细胞瘤　D. 毛细血管瘤

E. 血管内皮细胞肉瘤

25. 腹膜后肉瘤可导致移位的器官是

A. 横膈向下移位　　B. 胰腺向后移位

C. 脾脏向前移位　　D. 肝脏向下移位

E. 肾脏向后移位

26. 容易与主胰管相混淆的血管是

A. 左肾动脉　　　　B. 右肾动脉

C. 脾动脉　　　　　D. 肠系膜上动脉

E. 肠系膜上静脉

27. 实际临床中，肝血管瘤多指

A. 海绵状血管瘤

B. 毛细血管瘤

C. 血管内皮细胞瘤

D. 硬化型血管瘤

E. 肝血管内皮细胞肉瘤

28. 以下选项不支持原发性肝癌表现的是

A. 肿块可单发或多发

B. 肿块呈同心圆征

C. 肝内巨大实性肿块、呈镶嵌征

D. 边界清楚的弱回声结节

E. 多有边缘弱回声晕

29. 镶嵌征是哪种疾病的特征性图像

A. 转移性肝癌　　　B. 原发性肝癌

C. 肝血管瘤　　　　D. 肝囊腺瘤

E. 肝腺瘤

30. 原发性肝癌根据大体形态，通常分为

A. 大结节型、弥漫型、小结节型

B. 弥漫型、结节型、巨块型

C. 肝细胞型、胆管型、混合型

D. 肝细胞型、弥漫型、混合型

E. 胆管型、巨块型、结节型

31. 关于小肝癌，叙述不正确的是

A. 瘤体直径≤4cm者为小肝癌

B. 圆球状或类圆球状

C. 周围绕以较窄的弱回声晕

D. 后方回声轻度增强

E. 可呈低回声、等回声或高回声型

32. 肝外胆管癌的声像图表现不包括

    A. 肝内胆管扩张

    B. 胆囊肿大

    C. 胆管远端可见软组织肿块

    D. 胆管内出现平行双线状强回声带

    E. 胆管远端突然截断

33. 以下不属于胆囊息肉样病变的是

    A. 腺瘤   B. 腺癌

    C. 腺瘤样增生   D. 结石

    E. 胆固醇息肉

34. 关于脾大，叙述不正确的是

    A. 轻度脾大，脾脏形态正常

    B. 轻度脾大，在仰卧位深吸气时，脾下缘不超过肋缘下 3cm

    C. 深吸气时，脾下缘不超过脐孔水平为轻度

    D. 重度增大，脾门切迹消失，脾下缘超过脐孔水平

    E. 轻度增大，脾各径线可稍有增加

35. 关于脾脏病变，叙述不正确的是

    A. 脾脏血管肉瘤增强扫描时表现似血管瘤，先从病灶边缘强化，然后逐渐向中央填充

    B. 脾脏转移瘤增强扫描后病灶呈不均匀强化，强化程度较正常脾实质差

    C. 脾脏血管瘤的增强后周围见结节状强化，并逐渐向中心填充，延迟扫描病灶大部分完全填充

    D. 脾脓肿增强后脓肿壁明显强化，中央坏死区无改变

    E. 脾梗死后增强病灶可有强化，且轮廓较平扫时清楚

36. 以下不属于脾原发肿瘤的是

    A. 脾血管瘤   B. 脾血管肉瘤

    C. 脾错构瘤   D. 脾淋巴瘤

    E. 脾转移瘤

37. 关于脾错构瘤，叙述正确的是

    A. 病变有纤维性包膜，与周围脾组织分界清

    B. 形态不规则，内回声均匀

    C. 是一种原发于脾脏的良性肿瘤，是一种罕见的脾良性病变

    D. 脾门处可见淋巴结肿大

    E. 脾门处可见副脾

38. 关于脾破裂，叙述不正确的是

    A. 真性脾破裂表现为脾轮廓线中断

    B. 脾实质内可见不规则液性暗区

    C. 腹腔内可见液体

    D. 脾实质内可见形态规则的稍高回声区

    E. 脾被膜下可见扁平状或不规则性无回声区

39. 关于脾的叙述，不正确的是

    A. 位于左季肋部稍靠后方的横膈下

    B. 外形似蚕豆或较扁的半球状

    C. 脾前缘有 2~3 个切迹

    D. 脾长轴自右后向左前斜行

    E. 脏面近中央处呈略凹陷状为脾门

40. 关于正常脾的叙述，不正确的是

    A. 脾是人体最大的内分泌器官

    B. 位于 9~11 肋腋前线与腋后线之间

    C. 脾实质呈均匀的中等回声

    D. 脾长轴断面呈类三角形，表面平滑

    E. 脾前缘有 2~3 个切迹

41. 关于副脾的叙述，不正确的是

    A. 常位于脾门及胰尾区

    B. 单发或多发

    C. 类圆形

D. 内部回声为强回声

E. 包膜完整、平滑

42. 以下叙述不正确的是

A. 胆总管从胰头前上缘穿过

B. 胰腺头部被十二指肠降部和水平部包绕

C. 脾静脉是识别胰腺体、尾部的重要标志

D. 胰腺位于上腹部和左季肋部的腹膜后

E. 胰体前方隔小网膜囊与胃相邻

43. 关于先天性胆管囊状扩张症的叙述，不正确的是

A. 肝内、外胆管可同时囊状扩张

B. 按其发生部位不同可分为 3 种

C. 肝外胆管囊状扩张称为 Caroli 病

D. 为胆管壁先天性薄弱所致

E. 腹部包块、腹痛、黄疸为主要临床症状

44. 急性胰腺炎时胰腺呈无回声，其后方脾静脉和门静脉难以显示，这种超声表现的病理基础为

A. 胰腺间质水肿、充血、炎症细胞浸润

B. 胰腺外周组织水肿

C. 胰腺周围的渗出液影响

D. 胰腺组织坏死液化所致

E. 出血及皂化灶形成

45. 以下关于胰腺囊肿的叙述，不正确的是

A. 胰腺囊肿分为假性和真性囊肿两种

B. 假性囊肿由纤维组织增生包裹形成，本身没有上皮细胞

C. 胰腺假囊肿形成后也可自发消失

D. 胰腺真性囊肿较假性囊肿多见

E. 真性囊肿分为先天性囊肿、潴留性和寄生虫性囊肿

46. 关于胃贲门区的超声解剖，不正确的是

A. 贲门位于肝左外侧叶后下方

B. 贲门长轴图像呈上小下大的喇叭状结构

C. "鸟嘴征"是贲门及其周围结构的长轴图像，鸟嘴尖端指向胃底

D. 短轴图像上贲门的食管端呈靶环样结构

E. 贲门食管端的超声图像由内向外依次呈"强－弱－强"回声

47. 经小网膜囊和胃后壁不相邻的脏器是

A. 左肾　　　　　　B. 肝脏尾叶

C. 左肾上腺　　　　D. 胰腺

E. 腹主动脉

48. 最适于观察肾内结构及肾上腺区的体位是

A. 侧卧位通过侧腰部探查

B. 站立位通过侧腰部探查

C. 仰卧位通过前腹壁探查

D. 半坐位深吸气状态下通过背部探查

E. 俯卧位通过背部探查

49. 不属于肾蒂结构的是

A. 肾动脉　　　　　B. 肾静脉

C. 肾盂　　　　　　D. 肾乳头

E. 肾淋巴管

50. 有关肾门的叙述，不正确的是

A. 是肾蒂结构出入肾的部位

B. 位于肾的中部

C. 肾门的凹陷朝向脊柱

D. 因有肾蒂结构出入回声较低

E. 肾短轴切面呈马蹄形

51. 肾窦回声包括的结构有

A. 肾实质

B. 肾盂、肾盏、肾血管和脂肪组织

C. 肾锥体

D. 肾脂肪囊

E. 肾小球

52. 关于肾上腺超声检查常用仪器的频率，以下正确的是
- A. 1.0 ~ 2.0MHz
- B. 1.5 ~ 2.5MHz
- C. 3.0 ~ 4.0MHz
- D. 3.5 ~ 5.0MHz
- E. 7.5 ~ 14.0MHz

53. 有关正常肾超声图像的叙述，不正确的是
- A. 肾实质回声低于肝和脾的回声
- B. 青少年和婴儿的肾锥体回声更低，可近似无回声
- C. 肾皮质和肾锥体之间有时可见短线状或点状高回声代表肾叶间动脉
- D. 在膀胱高度充盈状态下，肾盂的无回声区可宽达 1 ~ 2cm
- E. 肾窦呈高回声，与腹膜后大血管周围的脂肪组织回声一致

54. 有关肾超声测值的叙述，不正确的是
- A. 正常成年男性肾超声测值平均长约为 10cm，宽约为 5cm，厚约为 4cm
- B. 正常成年人肾大小除年龄、性别外尚有一定个体差异
- C. 一般情况下，男性均值大于女性，左肾略大于右肾
- D. 肾上下极的顶点间的距离为肾上下径
- E. 靠近肾门肾实质内侧缘与外侧缘间的距离为肾厚径

55. 肾积水常发生于
- A. 肾发育不全
- B. 马蹄肾
- C. 移位肾
- D. 多囊肾
- E. 肾盂输尿管交界部狭窄

56. 有关马蹄肾的叙述，不正确的是
- A. 马蹄肾融合部位回声以肾窦结构为主
- B. 马蹄肾是融合肾畸形中最常见的一种类型
- C. 双肾位置靠近前内侧方
- D. 马蹄肾融合部位常发生在双肾下极

- E. 马蹄肾融合部位横跨下腔静脉和腹主动脉的前方

57. 重度肾积水的特征性表现为
- A. 肾体积明显增大
- B. 肾被膜凹凸不平
- C. 肾实质不同程度萎缩
- D. 酷似巨大的"肾囊肿"
- E. 肾动脉血流阻力指数明显增高

58. 肾囊肿的正确分类方法是
- A. 肾囊肿分为孤立性肾囊肿和多囊肾 2 类
- B. 肾囊肿分为外生性肾囊肿、肾盂周围囊肿和多囊肾 3 类
- C. 肾囊肿分为孤立性肾囊肿、多发性肾囊肿和多囊肾 3 类
- D. 肾囊肿分为外生性肾囊肿、钙乳症性肾囊肿和多囊肾 3 类
- E. 肾囊肿分为外生性肾囊肿、肾盂周围囊肿、婴儿型多囊肾和成人型多囊肾 4 类

59. 不符合多发性肾囊肿特点的是
- A. 受累肾单侧居多
- B. 肾的增大以局部性为主
- C. 肾轮廓清晰、光滑
- D. 囊肿以外的肾结构正常或局部受压变形
- E. 有明显的家族遗传史

60. 肾盂肿瘤最常见的病理类型是
- A. 鳞状上皮癌
- B. 移行上皮细胞癌
- C. 透明细胞癌
- D. 腺癌
- E. 恶性淋巴瘤

61. 关于正常肾声像图表现，不正确的是
- A. 肾锥体呈放射状排列在肾窦周围
- B. 肾窦呈高回声
- C. 弓状动脉位于肾皮质与肾髓质之间

D. 肾横断面在肾门部呈马蹄形

E. 肾锥体回声高于肾皮质回声

62. 有关输尿管的叙述，不正确的是

A. 上端由肾盂移行而来，下端止于膀胱三角区两端的输尿管开口

B. 输尿管全长约 30cm，中部最宽处内径约为 6mm

C. 输尿管属腹膜间位器官

D. 输尿管结石易滞留于输尿管狭窄部位

E. 输尿管沿腰大肌前面下行

63. 中段输尿管是指

A. 肾盂输尿管移行部

B. 膀胱壁内段

C. 肾盂输尿管移行部至输尿管跨越髂血管处

D. 输尿管跨越髂血管处到膀胱壁处

E. 输尿管跨越髂血管处到膀胱开口处

64. 输尿管全程的狭窄部位有

A. 1 处　　　　　B. 2 处

C. 3 处　　　　　D. 4 处

E. 5 处

二、A3/A4 型题

（65～67 题共用题干）

患者，男，38 岁，因黄疸就诊，超声见肝内外胆管扩张，胆囊萎缩，内腔变小，扩张的胆总管下端截断。

65. 阻塞部位应位于

A. 肝总管

B. 胆囊管

C. 左肝管

D. 肝左、右管汇合处

E. 胆总管

66. 胆囊缩小最不可能的原因是

A. 胆汁淤积　　　B. 胆囊颈管受侵

C. 瓷器胆囊　　　D. 肝内胆囊

E. 萎缩性胆囊炎

67. 于胆总管截断处探及一形态不规则的低回声团，其内可见强回声，该团块侵及胰头，胰管内径为 6mm。可能的阻塞病因是

A. 硬化性胆管炎

B. 胆总管囊肿伴感染

C. 壶腹周围癌合并结石

D. 急性化脓性胆管炎

E. 胆总管结石伴周围胆泥回声

三、B1 型题

（68～70 题共用备选答案）

A. 孤立性肾囊肿　　B. 多囊肾

C. 肾积水　　　　　D. 肾盂旁囊肿

E. 肾结核

68. 发生于肾内任何部位单个、壁光滑、圆形或椭圆形的无回声液性暗区，后方回声增强

69. 肾窦高回声内出现的边界清楚、壁光滑的圆形无回声液性暗区

70. 肾内出现多个边界清楚、相互不连通的圆形无回声液性暗区

（71～75 题共用备选答案）

A. 输尿管越过髂动脉处

B. 输尿管膀胱开口处

C. 输尿管膀胱壁内段

D. 输尿管跨越髂动脉处以上

E. 输尿管跨越髂动脉处至膀胱壁

71. 输尿管下段指

72. 输尿管第三狭窄指

73. 输尿管上段指

74. 输尿管第二狭窄指

75. 输尿管盆段指

（76～77 题共用备选答案）

A. 左肾上极，脾和下腔静脉之间

B. 左肾上极，脾和腹主动脉之间

C. 肝的内后方，右膈肌脚外侧，下腔静脉后方，右肾内上方

D. 肝的外后方，右膈肌脚内侧，下腔静脉后方，右肾内上方

E. 肝的内后方，右膈肌脚内侧，下腔静脉前方，右肾内上方

76. 左肾上腺的解剖区域位于

77. 右侧肾上腺的解剖区域位于

四、X型题

78. 常见的肝弥漫性病变包括

A. 病毒性肝炎　　　B. 脂肪肝

C. 肝淤血　　　　　D. 肝豆状核变性

E. 肝血管瘤

79. 下列属于肝弥漫性病变的是

A. 脂肪肝　　　　　B. 肝硬化

C. 血吸虫肝　　　　D. 肝棘球蚴病

E. 布 – 加综合征

80. 以下叙述正确的是

A. 正常肝脏呈类楔形，肾实质回声高于肾皮质回声而低于胰腺回声

B. 肝内胆管管径约为伴行门静脉的1/4，肝内二级以上胆管分支几乎无法显示

C. 门静脉管壁回声强而厚，管径易随呼吸变化

D. 肝脏左纵沟前方为肝圆韧带，后方为静脉韧带

E. 肝脏横沟主要由第二肝门构成

81. 关于肝内外胆管扩张，叙述正确的是

A. 扩张的胆管多位于门静脉的背侧

B. 扩张的肝内胆管呈枯树枝状

C. 肝外胆管内径大于并行的门静脉内径

D. 扩张的胆管与门静脉呈"平行管"征

E. 肝内胆管内径 >0.3cm

82. 关于病毒性肝硬化病理生理基础，叙述正确的是

A. 肝细胞弥漫性变性坏死

B. 肝内纤维组织增生

C. 假小叶形成

D. 门静脉高压症

E. 食管 – 胃底静脉曲张

83. 急性梗阻性化脓性胆管炎的临床表现有

A. 发热　　　　　B. 上腹痛

C. 黄疸　　　　　D. 休克

E. 右肩痛

84. 以下属于先天性胆囊异常的是

A. 双胆囊　　　　B. 胆囊缺如

C. 皱褶胆囊　　　D. 双房胆囊

E. 胆囊憩室

85. 关于胆囊腺肌增生症，叙述正确的是

A. 最多见的是局限型

B. 分为局限型、节段型和弥漫型

C. 胆囊壁增厚

D. 脂餐试验显示胆囊收缩功能减弱

E. 胆囊壁间不会出现无回声区

86. 关于化脓性胆管炎，叙述正确的是

A. 胆管壁增厚

B. 常伴有胆囊肿大

C. 胆管不扩张

D. 胆汁内可有密集点状回声

E. 胆管内可检测到结石

87. 胆囊不显像的常见原因包括

A. 萎缩性胆囊炎，充满型胆囊结石

B. 进食后的胆囊排空状态

C. 肿瘤占据整个胆囊腔

D. 胆囊颈部嵌顿结石

E. 胆囊先天缺如

88. 关于真性脾破裂，叙述正确的是

A. 外伤性脾破裂常发生于腹部外伤

B. 脾包膜连续性中断，但脾实质内部未见异常

C. 临床表现为进行性贫血和腹胀

D. 脾破裂中最常见的类型

E. 腹腔内可见液性暗区，并可随时间而进行性增多

89. 关于脾大，叙述正确的是

A. 多为全身性疾病引起，如血液病性脾大，可引起脾亢进

B. 大量腹水时，脾下极超过肋缘以下，脾门处厚度<4cm，可诊断为脾大

C. 脾脏内部回声均匀，回声无改变或轻度增强

D. 仰卧位时易于显示脾，且清晰显示2个以上切迹

E. 脾面积指数>40cm^2，考虑脾大

90. 关于脾血管瘤的叙述，正确的是

A. 圆球状或类圆球状

B. 边界清晰

C. 多有完整晕征

D. 多为高回声

E. 瘤体内可有圆点状及细短管状结构

91. 关于功能性胰岛细胞瘤，叙述正确的是

A. 一般体积较大，有完整包膜

B. 临床症状表现为低血糖发作及 Whipple 三联征

C. 一般无胰管、胆管扩张及周围组织受压征象

D. 瘤内多合并出血和囊性变

E. 以单发多见，好发于胰腺体、尾部，瘤体回声均匀

92. 关于胰腺，叙述正确的是

A. 胰腺是腹膜间位器官，分头、颈、体、尾4部分

B. 胰腺钩突位于肠系膜上静脉的前方

C. 胰头最大，被十二指肠降部和横部包绕

D. 胰腺体部位于小网膜的后方

E. 胰管位于实质内，又分主胰管与副胰管

93. 关于壶腹部癌，叙述不正确的是

A. 组织学类型以乳头状癌多见，其次为腺癌

B. 大体形态有肿瘤型和溃疡型2种

C. 临床表现为较早出现的黄疸，有时伴随有胆囊肿大、粪便呈陶土色等

D. 壶腹部肿瘤一般容易早期发现

E. 癌肿位于扩张的胆总管末端，内以混合回声为主

94. 可能引起肾积水的疾病包括

A. 前列腺增生

B. 尿道狭窄

C. 输尿管高位开口

D. 输尿管节段性的无功能

E. 输尿管结石

95. 关于前列腺增生，以下叙述正确的是

A. 内外腺比例失常

B. 内腺见增生结节

C. 前列腺周缘区血流信号增多

D. 前列腺增大饱满

E. 可伴有前列腺结石

96. 可引起膀胱颈部梗阻的病因包括

A. 前列腺增生

B. 膀胱颈部肿瘤

C. 膀胱较大的结石

D. 膀胱颈后唇异常抬高

E. 膀胱颈部狭窄

97. 输尿管的三个生理性狭窄是

A. 肾盂输尿管连接处

B. 进入膀胱壁内处

C. 输尿管上段

D. 输尿管中段

E. 输尿管跨越髂血管处

98. 符合嗜铬细胞瘤超声表现的是

A. 肿块大小差别较大

B. 多呈圆形或椭圆形

C. 边界呈强回声带

D. 肿块内为中等回声，也可见液性区

E. 都位于左右肾上腺区

99. 肾上腺皮质疾病包括

A. 肾上腺皮质功能不全

B. 皮质醇增多症

C. 肾上腺皮质功能亢进症

D. 皮质腺瘤和腺癌

E. 原发性醛固酮增多症

100. 肾上腺皮质功能亢进症包括

A. 皮质醇增多症

B. 库欣综合征

C. 嗜铬细胞瘤

D. 肾上腺性征异常症

E. 原发性醛固酮增多症

第五章 浅表器官解剖、病理和生理学表现

一、A1 型题

1. 关于甲状腺超声探测的叙述，不正确的是

A. 一般采取仰卧位

B. 无需特殊准备及要求

C. 必须加仿生模块

D. 暴露颈前部

E. 去除颈部项链

2. 关于正常成人甲状旁腺的解剖，叙述不正确的是

A. 圆形或椭圆形

B. 位于甲状腺背侧上、下极

C. 长径 5~6mm，宽径 3~4mm，厚径 1~2mm

D. 左、右侧各 2 个（共 4 个）

E. 异位甲状旁腺极少见

3. 正常甲状腺横切时的超声特征是

A. 甲状腺被膜完整，呈蝶形，强回声

B. 甲状腺被膜完整，呈马蹄形或蝶形，均质中等回声

C. 甲状腺被膜不完整，呈蝶形，均质弱回声

D. 甲状腺被膜完整，呈圆形，均质弱回声

E. 甲状腺被膜不完整，呈蝶形，不均质强回声

4. 甲状旁腺与甲状腺之间穿行的动脉是

A. 颈内动脉　　　B. 颈外动脉

C. 甲状腺上动脉　　D. 甲状腺下动脉

E. 甲状腺最下动脉

5. 关于唾液腺解剖形态特点，不正确的是

A. 颌下腺纵切呈椭圆形或哑铃形

B. 腮腺纵切或横切的形态呈倒三角形

C. 腮腺导管开口于口腔

D. 腮腺导管长 3~6cm

E. 腮腺导管宽 3~4mm

6. 正常成人妇女乳腺通常不包括

A. 平滑肌　　　　B. 腺管

C. 小叶　　　　　D. 腺泡

E. 腺叶

7. 不伴有后方回声增强的乳腺病变或结构是

A. 囊肿　　　　　B. 脂肪小叶

C. 显著扩张的导管　D. 纤维腺瘤

E. 脓肿

8. 关于阴囊结构的叙述，不正确的是

A. 阴囊壁由皮肤、肉膜及肌肉组成

B. 在正中线形成阴囊隔，分左、右两囊

C. 无精索结构

D. 囊内有睾丸、附睾

E. 睾丸鞘膜腔内有少量液体

9. 附睾结核慢性期，超声表现为

A. 病灶弥散于整个附睾

B. 病灶呈低回声，边界不清晰

C. 病灶多呈不均匀高回声，可见钙化灶

D. 病灶内可见细点状回声的液性区

E. 病灶内血供丰富

二、A2 型题

10. 患者，男，31 岁。体检时腮腺的超声表现：两侧对称，表面光滑，回声均匀，其中见一管状结构，直径 2.5mm，最可能是

A. 腮腺炎　　　　B. 正常腮腺

C. 腮腺导管扩张　D. 先天性异常

E. 腮腺囊肿

11. 患者，女，46 岁，右乳乳头溢液，超声检
查发现右乳中央区一条导管扩张，扩张的
导管内可见乳头状弱回声充填，乳头状突
起形态规则，边界清晰，内部无血流信
号。最可能的诊断是
A. 乳腺导管扩张症
B. 乳腺导管内乳头状癌
C. 纤维腺瘤
D. 乳腺导管内乳头状瘤
E. 积乳囊肿

三、A3/A4 型题

(12~14 题共用题干)

患者，女，35 岁。主诉：左侧颈部无痛
性结节月余。触诊，左侧颈部可触及数个结
节，光滑，质较硬。超声表现，左侧颈部Ⅳ区
见数个肿大的淋巴结，大者约 1.8cm×1.5cm，
呈椭圆形，淋巴门部消失，内部回声不均匀，
内见散在分布的点状强回声，血流信号增多，
分布杂乱。

12. 颈部Ⅳ区淋巴结肿大，其原发疾病的器官
可能性最小的是
A. 口腔　　　　B. 甲状腺
C. 喉　　　　　D. 食道
E. 气管

13. 根据超声表现，引起淋巴结肿大最可能的
病因是
A. 淋巴结反应性增生
B. 鼻咽癌转移
C. 淋巴瘤
D. 甲状腺癌转移
E. 胰腺癌转移

14. 有助于进一步明确诊断的检查不包括
A. 甲状腺超声检查
B. 乳腺超声检查

C. 乳腺钼靶检查
D. 鼻咽部 MR 检查
E. 淋巴结超声引导下活检

四、X 型题

15. 甲状腺乳头状癌的常见超声表现包括
A. 低回声
B. 形态不规则，边界不清
C. 纵横比 < 1
D. 微小钙化
E. 周边血流环绕，内部血流丰富

16. 阴茎背深静脉位于
A. 阴茎背动脉之间
B. 阴茎海绵体腹侧沟内
C. 阴茎深浅两层筋膜之间
D. 尿道海绵体中央
E. 阴茎海绵体背侧沟内

17. 关于睾丸肿瘤病理和临床，叙述正确的是
A. 睾丸肿瘤可分为原发性肿瘤和继发性
肿瘤
B. 大多数的睾丸肿瘤为精原细胞瘤
C. 胚胎癌多见于婴幼儿
D. 卵黄囊瘤好发于青少年
E. 继发性恶性睾丸肿瘤主要见于其他脏
器原发癌转移

18. 睾丸异常中，属于下降异常的是
A. 隐睾　　　　B. 滑行睾丸
C. 多睾　　　　D. 睾丸发育不良
E. 异位睾丸

19. 关于睾丸附睾囊肿形成的原因，叙述正确
的是
A. 单纯性囊肿因曲细精管扩张而形成
B. 睾丸网囊肿由直细精管扩张而形成
C. 白膜囊肿来源于睾丸鞘膜
D. 精液囊肿由输出小管扩张而形成
E. 附睾囊肿由输出小管扩张而形成

20. 正常淋巴结超声表现包括

A. 淋巴门部位于中央，呈条带状高回声

B. 淋巴结纵切呈扁椭圆形或长条形

C. 大多数淋巴结门位于淋巴结的一端

D. 淋巴结门部及实质内可见到树权状的血流信号

E. 淋巴结上下径可超过3.0cm

第六章　妇产科解剖、病理和生理学表现

一、A1 型题

1. 关于盆腔的解剖学特点，说法正确的是
- A. 输卵管管腔最窄的部分是峡部
- B. 子宫颈以阴道为界，分为上下两部分，下部分占 2/3
- C. 宫颈在妊娠期逐渐伸展延长，至妊娠末期可达 7~10cm
- D. 宫颈外口柱状上皮和鳞状上皮交界处是子宫颈癌的好发部位
- E. 未孕妇女的宫颈外口有横裂

2. 关于女性盆腔的解剖特点，叙述错误的是
- A. 阔韧带外 1/3 移行为卵巢固有韧带
- B. 主韧带位于宫颈两侧和盆壁之间，主要作用是防止子宫脱垂
- C. 圆韧带达到盆壁，经腹股沟管止于大阴唇前端
- D. 宫骶韧带的作用是维持子宫前倾
- E. 阔韧带的作用是维持子宫位于盆腔正中

3. 关于输卵管的解剖，正确的是
- A. 输卵管的蠕动有减少盆腔炎症扩散作用
- B. 平滑肌收缩时输卵管由近端向远端蠕动
- C. 伞端有腹膜覆盖
- D. 全长 5~8cm
- E. 内壁为单层鳞状上皮

4. 女性腹腔最低部位是
- A. 膀胱子宫陷凹
- B. 肝肾间隙
- C. 脾肾间隙
- D. 直肠膀胱陷凹
- E. 直肠子宫陷凹

5. 关于子宫动脉的描述，错误的是
- A. 发自髂内动脉

- B. 行经子宫阔韧带二层之间
- C. 距子宫颈外侧 2cm 处从输尿管后方穿过
- D. 供应子宫、卵巢及输卵管
- E. 与卵巢动脉末梢吻合

6. 构成子宫体壁的三层组织结构，正确的是
- A. 纤维膜层、肌层、内膜层
- B. 纤维膜层、肌层、黏膜层
- C. 浆膜层、肌层、黏膜层
- D. 浆膜层、肌层、腺体层
- E. 浆膜层、平滑肌层、黏膜层

7. 对正常子宫声像图的描述，不正确的是
- A. 横断面子宫体呈椭圆形
- B. 子宫体呈均匀的中等强度回声
- C. 宫腔呈线状高回声
- D. 宫颈回声较宫体稍强，且致密
- E. 纵断面后倾后屈子宫呈倒置梨形

8. 关于正常卵巢的声像图表现，以下叙述不正确的是
- A. 多位于髂内动脉的内前方
- B. 卵巢呈等至弱回声，内可见呈小囊状的卵泡回声
- C. 成年妇女的卵巢长径小于 4cm
- D. 小于 25mm 为未成熟卵泡
- E. 髂内血管可作为卵巢定位的标志

9. 关于卵巢生理的叙述正确的是
- A. 成熟卵泡的持续时间是一定的
- B. 卵泡成熟度与宫颈黏液分泌量呈平行关系
- C. 整个月经周期中只出现 1 次雌激素高峰
- D. 排卵后阴道上皮出现大量角化细胞

E. 排卵后由于孕激素的中枢性升温作用，
故基础体温升高

10. 卵子完成第 1 次成熟分裂是在

　A. 受精时　　　　　B. 排卵期

　C. 出生时　　　　　D. 青春期

　E. 胚胎 8 ~ 10 周

11. 属于子宫内膜分泌期中期的镜下特征的是

　A. 见到顶浆分泌

　B. 子宫内膜呈海绵状

　C. 腺上皮细胞呈立方形或低柱状

　D. 腺上皮细胞核下开始出现含糖原小泡

　E. 内膜腺体开口面向宫腔，有糖原等分
泌物溢出

12. 关于女性生殖系统生理，以下说法正确
的是

　A. 月经来潮时女性的基础体温可升高
0.3 ~ 0.5℃

　B. 正常月经的第 23 天子宫内膜为分泌
晚期

　C. 排卵多发生在下次月经来潮前 14 日
左右

　D. 月经来潮时子宫内膜自基底层剥脱

　E. 排卵后的卵泡叫闭锁卵泡

13. 关于卵巢囊性畸胎瘤的声像图表现，不正
确的是

　A. 杂乱结构征　　B. 脂液分层征

　C. 瀑布征　　　　D. 壁立结节征

　E. 卫星结节征

14. 关于卵巢子宫内膜异位囊肿的描述，不正
确的是

　A. 壁厚，囊壁上有环形丰富血流信号

　B. 壁厚，内含较密光点，内壁可有不规
则高回声光团附着

　C. 囊内可见液平面，液面上方为清亮液，
下方为密集光点

D. 囊内无血流信号

E. 囊壁很厚，内含极密光点似实性

15. 关于异位妊娠的描述，不正确的是

　A. 输卵管妊娠占 95%

　B. 血 β – hCG 滴度一般比正常宫内妊娠高

　C. 阔韧带妊娠也属于异位妊娠

　D. 有一小部分患者无明显停经史

　E. 常出现腹痛

16. 异位妊娠时常见的子宫变化不包括

　A. 子宫增大变软小于停经月份

　B. 子宫内膜出现蜕膜反应

　C. 子宫蜕膜剥离，常表现为停经后不规
则阴道流血

　D. 子宫内膜有时可见过度增生和分泌反
应，称 Arias – Stella（A – S）反应

　E. B 型超声子宫内膜菲薄，宫内见无回声

17. 异位妊娠的常见症状不包括

　A. 停经　　　　　B. 阴道大出血

　C. 下腹胀痛　　　D. 突发下腹痛

　E. 晕厥

18. 异位妊娠的检查方法不包括

　A. 孕酮测定　　　B. 血 β – hCG

　C. B 型超声检查　D. 后穹隆穿刺

　E. 宫腔镜检查

19. 关于输卵管妊娠的说法错误的是

　A. 输卵管妊娠多发生在壶腹部

　B. 输卵管壶腹部妊娠多在妊娠 8 ~ 12 周
流产

　C. 输卵管峡部妊娠多在妊娠 6 周左右破裂

　D. 输卵管间质部妊娠多在妊娠 12 ~ 16 周
发生破裂

　E. 输卵管妊娠流产或破裂后，胚胎落入
腹腔继续生长，发生原发性腹腔妊娠

20. 关于输卵管妊娠破裂后的表现，叙述不正
确的是

A. 多数病例有短期停经史

B. 腹部叩诊常有移动性浊音

C. 出现休克症状和体征

D. 尿妊娠试验均阳性

E. 宫颈举痛明显

21. 关于宫颈妊娠的声像图表现的叙述，不正确的是

A. 宫颈膨大

B. 宫颈管内可见变形的妊娠囊

C. 宫颈管内回声杂乱

D. 宫颈内口开放，宫颈管与宫腔贯通

E. 宫颈内口关闭，宫颈管不与宫腔贯通

22. 经阴道 B 型超声诊断剖宫产瘢痕部位妊娠的图像不包括

A. 宫腔内无妊娠囊

B. 宫颈管内无妊娠囊

C. 妊娠囊位于子宫峡部前壁，超声下可见原始心管搏动或者仅见混合性回声包块

D. 膀胱壁和妊娠囊之间有正常肌层

E. 彩色多普勒超声可显示妊娠囊周围血流高速

23. 超声诊断宫角妊娠，可能出现的声像图表现不包括

A. 子宫内膜增厚

B. 子宫正中矢状切面未见妊娠囊

C. 横切面胎囊偏于宫腔一侧

D. 妊娠囊周边可见蜕膜环绕，呈双环征

E. 妊娠囊周边可见肌层回声环绕

24. 关于正常妊娠囊的描述，不正确的是

A. 位于宫腔中上段的宫腔中央

B. 轮廓光滑完整

C. 回声及厚度均匀、饱满

D. 可见双环征

E. "双环征"在妊娠囊平均内径达到

10mm 或以上时恒定显示

25. 妊娠囊平均内径为 20mm 时，妊娠龄约是

A. 30 天　　B. 45 天

C. 50 天　　D. 55 天

E. 60 天

26. 妊娠囊最大内径为 20mm 时，妊娠龄约是

A. 4 周　　B. 4.5 周

C. 5 周　　D. 5.5 周

E. 6 周

27. 关于卵黄囊的描述，不正确的是

A. 妊娠囊内超声能发现的第一个解剖结构

B. 发现了卵黄囊才可以肯定为怀孕

C. 卵黄囊直径最大不超过 8mm

D. 卵黄囊呈球形，囊壁较薄，透声性良好

E. 孕 12 周时卵黄囊最大，而后逐渐缩小

28. 关于妊娠 8 周时的声像图所见，以下叙述不正确的是

A. 妊娠囊约占宫腔 2/3

B. 胚胎初具人形

C. 妊娠囊平均内径为 25mm

D. 可见卵黄囊

E. 可以辨认胎盘

29. 关于声像图上不同时期出现或消失的结构，叙述不正确的是

A. 妊娠 10 周后，双环征消失

B. 妊娠 14 周，胚外体腔消失

C. 妊娠 5~6 周出现卵黄囊

D. 妊娠 11~12 周出现生理性中肠疝

E. "双泡征"仅为一过性表现，孕 7 周后不再出现

30. 关于胎儿的血液循环特点，以下叙述不正确的是

A. 来自胎盘的含氧血通过脐静脉进入胎

儿体内

B. 下腔静脉回流的血流部分通过卵圆孔进入左心房内

C. 静脉导管、肝静脉血流均汇入下腔静脉内

D. 脐动脉内的血液为高含氧

E. 肺静脉回流入左心房

二、A2 型题

31. 患者，女，34 岁。3 周前于宫内放置节育器，因"近期出现腹痛、阴道不规则出血"前来就诊，超声检查发现宫腔内节育器偏离宫腔中央部位，部分位于肌层内，穿透浆膜层。最可能的超声诊断为

A. 节育器位置正常

B. 节育器位置下移

C. 节育器嵌顿伴子宫穿孔

D. 节育器外移

E. 节育器脱落

32. 患者，女，52 岁。近 1 年月经不规律，月经周期延长，经量减少，伴潮热、出汗。查体：外阴阴道黏膜菲薄，宫颈及子宫萎缩。对该患者体内激素水平阐述正确的是

A. 雌激素下降，孕激素上升，促性腺激素上升

B. 雌激素上升，孕激素上升，促性腺激素上升

C. 雌激素下降，孕激素下降，促性腺激素下降

D. 雌激素下降，孕激素下降，促性腺激素上升

E. 雌激素下降，孕激素上升，促性腺激素下降

33. 患者，女，35 岁。上环 2 年，不规则少量出血 13 天。若支持宫外孕诊断，刮取子宫内膜可出现

A. 增生期

B. 分泌期早期

C. 分泌期分泌功能不足

D. 蜕膜样改变

E. 增生过长

34. 患者，女，31 岁。结婚 4 年，既往月经规律。现停经 54 天，不规则阴道流血 4 天。超声检查：于左侧附件区可见平均内径为 25mm 妊娠囊，并见胚芽及原始心管搏动。最不可能的妊娠部位是

A. 输卵管峡部　　　B. 输卵管壶腹部

C. 卵巢　　　　　　D. 阔韧带

E. 输卵管间质部

35. 患者，女，29 岁。既往月经规律，现停经 61 天，下腹部隐痛，无阴道流血。超声诊断右侧输卵管间质部妊娠。不可能出现的声像图表现是

A. 子宫增大，一侧宫角向外突出

B. 内部可以观察到妊娠囊和胚胎或胎儿

C. 横切面：妊娠囊偏于宫腔一侧

D. 当胚胎存活时，还可以看到胎心搏动

E. 妊娠囊周围环绕完整的肌壁回声

36. 患者，女，24 岁，既往月经规律，现停经 41 天，阴道不规则流血 5 天，剧烈腹痛 1 天，尿妊娠试验阳性。超声检查：盆腔偏右可见 79mm × 61mm 形态不规则、无明显被膜、内有少量液性回声的低回声不均匀实质性占位，未见明显血流信号，盆、腹腔少量积液。子宫稍饱满，内膜稍增厚，左附件未见明显异常。最可能的诊断是

A. 异位妊娠破裂

B. 黄体破裂

C. 卵巢囊肿蒂扭转

D. 急性阑尾炎穿孔

E. 巧克力囊肿破裂

三、A3/A4 型题

(37 ~ 39 题共用题干)

患者，女，32 岁，G_1P_1，有剖宫产史。现闭经 2 个多月，尿妊娠实验阳性，阴道无流血，现因轻微腹痛就诊。

37. 若患者诊断为剖宫产切口妊娠，首选的辅助检查为

    A. MRI   B. 宫腔镜

    C. 超声   D. 阴道镜

    E. CT

38. 关于剖宫产切口妊娠的声像图，描述不正确的是

    A. 子宫饱满增大，宫腔中上段、宫颈内未见妊娠囊

    B. 妊娠囊位于子宫下段瘢痕处，前方肌层变薄

    C. 妊娠囊旁可见丰富血流

    D. 子宫下段稍膨出，前壁瘢痕处见不均质的混合回声包块

    E. 妊娠囊位于右侧宫角

39. 可能的鉴别诊断不包括

    A. 输卵管妊娠

    B. 宫颈妊娠

    C. 难免流产

    D. 妊娠滋养细胞疾病

    E. 宫腔下段妊娠

(40 ~ 42 题共用题干)

患者，女，27 岁。停经 48 天，少量阴道出血 3 天。因 "2 小时前突然下腹剧痛，伴肛门坠胀感，晕厥 1 次" 入院。既往身体健康，月经正常。查体：痛苦面容，脸色苍白，血压 80/50mmHg，脉搏 110 次/分，下腹明显压痛，反跳痛。妇科检查子宫颈口闭，有举痛，后穹隆饱满并触痛，子宫稍大、软，子宫左侧扪及触痛明显的包块。化验：白细胞 $7 \times 10^9/L$。

40. 此患者最大可能诊断为

    A. 急性盆腔炎   B. 不全流产

    C. 先兆流产   D. 异位妊娠

    E. 难免流产

41. 此种情况最适合的诊断方法为

    A. 诊断性刮宫术   B. 动态观察

    C. 尿妊娠试验   D. 血常规

    E. 阴道后穹隆穿刺

42. 此时应进行的紧急处理是

    A. 快速补充平衡液

    B. 快速输入浓缩红细胞

    C. 使用广谱抗生素

    D. 纠正休克同时行剖腹探查术

    E. 查血 hCG，根据结果决定治疗方案

四、B1 型题

(43 ~ 45 题共用备选答案)

    A. 脂液分层征   B. 瀑布征

    C. 面团征   D. 星花征

    E. 杂乱结构征

43. 卵巢囊性畸胎瘤内有一强回声水平分界线，线上方呈均匀密集细小光点，线下方呈无回声区，该声像图表现称为

44. 囊性畸胎瘤内有密集细小光点，并浮游于无回声区中，推动或加压时，弥散分布的光点可随之移动，称为

45. 当畸胎瘤内毛发与油脂物松散结合未构成团块时，形成的声像图表现称为

(46 ~ 48 题共用备选答案)

    A. 妊娠开始至第 13 周末

    B. 妊娠 31 周

    C. 妊娠 26 周

    D. 妊娠第 27 周至 32 周

    E. 妊娠开始至第 12 周末

46. 早期妊娠是指

47. 属于中期妊娠的是

48. 属于晚期妊娠的是

（49～51 题共用备选答案）

  A. 胎盘实质呈均匀等回声，绒毛膜板平直，基膜分辨不清

  B. 胎盘实质内出现较多不规则强回声团，后方可伴有声影

  C. 胎盘实质内可见逗点状强光点，绒毛膜板出现切迹但未达基膜，基膜呈线状高回声

  D. 胎盘实质内可见散在点状强回声，基底膜未出现

  E. 胎盘接近成熟或基本成熟，常见于孕36 周后

49. Ⅰ 度胎盘的声像图特点是

50. Ⅱ 度胎盘的声像图特点是

51. Ⅲ 度胎盘的声像图特点是

五、X 型题

52. 子宫两侧的附件包括

  A. 输卵管   B. 卵巢

  C. 阔韧带   D. 子宫骶韧带

  E. 输卵管系膜

53. 下列灰阶图像是非孕期正常子宫动脉频谱的是

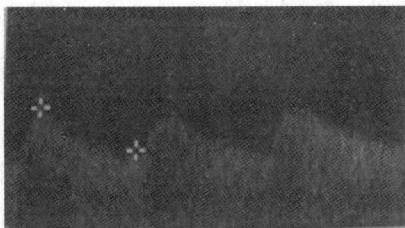

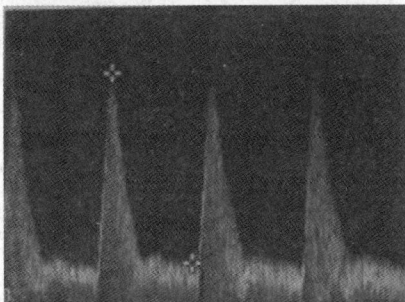

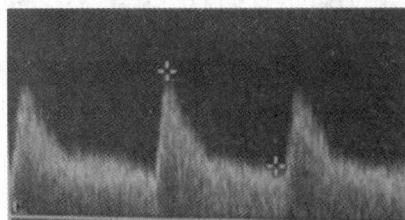

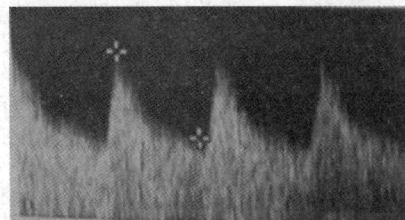

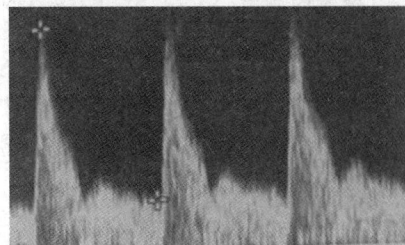

54. 患者，女，40 岁，G₃P₁。因"下腹部及腰骶部疼痛 6 年，临床诊断盆腔静脉淤血综合征"，申请超声检查。符合该诊断的是

  A. 大多数发生在 30～50 岁的经产妇

  B. 是由多种因素引起的盆腔静脉血管充血、扩张和淤血所致的综合征

  C. 是引起妇科慢性疼痛的重要原因之一

  D. 声像图主要表现为子宫旁串珠状或蜂窝状无回声区，呈红蓝相间血流

  E. 频谱为连续、高速、搏动性波形

55. 关于输卵管积水的超声表现，以下叙述不正确的是

  A. 主要表现为输卵管扩张、积液

  B. 包块一般为单侧性

  C. 附件区囊性包块，呈曲颈瓶状、S 形、粗管状或腊肠形

  D. 囊壁较厚，内部可见完全分隔

  E. 常可见正常的卵巢回声

56. 关于卵泡的发育与成熟，以下叙述不正确

的是

A. 临近青春期，颗粒细胞增生，细胞表面的 FSH 受体增多

B. 每一月经周期中有 5～10 个生长卵泡发育成熟

C. 在 FSH 的作用下，卵泡间质细胞分成三层卵泡膜细胞

D. 卵泡的发育始于始基卵泡到初级卵泡的转化

E. 卵泡的发育与成熟过程依赖于促性腺激素的刺激

57. 卵泡的生长过程包括

A. 始基卵泡   B. 窦前卵泡

C. 窦状卵泡   D. 排卵前卵泡

E. 闭锁卵泡

58. 下列属于卵巢瘤样病变的是

A. 滤泡囊肿   B. 多囊卵巢

C. 黄体囊肿   D. 黄素化囊肿

E. 卵巢良性浆液性肿瘤

59. 关于卵巢瘤样病变，以下描述正确的是

A. 卵巢瘤样病变并非卵巢肿瘤

B. 滤泡囊肿和黄体囊肿最常见

C. 一般体积不大，都能自行消失

D. 常见于育龄期妇女

E. 滤泡囊肿、黄体囊肿、子宫内膜异位囊肿属于卵巢瘤样病变

60. 关于胚胎停育，说法正确的是

A. 胚胎长度 >7mm 未见胎心搏动

B. 孕囊平均直径 >25mm 且无胚胎

C. 检查出无卵黄囊的孕囊 2 周后未见有胎心的胚胎

D. 在妊娠 12 周时卵黄囊萎缩消失

E. 检查出有卵黄囊的孕囊 11 天后仍不见有胎心的胚胎

第七章　心脏解剖、病理和生理学表现

一、A1 型题

1. 关于左心腔超声造影，以下叙述不正确的是
   - A. 造影剂从末梢静脉经下腔静脉进入右心腔
   - B. 造影剂进入右心后通过肺循环
   - C. 经外周动脉注入造影剂
   - D. 造影剂通过肺循环经肺静脉进入左心腔
   - E. 经末梢静脉注入造影剂，通过肺毛细血管网从肺静脉回左心腔

2. 心脏纤维骨架不包括
   - A. 瓣纤维环
   - B. 圆锥韧带
   - C. 室上嵴
   - D. 左纤维三角
   - E. 右纤维三角

3. 评价左心室舒张期功能的参数不包括
   - A. 二尖瓣环收缩期位移
   - B. 二尖瓣口舒张期 E/A
   - C. 三尖瓣收缩期反流速度
   - D. 肺静脉 S/D
   - E. E/e′

4. 对二尖瓣几何形态的显示更具优势，其评估二尖瓣口面积测值与解剖二尖瓣口面积相关性高的方法是
   - A. 直接描绘法
   - B. 连续方程法
   - C. 压差减半时间法
   - D. PISA 法
   - E. 三维超声心动图法

5. 引起急性前间壁心肌梗死的冠状动脉分支是
   - A. 左冠状动脉前降支
   - B. 右冠状动脉后降支
   - C. 左冠状动脉主干
   - D. 左冠状动脉回旋支
   - E. 右冠状动脉右室前支

6. 最易形成心包积液部位的是
   - A. 心包横窦
   - B. 心包斜窦
   - C. 心包后上窦
   - D. 心包垂直窦
   - E. 心包前下窦

7. 关于室上嵴，叙述正确的是
   - A. 室上嵴位于三尖瓣下方
   - B. 室上嵴位于左心室流出道室间隔侧
   - C. 室上嵴发出腱索与三尖瓣前叶相连
   - D. 室上嵴为右房室口与肺动脉口之间的肌性隆起
   - E. 室上嵴为左心室流入道与流出道的界限

8. 心脏在胸腔中的位置通常是
   - A. 位于胸腔中央
   - B. 2/3 位于身体中线的左侧，1/3 位于右侧
   - C. 2/3 位于身体中线的右侧，1/3 位于左侧
   - D. 全部位于身体中线的右侧
   - E. 全部位于身体中线的左侧

9. 心动周期中，左心室容积最大的时期是
   - A. 快速充盈期末
   - B. 快速射血期末
   - C. 缓慢射血期末
   - D. 缓慢充盈期末
   - E. 心房收缩期末

10. 右心房腔内开口的数目为
    - A. 2 个
    - B. 3 个
    - C. 4 个
    - D. 5 个
    - E. 6 个

11. 主动脉窦包括

    A. 左冠窦、右冠窦、无冠窦

    B. 左冠窦、右冠窦、前冠窦

    C. 左冠窦、右冠窦、后冠窦

    D. 前冠窦、后冠窦、无冠窦

    E. 前冠窦、后冠窦、左冠窦

12. 有关肺动脉瓣口的叙述，正确的是

    A. 肺动脉瓣由 2 个瓣叶组成

    B. 肺动脉瓣由 3 个瓣叶和 3 组小乳头肌组成

    C. 肺动脉瓣口由肺动脉瓣环和 3 个半月形肺动脉瓣组成

    D. 肺动脉瓣口直接与右室流入道相连续

    E. 肺动脉瓣口向下通过宽大的右室流入道与右室相连

13. 关于卵圆窝的叙述，正确的是

    A. 卵圆窝位于心房的外侧壁

    B. 卵圆窝位于房间隔中下部，为胎儿时期卵圆孔闭合后遗留的痕迹

    C. 房间隔缺损一般不发生于卵圆窝处

    D. 卵圆窝处房壁最厚

    E. 卵圆窝面积较大，约占房间隔的 2/3

14. 关于心底的叙述，正确的是

    A. 由左、右心房和肺动脉及主动脉组成

    B. 朝向右后上方，由大部分左心房及小部分右心房组成

    C. 由左、右心室组成

    D. 由左心室组成

    E. 心底部与大血管相连，位置活动度大

15. 关于冠状沟的叙述，正确的是

    A. 冠状沟介于左、右心室之间

    B. 近心底处，几乎呈环形，冠状沟将心房和心室分开

    C. 冠状沟将左、右心房分开

    D. 冠状沟呈环形将左心与右心分开

    E. 冠状沟绕至心脏后方与左室间沟相连

16. 有关室间隔的叙述，不正确的是

    A. 室间隔平面与人体长轴呈 45°斜位

    B. 室间隔的前后缘为前后室间沟

    C. 室间隔大部由心肌组成，统称肌部

    D. 室间隔上方有一小的卵圆形区域，非常薄，称为膜样间隔

    E. 室间隔缺损好发于肌部

17. 左右心室壁在心肌厚度上的区别是

    A. 左心室心肌厚度略厚于右心室心肌

    B. 左心室心肌厚度小于右心室心肌厚度

    C. 左心室心肌厚度约为右心室的 3 倍

    D. 左右心室壁心肌厚度相同

    E. 右心室心肌厚 3～4mm，左心室心肌厚 7～9mm

18. 有关心包的叙述，不正确的是

    A. 心包为包裹心脏和大血管的圆锥形纤维浆膜囊，分为两层

    B. 正常心包内有少量浆液

    C. 心包为包裹心脏和大血管的圆锥形纤维浆膜囊，为一层疏松的纤维结缔结构，允许心脏向外运动

    D. 浆膜性心包可分为两层，脏层和壁层心包

    E. 心包分为两层，纤维性心包和浆膜性心包

19. 与右房室口组成无关的是

    A. 二尖瓣前叶

    B. 右房室环上有 3 个三角形的瓣叶附着

    C. 右室壁上有 3 组乳头肌发出腱索连于 3 个瓣叶

    D. 右房室口周径为 11cm

    E. 三尖瓣隔叶附着于室间隔的右室面上

20. 有关右心室和肺动脉之间的关系，不正确的是

A. 右心室借右室流出道与肺动脉相连

B. 肺动脉瓣由3个半月形的瓣叶组成

C. 肺动脉3个瓣叶分大、中、小三叶

D. 肺动脉3个瓣叶袋口朝上，每个瓣叶游离缘中央有一半月瓣小结

E. 右室流出道为一光滑的肌性管状结构

21. 有关室间隔膜部的叙述，不正确的是
   A. 位于室间隔的上缘，面积不超过1cm²
   B. 膜部间隔位于主动脉右、无冠瓣下方
   C. 该区域菲薄，缺乏肌性组织
   D. 三尖瓣隔瓣将室间隔膜部分为两部分
   E. 膜部为室间隔缺损的少发部位

22. 关于浆膜性心包的叙述，不正确的是
   A. 浆膜性心包分为脏层和壁层
   B. 壁层心包紧贴纤维性心包的内面
   C. 脏层覆于心脏表面，又称心外膜
   D. 纤维性心包和浆膜性心包之间有一腔隙，称为心包腔
   E. 壁层心包与脏层心包之间有一腔隙，称为心包腔

23. 左心室和右心室在解剖上的主要区别是
   A. 右心室是心脏最靠后的部分
   B. 左心室是心脏最前面的部分
   C. 右心室有节制索
   D. 左心室位于右心室的左前方
   E. 左心室内有乳头肌

24. 关于心脏的运动方式，下述最全面准确的选项是
   A. 收缩与舒张运动
   B. 收缩与舒张运动，心脏在胸腔内的移动
   C. 收缩与舒张运动，心脏在胸腔内的移动，心脏沿长轴的旋转运动
   D. 心脏在胸腔内的移动及沿长轴的旋转运动
   E. 收缩与舒张运动及沿长轴的旋转运动

25. 当心脏功能减低，血液流动缓慢时心脏内最易形成血栓的位置是
   A. 左心耳　　　　　B. 左心房
   C. 左心室　　　　　D. 右心房
   E. 右心室

26. 左心血液循环的主要途径是
   A. 血液从右心房到左房再到肺动脉
   B. 血流从左心室到主动脉再到外周动脉、毛细血管网、静脉系统，最后经腔静脉回右心房
   C. 血液从腔静脉到右房再到右室
   D. 血液从肺动脉到左心房
   E. 血液从外周动脉再到毛细血管、再经外周静脉回主动脉

27. 关于心脏静脉回流的叙述，不正确的是
   A. 心大静脉汇集来自左心室、右心室前壁等部位的静脉血
   B. 心小静脉汇集来自右心房和右心室后部的静脉血
   C. 心中静脉汇集来自左、右心室膈面和室间隔后部、部分心尖部的静脉血
   D. 来自冠状动脉的血液，多数通过毛细血管后汇入各级冠状静脉，最终经冠状静脉窦引流入右心房
   E. 冠状静脉窦在上腔静脉开口处内下方开口于右心房

28. 胸骨旁左室长轴切面显示的心脏内部结构不包括
   A. 左心室　　　　　B. 主动脉内径
   C. 左心房　　　　　D. 二尖瓣结构
   E. 三尖瓣隔瓣回声

29. 以下疾病是左心房形成血栓最常见原因的是
   A. 风湿性心脏病二尖瓣狭窄
   B. 扩张型心肌病

C. 梗阻性肥厚型心肌病

D. 非梗阻性肥厚型心肌病

E. 心肌梗死

30. 关于左心房血栓的叙述，正确的是

A. 活动度大

B. 齿样排列

C. 左房云雾影

D. 有蒂附着于卵圆窝附近

E. 新鲜血栓回声较弱

31. 关于单心室的叙述，不正确的是

A. 只有一个有功能的心室腔

B. 主动脉可增宽

C. 合并大动脉转位多见

D. 发绀少见

E. 房室瓣可有两组

32. 以下先天性心脏病不可能并发肺动脉高压的疾病是

A. 室间隔缺损　　B. 动脉导管未闭

C. 房间隔缺损　　D. 肺动脉口狭窄

E. 主动脉窦瘤破入右心室流出道

33. 风湿性心脏病最易受累的瓣膜是

A. 主动脉瓣　　B. 肺动脉瓣

C. 三尖瓣　　　D. 二尖瓣

E. 下腔静脉瓣

34. 评估二尖瓣瓣口解剖面积的首选方法是

A. 直接描绘法　　B. 连续方程法

C. PISA 法　　　D. 二尖瓣阻力法

E. 压差减半时间法

35. 关于二尖瓣狭窄的叙述，不正确的是

A. 主要病理改变为瓣膜炎性改变，使瓣膜逐渐增厚、纤维化、变硬缩短

B. 整个狭窄的二尖瓣似漏斗状，瓣口呈鱼口样

C. 病理分型分为 4 型

D. 可出现左房扩大，左房内可见自发显

影，也可见附壁血栓

E. 频谱多普勒表现为湍流频谱，持续整个舒张期

36. 关于主动脉瓣二瓣化畸形，叙述不正确的是

A. 右冠瓣和左冠瓣融合形成大的后瓣和小的前瓣

B. 最常见右冠瓣和左冠瓣融合

C. 右冠瓣和无冠瓣融合较左冠瓣和无冠瓣融合多见

D. 瓣叶闭合时如有融合界嵴存在则形似三叶瓣

E. 左冠瓣和无冠瓣融合最为少见

37. 心脏位置正常患者，胸骨旁左室长轴标准切面可诊断的主动脉瓣脱垂瓣叶为

A. 左冠瓣　　　　B. 右冠瓣

C. 左冠瓣、右冠瓣　D. 左冠瓣、无冠瓣

E. 右冠瓣、无冠瓣

38. 急性重症二尖瓣关闭不全的最常见原因是

A. 风湿性心瓣膜病

B. 心肌梗死

C. 感染性心内膜炎

D. 梗阻性肥厚型心肌病

E. 腱索断裂

39. 关于二尖瓣脱垂综合征，说法不正确的是

A. 以收缩中、晚期喀喇音及收缩期杂音为特点

B. 青年女性多见

C. 渐进性的瓣膜变长或断裂

D. 只累及二尖瓣

E. 前、后瓣均可累及

40. 二尖瓣脱垂如作为一种独立的原发疾病，其病理基础主要是

A. 瓣膜冗长或过度丰满

B. 瓣膜的黏液样变性

C. 瓣膜与其附属结构之间的不平衡

D. 心室的大小、形状或功能异常使瓣膜的心室支持基础变形或缩短

E. 对瓣膜收缩活动起支持作用的腱索部分丧失

41. 扩张型心肌病病理及血流动力学改变不包括

A. 收缩功能减低

B. 舒张功能损害

C. 两侧心房变小

D. 心肌收缩无力，心输出量减少，心贮血量增多

E. 两侧心室扩张，通常以左心扩大为主

42. 室间隔缺损的类型不包括

A. 单纯膜部型　　　B. 嵴下型

C. 嵴外型　　　　　D. 嵴内型

E. 干下型

43. 三尖瓣闭锁时，一般不会引起

A. 室间隔缺损　　　B. 右心室增大

C. 房间隔缺损　　　D. 右心室发育不良

E. 三尖瓣口未探及明确的前向血流

44. 当房间隔缺损合并以下哪种情况时称为鲁登巴赫综合征

A. 卵圆孔未闭　　　B. 动脉导管未闭

C. 二尖瓣狭窄　　　D. 三尖瓣狭窄

E. 室间隔缺损

45. 关于共同动脉干，以下说法正确的是

A. 两组半月瓣

B. 只有一个心室

C. 不合并室间隔缺损

D. 主动脉起源于肺动脉

E. 肺动脉多起源于主动脉

46. 主肺动脉间隔缺损可以出现许多病理生理改变，但通常不会出现

A. 肺动脉高压　　　B. 左心室扩张

C. 左向右分流　　　D. 右心室扩张

E. 全心衰竭

47. 以下房间隔缺损类型中容易合并肺静脉异位引流的是

A. 原发孔型房间隔缺损

B. 继发孔型房间隔缺损

C. 腔静脉型房间隔缺损

D. 冠状静脉窦型房间隔缺损

E. 卵圆孔未闭

48. 三尖瓣闭锁的病理改变不包括

A. 右侧房室之间被大量纤维和脂肪组织填充，无瓣环样结构

B. 三尖瓣口缺如，无可以辨认的三尖瓣组织，有瓣环样结构

C. 卵圆孔未闭或房间隔缺损

D. 左心室肥厚扩大

E. 右心房扩大肥厚

49. 随病情发展，单纯继发孔房间隔缺损可出现

A. 先右向左分流，后双向分流

B. 双向分流

C. 先双向分流，后右向左分流

D. 先左向右分流，后双向分流

E. 先双向分流，后左向右分流

50. 关于干下型室间隔缺损，叙述不正确的是

A. 缺损所在的位置最高

B. 主要以右心室流出道切面和主动脉根部短轴切面显示

C. 缺损周围有完整的肌性组织包绕

D. 大动脉根部短轴切面，12 点至肺动脉瓣之间室间隔连续性中断

E. 缺损的上缘由主动脉瓣环和肺动脉瓣环的纤维连接所构成

51. 下列属于动脉导管未闭病变的是

A. 主动脉与主、肺动脉之间的缺损

B. 升主动脉峡部与左肺动脉之间的异常管道

C. 降主动脉峡部与右肺动脉之间的异常管道

D. 降主动脉峡部与主、肺动脉之间的异常管道

E. 右锁骨下动脉近端与右肺动脉近端之间的异常管道

52. 完全型心内膜垫缺损的表现不包括

A. 回声中断范围较大

B. 二尖瓣与三尖瓣为共同房室瓣

C. CDFI 表现为心房水平及心室水平的左向右分流

D. 四腔心切面房室连接处十字交叉结构消失

E. 三尖瓣瓣环的位置较二尖瓣瓣环位置高

53. 肺动脉闭锁合并室间隔缺损时，肺动脉闭锁的类型不包括

A. 肺动脉瓣闭锁

B. 周围肺小动脉闭锁

C. 主肺动脉及其分叉闭锁

D. 主肺动脉闭锁

E. 主肺动脉和左、右肺动脉分支闭锁

54. 发生主动脉窦瘤破裂时，最危急的情况是

A. 主动脉窦瘤破入右心房

B. 主动脉窦瘤破入心包

C. 主动脉窦瘤破入右心室

D. 主动脉窦瘤破入左心房

E. 主动脉窦瘤破入右心室流出道

55. 室间隔缺损的血流动力学变化不包括

A. 左心房、左心室增大

B. 左心室后壁搏幅增大

C. 室间隔与左心室后壁肥厚

D. 二尖瓣开放幅度增大

E. 肺动脉增宽

56. 主动脉弓离断最常见的类型是

A. 离断位于左锁骨下动脉开口远端

B. 离断的部位位于升主动脉近段

C. 离断的部位位于降主动脉

D. 离断位于左颈总动脉与左锁骨下动脉之间

E. 离断的部位位于右头臂动脉与左颈总动脉之间

57. 关于主肺动脉间隔缺损的叙述，不正确的是

A. 位于升主动脉与肺动脉之间

B. 近端缺损型

C. 远端缺损型

D. 位于降主动脉与肺动脉之间

E. 完全缺损型

58. 法洛四联症中肺动脉口狭窄的典型改变不包括

A. 肺动脉主干狭窄后扩张

B. 肺动脉瓣膜部狭窄

C. 瓣上狭窄

D. 瓣下狭窄

E. 肺动脉瓣赘生物形成

59. 关于先天性左旋心，符合条件的说法是

A. 心脏位于右侧胸腔，内脏反位，心室左祥，心尖指向右下

B. 心脏位于右侧胸腔，内脏反位，心室右祥，心尖指向左下

C. 心脏位于左侧胸腔，内脏反位，心室右祥，心尖指向左下

D. 心脏位于左侧胸腔，内脏正位，心室左祥，心尖指向右下

E. 心脏位于右侧胸腔，内脏正位，心室左祥，心尖指向右下

二、A2 型题

60. 患者，男，26 岁。既往有静脉注射毒品史，无心脏病病史。因高热，寒战，胸闷不适入院。临床诊断"感染性心内膜炎"，则最可能累及的瓣膜是

A. 二尖瓣　　　　B. 三尖瓣

C. 肺动脉瓣　　　D. 主动脉瓣

E. 下腔静脉瓣

三、B1 型题

（61～62 题共用备选答案）

A. 等容舒张期　　B. 快速充盈期

C. 缓慢充盈期　　D. 等容收缩期

E. 快速射血期

61. 心脏于半月瓣关闭至房室瓣开放之间的时期为

62. 心室充盈过程中的主要阶段是

（63～64 题共用备选答案）

A. E 峰上升速度及下降速度均增快

B. E 峰上升速度及下降速度明显减慢

C. E 峰上升速度及下降速度无明显变化

D. E 峰上升速度减慢，下降速度增快

E. E 峰上升速度增快，下降速度明显减慢

63. 二尖瓣狭窄时

64. 二尖瓣关闭不全时

四、X 型题

65. 属于先天性主动脉瓣畸形的疾病是

A. 二叶瓣主动脉瓣畸形

B. 主动脉瓣下隔膜

C. 主动脉缩窄

D. 四叶瓣主动脉瓣畸形

E. 主动脉瓣上狭窄

66. 主动脉瓣脱垂的常见病因包括

A. 高位室间隔缺损

B. 主动脉瓣二瓣化畸形

C. Marfan 综合征

D. 主动脉夹层

E. 感染性心内膜炎

67. 感染性心内膜炎赘生物的常见附着部位包括

A. 二尖瓣脱垂的左房面

B. 二尖瓣脱垂的左室面

C. 室间隔缺损左室面

D. 室间隔缺损右室面

E. 动脉导管未闭的肺动脉外侧壁

68. 急性重度主动脉瓣关闭不全的临床表现包括

A. 脉搏洪大，水冲脉

B. 点头征

C. 呼吸困难

D. 舒张压降低，脉压差增大

E. 周围动脉枪击音

69. 关于肺动脉瓣关闭不全，叙述正确的是

A. 最常见的病因为继发于肺动脉高压

B. 如为风湿性肺动脉瓣病变，则其他瓣膜也可有病变

C. 均为功能性肺动脉瓣关闭不全

D. 反流频谱呈单峰型，也可呈双峰型，反流速度一般 >1.5m/s

E. 如有重度肺动脉高压，反流速度也可达 4m/s

70. 主动脉瓣狭窄的病理改变有

A. 主动脉瓣二瓣化畸形

B. 主动脉瓣单瓣畸形

C. 主动脉瓣瓣上隔膜

D. 主动脉瓣粘连钙化

E. 主动脉瓣瓣环发育不良

71. 三尖瓣狭窄的病因包括

A. 慢性风湿性心脏病

B. 类癌综合征

C. 瓣膜或起搏器安装术后感染性心内膜炎

D. 狼疮性心内膜炎

E. 占位性病变所致梗阻

72. 关于三尖瓣反流，叙述正确的是

A. 生理性三尖瓣反流持续于整个收缩期，无心脏形态及瓣膜活动的异常

B. 器质性三尖瓣反流瓣叶有原发性病变，如增厚、脱垂、赘生物形成等

C. 功能性三尖瓣反流时瓣叶形态可保持正常，但瓣环扩张

D. 通过三尖瓣反流束测量其跨瓣压差可估测右室平均压

E. 三尖瓣反流时，肝静脉波形可见倒转收缩期波峰

73. 主动脉瘤的临床表现包括

A. 搏动性肿块　　　B. 瘤体破裂

C. 肢体远端栓塞　　D. 压迫症状

E. 肢体远端皮温升高

74. 关于心包，叙述正确的是

A. 心包为包裹心脏和大血管的圆锥形纤维浆膜囊

B. 正常心包内有少许积液

C. 心包为一层疏松的纤维结缔结构，允许心脏向外运动

D. 浆膜性心包可分为两层，脏层和壁层心包

E. 心包分为两层，纤维性心包和浆膜性心包

第八章　血管解剖和病理学表现

一、A1 型题

1. 关于主动脉压与肺动脉压的叙述，正确的是
- A. 肺动脉平均压稍小于主动脉压
- B. 肺动脉压大于主动脉压、
- C. 主动脉压明显高于肺动脉压
- D. 主动脉压与肺动脉压相等
- E. 主动脉压小于肺动脉压

2. 腹主动脉超声检查时常规采用的体位是
- A. 仰卧位
- B. 俯卧位
- C. 坐位
- D. 站位
- E. 半坐位

3. 腹腔干位于
- A. 肝尾下方、肠系膜上动脉和胰腺上方
- B. 门静脉远端
- C. 肠系膜上、下静脉汇合处
- D. 肾动脉远心端
- E. 肠系膜上动脉起点远心端

4. 在腹腔干下方 1.0cm 处自腹主动脉前壁发出肠系膜上动脉，走行于
- A. 胰腺后方、钩突前方
- B. 胰腺头侧、钩突尾侧
- C. 胰腺前方、钩突后方
- D. 胰头颈交界后方
- E. 胰头颈交界前方

5. 扫查腹主动脉最为恒定的分支是
- A. 右肾动脉
- B. 腹腔动脉
- C. 肠系膜上动脉
- D. 右髂动脉
- E. 左肾动脉

6. 穿过肠系膜上动脉与腹主动脉之间夹角的

血管是
- A. 左肾动脉
- B. 左肾静脉
- C. 右肾动脉
- D. 右肾静脉
- E. 肠系膜上静脉

7. 当出现腹膜后无回声时，应扫查
- A. 腹主动脉，除外夹层动脉瘤
- B. 肾动脉，除外肾动脉狭窄
- C. 肠管，除外肠梗阻
- D. 脾脏，除外脾囊肿
- E. 淋巴结，除外淋巴瘤

8. 位于小腿后部的动脉是
- A. 腘动脉
- B. 股动脉
- C. 胫后动脉
- D. 胫前动脉
- E. 腓动脉

9. 关于股动脉，描述正确的是
- A. 髂外动脉延续
- B. 内侧有股静脉伴行
- C. 内侧有股神经伴行
- D. 近端浅表有肌肉覆盖
- E. 是髂内动脉的直接延续

10. 股动脉走行于
- A. 腹股沟韧带浅表前方
- B. 腹股沟韧带的深面
- C. 腹股沟韧带
- D. 闭孔
- E. 股深动脉的前方

11. 腘动脉的直接分支有
- A. 腓动脉、足背动脉
- B. 胫前、胫后动脉、腓动脉
- C. 股动脉、缝匠肌动脉

D. 髂外、髂内动脉

E. 胫后动脉、髂外动脉

12. 扫查髂静脉下肢股血管以上血管较适宜的探头频率是

A. 5.0MHz   B. 7.0MHz

C. 7.5MHz   D. 10.0MHz

E. 12.0MHz

13. 有关足背动脉，描述不正确的是

A. 延续于胫前动脉，分支分布于足背、足趾

B. 在距小腿关节的前方，可触到搏动

C. 可分为第一趾背动脉和足底深动脉

D. 下肢脉管炎时搏动可以减弱或消失

E. 下肢脉管炎时搏动不会消失

14. 关于动脉与静脉彩色多普勒特征，描述不正确的是

A. 动脉血流信号呈闪动显现

B. 静脉血流信号可持续出现

C. 收缩期动脉血流信号强度最高

D. 舒张期动脉可无血流信号

E. 呼吸可影响动脉血流信号

15. 血流变化与后循环缺血相关的最主要原因是

A. 双侧椎动脉颅内段或基底动脉阶段性血流速度升高

B. 一侧椎动脉血流速度减低

C. 一侧椎动脉血流速度正常

D. 一侧椎动脉无血流，对侧流速正常

E. 一侧椎动脉流速减低，对侧椎动脉及基底动脉流速无异常

16. 下列血管中，有防止血液倒流的瓣膜的是

A. 上肢动脉   B. 颈动脉

C. 下肢静脉   D. 毛细血管

E. 腹主动脉

17. 关于静脉瓣，以下描述不正确的是

A. 内脏、脑和头颈部大多数器官的静脉无静脉瓣膜

B. 瓣膜凹，又叫瓣膜窦

C. 瓣膜纤细，多为双瓣型

D. 瓣膜的数量从远到近端逐渐增加

E. 静脉中有防止血液逆流的瓣膜，称为静脉瓣

18. 外周血管的频谱多普勒检测，超声入射角如大于 60°，为获得相对准确的速度数据，应

A. 增大速度标尺

B. 用低通滤波

C. 选择连续波多普勒

D. 校正入射角度

E. 调节取样容积大小

19. 颈总动脉分叉处彩色多普勒血流显像的正常特征是

A. 彩色血流呈"五彩镶嵌"

B. 颈膨大管腔周边可出现低流速、双向血流成像特征

C. 彩色血流成像双向高速涡流血流成像

D. 分叉处管腔内血流充盈不完全

E. 收缩、舒张期血流方向完全为双向

20. 颈动脉迂曲的形态多呈

A. 串珠状

B. 腊肠形

C. "S"字形或"C"字形

D. "Y"字形或"V"字形

E. 梭形或柱形

21. 关于颈内动脉的行程分段，以下描述正确的是

A. 颈段、岩骨段、破裂孔段、海绵窦段、床突段、眼段和交通段

B. 颈段、岩骨段、破裂孔段、床突段、海绵窦段、眼段和交通段

C. 岩骨段、颈段、床突段、破裂孔段、
海绵窦段、眼段和交通段

D. 岩骨段、颈段、破裂孔段、海绵窦段、
床突段、眼段和交通段

E. 颈段、破裂孔段、海绵窦段、岩骨段、
床突段、眼段和交通段

22. 颈内动脉第一分支血管为

A. 眼动脉　　　　　B. 视网膜中央动脉

C. 睫后长动脉　　　D. 睫后短动脉

E. 睫状前动脉

23. 以下不属于颈内动脉分支的是

A. 大脑前动脉　　　B. 大脑中动脉

C. 大脑后动脉　　　D. 前交通动脉

E. 后交通动脉

24. 颈外动脉的远端分支不包括

A. 面动脉　　　　　B. 眼动脉

C. 甲状腺上动脉　　D. 舌动脉

E. 椎动脉

25. 舒张期正向血流速度最大的是

A. 颈内动脉　　　　B. 颈外动脉

C. 颈总动脉　　　　D. 锁骨下动脉

E. 颈静脉

26. ①单一层流、血流充盈好，边缘整齐；
②血流信号呈红 - 蓝 - 红快速转变；③血
流信号呈红 - 黄 - 蓝 - 红转变；④较大的
动脉分叉处有紊乱血流信号。以上为正确
的四肢血管彩色多普勒表现顺序是

A. ①②　　　　　　B. ②③

C. ①②④　　　　　D. ④

E. ①②③④

27. 如果颈内动脉阻塞或高度狭窄，同侧颈总
动脉将出现的变化是

A. 阻力指数降低

B. 阻力指数升高

C. 收缩期峰值流速降低

D. 舒张期峰值流速升高

E. 血流反向

28. 下肢动脉闭塞时，常用作对照的动脉是

A. 肱动脉　　　　　B. 颈动脉

C. 主动脉　　　　　D. 髂动脉

E. 对侧同名下肢动脉

29. 对下肢动脉进行超声检查，扫查目的包
括：①定位病变；②发现多发病变并确定
血流动力学变化最显著处；③鉴别狭窄和
闭塞；④对狭窄程度进行分级；⑤测量闭
塞动脉的长度。以下正确的是

A. ①　　　　　　　B. ①②

C. ①②③　　　　　D. ①②③④

E. ①②③④⑤

30. 穿支静脉是

A. 下肢静脉与盆腔静脉的交通静脉

B. 小腿静脉与大腿静脉的交通静脉

C. 慢性静脉疾病时的侧支静脉

D. 浅静脉和深静脉的交通静脉

E. 曲张的静脉

31. 下肢静脉频谱多普勒的时相变化代表了

A. 进行 Valsalva 动作时血流的变化

B. 患者进行体位改变致血流变化

C. 腓肠肌收缩时的血流变化

D. 呼吸时的血流变化

E. 探头频率改变时血流的变化

32. 下肢深静脉在解剖学上有许多变异，如本
来是一条静脉却变异成两条，容易出现此
种变异的静脉是

A. 髂总静脉　　　　B. 髂外静脉

C. 股浅静脉　　　　D. 股深静脉

E. 腘静脉

33. 上肢静脉中不与同名动脉伴行的是

A. 腋静脉　　　　　B. 肱静脉

C. 桡静脉　　　　　D. 尺静脉

E. 肘正中静脉

34. 下肢静脉的静脉瓣功能不全时，观察有无反流及其速度快慢，首选的检查是

A. 彩色多普勒血流显像

B. 二维灰阶超声显像

C. 多普勒能量图

D. M 型超声

E. 超声造影

35. 四肢大、中静脉的脉冲多普勒频谱的特征为

A. 三大特征：自发性、周期性、乏氏反应

B. 四大特征：自发性、周期性、乏氏反应、人工挤压肢体远端血流信号增强

C. 五大特征：自发性、周期性、乏氏反应、人工挤压肢体远端血流信号增强、单向回心血流

D. 五大特征：自发性、周期性、乏氏反应、人工挤压肢体远端血流信号减低、单向回心血流

E. 五大特征：自发性、周期性、乏氏反应、人工挤压肢体远端血流信号减低、双向回心血流

36. 关于正常肢体静脉的 CDFI，描述正确的是

A. 挤压远端肢体，管腔内无血流信号

B. 乏氏试验时，血流信号无中断及反流

C. 单一方向，持续性充盈管腔的回心血流信号

D. 挤压远端肢体，管腔内血流信号消失

E. 加压后，管腔内仍显示血流信号

37. PTV 的英文缩写是

A. 大隐静脉   B. 股静脉

C. 腘静脉   D. 胫后静脉

E. 小隐静脉

二、A2 型题

38. 患者，男，55 岁。大隐静脉瓣膜功能不全，用脉冲多普勒超声检测，为了确定血流有无反流需要

A. 确定血流的种类，如静脉、动脉

B. 确定血流的性质，如层流、射流

C. 测量血流速度

D. 确定血流的方向

E. 测定血流的速度时间积分

39. 患者，男，42 岁。大腿、小腿和踝部收缩压与上肢收缩压相比明显降低。但整个下肢血压相差不大，此时应进行的检查是

A. 整个下肢的多普勒显像

B. 髂血管以上的动脉多普勒显像

C. 运动测试

D. 颈动脉的多普勒显像

E. 腘动脉多普勒显像

三、A3/A4 型题

(40～43 题共用题干)

患者，男，45 岁。最近进行了风湿性二尖瓣狭窄球囊扩张术。某天清晨起床后，突然出现下肢剧烈疼痛，不能站立行走。

40. 患者可临床初步诊断为

A. 下肢静脉血栓形成

B. 下肢动脉栓塞

C. 肺动脉栓塞

D. 病理性骨折

E. 脉管炎

41. 血栓主要见于哪个心腔

A. 左心室   B. 右心室

C. 左心房   D. 右心房

E. 左心室流出道

42. 若需要进一步检查，初步进行的首选检查是

A. 超声   B. MRI

C. DSA　　　　　　D. X 线

E. CT

43. 若患者心功能良好，需要进行治疗，可以采用的最佳方法是

A. 溶栓治疗

B. 血管外科手术 + 介入性治疗

C. 缓解治疗

D. 观察随诊

E. 栓塞静脉内注入凝血酶

四、B1 型题

（44 ~ 45 题共用备选答案）

A. 足侧　　　　　　B. 腹侧

C. 头侧　　　　　　D. 背侧

E. 两侧

44. 肾动脉起源于腹主动脉，位于肠系膜上动脉的

45. 腹腔干位于肠系膜上动脉起始部的

（46 ~ 47 题共用备选答案）

A. 1.5 ~ 2.5MHz　　B. 2.5 ~ 3.5MHz

C. 5MHz　　　　　D. 6MHz

E. 7.5MHz

46. 进行腹主动脉超声检查时，成年人通常选择哪种频率的扫描探头比较合适

47. 进行腹主动脉超声检查时，儿童或体型较瘦的成年人通常选择哪种频率的扫描探头比较合适

（48 ~ 51 题共用备选答案）

A. 低阻力型血流频谱

B. 高阻力型血流频谱

C. 双峰或三峰血流频谱

D. 三相血流频谱

E. 宽频双峰递减型血流频谱

48. 颈总动脉收缩期的血流频谱可以是

49. 正常颈内动脉血流频谱是

50. 正常颈外动脉血流频谱是

51. 正常肢体动脉的血流频谱形态是

五、X 型题

52. 关于腹主动脉及其分支的正常超声表现，以下描述正确的是

A. 正常腹主动脉近心段舒张期血流有一定程度的正向血流

B. 禁食时，肠系膜上动脉血流频谱为低阻型

C. 禁食时，腹腔动脉血流为低阻的二相波形，具有较高的舒张期血流

D. 成人肾动脉内径 4 ~ 7mm，峰值流速 < 100cm/s

E. 正常肾动脉血流频谱为低阻型，收缩早期频谱上升陡直，而后缓慢下降

53. 关于下腔静脉及其分支的正常超声表现，以下描述正确的是

A. 下腔静脉表现为粗细均匀的管状结构，管腔内为无回声

B. 吸气时，管腔变鼓

C. 呼气时，管腔变瘪

D. 下腔静脉近心段及肝静脉血流频谱呈多相型，S 波波峰常大于 D 波波峰

E. S 波和 D 波为前向波，V 波、A 波及 C 波为反向波

54. 正常脑血流灌注下可检测到的颈内动脉分支有

A. 大脑前动脉　　　B. 大脑中动脉

C. 大脑后动脉　　　D. 前交通动脉

E. 后交通动脉

55. 颈总动脉的超声特点是

A. 管腔不随呼吸变化、探头加压而闭合

B. 管壁较静脉厚

C. 血流向远心端供血

D. 搏动性血流

E. 血流向近心端供血

56. 判断颈动脉狭窄的常规血流动力学指标包括

A. 狭窄处峰值速度

B. 狭窄处舒张期峰值流速

C. 狭窄处血流阻力指数

D. 收缩期峰值流速比

E. 舒张期峰值流速比

57. 以下说法不正确的是

A. 颈动脉硬化性狭窄表现为颈内动脉全程纤细呈"串珠样"，充盈不全

B. 动脉粥样硬化病变的部位以颈动脉分叉处最多见

C. 通常 IMT≥1.5mm 界定为颈动脉内膜中层增厚

D. 斑块的基本结构包括斑块表面的纤维帽、核心部、基底部和上下肩部

E. 按形态学分类将斑块分为规则型、不规则型和溃疡性斑块

58. 患者，女，48 岁。因"突发眩晕、头痛、耳鸣"就诊。既往有颈椎病病史，多次行颈部按摩，此次颈部按摩后头晕加重来院就诊，并伴头晕、颈部疼痛。查体：双上肢动脉搏动有力，血压相近。超声检查：左侧椎动脉起始段低回声，内径变细（1.2mm），椎间隙横突孔内段节段狭窄。彩色多普勒显示狭窄处呈"五彩镶嵌状"，流速增快，PSV 223cm/s，EDV 80cm/s，狭窄远段 V_2 段流速减慢，狭窄段/狭窄远段流速比值为 4.3。右侧椎动脉从 V_1 段至 V_3 段管径为 2.0mm，频谱多普勒检查为高阻力型，PSV 41cm/s，EDV 17cm/s。既往有高血压病史；服药控制正常，无高血脂、高血糖病史。就此超声表现做出的诊断是

A. 左侧椎动脉夹层

B. 左侧椎动脉 V_1 段狭窄 70%～99%

C. 左椎动脉闭塞

D. 右椎动脉生理变异

E. 双侧椎动脉夹层并狭窄 70%～99%

59. 关于正常四肢动脉的超声特点，描述正确的是

A. 动脉内径由近及远逐渐变细

B. CDFI 示彩色血流信号充盈完全

C. 动脉频谱为高阻力型，呈两相波群

D. 动脉壁为三层结构，从内至外呈强－弱－强回声

E. 动脉与同名静脉伴行

60. 关于正常肢体动脉的彩色多普勒超声，描述正确的有

A. 腔内可见充盈良好的彩色血流信号

B. 直行的动脉段内的血流呈层流

C. 动脉管腔的中央血流较快，色彩较为明亮

D. 红蓝两色分别代表舒张期的短暂反流和收缩期的前进血流

E. 动脉性的彩色血流具有搏动性

61. 肢体动脉的脉冲多普勒频谱表现包括

A. 正常肢体动脉的典型脉冲多普勒频谱为三相型

B. 老年或心脏输出功能较差的患者，脉冲多普勒频谱可呈双相型

C. 当肢体温度升高而出现血管扩张时，舒张早期的反向血流消失

D. 动脉内的血流速度对诊断动脉狭窄并不重要

E. 正常动脉的多普勒频谱呈现清晰的频窗

62. 关于大隐静脉，描述正确的是

A. 在足内侧缘起于足背动脉网

B. 经内踝前方上行

C. 在腹股沟下方注入股静脉

D. 与胫前动脉相伴行

E. 下肢静脉曲张的好发部位

63. 关于四肢静脉，描述正确的是

A. 大隐静脉为全身最长的静脉

B. 浅静脉多与同名动脉伴行

C. 浅静脉不与同名动脉伴行

D. 小隐静脉经外踝后方上行

E. 小腿深静脉均为两条静脉与一条同名

动脉伴行

64. 正常四肢静脉的二维超声包括

A. 管壁较动脉薄

B. 管腔内呈无回声，或显示流动的红细胞

C. 内径大于伴行动脉的内径

D. 管壁在外力的作用下可被压瘪

E. 内膜粗糙不光滑

第九章 超声影像物理基础

一、A1 型题

1. 超声波的概念是

    A. 频率 >2000Hz 的机械波

    B. 频率 >20000Hz 的机械波

    C. 频率 >2000MHz 的机械波

    D. 频率 >20000MHz 的机械波

    E. 频率 >2MHz 的机械波

2. 声源与接收体做相对运动时产生的频移现象称为

    A. 自然反射   B. 混响

    C. 多普勒效应   D. 传播

    E. 入射角度

3. 对轴向分辨力最直接的影响因素是

    A. 穿透深度   B. 声波的波长

    C. 入射的角度   D. 声束的宽度

    E. 阻尼

4. 关于压电效应与逆压电效应，以下叙述正确的是

    A. 由电场变化而产生压电材料形变的效应，称为压电效应

    B. 由压电材料的机械振动产生电荷变化的效应称为逆压电效应

    C. 发射超声波利用了逆压电效应

    D. 接收超声波利用了逆压电效应

    E. 超声换能器的工作原理仅基于逆压电效应

5. 常用的超声诊断频率是

    A. 1～3MHz   B. 2.5～20MHz

    C. 20～40MHz   D. 40～80MHz

    E. 大于80MHz

6. 关于人体组织的声学特性，以下叙述不正确的是

    A. 空气、软组织及骨组织之间的声阻抗不同

    B. 在肝组织中，用 3.5MHz 与 5.0MHz 探头检查时的声速相同

    C. 在同一软组织中超声波的频率与波长成反比

    D. 正常肝组织与占位病灶组织密度不相同，声阻抗也不同

    E. 超声波在硅油填充的眼球玻璃体中的声速等于穿过正常眼球玻璃体的声速

7. 人体软组织平均声速是

    A. 1440m/s   B. 1540m/s

    C. 1840m/s   D. 2540m/s

    E. 3540m/s

8. 观测主动脉瓣狭窄收缩期高速射流应当采用彩色多普勒血流成像的显示方式是

    A. 速度显示   B. 能量显示

    C. 速度–方差显示 D. 方向型能量显示

    E. 高脉冲重复频率显示

9. 关于超声波在人体中传播时会产生反射，以下叙述不正确的是

    A. 界面反射是超声成像的基础

    B. 声阻抗相差千分之一时便产生反射，对软组织分辨力高

    C. 声阻抗相差很小时产生强反射而很少折射

    D. 使用超声耦合剂是为了消除气体与软组织界面之间产生的大量反射

    E. 检查腹部含气的器官要改变体位或探头

轻压腹壁

10. 关于不同器官和部位超声检查时应用的探头频率，叙述不正确的是
    A. 心脏：2.5MHz
    B. 周围血管：2.5～3.5MHz
    C. 成人肝内门静脉：3.5MHz
    D. 甲状腺：10MHz
    E. 乳房：7～10MHz

11. 接收者的频率随声源的运动而发生改变的现象称为
    A. 自然反射　　　B. 混响
    C. 多普勒效应　　D. 传播
    E. 入射角度

12. 关于超声波的传播形式，下列叙述错误的是
    A. 在固体中有纵波、横波和表面波
    B. 在液体和气体中有纵波
    C. 在真空中有横波和表面波
    D. 在人体组织中有纵波和横波
    E. 在超声诊断中主要应用纵波

13. 当超声波经过声阻抗相差较大的介质形成界面时
    A. 穿透力增强
    B. 分辨力增强
    C. 被反射的声能增多
    D. 被吸收的声能增多
    E. 混响增强

14. 为安全起见，大于 3 个月的胎儿不做定点长时间辐射的部位不包括
    A. 心脏　　　　B. 脑
    C. 眼　　　　　D. 四肢
    E. 生殖器

15. 关于超声波传播速度的叙述，不正确的是
    A. 声波在不同组织中传播速度相同
    B. 组织密度越大，声速越大

C. 组织密度越低，声速越小
D. 空气中声速低于骨组织中声速
E. 医用超声诊断设备均以软组织中的声速作为校正标准

16. 最易产生空化效应的超声波特性是
    A. 高频　　　　　　B. 高强度
    C. 高频加低强度　　D. 低频加高强度
    E. 高频加高强度

17. 侧向分辨力取决于
    A. 多普勒频移　　　B. 声束聚焦技术
    C. 降低探头频率　　D. 不能在远场测量
    E. 脉冲波的波长

18. 人体组织与体液中，最能使声衰减程度加重的是
    A. 胆汁　　　　　B. 血液
    C. 脂肪　　　　　D. 胶原纤维
    E. 骨骼

19. 与多普勒频移无关的是
    A. 探头发射的频率　B. 输出功率
    C. 声速　　　　　　D. 红细胞的流速
    E. 多普勒角度

20. 防止多普勒频移信号混叠的有效方法是
    A. 低通滤波　　　B. 高增益
    C. 低速标尺　　　D. 下移基线
    E. 用高频超声

21. 不同含液器官或病变的后方回声增强程度不尽相同。其中后方回声增强相对较不显著的是
    A. 胆汁　　　　　B. 血液
    C. 胸腔积液　　　D. 囊肿液体
    E. 尿液

22. 切面（断层）厚度伪像也称部分容积效应伪像，与此有关的是
    A. 超声波束较宽

B. 超声波束较窄

C. 超声发射频率较低

D. 超声发射能量较低

E. 超声发射的重复频率过低或过高

23. 对超声的分辨力没有影响的是

    A. 超声频率的高低

    B. 脉冲的宽度

    C. 脉冲重复频率的高低

    D. 声束的宽度

    E. 声场远近及其声能分布

24. 自右肋弓下第二肝门切面扫查肝脏，在横膈的背侧显示一条与肝右静脉对称的方向相反的血流信号，此现象称为

    A. 镜像伪像   B. 部分容积效应

    C. 旁瓣伪像   D. 振铃伪像

    E. 后方增强效应

25. 识别混响伪像最佳的方法是

    A. 将探头在胸壁表面平行移动

    B. 将探头在腹壁表面平行移动

    C. 将探头垂直于胸壁或腹壁表面，看到特征性多次气体反射即可

    D. 将探头适当侧动，并适当加压，观察多次反射有无变化

    E. 将探头适当侧动，勿垂直于胸壁或腹壁，多次气体反射消失

26. 关于混响产生的条件，描述最准确的是

    A. 超声投射到肺表面，引起多次反射（也称气体反射）

    B. 超声投射到腹壁和肠管界面，引起多次反射（也称气体反射）

    C. 超声垂直投射到平整界面，超声在探头和界面之间来回反射（引起多次反射）

    D. 超声垂直投射到肺表面，引起多次反射（也称气体反射）

    E. 超声垂直投射到腹壁表面，引起多次反射（也称气体反射）

27. 关于右肝肋缘由下向上扫查时常见到的镜面伪像的叙述，不正确的是

    A. 正常肝脏：膈下为肝脏实像，膈上为肝脏伪像

    B. 右侧胸腔积液时，镜面伪像更明显

    C. 右侧胸腔积液时，镜面伪像消失

    D. 肝内肿瘤：膈下、膈上各有一个对称的肿瘤，前者为实像，后者是伪像

    E. 肝内囊肿：膈下、膈上各有一个对称性囊肿，前者为实像，后者是伪像

28. 胃肠道最常出现的伪像是

    A. 声影

    B. 侧边折射声影伪像

    C. 振铃效应

    D. 棱镜伪像

    E. 彗星尾征

29. 超声伪像是超声成像过程中产生的，叙述正确的是

    A. 超声伪像是十分常见的

    B. 数字化彩色多普勒超声完全可以消除伪像

    C. 实时超声图像清晰，并无伪像产生

    D. 实时灰阶超声的伪像罕见

    E. 超声伪像的产生是操作者手法问题

30. 声影对诊断无帮助的疾病是

    A. 胆囊结石

    B. 肝内钙化灶

    C. 肿瘤内变性、坏死液化

    D. 输尿管内小结石

    E. 动脉粥样硬化性斑块钙化

31. 直径 1cm 左右的肝、肾囊肿常表现为低回声，此现象的原理是

    A. 后壁增强效应   B. 侧方声影

C. 部分容积效应　　　D. 旁瓣效应

E. 镜像效应

32. 超声反复扫查可见肝脓肿腔，却难以全面显示卷曲在脓腔内留置的塑料管，更不易找到导管末端注药（喷射）具体部位，这主要是因为

A. 塑料导管引起内部混响伪像

B. 注入微气泡引起多次反射伪像

C. 塑料导管密度较高，超声穿透力差

D. 折射伪像或侧边声影伪像

E. 声衰减伪像

33. 心肌造影不用于

A. 检测心肌梗死区

B. 评价介入治疗效果

C. 检测心肌缺血区

D. 显示心肌细胞

E. 鉴别心肌存活与否

34. 超声造影散射的主要回声信号源是

A. 粒细胞　　　　　B. 红细胞

C. 微气泡　　　　　D. 淋巴细胞

E. 血小板

35. 自然组织二次谐波的作用是

A. 增加可视帧频

B. 增加界面分辨力及清晰度

C. 增加高频超声的穿透深度

D. 防止超声的伪像

E. 提高声输出功率

36. 不属于三维超声成像显示方式的是

A. 表面成像　　　　B. 结构成像

C. 血流成像　　　　D. 宽景成像

E. 透明成像

37. 背向散射回声强度的射频测定在超声造影技术上的用途是

A. 用于定量评价超声造影效果

B. 加速血流速度

C. 增大血流量

D. 增强超声造影效果

E. 消除超声造影的副作用

38. 心肌造影时对声学对比增强剂微气泡的要求是

A. 微气泡直径小于 $8\mu m$

B. 微气泡密度要高

C. 微气泡直径要大于红细胞直径

D. 微气泡要有厚的包膜膜

E. 微气泡的压缩系数要小

39. 超声造影在临床在冠心病介入治疗中的作用是

A. 作为介入治疗的方法

B. 评价介入治疗的疗效

C. 对介入治疗无任何应用价值

D. 明显增大介入治疗的疗效

E. 不应使用，因减低介入治疗的疗效

40. 不能用于超声造影的气体是

A. 空气　　　　　　B. 氧气

C. 二氧化碳气体　　D. 纯氮气体

E. 氟碳气体

41. 超声造影应用二次谐波成像的原理是

A. 宽频探头的宽频带效应

B. 超声波在血中的空化作用

C. 微气泡散射的非线性效应

D. 发射超声功率的改变

E. 超声聚焦区的变换

42. 左心腔造影，从末梢静脉注入造影剂其原理是

A. 微气泡直径大于红细胞，进入右心再经肺循环入左心

B. 微气泡较大（比红细胞直径大数倍）从腔静脉入右心再到左心

C. 造影剂进入右心，经肺循环进入左心腔

D. 微气泡直径大于 10μm，经肺循环进入左心

E. 微气泡密度明显大于血液

43. 间歇式超声成像在心肌造影中的主要作用是

A. 使微气泡不受破坏

B. 避免微气泡连续破坏

C. 减少造影剂用量

D. 实时观察室壁运动

E. 增强造影回声强度

44. 经外周静脉进入左心的造影剂的特点是

A. 微气泡直径比红细胞大

B. 造影剂浓度高

C. 微气泡密度大

D. 微气泡直径比红细胞小

E. 微气泡在血中的饱和度大

45. 与彩色多普勒成像不可以并用的超声技术是

A. M 型超声心动图

B. 伪彩色编码二维超声显像

C. 经颅多普勒（TCD）技术

D. 双功超声仪的连续波多普勒

E. 心腔超声造影

46. 肥胖症皮下脂肪厚度超声测量误差的原因是

A. 声束旁瓣伪像

B. 折射（回声失落）伪像

C. 切面（断层）厚度伪像

D. 声速失真伪像

E. 棱镜伪像

47. 产生"彗星尾"征的伪像，也称为

A. 混响伪像

B. 多次内部混响伪像

C. 声速失真伪像

D. 部分容积效应

E. 旁瓣效应

48. 造成彩色信号闪烁伪像的原因是

A. 深呼吸　　　　　B. 增益太低

C. 高通滤波　　　　D. 高速标尺

E. 低通滤波

49. 引起"披纱"征或"狗耳"征的伪像是

A. 镜像伪像　　　　B. 旁瓣伪像

C. 棱镜伪像　　　　D. 声速失真伪像

E. 振铃伪像

50. 以下属于胆囊声像图伪像的是

A. 呈长茄形的高回声胆囊壁

B. 呈无回声的胆囊腔

C. 胆囊腔内可移动的强回声团

D. 强回声团后方的声影

E. 胆囊腔底部的细点状低回声及分层平面

51. 声像图中胆固醇结晶后方出现逐渐变细的高回声条，此现象称为

A. 部分容积效应

B. 侧边折射声影伪像

C. 声速失真伪像

D. 棱镜伪像

E. 内部混响

52. 超声测距是按 1540m/s 平均速度设置电子尺的，以下测量不正确的是

A. 测量肝、胆、脾、胰误差小

B. 测量颅骨钙化病灶时测值偏小

C. 测量胎儿股骨长径时小于真实值（偏小）

D. 测量脂肪组织大于真实值（偏大）

E. 测量眼组织晶状体、角膜、测值无偏差

二、A2 型题

53. 患者，女，27 岁，停经 1 个半月，有时恶心、呕吐。经腹盆腔超声检查发现：子宫

纵切面扫查时腔内发现一个妊娠囊，横切面扫查时发现双孕囊。最可能的伪像是

A. 镜面伪像

B. 侧边折射声影伪像

C. 声速失真伪像

D. 棱镜伪像

E. 主声束以外旁瓣伪像

三、B1 型题

（54～55 题共用备选答案）

A. 血液　　　　　B. 胆汁

C. 皮下脂肪　　　D. 肌肉

E. 骨骼

54. 在人体组织和体液中，引起声衰减最少的是

55. 传播超声速度最快的是

（56～60 题共用备选答案）

A. 轴向分辨力　　B. 侧向分辨力

C. 横向分辨力　　D. 热效应

E. 空化效应

56. 在强功率的超声照射下，局部组织内形成气体微泡的现象称为

57. 指在与声束轴线垂直的平面上，在探头短轴方向的分辨力

58. 指在与声束轴线垂直的平面上，在探头长轴方向的分辨力

59. 指沿声束长轴方向上分辨前后两个细小目标的能力，其优劣影响靶标在深浅方向的精细度

60. 由于组织的黏滞吸收作用使超声能量转换成热能，导致局部温度升高的现象称为

（61～64 题共用备选答案）

A. 速度－方差显示　B. 结构成像

C. 透明成像　　　　D. 能量显示

E. 表面成像

61. 适用于观察胎儿骨骼的三维显示方式

62. 适用于观察胎儿唇腭裂畸形的三维显示方式

63. 适用于显示室间隔缺损分流的显示方式

64. 适用于淋巴结血流的显示方式

（65～69 题共用备选答案）

A. 使早孕子宫的胎囊表现为双妊娠囊

B. 使胆囊前壁附近的腔内出现多次反射

C. 使膀胱内结石表现"披纱"征或"狗耳"征

D. 使位于膈下的肝内肿瘤在膈上对称部位出现重复

E. 可使肾的小囊肿内出现均匀分布的低水平回声

65. 属于旁瓣伪像的典型表现是

66. 属于棱镜伪像的典型表现是

67. 属于镜面伪像的典型表现是

68. 属于混响伪像的典型表现是

69. 属于部分容积效应伪像的典型表现是

四、X 型题

70. 关于超声波在人体组织中传播的速度叙述，正确的是

A. 与人体中组织的弹性有关

B. 与人体中组织的密度有关

C. 与人体中组织的特性阻抗有关

D. 与人体中组织的温度有关

E. 与超声波的频率有关

71. 谐波成像在临床中的应用包括

A. 基波成像良好的组织、器官

B. 增强心肌和心内膜显示

C. 增强心腔内声学对比增强剂的回声信号

D. 增强细微病变的分辨力

E. 减少近场伪像及近场混响

72. 人体不同组织声衰减的程度不同，下列叙述正确的是

A. 体液几乎无衰减

B. 肌腱、瘢痕声衰减明显

C. 肝、肾、肌肉属中等

D. 皮下脂肪组织属低衰减

E. 骨衰减程度更低

73. 改善超声波束射性的方法包括

A. 增加近场的长度

B. 减少近场的扩散角

C. 增加超声频率

D. 增加探头直径

E. 远场的范围

74. 人体组织声能衰减的主要原因包括

A. 声束扩散　　　　B. 吸收

C. 声波传导速度　　D. 散射

E. 蛋白质含量

75. 关于超声波的散射及折射，叙述正确的是

A. 折射与分界面两边介质的超声传播速度有关

B. 超声波入射至小于其波长的界面时产生散射

C. 背向散射是组织内部结构成像的重要信息

D. 红细胞的背向散射是研究血流运动的信号来源

E. 折射会引起背侧目标变形，入射角超过临界角时，形成全反射

76. 可用于定量检查血流速度的多普勒技术有

A. 二次谐波成像

B. 彩色多普勒血流成像

C. 多普勒组织成像

D. 连续波多普勒

E. 脉冲多普勒

77. 下列不属于高脉冲重复频率的技术是

A. 每秒重复发射超声次数增多

B. 取样线上可有两个以上取样容积

C. 无信号混叠

D. 检测高速血流能力提高

E. 不间断发射超声

78. 关于超声波的声场分布，叙述正确的是

A. 在远场区因声束扩散会逐渐增宽

B. 声束主瓣越细越窄对诊断越有利

C. 超声波在介质中传播有明显方向性，称为超声束

D. 声束有主瓣和副瓣之分

E. 声束副瓣会产生伪像

79. 组织多普勒成像的原理是

A. 二次谐波技术

B. 彩色多普勒成像基本原理

C. 改变彩色多普勒的滤波条件

D. 连续多普勒技术

E. 高脉冲重复频率超声成像技术

80. 彩色多普勒技术与超声造影并用的优越性是

A. 提高对血流显示的敏感性

B. 彩色多普勒技术使血流速度增快

C. 有助于显示肿瘤的血流灌注状态

D. 可显示心肌运动方向

E. 彩色多普勒技术使血流速度减慢

81. 超声造影在心血管的用途包括

A. 观察心包积液

B. 确定心腔界限

C. 观察瓣膜口反流

D. 判断解剖结构属性

E. 观察心腔间的右向左分流

第十章　腹部疾病诊断及鉴别诊断

一、A1 型题

1. 关于肝脏炎性假瘤，叙述不正确的是

    A. 低回声结节

    B. 病变可缩小或消失

    C. 中心回声强，边缘回声低

    D. 低回声中可有散在的强回声点

    E. CDFI 显示放射状分布的血流信号

2. 关于小肝癌的超声表现，以下最不常见的是

    A. 边界清楚

    B. 瘤体以低回声型多见

    C. 周边呈较宽的弱回声环状

    D. 部分病灶可见高回声包膜环绕

    E. 后方回声可轻度增强

3. 不属于急性肝炎胆囊征象的是

    A. 胆囊壁增厚

    B. 胆囊壁呈三层结构

    C. 胆囊腔内见异常沉积性回声点

    D. 上述异常多发生于肝炎早期

    E. 胆囊各径线增大

4. 以下选项不是急性肝炎超声表现的是

    A. 肝实质回声较正常减弱

    B. 肝各径线增大

    C. 肝形态饱满但表面平滑

    D. 胆囊壁水肿增厚，胆囊缩小

    E. 肝后方回声明显衰减

5. 在急性病毒性肝炎早期，肝实质超声表现为

    A. 回声不均

    B. 回声增粗

    C. 回声增强

    D. 均匀、较正常减弱

    E. 回声密集，呈云雾状

6. 关于肝转移癌的超声表现，叙述不正确的是

    A. 以强回声最多见

    B. 较大的肿瘤中心部位容易发生坏死液化

    C. 肿瘤周围有弱回声晕，一般较细而规整

    D. 常见多发肿瘤，单发灶较少见

    E. 典型图像呈"牛眼"征或"同心圆"征

7. 关于肝局灶性结节性增生的超声表现，叙述不正确的是

    A. 为增生性病变而非肿瘤

    B. 边界较清晰，无晕征

    C. 肿块内有多条细带状强回声，呈放射状延伸

    D. 肿块内一般无血流信号

    E. 肿块可呈低回声、等回声及强回声

8. 关于肝硬化超声表现，叙述不正确的是

    A. 肝失去正常形态

    B. 肝表面高低不平，肝脏回声增粗，具结节感

    C. 肝静脉粗细不一，血流可呈双向流动

    D. 门静脉血流色彩变淡，流速减慢

    E. 肝动脉变细，血流减少

9. 局限性脂肪肝的典型超声表现是

    A. 单发或多发边界清楚的强回声结节

    B. 无占位效应的片状细密强光点回声，内有正常走行的血管

    C. 占位效应明显的低回声

D. 周边血管绕行的强回声结节

E. 外周有晕圈的低回声结节

10. 关于肝硬化声像图表现，不正确的是

    A. 肝回声增高、增粗

    B. 肝表面凹凸不平

    C. 左叶及尾状叶增大

    D. 肝静脉细窄、管壁不平整

    E. 晚期时肝弥漫性肿大

11. 关于肝硬化的超声表现，不正确的是

    A. 初期肝硬化肝形态可正常或轻度肝大

    B. 肝表面不平整

    C. 肝实质回声呈密集、细小点状

    D. 肝静脉管腔变窄

    E. 门静脉主干和左、右支可有扩张

12. 门静脉高压症的超声表现不包括

    A. 脾大

    B. 脾静脉增宽，走行迂曲

    C. 侧支循环形成

    D. 门静脉内径 <13mm

    E. 肠系膜上静脉增宽 >10mm

13. 右心功能不全致肝淤血的声像图特点不包括

    A. 肝弥漫性肿大

    B. 下腔静脉内径 >2.0cm

    C. 肝实质回声弥漫性减低

    D. 肝静脉细窄

    E. 下腔静脉管径周期性变化减弱

14. 以下选项不是肝脓肿常见声像特点的是

    A. 病变区不均匀的中、低回声

    B. 边界模糊

    C. 壁较厚但光滑

    D. 腔多呈典型液性暗区

    E. 腔内可见较高的点状或斑片状回声

15. 肝囊肿合并感染时，不易与之鉴别的疾病是

A. 肝脓肿

B. 肝血管瘤

C. 原发性肝癌

D. 肝局灶性结节性增生

E. 肝转移癌

16. 超声诊断肝脓肿必须具备的条件是

    A. 膈肌运动受限

    B. 肝局部增大、形态常不规则

    C. 右侧膈下范围大小不等的积液暗区

    D. 实质内透声不好的以囊性为主的病变，后方增强效应明显

    E. 右侧胸腔积液

17. 关于肝囊肿的叙述，不正确的是

    A. 类圆形的无回声区

    B. 囊壁菲薄、光滑、整齐

    C. 内部透声良好的无回声

    D. 后方多无增强效应

    E. 常伴有侧方声影

18. 超声鉴别副脾与脾门区淋巴结肿大的主要依据是

    A. 两者位置的变化

    B. 两者大小及形态

    C. 两者内回声的区别

    D. 是否有与脾动、静脉连通的血管

    E. 取决于数目的多少

19. 超声对多发性肝囊肿与 Caroli 病（先天性肝内胆管扩张）鉴别诊断的主要依据在于

    A. 囊肿大小的不同

    B. 囊肿与胆管是否相互连通

    C. 囊肿形态的差异

    D. 后方声增强效应的程度

    E. 两者分布范围

20. 关于肝囊肿的叙述，不正确的是

    A. 较小的肝囊肿不引起肝形态改变

    B. 囊壁光整菲薄

C. 较小的囊肿仅显示前后壁亮线而侧壁不清

D. 囊肿可伴有侧方声影

E. 肝囊肿囊壁上无血流信号

21. 肝囊性与实性占位性病变声像图的主要鉴别点是

    A. 是否有清晰的边界

    B. 有否外周血管受压

    C. 病灶内部的回声特点，病灶后方回声是否增强

    D. 两者所在位置的不同

    E. 周边是否有血流信号

22. 深吸气后超声加压扫查，肝血管瘤不会出现的变化是

    A. 由强至弱的回声变化

    B. 回声与肝组织相近

    C. 无加压形变

    D. 血管瘤回声部分或全部消失

    E. 由强至等的回声变化

23. 肝棘球蚴病的超声主要表现是

    A. 低回声肿物

    B. 囊中囊结构

    C. 肿物血流丰富，高阻动脉血流

    D. 囊壁钙化

    E. 肝周液性暗区

24. 肝海绵状血管瘤声像图不表现为

    A. 强回声病灶　　　B. 混合回声病灶

    C. 周边有晕征　　　D. 病灶轮廓清晰

    E. 表面欠平整，边界有毛刺

25. 关于肝血管瘤，叙述不正确的是

    A. 小于2cm的小血管瘤多为强回声

    B. 内有网格状或点条状回声

    C. 探头加压后病灶可变形

    D. 边缘多无包膜

    E. 瘤体后方回声不同程度增强

26. 关于肝炎性假瘤，叙述不正确的是

    A. 弱回声结节

    B. 病变可缩小或消失

    C. 弱回声中有散在的强回声点

    D. 中心回声强，边缘回声低

    E. CDFI 显示较多的血流信号

27. 关于肝血管瘤的叙述，不正确的是

    A. 呈圆球状、椭圆形或不规则形

    B. 呈高回声、低回声、混合回声及无回声型

    C. 内部及周边血流丰富

    D. 较小高回声型呈"浮雕状改变"

    E. 加压变形

28. 关于肝细胞腺瘤，叙述不正确的是

    A. 较少合并肝硬化

    B. 多数为单发，有包膜

    C. 对其周围肝组织及血管无挤压及浸润征象

    D. 圆球状或类圆球状

    E. 肿块内可见不规则液化坏死区

29. 关于肝局灶性结节性增生的超声表现，叙述不正确的是

    A. 为增生性病变而非肿瘤

    B. 边界较清晰，无晕征

    C. 肿块内有多条细带状强回声，呈放射状延伸

    D. 肿块内一般无血流信号

    E. 肿块可呈低回声、等回声及强回声

30. 有关原发性肝癌的声像图，叙述不正确的是

    A. 多伴有肝硬化

    B. 门静脉内可有实性结构回声

    C. 瘤体边缘多绕有低回声晕

    D. 癌肿可为低回声、等回声或强回声

    E. 瘤体内血流丰富，均呈高速低阻动脉

血流频谱

31. 关于小肝癌的声像图表现，最不常见的是

A. 圆形或椭圆形

B. 内部低回声分布较均匀

C. 周边呈较宽的环状弱回声

D. 多数显示侧方声影

E. 后方回声可轻度增强

32. 关于无回声型肝转移癌，叙述不正确的是

A. 囊壁可厚薄不均

B. 多见于卵巢、胰腺等部位的黏液性囊腺癌转移

C. 内壁多较光滑

D. 内壁可见乳头状强回声向囊腔内隆起

E. 以液性无回声为特征

33. 以下选项不属于肝血吸虫病慢性期超声表现的是

A. 右叶缩小，左叶增大

B. 肝缘钝，肝表面不平整

C. 肝组织呈网格状、鱼鳞状结构

D. 肝内门静脉分支内径增宽

E. 肝静脉细窄

34. 关于肝硬化结节的叙述，不正确的是

A. 强回声结节　　　B. 弱回声结节

C. 无晕　　　　　　D. 有包膜

E. 对周围血管无挤压

35. 关于肝脓肿的超声表现，说法不正确的是

A. 囊液透声良好

B. 脓肿早期病变呈低回声至中等回声甚至强回声

C. 后方回声可有增强

D. 囊壁增厚呈高回声且不光滑

E. 脓肿完全液化后呈典型的无回声区

36. 关于肝内胆管结石的叙述，不正确的是

A. 肝内胆管可轻度扩张

B. 肝内出现后伴声影的强回声光团

C. 强回声光团沿肝管走行分布，其周围见液性区

D. 阻塞部位远端胆管扩张

E. 合并感染时肝内常可见多发小脓肿

37. 关于胆囊结石的叙述，不正确的是

A. 泥沙样结石呈胆囊后壁沉积的强回声带

B. 可随体位改变依重力方向移动

C. 后方可无声影

D. 均为强回声团后方伴声影

E. 壁内结石形成"彗星尾征"

38. 关于胆囊结石的典型声像图表现，不正确的是

A. 胆囊腔内形态稳定的强回声团

B. 后方伴声影

C. 多呈类椭圆形或弧形

D. 强回声团随体位改变而移动

E. 胆囊壁呈双层结构

39. 关于化脓性胆管炎的声像图特点，不正确的是

A. 肝一般未见肿大，实质回声均匀

B. 肝内外胆管扩张

C. 管壁回声增强、增厚

D. 胆管内可见细弱光点或脓性胆汁的斑点状回声

E. 浓稠的胆汁可干扰对胆管结石的扫查

40. 关于慢性胆囊炎的声像图特点的叙述，不正确的是

A. 胆囊大小形态未见明显异常，胆囊壁可稍增厚

B. 胆囊肿大，壁增厚，腔内出现沉积性回声团

C. 不会发生穿孔

D. 胆囊壁可明显增厚，内腔变小

E. 萎缩性胆囊炎可仅残留一块瘢痕组织

41. 关于肝外胆管结石的叙述，不正确的是
    A. 胆管腔内见形态稳定的强回声团
    B. 肝外胆管常扩张，管壁增厚
    C. 强回声团后方一定伴声影
    D. 胸膝位或脂餐后，结石强回声团位置可变动
    E. 强回声团与管壁分界清楚

42. 鉴别肝外胆管结石或肿瘤性梗阻，有利于结石诊断的是
    A. 肝外胆管扩张，内径大于 12mm
    B. 肝外胆管腔内中心部为强回声的低弱回声，与管壁分界欠清
    C. 扩张的胆管突然狭窄并截断
    D. 胆管腔内形态稳定的强回声团，周围包绕细窄的液性暗环
    E. 肝外胆管壁不规则增厚

43. 以下关于化脓性胆囊炎的声像图特点，说法不正确的是
    A. 胆囊肿大，轮廓线模糊
    B. 多伴胆囊结石，并可嵌顿于胆囊颈部
    C. 胆囊壁弥漫性增厚，形成双边征
    D. 胆囊透声良好
    E. 探头通过胆囊体表区域时有明显触痛反应

44. 关于蕈伞型胆囊癌的声像图特点，说法不正确的是
    A. 边缘不整齐
    B. 基底较窄
    C. 可单发或多发，以多发常见
    D. 弱回声或中等回声多见
    E. 单发病变以乳头状为主

45. 胆囊腺肌增生症和其他胆囊疾病鉴别的主要依据是
    A. 胆囊壁增厚的范围
    B. 胆囊腔的大小

C. 胆囊壁的破坏程度
D. 增厚胆囊壁内的小囊样结构
E. 胆囊收缩功能

46. 以下关于肝外胆管结石的说法，不正确的是
    A. 胆管腔内强回声团与管壁分界清楚
    B. 细条状液性区包绕强回声团
    C. 胆管均明显扩张达 15mm 以上
    D. 强回声团位置可发生变动
    E. 胆色素结石后方声影可不明显

47. 关于副脾的声像图，叙述不正确的是
    A. 内部回声低于或高于正常脾脏
    B. 多位于脾门处
    C. 偶可发现脾血管与其相连
    D. 与脾脏回声相近
    E. 多为圆形或椭圆形

48. 关于脾破裂，叙述不正确的是
    A. 真性脾破裂表现为脾脏轮廓线中断
    B. 脾实质内可见不规则液性暗区
    C. 腹腔内可见液性暗区
    D. 真性脾实质内可见形态规则的高回声区
    E. 脾被膜下可见扁平状或不规则形无回声区

49. 关于脾血管瘤，叙述不正确的是
    A. 边界清晰的高回声结节
    B. 可以有大小不等的囊变区
    C. 边缘钙化常为薄蛋壳样
    D. 增强扫描肿块明显增强
    E. 常合并肝硬化和脾静脉曲张

50. 脾梗死的最典型声像图是
    A. 常呈低回声，常位于近脾门处，呈楔形或不规则形，基底较宽，有时直达脾包膜
    B. 病变内可出现钙化的强回声，或坏死

出现无回声区

C. 病变内无血流信号

D. 无占位效应

E. 梗死区坏死液化出现无回声区，发展为假性囊肿

51. 关于脾囊肿，叙述正确的是

A. 非寄生虫性囊肿分为真性囊肿和假性囊肿，两者的区别是囊壁上有无内皮细胞覆盖

B. 真性囊肿最常见

C. 囊肿壁薄、光滑，不会出现钙化

D. CT检查是首选方法

E. 假性囊肿体积较真性囊肿小

52. 关于脾淋巴瘤的超声表现，叙述不正确的是

A. 强回声区　　　　B. 无回声区

C. 较厚的高回声分隔　D. 边界清晰

E. 后方回声增强

53. 关于脾炎性假瘤，叙述不正确的是

A. 一般无临床症状和体征

B. 病变可表现为低回声、高回声，较大者内可见无回声区

C. 多有包膜，包膜钙化时可见弧形强回声，后伴声影

D. 超声无特异性

E. 肿块内以纤维组织为主时常表现为低回声

54. 关于脾中央破裂与真性脾破裂的鉴别诊断，支持真性脾破裂的是

A. 脾包膜下可见扁平状或不规则性无回声区

B. 脾包膜和实质的不连续及脾周围出现液性无回声区

C. 脾实质内的不规则液性暗区

D. 脾包膜模糊不清而脾内及脾周无异常

回声

E. 脾体积增大，包膜及实质均正常

55. 壶腹癌与胰腺癌鉴别诊断时，壶腹癌一般不会出现的异常是

A. 肿瘤体积较小，轮廓较清晰

B. 胆管扩张长度达8~11cm

C. 胰头发现实性占位

D. 胰管轻度扩张

E. 多向扩张的胆管腔内隆起

56. 关于胰腺癌的声像图表现，叙述不正确的是

A. 以胰头多见

B. 肿瘤向周围组织蟹足样浸润

C. 肿块内部呈低回声，出现继发改变时可见强回声斑点

D. 肿块多数后方回声增强

E. 可引起胆管或胰管的狭窄、梗阻

57. 关于急性阑尾炎的叙述，不正确的是

A. 阑尾腔正常时中央部呈无回声

B. 回盲区积液是化脓性阑尾炎或阑尾周围积脓的表现

C. 阑尾炎症可继发肝脓肿

D. 肿胀阑尾呈一有盲端的管状结构，不蠕动

E. 阑尾穿孔时，膈下一般不出现游离气体

58. 符合溃疡型胃癌声像图特征的是

A. 胃腔形态不规则低回声团块

B. 部分可见"火山口"征

C. 表面黏膜隆起，境界较清楚

D. 呈"假肾征"

E. 胃壁五层正常结构消失，胃腔狭窄

59. 胃肠壁增厚的声像图表现不包括

A. 假肾征　　　　B. 火山口征

C. 靶环征　　　　D. 新月征

E. 镶嵌征

60. 不是胃平滑肌瘤声像图特点的是

A. 瘤体呈圆形或类圆形，直径小于5cm

B. 肿瘤可向腔内生长并将黏膜层顶起

C. 肿瘤易出现溃疡，常有较深大的不规则溃疡

D. 肿瘤内可发生坏死、出血使内部回声不均匀

E. 肿瘤同时向胃腔和浆膜层生长形成哑铃状或不规则状肿块

61. 急性阑尾炎的超声影像表现不包括

A. 阑尾直径大于6mm，横切与纵切面呈现为"同心圆"与"多层管"结构

B. 阑尾周围可见回声增强且不可被压缩

C. 阑尾腔内可见积液及点状强回声

D. 阑尾可以被压瘪，腔内可见气体样回声

E. 阑尾呈腊肠形，腔内可见结石样强回声及后方声影

62. 关于肠梗阻的声像图特征，以下叙述不正确的是

A. 肠管一定有不同程度扩张

B. 近段肠管扩张，远段肠管呈空虚状态或正常

C. 肠管蠕动活跃，内容物不规则往返流动

D. 肠腔内大量气体可致肠管及内容物显示困难

E. 肠间有时可见游离性无回声液性暗区

63. 肾挫伤的声像图特点不包括

A. 局部肾实质回声不规则增强

B. 局部肾实质呈小片状回声减低区

C. 肾被膜与肾实质之间出现新月形或梭形低回声区

D. 肾被膜外带状无回声区或低回声区

E. 肾被膜完整，无连续性中断

64. 肾柱肥大在声像图上常误诊为肿瘤，这主要是因为

A. 肥大的肾柱边界极不规则

B. 肥大肾柱的回声低于肾实质回声

C. 肥大的肾柱血运异常丰富

D. 在肾皮质深入髓质环绕分隔肾锥体的部分异常增大

E. 肾内动、静脉分布不规则

65. 相较于肾萎缩，肾发育不全在声像图上最关键的鉴别点是

A. 肾体积明显缩小

B. 肾形态正常，实质回声变薄，肾窦回声清晰可见

C. 肾内结构模糊不清，实质与肾窦不易区别

D. 对侧肾代偿性增大

E. 肾血流减少

66. 关于肾积水，以下叙述不正确的是

A. 肾积水是由于尿路梗阻导致肾盂和肾盏扩张

B. 肾窦部出现窄带状或扁卵圆形无回声区就可以诊断轻度肾积水

C. 轻度肾积水时，肾动脉血流阻力指数可明显增高

D. 中度肾积水时，肾外形可以无明显改变

E. 重度肾积水时，某些肾的断面酷似多囊肾的表现

67. 肾积水典型的声像图特点为

A. 肾增大

B. 肾皮质变薄

C. 肾盂、肾盏、集合系统充满无回声区

D. 肾盂、肾盏、集合系统回声增强

E. 肾周围出现大片无回声区

68. 肾结石最典型的声像图表现为

    A. 肾窦区点状或团块状强回声，后方伴
有声影

    B. 肾实质内点状或团块状强回声，后方
伴有声影

    C. 肾锥体内点状或团块状强回声，后方
伴"彗星尾征"

    D. 肾盂、肾盏扩张

    E. 肾盂、肾盏、输尿管扩张

69. 关于婴儿型多囊肾的叙述，正确的是

    A. 胎儿期肾出现少数囊泡是正常的

    B. 肾可表现为实质性强回声

    C. 在晚孕之前总有表现

    D. 主要为大囊泡

    E. 肾体积较正常小

70. 关于自截肾，说法不正确的是

    A. 全肾钙化

    B. 肾功能完全丧失

    C. 肾动脉栓塞

    D. 肾盂肾盏纤维化闭塞

    E. 结核性脓肾

71. 以下选项中不是前列腺增生继发性疾病声
像图表现的是

    A. 肾积水

    B. 膀胱结石

    C. 膀胱憩室

    D. 膀胱小梁、小房形成

    E. 前列腺结节

72. 前列腺癌最确切的诊断方法是

    A. 经直肠前列腺超声检查

    B. 直肠指检

    C. CT 检查

    D. MRI 检查

    E. 前列腺组织学活检

73. 关于前列腺癌的叙述，以下选项正确的是

    A. 前列腺内弧形带状强回声，后方伴
声影

    B. 前列腺内圆形或椭圆形囊性无回声区，
壁薄而光滑，后方回声增强

    C. 前列腺内部回声杂乱，可见多数边界
不规则的液性无回声区，周围可见杂
乱回声包块，与前列腺无分界

    D. 前列腺外形增大，两侧不对称，局部
被膜凹凸不平，呈结节状

    E. 前列腺增大，左右对称，外形规整，
内部回声均匀

74. 关于肾上腺腺瘤的超声表现，说法不正确
的是

    A. 边界清晰光整，有包膜

    B. 内部多呈均匀低回声或中等回声

    C. 一侧肾上腺可见圆形或椭圆形肿块

    D. 对侧肾上腺常代偿性增大

    E. 彩色多普勒未见明显血流信号

75. 以下选项不符合腹腔炎性淋巴结肿大声像
图特点的是

    A. 大多呈圆形或椭圆形

    B. 相互融合，失去正常淋巴结形态

    C. 淋巴结门回声清晰

    D. 实质多为均匀的低回声

    E. 被膜清晰

76. 关于胸腔积液，叙述错误的是

    A. 少量胸腔积液须注意与腹水、膈下积
液及膈胸膜增厚进行鉴别

    B. 大量胸腔积液可以压迫肺组织、膈及
纵隔

    C. 超声无法显示叶间积液及包裹性积液

    D. 超声上胸腔积液需要与肺实变进行
鉴别

    E. 超声上胸腔积液需要与胸膜增厚进行
鉴别

二、A2 型题

77. 患者，女，53 岁，有牧区生活史。超声检查显示，肝内可见外壁光滑的厚壁囊肿，囊液透声欠佳，囊液中有细小点状回声，其内另可见多个大小不等圆形无回声区。最可能的诊断是

A. 多囊肝　　　　　B. 肝囊肿合并感染

C. 肝脓肿　　　　　D. 肝棘球蚴囊肿

E. 肝多发囊肿

78. 患者，女，58 岁。超声发现肝左外叶被膜下中强回声结节，直径约 2.5cm，边界清晰，CDFI 未见明显血流信号，探头加压后可见结节轻微变形。患者无传染病及慢性病病史。该结节首先考虑为

A. 肝局灶性结节性增生

B. 肝血管瘤

C. 肝细胞肝癌

D. 肝腺瘤

E. 肝炎性假瘤

79. 患者，男，28 岁，体检发现肝内 1.7cm×1.6cm 大小单发高回声结节，边界清晰，后方回声轻度增强，其内及周边无明显血流信号。最可能的诊断是

A. 肝硬化结节　　　B. 局限性脂肪肝

C. 肝转移癌　　　　D. 血管瘤

E. 原发性肝癌

80. 患者，男，47 岁，乙肝病史 15 年，超声检查示肝右叶 8cm×9cm 椭圆形肿块，边界较清，周边有晕，但不完整，内部回声不均，呈"块中块"表现。最可能的诊断是

A. 结节型肝癌　　　B. 弥漫型肝癌

C. 肝硬化结节　　　D. 巨块型肝癌

E. 肝转移癌

81. 患者，女，61 岁，多饮、多尿、消瘦 9 年，畏寒发热 4 天入院，经检查确诊为糖尿病。行超声检查，超声可见肝右叶增大，肝右前叶可见 64mm×85mm 形态不规则混合回声区，内部为多发不规则液性暗区，囊液透声不好，后方回声增强。最可能的诊断是

A. 肝脓肿

B. 肝棘球蚴病

C. 结节型肝癌

D. 巨块型肝癌伴液化坏死

E. 肝囊肿合并感染

82. 肝形态饱满，边缘变钝，实质回声增强，呈密集的细小点状，肝门区门静脉左支旁见片状低回声区，边界清楚，形态不规则，对门静脉无挤压，该低回声区最可能的诊断是

A. 肝弥漫性脂肪浸润残存的小片相对正常肝组织

B. 肝血管瘤

C. 肝良性腺瘤

D. 肝局灶性炎性病变

E. 肝腺瘤样增生

83. 患者，男，41 岁。因高热、右上腹痛就诊，超声检查于肝右叶近膈顶处探及 4.2cm×4.5cm 低回声肿物，内部回声尚均匀，边界不清，后方回声增强。肝占位最可能的性质是

A. 出血性囊肿　　　B. 血肿

C. 肝脓肿早期　　　D. 胆汁性囊肿

E. 肝细胞癌

84. 患者，男，40 岁。乙肝病史 10 余年，近来右上腹不适，GPT、AFP 正常，超声所见：肝大小形态尚正常，实质回声增粗增强，可见 7mm 低回声结节，肝静脉细窄，管壁不平整，胆囊壁轻度增厚。最可能的诊断是

A. 急性肝炎　　　　B. 急性胆囊炎

C. 慢性肝炎 D. 肝硬化

E. 急性重型肝炎

85. 患者，男，52 岁。右上腹胀痛伴有低热，肝区轻叩痛，肝肋下 3cm。超声见右叶有一 4cm×6cm 大小的边缘光滑的无回声，内见较密集的点状回声。最可能的诊断是

A. 早期肝脓肿 B. 囊肿并感染

C. 脓肿完全液化 D. 肝血肿

E. 肝恶性肿瘤坏死、液化

86. 患者，男，51 岁。乙肝病史 10 余年，超声显示肝实质回声增强，光点粗大，右叶近边缘处实质内有一 0.8cm×0.9cm 大小的强回声结节，无晕征，无明显包膜，无对周围血管挤压等肿瘤效应。最可能的诊断是

A. 肝硬化结节

B. 肝错构瘤

C. 肝内局限性脂肪沉积

D. 肝血管瘤

E. 小肝癌

87. 患者，男，45 岁，肝炎病史 15 年，近年 AFP 升高。超声：肝右叶萎缩，左叶增大，肝表面不光滑，肝实质回声增粗、增强、不均匀、肝静脉扭曲变细，肝右前叶可见一个 28mm×30mm 的低回声实性占位，边缘有弱回声晕。最可能的诊断是

A. 肝腺瘤 B. 结节型肝癌

C. 肝囊肿 D. 肝转移癌

E. 胆管细胞癌

88. 肝硬化患者超声检查时未发现肝内有肿块，但门静脉内发现栓子时，最需要排除的疾病是

A. 弥漫型肝癌 B. 结节型肝癌

C. 巨块型肝癌 D. 小肝癌

E. 胆管细胞癌

89. 患儿，女，11 岁。因"呕血 2 次，面色苍黄 1 周，发热 1 天"入院，行腹部超声检查提示肝脏回声均匀，肝门区未见正常门静脉结构，肝门区见蜂窝状无回声区，内栓子回声，食管下端、胃底部、脾门周围及腹腔内肠系膜小静脉增多、迂曲，脾静脉增宽迂曲。该患儿首先考虑的诊断是

A. 门静脉海绵样变性

B. 布 – 加综合征

C. 肝炎后肝硬化

D. 特发性门静脉高压症

E. 弥漫型肝癌

90. 患者，男，31 岁，临床拟诊急性胆囊炎，声像图特异性表现是

A. 胆囊壁增厚

B. 胆囊增大

C. 合并胆囊结石

D. 胆囊内出现细小回声点

E. 胆囊壁增厚合并超声 Murphy 征阳性

91. 患者，男，38 岁，胆囊窝处探及弧形强回声带，后伴干净的宽声影，未显示胆囊的液性暗腔，最可能的诊断是

A. 胆囊壁钙化

B. 胆囊腺肌症

C. 厚壁型胆囊癌

D. 胆囊结石充满型

E. 胆囊息肉样病变伴钙盐沉积

92. 新生儿生后 2 个月黄疸不退，超声检查示肝回声稍增强，胆囊未见显示，肝内胆管显示不清，胆总管呈条索状稍高回声。最可能的诊断为

A. 胆囊缺如 B. 异位胆囊

C. 胆道蛔虫 D. 新生儿肝炎

E. 胆道闭锁

93. 患者，男，31 岁，胆囊未见液腔回声，可

探及 6cm×5cm 形态不规则的低回声不均
匀实性肿块，内见多发强回声团伴声影，
肿块内测得高速动脉样血流信号，肿块与
肝床界限不清。最可能的诊断是

A. 蕈伞型胆囊癌　　B. 混合型胆囊癌

C. 实块型胆囊癌　　D. 肝细胞肝癌

E. 胆管细胞肝癌

94. 患者，女，52 岁。胃切除术后 6 天，超声
示胆囊增大，壁稍厚，胆囊内充满点状稍
高回声，胆囊区无压痛，超声诊断为

A. 急性胆囊炎　　B. 胆汁淤积

C. 胆囊积脓　　　D. 胆囊充满型结石

E. 胆囊积血

95. 患儿，男，5 岁。因阵发性腹部剧痛行超
声检查，超声示胆总管轻度扩张，内见双
线状强回声带，呈弧形。最可能的诊断为

A. 胆总管结石

B. 胆道蛔虫

C. 胆道积气

D. 急性化脓性胆管炎

E. 肝炎

96. 患者，女，59 岁。因"右上腹不适"就
诊。超声检查发现胆囊颈部有 10mm 强光
团，后伴声影，胆囊壁黏膜层连续，胆囊
腔内可见一边界尚清、形态不规则的稍低
回声团块，随体位改变略有移动，其内未
见明显血流信号。可能的诊断为

A. 胆囊结石伴胆囊息肉

B. 胆囊结石伴胆囊腺瘤

C. 胆囊结石伴陈旧性胆汁团

D. 胆囊结石伴胆囊穿孔

E. 肝肿瘤浸润胆囊腔

97. 患者，女，48 岁。因"黄染 1 周"就诊。
超声示肝大，回声增强，肝内胆管树枝状
扩张，肝外胆管未显示，胆囊未充盈，其

梗阻部位最可能为

A. 胆总管十二指肠后段

B. 胆总管壶腹部

C. 胆总管胰腺段

D. 胆总管十二指肠上段

E. 肝门部

98. 患者，男，52 岁，持续性黄疸伴皮肤瘙痒
30 天，近日加重。超声见肝内外胆管及胆
囊均扩张，扩张的胆总管下端呈截断阻
塞，局部隐约见一实性结节，主胰管扩
张，内径 0.6cm。可能的阻塞病因是

A. 壶腹周围癌　　B. 胆总管结石

C. 胆总管囊肿　　D. 硬化性胆管炎

E. 胆囊癌

99. 患者，男，51 岁，胆囊颈部侧壁见一个
2.3cm×1.5cm 的基底较宽的低回声团块，
自囊壁突向腔内，表面不平整，彩色多普
勒于其基底部探及少量条状搏动性血流频
谱，胆囊浆膜层连续性欠佳。最可能的诊
断是

A. 胆囊胆固醇沉着症

B. 结节型胆囊癌

C. 胆囊腺瘤

D. 胆囊炎性息肉

E. 局限型胆囊腺肌增生症

100. 患儿，男，12 岁。反复发作腹痛 2 年，
右上腹部可触及包块，因近来出现黄疸
而就医，超声检查见、胆囊缩小，肝内胆
管未见明显扩张，于胆总管部位可见 8cm
×6cm 椭圆形囊肿，延至胰头，该囊肿
与近端肝管相连，囊壁较厚。最可能的
诊断为

A. 多囊肝

B. 右肾上腺囊肿

C. 先天性胆总管囊肿

D. 胆道棘球蚴囊肿

E. 胰腺假囊肿

101. 胆囊切除患者，超声检查发现沿肝内胆管走行可见形态不稳定的条索状强回声，紧贴胆管前壁，可见多重反射回声带。超声诊断为

A. 肝内胆管钙化　　B. 肝内胆管结石

C. 肝内胆管积气　　D. 肝吸虫病

E. 胆系感染

102. 患者，男，42 岁。因常规体检时应用超声发现胆囊壁轻度增厚，自囊壁向腔内突起多个大小为 3 ~ 7mm 乳头状强回声结节，基底较窄，不随体位改变而移动，不伴声影，诊断考虑为

A. 胆囊癌

B. 胆囊多发附壁结石

C. 胆囊腺肌症

D. 胆囊胆固醇沉着症

E. 胆囊腺瘤

103. 患者，女，42 岁。胆囊切除术后 1 年，屡感上腹部不适，超声示近段胆管扩张，胆管内径 10mm，壁轻度增厚，回声增强，并可显示局部狭窄，肝稍增大，呈胆汁淤积表现。最可能的诊断是

A. 胆管被误扎　　B. 肝细胞癌

C. 胆管肿瘤　　　D. 术后胆道狭窄

E. 硬化性胆管炎

104. 患者，女，34 岁，胆囊壁增厚，胆囊腔内探及一不规则的低回声团块，与囊壁分界欠清，判断肿块性质最有意义的方法是

A. 令患者保持胸膝位，20 分钟后复查

B. 饮水 500ml 后观察

C. 脂餐试验

D. 利用彩色多普勒和频谱多普勒检测肿块血流信号

E. 换用高频探头

105. 患者，男，43 岁。因慢性粒细胞性白血病急性期来我院治疗。近日因出现左侧上腹部隐痛行超声检查。超声描述为脾厚 66mm，长 290mm，下极位于脐下 4 横指。脾内见 31mm × 32mm、26mm × 17mm 低回声区，边界尚清，内呈网状，内部见不规则液性暗区。声像图表现呈三角形，尖端指向脾门。CDFI 未见彩色血流。超声提示为

A. 巨脾　　　　　　B. 巨脾伴脾梗死

C. 脾脓肿　　　　　D. 脾囊肿

E. 脾肿瘤

106. 患者，女，32 岁。常规体检，超声提示：脾门处可见 1.2cm × 1.1cm 圆形回声与脾回声一致结节，边界清，内部回声细小致密。CDFI：脾血管的彩色血流进入结节；余脾实质回声均匀。超声提示

A. 脾囊肿　　　　　B. 脾门淋巴结

C. 胰尾部癌　　　　D. 脾皮样囊肿

E. 副脾

107. 患者，男，26 岁。无不适，查体时发现脾门处一类圆形实性结节，大小约 0.9cm，超声表现为内部回声呈弱 - 等回声，边界清晰，内部回声均匀。经 CDFI 检查可见脾门分支血流信号流入。诊断可能为

A. 肾上腺腺瘤　　　B. 肿大淋巴结

C. 副脾　　　　　　D. 腹膜后占位

E. 肾上腺髓质脂肪瘤

108. 患者，男，34 岁。车祸后 3 小时，左侧肋骨骨折，血压正常。该患者急行超声检查可见腹腔大量无回声区，脾周片状液性暗区肝肾间隙条状液性暗区，盆腔片状液性暗区，脾包膜连续中断。可诊断为

A. 中央破裂

B. 真性脾破裂

C. 包膜下血肿

D. 包膜下血肿合并中央破裂

E. 边缘破裂

109. 患者，男，27 岁。非霍奇金淋巴瘤 5 年，自述颈部、腋窝可触及包块，超声检查发现颈部及腋窝见数个极低回声肿大淋巴结，脾脏内见数个低回声结节，较大者大小约 1.8cm×1.0cm，回声均匀，CDFI：内未见血流信号，周边见少许血流信号。该患者脾脏病变考虑为

A. 血管瘤　　　B. 原发恶性肿瘤

C. 错构瘤　　　D. 脾受淋巴瘤侵袭

E. 不好确定

110. 患者，女，34 岁。健康体检时于脾门区见一类圆形结节，大小 2.7cm×2.9cm，回声均匀，与脾回声相似，边界清楚。最可能为

A. 炎性肿块　　　B. 副脾

C. 脾淋巴结肿大　　　D. 胰尾肿瘤

E. 脾转移癌

111. 患者，女，34 岁。左上腹胀痛不适，B 超显示脾内见高回声，大小约 2.3cm×2.0cm，形态尚规则，边界清，周边见弧形强回声，CDFI：内见少许点条状血流信号。结合病史及声像图表现，考虑为

A. 脾血管瘤　　　B. 脾炎性假瘤

C. 脾血管肉瘤　　　D. 脾淋巴瘤

E. 脾转移瘤

112. 患者，女，52 岁，有慢性粒细胞白血病史。脾明显肿大，脾实质内见多发不均匀低回声区，病变形状为楔形，基底较宽位于包膜面，尖端指向脾门，或为三角形及不规则形，彩色多普勒显示病变区域内无血流信号。最可能的诊断是

A. 脾脓肿　　　B. 肿瘤浸润

C. 脾梗死　　　D. 脾血管瘤

E. 脾转移癌

113. 患者，男，46 岁。因左上腹及锁骨上淋巴结肿大就诊，经淋巴结活检确诊为非霍奇金淋巴瘤，超声见脾增大，内可见小而弥漫的低回声小结节。最可能的诊断是

A. 脾血管瘤　　　B. 脾梗死

C. 脾恶性淋巴瘤　　　D. 脾错构瘤

E. 脾转移性肿瘤

114. 患者，男，54 岁。肝硬化病史 8 年。5 天来无明显诱因出现腹胀，腹水迅速增加，脾脏进一步增大，体温正常。最可能发生的并发症是

A. 原发性腹膜炎

B. 原发性肝癌

C. 门静脉血栓形成

D. 肝肾综合征

E. 食管 - 胃底静脉破裂出血

115. 患者，男，42 岁。因"反复发作性上腹不适伴脂肪泻"就诊。超声显示胰腺体积缩小，边缘不规则，实质回声增强，不均匀，主胰管串珠状扩张并呈断续状，内见强回声结石。超声诊断考虑为

A. 急性胰腺炎　　　B. 胰腺结核

C. 胰腺囊腺瘤　　　D. 慢性胰腺炎

E. 胰腺癌

116. 急性胰腺炎恢复期患者，超声检查发现胰腺体尾部 8cm×6cm 囊性病变，边界清楚，最可能诊断是

A. 胰腺假性囊肿　　　B. 囊腺癌

C. 囊腺瘤　　　D. 潴留性囊肿

E. 棘球蚴囊肿

117. 患者，男，51 岁，有顽固性的上消化道

溃疡病史，现出现腹泻、脂肪泻和贫血，实验室检查有高胃泌素血症。超声示胰腺尾部可见多发均匀低回声实性肿块，边界清晰，形态规则，胰管未见扩张，肿块内部血运丰富。最可能的诊断为

A. 胰岛素瘤　　　B. 胰腺癌

C. 胃泌素瘤　　　D. 胰高血糖素瘤

E. 假瘤型胰腺炎

118. 患者，女，54 岁。胃癌大部切除术后 1 年，胰腺区域见多发卵圆形低至无回声结节，边界清晰，胰管穿行于结节之间并轻度扩张。可能的诊断是

A. 胰腺癌　　　　B. 胃泌素瘤

C. 胰腺囊腺瘤　　D. 腹腔淋巴瘤

E. 胰腺转移癌

119. 患者，女，41 岁，因周期性低血糖行超声检查，于胰腺体部探及 17mm 边界清晰，包膜规整的卵圆形均匀性低回声结节。其诊断最可能为

A. 胰腺囊腺瘤　　B. 胰腺癌

C. 胰腺真性囊肿　D. 胰腺腺瘤

E. 胰岛素瘤

120. 患者，女，52 岁。超声图像显示于胰腺尾部可见一包膜光整的多房性囊性结构，囊壁较厚并伴乳头状结节及钙化斑附着，囊腔内透声良好，可见较粗大的高回声光带分隔。最可能的诊断是

A. 胰腺脓肿　　　B. 胰腺腺瘤

C. 胰腺假囊肿　　D. 胰腺癌

E. 胰腺囊腺瘤

121. 患者，男，67 岁，胃肠超声检查于胃壁探及一大小为 11cm×9cm，形态不规则，边界不清的不均匀低回声肿块，中心部可见大片不规则液化坏死区，实性部分血流信号不明显，胃黏膜受侵。超声诊

断考虑为

A. 胃息肉　　　　B. 胃平滑肌肉瘤

C. 胃平滑肌瘤　　D. 胃脂肪瘤

E. 胃恶性淋巴瘤

122. 患者，女，30 岁，腹痛、低热、盗汗，因下腹部触及肿块而就诊，超声检查发现肠管壁弥漫性增厚，形态僵硬，下腹部肠管粘连成团块状，蠕动减弱，肠管周围可见肿大淋巴结及少量腹水。最可能的诊断为

A. 肠肿瘤　　　　B. 肠结核

C. 溃疡性结肠炎　D. 克罗恩病

E. 肠憩室

123. 患者，女，62 岁。因"急性腹痛"就诊，小肠壁弥漫性增厚，回声减低，肠壁内无血流信号，肠系膜上静脉内探及不均匀实性回声，腹腔内可见少量液体。最可能的诊断是

A. 肠梗阻

B. 肠壁占位

C. 肠穿孔

D. 肠系膜血管缺血性疾病

E. 肠道炎性改变

124. 患儿，女，10 岁。因"阵发性腹痛 2 天，伴果酱样便 1 天"入院。超声检查示：右中下部肠管壁增厚，长轴扫查呈多层平行管征，短轴呈靶环状影像。最可能的诊断为

A. 肠扭转　　　　B. 肠套叠

C. 阑尾周围脓肿　D. 肠梗阻

E. 肠道肿瘤

125. 患者，男，58 岁，急诊入院。既往有胃溃疡病史，现腹部刀割样疼痛，呈板状腹型。该患者的超声影像表现不包括

A. 腹腔内见游离气体

B. 局部胃肠管壁增厚

C. 胃内较大强光团，后伴声影，可移动

D. 小网膜囊局限性积液

E. 腹腔内局限性积液

126. 患者，男，34 岁，既往有餐后剑突下腹痛，疼痛的节律性不明显，现突发全腹剧烈疼痛，腹部触诊腹肌紧张，全腹压痛及反跳痛。不符合该病声像图征象的是

A. 胃腔内大量液体潴留，排空明显延迟

B. 腹腔内可见游离气体回声

C. 腹腔间隙可见游离液体回声，透声欠佳

D. 胃肠蠕动减弱

E. 腹部形态不规则包块，周围见网膜样强回声及局限性液体积聚

127. 患者，男，72 岁，无痛性血尿，声像图显示膀胱顶部乳头状病灶，大小 15mm×20mm，基底部较窄，不随体位移动。最可能的诊断是

A. 膀胱乳头状瘤　　B. 膀胱内血凝块

C. 膀胱平滑肌瘤　　D. 膀胱结石

E. 膀胱内异物

128. 患者，男，66 岁。夜尿增多、排尿费力，尿流缓慢。超声发现前列腺内腺多发性结节，结节大小不等，周边血流丰富。最可能的诊断是

A. 前列腺炎　　　　B. 前列腺肉瘤

C. 前列腺癌　　　　D. 前列腺增生

129. 患者，男，41 岁，经常右腰部酸痛，尿常规潜血（＋＋）。超声：右肾大小、形态正常，实质回声均匀，集合系统多个强回声光团，后方伴声影。该患者可能的诊断是

A. 肾脓肿　　　　　B. 肾结石

C. 多囊肾　　　　　D. 肾囊肿

E. 肾结核

130. 患者，女，53 岁。在接受超声检查时发现右肾肾窦区内一圆形无回声区，局限于肾窦一部分，未见与肾盏和肾盂相通，应考虑的诊断是

A. 局限性肾盏阻塞　B. 肾积水

C. 肾盂旁囊肿　　　D. 肾盂源性肾囊肿

E. 肾结核

131. 患者，男，37 岁，无自觉症状。体检时超声所见：左肾大小、形态正常，下极实质显示一边界清楚、薄壁、圆形的无回声区，后方回声增强，其余肾实质回声正常。该患者可诊断为

A. 肾错构瘤　　　　B. 肾结核

C. 多囊肾　　　　　D. 肾囊肿

E. 肾癌

132. 患者，男，53 岁，自觉腰腹部胀痛、乏力、高血压。超声所见：双肾增大，形态失常，包膜凹凸不平，肾实质基本消失，为大小不等类圆形囊腔占据，肾窦受压变形。该患者应诊断为

A. 肾脓肿　　　　　B. 肾结核

C. 多囊肾　　　　　D. 肾囊肿

E. 肾癌

133. 患者，女，27 岁，无明显自觉症状。体检时超声发现左肾上极实质内可见一1.5cm、边界清晰、高回声实性肿块，内部及周边未探及明显血流信号，其余肾内结构未见异常。该患者最可能的诊断为

A. 肾错构瘤　　　　B. 肾结核

C. 肾囊肿　　　　　D. 肾脓肿

E. 髓质海绵肾

134. 患者，女，42 岁，突发右腰部绞痛，肉眼血尿，呕吐。超声所见：右肾大小、

形态正常，实质回声均匀，肾窦内出现扁卵圆形无回声区，右肾盂输尿管交界处可见一强光团回声。本病可诊断为

A. 多囊肾

B. 输尿管结石伴肾积水

C. 肾脓肿

D. 肾结核

E. 肾盂癌

135. 患儿，女，4 岁，以右侧腹部包块就诊。超声特征：右侧肾明显增大，失去正常形态，内见 10cm 左右边界清楚低回声不均匀实性肿块，肿块内部有不规则片状无回声区及强光团，血运极丰富，残存少量肾组织被挤压至一侧。该患者可诊断为

A. 肾错构瘤   B. 肾结石

C. 肾脓肿   D. 肾血肿

E. 肾母细胞瘤

136. 患者，男，57 岁，无明显自觉症状，出现无痛性肉眼血尿。超声特征：左肾实质内可见一 5cm 左右低回声不均匀实质性肿块，表面呈分叶状，内部及周边均可探及较丰富血流信号，肾窦受压变形。该患者可诊断为

A. 肾脓肿   B. 肾结核

C. 多囊肾   D. 肾囊肿

E. 肾癌

137. 患者，女，37 岁，无明显自觉症状。体检时超声发现脊柱前方实质性低回声肿块，并与双肾下极相连，肾内结构未见异常。该患者可诊断为

A. 肾发育不全   B. 异位肾

C. 马蹄肾   D. 重复肾

E. 海绵肾

138. 患者，男，25 岁，车祸后左腰部胀痛明

显，无发热。血常规：Hb10g/L，白细胞不高。超声特征：左侧肾上极实质回声不均匀，肾包膜连续性中断，肾周脂肪囊内可见形态不规则透声不良的无回声区。该患者可诊断为

A. 肾结石   B. 肾脓肿

C. 肾血肿   D. 肾母细胞瘤

E. 肾错构瘤

139. 患者，男，42 岁。在体检中做超声检查时发现左肾有一实性病灶，位于肾中 1/3 部偏外侧，相当于肾柱部位，呈类圆形，边界清，回声强度与肾皮质相同，且皮质相互连续，肾盂无分离。最应得出的超声提示为

A. 左肾实性病灶，建议进一步检查

B. 左肾实性病灶，考虑肾细胞癌，建议进一步检查

C. 左肾局限性低回声区，考虑肾柱肥大，建议定期复查

D. 左肾未见异常回声

E. 左肾良性病灶

140. 患儿，男，3 岁，因腹部包块就诊。超声检查示左上腹巨大实性肿块，边界尚清，回声不均，其内见不规则的透声区，与肾关系密切，肾内残存肾积水。最可能的诊断是

A. 肾结核   B. 肾母细胞瘤

C. 肾癌   D. 肾盂癌

E. 腹膜后肿瘤

141. 患者，男，76 岁，无痛性血尿，超声示膀胱三角区 3cm×2cm 乳头状隆起性病灶，基底部较宽，不随体位移动。首选的诊断是

A. 膀胱结石   B. 膀胱内血凝块

C. 血管瘤   D. 膀胱癌

E. 膀胱内异物

142. 患者，男，75 岁，尿频、尿急、尿痛、血尿 1 个月。超声特征：充盈的膀胱内可见一强回声光团，后方伴声影，随体位移动而改变位置。该患者可诊断为

    A. 膀胱结石　　　　B. 膀胱肿瘤

    C. 膀胱结核　　　　D. 膀胱壁钙化斑

    E. 膀胱内凝血块

三、A3/A4 型题

（143 ~ 145 题共用题干）

    患者，女，41 岁。因右上腹隐痛 1 周入院检查，超声检查发现肝右叶巨大囊性肿物，大小约 10.9cm×11.3cm，壁厚 2 ~ 3mm，稍毛糙，内可见絮状高回声漂浮，CDFI 未见明显血流信号。患者乙肝标志物（ - ），WBC 7.7× 10^9/L，N 0.55。

143. 该患者最可能的诊断是

    A. 肝脓肿　　　　　B. 肝棘球蚴病

    C. 肝胆管囊腺瘤　　D. 肝囊肿伴出血

    E. 肝结核

144. 为进一步明确诊断，该患者可进行的检查不包括

    A. 超声造影　　　　B. 平扫 + 增强 CT

    C. 肝动脉血管造影　D. 肝 MRI

    E. PET - CT

145. 肝囊肿超声引导下穿刺硬化治疗的禁忌证不包括

    A. 有出血倾向的患者

    B. 肝多发囊肿

    C. 囊肿位置高，紧邻膈顶部

    D. 囊肿与胆道相通

    E. 硬化剂过敏者

（146 ~ 147 题共用题干）

    患者，男，48 岁，消瘦、腹泻，乙肝病史 30 余年，AFP 正常。超声所见肝脏大小、外形尚正常，肝被膜增厚，欠光滑，肝实质增粗增强欠均匀。

146. 最可能的诊断是

    A. 非均匀性脂肪肝　B. 肝癌

    C. 急性肝坏死　　　D. 肝硬化

    E. 肝棘球蚴病

147. 患者靠近肝中静脉右侧，第二肝门附近可见一不均质低回声肿物，肿物大小约 3.5cm×2.6cm，周边见声晕，最可能的诊断是

    A. 肝血管瘤

    B. 肝局灶性结节性增生

    C. 肝癌（结节型）

    D. 肝腺瘤样增生

    E. 肝转移癌

（148 ~ 149 题共用题干）

    患者，男，61 岁。上腹部不适，低热，黄疸 1 周。超声见肝内胆管显著扩张，左右肝管于汇合处中断，可见一 2.0cm×3.0cm 边界欠清晰的等回声结节，无晕环，胆囊萎缩。

148. 该肿块最可能为

    A. 小肝癌　　　　　B. 结节型肝癌

    C. 肝腺瘤　　　　　D. 胆管细胞癌

    E. 肝囊腺瘤

149. 关于该患者的黄疸，以下选项正确的是

    A. 低位梗阻性黄疸　B. 高位梗阻性黄疸

    C. 生理性黄疸　　　D. 溶血性黄疸

    E. 肝细胞性黄疸

（150 ~ 152 题共用题干）

    患者，男，34 岁，车祸后 3 小时来诊，左侧肋骨骨折，血压正常。超声检查所见：腹腔未见明显液性暗区。肝实质回声稍粗糙，胰腺未见明显异常，脾被膜下有少量不规则片状液性暗区，相邻脾实质可见局限性弱回声区，范围约 21mm×24mm。

150. 该患者最可能的诊断是

A. 肝挫裂伤　　　B. 脾破裂

C. 脾梗死　　　　D. 胃破裂

E. 肠破裂

151. 患者 3 天后由于用力过度，突然出现左上腹部剧烈疼痛，最可能发生了

　　A. 迟发性脾破裂　　B. 肝破裂

　　C. 脾梗死　　　　　D. 胃破裂

　　E. 肠破裂

152. 该患者急行超声检查可见：腹腔大量液性暗区，脾周片状液性暗区，肝肾间隙条状液性暗区，盆腔片状液性暗区，脾被膜连续中断。此时可诊断为

　　A. 真性脾破裂

　　B. 中央破裂

　　C. 被膜下血肿

　　D. 被膜下血肿合并中央破裂

　　E. 边缘破裂

(153～155 题共用题干)

患者，女，68 岁。右上腹剧烈疼痛 2 天，Murphy 征阳性，伴发热、白细胞增高。超声检查显示：胆囊增大，大小约 10cm×4cm，胆囊壁弥漫性增厚，呈双层结构，轮廓线模糊，胆囊腔内充盈密集细小的斑点回声。

153. 该患者最可能的诊断是

　　A. 急性单纯性胆囊炎

　　B. 急性化脓性胆囊炎

　　C. 慢性胆囊炎

　　D. 胆道蛔虫症

　　E. 充满型胆囊结石

154. 该病需要鉴别的疾病不包括

　　A. 肝硬化合并低蛋白血症

　　B. 急性肝炎导致胆囊受累

　　C. 肝外低位胆道梗阻导致胆囊增大

　　D. 长期不进食或胃切除术后

　　E. 萎缩性胆囊炎

155. 因患者身体条件不允许手术，保守治疗 3 天后复查超声，显示胆囊增大，壁增厚，不平整，胆囊底部局部缺损，周围形成局限性积液，胆囊内见大量絮状物回声并可见气体强回声。可能的诊断是

　　A. 急性胆囊炎穿孔

　　B. 胆囊肿瘤

　　C. 胆汁淤积

　　D. 分隔胆囊伴胆囊积脓

　　E. 瓷器胆囊

(156～158 题共用题干)

患者，女，63 岁。因腹痛数月余，近日出现黄疸入院。曾有胰腺炎病史。超声示肝内外胆管轻中度扩张，胰头区可见 4cm×3cm 低回声团，边界欠清，形态尚规则，内可见斑点状钙化，后方回声增强，其余胰腺组织表面不光滑，回声粗糙。

156. 最可能的诊断是

　　A. 慢性局限性胰腺炎

　　B. 胰腺结核

　　C. 胰头癌

　　D. 肝细胞性黄疸

　　E. 急性出血坏死性胰腺炎

157. 想进一步鉴别诊断，最具有诊断意义的是

　　A. 病灶的边界及大小

　　B. 病灶内部的回声情况

　　C. 胰管是否可穿入肿块内部而不被截断

　　D. 胆管扩张的程度

　　E. 周围淋巴结肿大情况

158. 最具有确诊意义的是

　　A. 腹部 CT

　　B. 超声引导下多点穿刺活检

　　C. ERCP

　　D. PTC

　　E. 血管造影

(159～161题共用题干)

患者，男，58岁。因"1周前进食后右上腹痛明显，无明显发热"就诊。超声示胆囊大小为8.0cm×3.0cm，壁厚0.4cm，呈双边，囊内可见多发强光团，最大1.6cm，后伴声影，随体位改变有移动。右上腹相当于结肠右曲位置见8.3cm×6.9cm不均匀光团，与胆囊界限不清，形态不规整，内呈不均质低回声伴气体样强回声反射。

159. 在进行超声诊断时，对明确诊断有帮助的表现不包括

    A. 询问是否有下消化道病史

    B. 注意临床症状和体征

    C. 必要时作水灌肠超声检查

    D. 探查胆囊壁回声是否缺失或囊内是否积气

    E. 需要膀胱充盈

160. 关于囊腔内强光团的性质鉴别，不正确的是

    A. 结石后方声影整齐

    B. 气体反射后方声影较散

    C. 结石的强光团形态稳定

    D. 气体反射的强回声形态稳定

    E. 结石和气体反射均可移动

161. 该患者无排便习惯改变，但作水灌肠超声检查时发现包块的肠壁外部分大于肠壁内部分，该患者最可能的诊断是

    A. 胆囊结石合并胆囊癌

    B. 结肠肿瘤胆囊局部浸润

    C. 胆囊结石合并胆囊穿孔、胆囊结肠瘘形成

    D. 胆囊结石合并结肠肿瘤

    E. 胆囊积气

(162～164题共用题干)

患者，女，48岁。近3年来偶有右上腹部疼痛，伴或不伴恶心呕吐。住院前1天突发上腹部疼痛，伴左右后背部疼痛，伴发热、恶心、呕吐。实验室检查白细胞明显增高。

162. 结合病史，应首先考虑的是

    A. 胆囊结石   B. 胆管结石

    C. 胆源性胰腺炎   D. 溃疡病穿孔

    E. 肾结石

163. 查体：急性病容，巩膜可疑黄染，腹平软，上腹部偏左有压痛，无腹水，肠鸣音正常。为确诊必须检查的是

    A. 血常规   B. 转氨酶

    C. 血、尿淀粉酶   D. 血钙

    E. 血胆红素

164. 以下最符合急性胰腺炎声像图表现的是

    A. 胰腺合并囊肿

    B. 胰管串珠状扩张

    C. 胰腺弥漫性肿大，回声减弱或强弱不均

    D. 胰管内结石

    E. 小网膜囊积液

(165～167题共用题干)

患者，男，36岁，暴饮暴食后突发上腹部剧烈疼痛1天，并伴发热、恶心及呕吐，实验室检查白细胞明显升高，临床拟诊为急性胰腺炎。

165. 最符合急性胰腺炎的超声表现的是

    A. 胰管串珠状扩张

    B. 胰腺弥漫性肿大，回声减弱或强弱不均

    C. 胰腺合并囊肿

    D. 胰管内结石

    E. 小网膜囊积液

166. 明确诊断的首选检查是

    A. 红细胞沉降率   B. 凝血时间

    C. 肝功能   D. 血、尿淀粉酶

    E. 血培养

167. 急性胰腺炎的间接征象不包括

    A. 胆囊壁增厚

    B. 脾静脉细窄

    C. 胰管扩张

    D. 后腹膜皂化灶形成

    E. 胰腺腺体变薄

（168 ~ 169 题共用题干）

    患者，男，58 岁。因胃部不适行上消化道造影，显示胃部充盈缺损，内镜检查可见胃黏膜局限性隆起，临床拟诊黏膜下肿瘤。

168. 超声图像上见胃壁连续性良好，未见明显占位病变，不可能引起上述影像学改变的是

    A. 肝右叶肿瘤　　B. 胰腺体尾部肿瘤

    C. 肿大的脾　　　D. 胰腺假囊肿

    E. 肿大的胆囊

169. 该患者有慢性胰腺炎病史，超声于左上腹探及 10mm × 6mm 边界清晰的囊性占位，内透声不好，最可能的诊断是

    A. 腹膜后肿物　　B. 胰腺假囊肿

    C. 胰腺囊腺瘤　　D. 急性胃扩张

    E. 胃平滑肌瘤

（170 ~ 172 题共用题干）

    患者，女，48 岁。因"上腹痛伴食欲不振、恶心，6 小时后转为右下腹痛"就诊。查体：白细胞轻度升高，低热。服用解痉药及对症治疗无好转。12 小时后症状加重，高热，白细胞显著升高，局部压痛、反跳痛明显。

170. 根据病史诊断为

    A. 胃炎

    B. 急性胰腺炎

    C. 急性肠炎

    D. 急性化脓性阑尾炎

    E. 慢性阑尾炎

171. 以下不符合阑尾炎超声表现的有

    A. 阑尾区可见直径 0.5cm 盲管样结构，壁厚 0.2cm

    B. 阑尾区可见直径 1.2cm 盲管样结构，壁厚 >0.3cm

    C. 右下腹可见盲管样结构，管壁连续性中断

    D. 盲管样结构内可见团块状强回声伴声影，周围伴无回声

    E. 阑尾不可被压瘪，腔内可见气体样回声

172. 阑尾炎的间接超声征象不包括

    A. 周围多发肿大淋巴结

    B. 周围腹腔积液

    C. 周围网膜样强回声包绕

    D. 胸腔积液

    E. 邻近肠管肠壁增厚

（173 ~ 176 题共用题干）

    患者，男，39 岁，既往因结肠病变有手术史，现因阵发性腹痛、腹胀、呕吐、肠鸣音亢进而行临床检查，超声见肠管扩张，最宽径达 4.0cm，肠腔内充满液体，逆蠕动出现，肠间可见少量条状无回声。

173. 关于该病的叙述，不正确的是

    A. 该病可由肠壁外病变、肠壁本身病变或肠腔内病变引起

    B. 病变类型可以是动力性、机械性或血运性

    C. 病变部位可分为高位和低位

    D. 机械性梗阻是由于神经抑制或毒素刺激导致肠壁肌肉运动紊乱所致

    E. 长时间的机械性梗阻也可导致肠管蠕动减弱或消失

174. 对其声像图的叙述，不正确的是

    A. 梗阻处肠黏膜皱襞可发生水肿

    B. 梗阻的肠内容物出现逆蠕动

    C. 肠蠕动可增强、减弱或消失

D. 梗阻以上部位的肠管多无扩张

E. 合并穿孔时可有腹腔积液

175. 经扫查，于下腹部切口处皮下可见局部腹膜中断，并形成一 7cm×6cm 的囊性占位，其内可见肠管回声，肠壁增厚，那么，该患者梗阻原因最可能是

  A. 肠粘连　　　　　B. 嵌顿疝

  C. 道肿瘤　　　　　D. 肠穿孔

  E. 扭转

176. 因腹腔积液渐进性增多，通过超声引导下刺抽出血性液体，考虑为

  A. 抽出由穿孔肠壁流到腹腔的肠内容物

  B. 穿刺刺破小毛细血管

  C. 肠管出血性炎性改变

  D. 肠肿瘤破裂出血

  E. 发生绞窄性肠梗阻

（177 ~ 179 题共用题干）

患者，男，28 岁，车祸后 2 小时，左腰部持续性疼痛，肉眼血尿。超声表现：右肾未见明显异常，左肾下极实质回声不均匀，可见不规则低回声区，肾周围有无回声区包绕，膀胱充盈良好，内见不规则团块状高回声浮动。

177. 根据临床症状及超声表现，最可能的诊断是

  A. 左肾结核继发肾周脓肿形成

  B. 左肾肿瘤侵及脂肪囊

  C. 肾盂肿瘤继发膀胱种植

  D. 左肾实质裂伤并肾周血肿形成

  E. 左肾尿外渗

178. 对明确诊断最有价值的检查是

  A. X 线肾区平片

  B. X 线静脉尿路造影

  C. CT

  D. MRI

  E. 超声引导下肾周无回声区穿刺检查

179. 膀胱内不规则团块状高回声，最可能是

  A. 膀胱结石　　　　B. 膀胱异物

  C. 膀胱凝血块　　　D. 膀胱肿瘤

  E. 输尿管囊肿

（180 ~ 181 题共用题干）

患者，男，29 岁。右侧腰痛 3 小时余，尿检有镜下血尿。超声显示右肾盂轻度积水，右输尿管上、中段前后径 0.9cm，膀胱壁输尿管处隆起，局部见强回声团，直径约 0.6cm，伴声影。

180. 根据临床症状及超声表现，最可能的诊断是

  A. 右输尿管囊肿

  B. 右输尿管结石

  C. 右输尿管肿瘤

  D. 右输尿管外压性狭窄

  E. 膀胱右侧壁肿瘤

181. 为了解分析肾脏功能，首选的检查是

  A. IVU　　　　　　B. 泌尿系 X 线

  C. MRI 平扫　　　　D. 逆行肾盂造影

  E. CT 平扫

（182 ~ 183 题共用题干）

患者，男，61 岁。自述排尿不尽，尿流中断 3 个月余，尿频、尿痛、肉眼血尿 2 日。既往有慢性前列腺增生病史。超声表现：膀胱充盈良好，内见 2.0cm 弧形强回声光带，后伴声影，可随体位移动。

182. 膀胱内高回声，最可能的诊断是

  A. 膀胱结石　　　　B. 膀胱肿瘤

  C. 膀胱凝血块　　　D. 膀胱异物

  E. 输尿管囊肿

183. 该疾病最佳确诊方法是

  A. 依据典型症状尿流中断

  B. 双合诊检查

  C. 金属尿道探子检查

D. 腹部平片检查

E. 膀胱镜检查

（184~186 题共用题干）

患者，男，65 岁。自述进行性排尿困难 4 年，直肠指检示前列腺右叶质硬。血清 PSA 75ng/ml。经直肠超声检查：前列腺内可见一低回声灶，累及右侧精囊。

184. 患者最可能的诊断是

A. 前列腺囊肿　　B. 前列腺癌

C. 前列腺结核　　D. 前列腺结石

E. 前列腺增生

185. 关于该疾病声像图的特点，说法不正确的是

A. 前列腺不规则增大，左右不对称，较大病变可向外突出

B. 包膜回声出现间断或不规则，不完整，不整齐

C. 内部回声不均，局部出现点状、团块状回声或大小不等的低回声暗区，后方常有声衰减

D. 病变多位于外腺，晚期癌肿可向精囊、前列腺周围和膀胱浸润

E. 病变多位于内腺，晚期癌肿可向前列腺浸润

186. 确诊该低回声灶性质最可靠的方法是

A. 直肠指检

B. 超声或 CT 检查

C. 前列腺特异抗原测定

D. 血清酸性磷酸酶测定

E. 活体组织病理学检查

（187~188 题共用题干）

患者，女，62 岁。急性心肌梗死溶栓后 3 小时，突发腹痛、面色苍白、心悸，血压 80/50mmHg。超声特征：左侧腹膜后见一大小为 10.2cm×6.7cm 的边界清楚、形态欠规则的低回声区，内未见明显血流信号。

187. 该患者最可能的诊断是

A. 左腹膜后脓肿

B. 左腹膜后囊肿

C. 左腹膜后血肿

D. 左腹膜后血管瘤

E. 左腹膜后脂肪瘤

188. 最有确诊价值的检查是

A. 超声检查

B. 腹膜后包块穿刺

C. 腹部 CT 检查

D. 腹部增强 CT 检查

E. MRI 扫描

（189~191 题共用题干）

患者，男，45 岁，身体健康，无高血压家族史，但在排尿时血压升高，伴有头晕、心悸。超声检查：膀胱壁内见一直径约 3cm 的中等回声肿块，呈椭圆形，并突向膀胱腔。

189. 该患者可能的诊断是

A. 膀胱乳头状瘤

B. 神经源性膀胱

C. 腺性膀胱炎

D. 膀胱壁平滑肌瘤

E. 膀胱嗜铬细胞瘤

190. 肾上腺嗜铬细胞瘤的超声表现是

A. 肿块相对较小

B. 肿块内部回声以囊性为主

C. CDFI：肿块内一般没有血流信号

D. 肿块 1cm 左右

E. 一般为单侧肾上腺发病，仅 10% 为双侧肾上腺发病

191. 该病不会发生在人体的部位是

A. 主动脉两侧　　B. 骨骼

C. 肾上腺　　　　D. 卵巢

E. 睾丸

(192～194 题共用题干)

患者，男，43 岁。消瘦，低热，自述虚弱无力，触诊于第四肋间可触及肿块，有轻微疼痛。既往有肺结核病史。超声显示肋软骨间可见椭圆形不均匀弱回声，中心部可见无回声区伴其内点状钙化，肋骨无异常。

192. 最可能的诊断是

A. 肋软骨炎　　　B. 胸壁结核

C. 胸壁软骨肉瘤　D. 胸壁脂肪瘤

E. 肋骨转移瘤

193. 该疾病蔓延途径不包括

A. 侵入胸骨旁或肋间淋巴结

B. 形成脓肿侵入胸壁软组织

C. 病灶向胸壁内、外蔓延

D. 侵蚀、破坏肋骨

E. 种植转移

194. 病程继续进展不可能出现的超声表现是

A. 梭形弱回声团穿破肋间肌，出现在皮下及胸膜外

B. 彩色多普勒可见病灶部位呈低速血流

C. 弱回声内见不规则片状强回声伴声影

D. 病灶向深层蔓延，凸向肺野，伴弱回声不规则窦道

E. 侵袭肋骨，致骨皮质不规则变薄、回声中断

(195～197 题共用题干)

患者，男，47 岁。持续性咳嗽、胸痛，胸部叩诊呈浊音，超声可见胸腔积液。

195. 若患者有石棉接触史，超声下可见与胸部相连的圆形均匀性实质性弱回声，有完整包膜，内部可见小无回声区及钙化强回声，瘤周围胸膜增厚，胸腔积液呈少量。最可能的诊断为

A. 胸膜纤维瘤

B. 胸膜脂肪瘤

C. 胸膜局限性间皮瘤

D. 胸膜弥漫性恶性间皮瘤

E. 胸膜转移瘤

196. 若患者呼吸困难，有石棉接触史，超声下可见胸膜弥漫增厚，可见多中心，大小不等低回声隆起，表面凹凸不平，肿瘤后方衰减，与胸膜的边界不易分清，胸腔内积液呈大量，透声欠佳。最可能的诊断为

A. 胸膜纤维瘤

B. 胸膜脂肪瘤

C. 胸膜局限性间皮瘤

D. 胸膜弥漫性恶性间皮瘤

E. 胸膜转移瘤

197. 若患者呼吸困难、胸痛，既往肺癌病史，超声可见脏层及壁层胸膜表面，较均匀的弱回声（有时回声较高）。最可能的诊断为

A. 转移性胸膜肿瘤

B. 胸膜间皮瘤

C. 包裹性胸腔积液

D. 恶性淋巴瘤

E. 石棉肺胸膜斑

四、B1 型题

(198～201 题共用备选答案)

A. 肝内有圆形孤立性薄壁无回声区，后方回声增强

B. 肝内布满大小不等的无回声区呈蜂窝状，囊与囊之间的肝实质回声增强

C. 肝内有圆形孤立性无回声区，壁厚呈双层结构，后方回声增强

D. 肝内满布大小不等的无回声区呈蜂窝状，囊壁不规则，囊肿与胆管相连

E. 肝内有不规则形囊性占位，壁较厚，内透声不好，可见较高回声的点状或斑片状回声

198. 多囊肝

199. 肝囊肿

200. 肝棘球蚴囊肿

201. 肝脓肿

(202~205 题共用备选答案)

  A. 肝左叶增大，右叶缩小，肝表面不光滑，肝实质回声增强、增粗，呈网格状

  B. 肝萎缩，肝表面不光滑，肝实质回声增强、增粗，呈结节状

  C. 肝大，肝表面光滑，肝实质回声减弱

  D. 肝大，肝表面光滑，肝实质回声细密、增强，深部回声减弱

  E. 肝大，肝表面光滑，肝实质回声增密、稍增粗、肝静脉明显增宽

202. 符合肝硬化声像图改变的是

203. 符合脂肪肝声像图改变的是

204. 符合急性肝炎声像图改变的是

205. 符合肝血吸虫病慢性期声像图改变的是

(206~210 题共用备选答案)

  A. 肝内胆管与伴行门静脉呈"小平行管征"

  B. 肝内胆管呈树枝状扩张

  C. 胆总管扩张

  D. 肝左、右管均可扩张

  E. 胆管、胰管双扩张

206. Vater 壶腹梗阻

207. 胆总管下端梗阻

208. 肝内胆管重度扩张

209. 上端肝门部梗阻

210. 肝内胆管轻-中度扩张

(211~215 题共用备选答案)

  A. 胆囊底部壁增厚，壁内可见小囊结构

  B. 胆囊底部向腔内隆起的球状低回声结节，大小为 15mm

  C. 胆囊肿大，颈部见强回声伴后方声影

  D. 胆囊底部囊腔萎缩，内充满砂粒状强回声，胆囊颈管增大

  E. 胆囊壁可见单发或多发的强回声，呈"彗星尾征"

211. 胆囊壁内结石

212. 局限型胆囊腺肌增生症

213. 胆囊小腺瘤

214. 胆囊颈部结石

215. 分隔胆囊伴结石形成

(216~220 题共用备选答案)

  A. 胆囊颈部一基底较宽表面不平整的较小结节

  B. 突入胆囊腔内的蕈伞状宽基底弱回声结节

  C. 囊壁增厚伴乳头状或蕈伞状肿块

  D. 胆囊腔消失，胆囊区代之以弱回声不均匀实性肿块

  E. 胆囊壁不均匀增厚，内壁凸凹不平

216. 胆囊癌混合型

217. 胆囊癌实块型

218. 胆囊癌壁厚型

219. 胆囊癌蕈伞型

220. 胆囊癌结节型

(221~225 题共用备选答案)

  A. 胃壁增厚，正常结构消失，胃腔狭窄，呈"假肾"征

  B. 胃壁明显增厚，呈低弱回声，内可见大小不等的弱回声结节，血运丰富，胃腔狭窄不明显

  C. 肿块突向胃腔内，形态不规则，表面黏膜隆起，不平整，边界尚清晰

  D. 均匀低回声类圆形肿瘤，将黏膜层顶起，形成"拱桥样"黏膜

  E. 大小约为 10cm 的边界模糊的分叶状肿瘤，内部有不规则液化坏死区，肿瘤实性部分未探及明显血流信号

221. 胃癌弥漫型超声表现为

222. 胃平滑肌瘤超声表现为

223. 胃癌肿块型的超声特征是

224. 胃恶性淋巴瘤超声表现为

225. 胃平滑肌肉瘤超声可探及

（226～230题共用备选答案）

　　A. 胃壁局限性增厚，断面如"弯月"状

　　B. 短轴切面示管腔空虚、全周壁厚，类似靶环

　　C. 冠状切面呈溃疡环堤

　　D. 肿瘤中心凹陷为溃疡，周围隆起，形成环堤，呈"弹坑"样改变

　　E. 胃肠全周或广泛胃壁增厚

226. "假肾"征

227. "新月"征

228. "靶环"征

229. "炸面包圈"征

230. "火山口"征

（231～233题共用备选答案）

　　A. 肾体积明显缩小，形态正常，皮质较薄，肾窦回声清晰

　　B. 肾体积明显缩小，形态正常，皮质较薄，肾窦回声不清晰

　　C. 患侧肾区及其他部位未见肾回声，健侧肾代偿性增大，形态结构正常

　　D. 患侧肾区未见肾回声，盆腔内可见肾回声，可还纳至患侧肾区，健侧肾代偿性增大，形态结构正常

　　E. 患侧肾区未见肾回声，盆腔内可见肾回声，不能还纳至患侧肾区，健侧肾代偿性增大，形态结构正常

231. 肾缺如

232. 先天性肾发育不全

233. 异位肾

（234～237题共用备选答案）

　　A. 肾缺如　　　　　B. 重复肾

　　C. 肾错构瘤　　　　D. 马蹄肾

　　E. 海绵肾

234. 两肾下极相连，横过下腔静脉和腹主动脉前方，见于

235. 左肾区可见两个肾及两个输尿管回声，两者密不可分，见于

236. 肾内可见肾锥体呈均匀一致的高回声区，放射状排列，见于

237. 肾上极实质内可见一个1.8cm左右、边界清晰、高回声实质性肿块，内部及周边未探及明显血流信号

（238～239共用备选答案）

　　A. 膀胱输尿管开口处无回声区，与膀胱相互沟通

　　B. 膀胱输尿管开口处实质性肿块，该处膀胱壁回声不清晰

　　C. 膀胱较大扁平状实质性肿块，随体位移动而缓慢改变位置，膀胱壁回声清晰

　　D. 膀胱内管状强回声，后方伴或不伴声影，随体位移动而改变位置

　　E. 膀胱内强回声团，后方伴或不伴声影，随体位移动而改变位置

238. 膀胱肿瘤可见

239. 膀胱内凝血块可见

（240～242题共用备选答案）

　　A. 一般较局限，呈圆形或椭圆形

　　B. 均有包膜

　　C. 局部肌层、浅筋膜层结构破坏，显示不清晰或不规则

　　D. 均为转移而来

　　E. 可见钙化及液性暗区

240. 属于胸壁结核的是

241. 属于胸壁恶性肿瘤的是

242. 属于胸壁良性肿瘤的是

（243～246题共用备选答案）

　　A. 心包增厚、粘连、钙化

B. 透声较差的液性暗区内有细点状及斑点状回声

C. 心包脏层与壁层之间液性暗区

D. 壁层胸膜变薄、变形

E. 胸膜脏层与壁层之间液性暗区

243. 心包积液表现为

244. 胸腔积液表现为

245. 脓胸表现为

246. 缩窄性心包炎表现为

五、X 型题

247. 行腹膜后超声检测时需要做的准备有

    A. 检查前应空腹

    B. 检查前可以进食，无须空腹

    C. 应嘱患者憋尿

    D. 检查前必要时给予泻药，以减少肠腔内粪便及气体干扰

    E. 检查前须服超声显影剂

248. 肝癌的 CDFI 特征包括

    A. "篮网"征

    B. 血流速度一般较快

    C. 阻力指数以低阻型为多

    D. 肿瘤周围血流增多

    E. 瘤体内部血流信号较少

249. 肝硬化门静脉高压时可能出现的彩色多普勒血流特点包括

    A. 门静脉可呈双向血流

    B. 肝静脉呈粗细不一彩色血流

    C. 肝门区可显示搏动性条状彩色血流

    D. 门静脉血流变细

    E. 侧支循环内可显示血流信号

250. 原发性肝癌的继发征象包括

    A. 肝门向健侧移位

    B. 肿块附近的血管绕行、抬高

    C. 肝内胆管不同程度扩张

    D. 门静脉癌栓形成

E. 肝内实性肿块，内见不规则无回声区

251. 肝转移癌的回声类型包括

    A. 强回声型　　　　B. 弱回声型

    C. 等回声型　　　　D. 子囊孙囊型

    E. 钙化型

252. 肝硬化的超声表现包括

    A. 肝静脉走行及管腔无异常改变

    B. 肝体积缩小，形态失常

    C. 门静脉扩张，脾大，腹水

    D. 胆囊壁增厚

    E. 实质回声弥漫性增强、增粗，可有结节样回声

253. 巨块型肝癌的声像图表现包括

    A. 肝内巨大的实性肿块，一般 > 5 cm

    B. 呈类圆球状或分叶状

    C. 边缘包膜完整

    D. 多呈不均匀的混合回声或较高回声

    E. 常呈"瘤中瘤"表现

254. 关于原发性肝癌的超声声像图，叙述正确的是

    A. 多有肝硬化背景

    B. 肿物可呈高、等、低回声

    C. 门静脉内可见实性占位

    D. 肿物内血流信号多为高速低阻血流

    E. 肿物周边可见晕环

255. 以下表现为血管瘤超声诊断特征的是

    A. "牛眼"征

    B. "水上百合"征

    C. "边缘裂隙"征

    D. "浮雕"征

    E. "马赛克"征

256. 关于胆囊癌，叙述不正确的是

    A. 厚壁型胆囊癌应与慢性胆囊炎及胆囊腺肌增生症相鉴别

    B. 胆囊癌实块型应与胆囊淤积稠厚的胆

汁相鉴别

C. 癌肿内常可测及高速低阻的动脉频谱

D. 胆囊癌以厚壁型最多见

E. 癌肿内常可测及低速高阻的动脉频谱

257. 临床确诊的胆囊癌，声像图可表现为

A. 胆囊壁呈局限性或弥漫性不均匀增厚

B. 囊壁增厚同时伴有结节状或乳头状肿块突入腔内

C. 整个胆囊表现为低回声或回声粗而不均匀的实性肿块，并伴有结石强回声

D. 肝内外胆管扩张

E. 肝门部淋巴结肿大

258. 急性胆囊炎可能的声像图表现包括

A. 胆囊壁弥漫增厚

B. 胆囊肿大

C. "囊壁－结石－声影三合征"征

D. 胆囊内点状回声或絮状回声

E. 胆囊壁连续中断

259. 关于先天性胆总管囊状扩张症，叙述不正确的是

A. 囊性无回声区上段与近端胆管不相通

B. 又称先天性胆总管囊肿

C. 呈椭圆形或梭形无回声区

D. 胆囊常因囊肿向腹前壁推挤移位

E. 胆囊体积增大

260. 脾梗死的声像图表现包括

A. 病变常呈楔形或不规则，基底较宽近脾门，尖端指向外缘脾包膜

B. 病变内部多无血流信号

C. 病变内部可见强回声或无回声区

D. 可发展为假性囊肿

E. 部分坏死区可形成高回声区

261. 超声所能显示的副脾的声像图特点包括

A. 内部回声明显低于脾

B. 多位于脾门处

C. 多呈圆形或椭圆形

D. 内部回声与脾一致

E. 可发现脾血管与其相连

262. 脾脓肿的超声表现有

A. 脾大，脾大的程度与脾脓肿的数量、大小及位置有关

B. 早期脾脓肿灶较小者不易显示

C. 脓肿壁不规则增厚

D. 进展期病灶内出现液化坏死无回声区，不规则

E. 液化坏死区偶尔见气体强回声

263. 关于脾转移瘤，叙述正确的是

A. 声像图表现可为低回声、高回声和混合回声

B. 脾转移瘤常多发，单发罕见

C. 周围可见低回声晕

D. 声像图表现与原发肿瘤一致

E. 声像图表现与原发肿瘤不一致

264. 关于脾血管瘤，叙述正确的是

A. 实性或囊实性肿块

B. 边缘清楚的低或等密度区

C. 可有大小不等的囊变区

D. 增强扫描见肿块明显强化

E. 发现钙化即可除外血管瘤

265. 关于脾原发肿瘤，叙述正确的是

A. 脾血管瘤是最常见的脾良性肿瘤

B. 脾淋巴瘤可出现包膜钙化

C. 脾错构瘤表现为稍强回声区，边界清，内回声不均

D. 脾血管瘤超声发现率高于肝血管瘤

E. 脾淋巴瘤与脾炎性假瘤声像图均表现为低回声时超声较难鉴别

266. 关于脾淋巴瘤超声表现，叙述正确的是

A. 脾内部回声减低，无占位性病变

B. 脾实质内可见密布的小弱回声区

C. 脾实质内多发低或极低回声病灶，无包膜，内部回声均匀

D. 脾实质内单发低回声肿物，形态不规则，边界清晰，肿瘤内部可见液化坏死，可见无回声区

E. CDFI：肿块内见丰富血流信号，周边未见明确血流信号

267. 以下属于脾错构瘤声像图表现的是

A. 脾内低回声肿物

B. 脾内稍强回声区

C. 肿瘤内见丰富血流信号

D. 可见包膜钙化

E. 内未见明确血流信号

268. 无痛性梗阻性黄疸伴胆囊增大，可能是

A. 胆囊结石　　　B. 硬化性胆管炎

C. 胰头癌　　　　D. 胆道蛔虫症

E. 壶腹周围癌

269. 鉴别胰腺癌与慢性胰腺炎，以下选项中支持胰腺癌表现的是

A. 胰腺局部肿大

B. 低回声病灶

C. 边界不清

D. 腹膜后淋巴结肿大

E. 胰管呈不均匀串珠状扩张

270. 急性胰腺炎水肿型的声像图表现是

A. 胰腺弥漫性肿大

B. 内部回声不均，呈混合高回声，可有液化无回声及钙化强回声

C. 胰腺形态变化显著，形态不规则，甚至呈球形，胰腺与周围组织分界不清

D. 胰腺实质回声减低

E. 常伴有胰管内强回声，后方伴声影

271. 胰腺癌的声像图表现包括

A. 胰腺局部肿大，呈结节状、团块状、不规则局部隆起

B. 轮廓不规则，呈蟹足状向周围浸润

C. 呈均匀性低回声，临床伴发低血糖症状

D. 腹膜后淋巴结肿大

E. 胰管不同程度扩张，内壁光滑

272. 胆囊结石的非典型表现包括

A. WES 征　　　　B. 胆囊颈部结石

C. Mirizzi 综合征　　D. 泥沙状结石

E. 胆固醇结石

273. 典型肠梗阻超声表现是

A. 梗阻远端肠管扩张

B. 梗阻近端肠管扩张

C. 梗阻近端肠管蠕动减弱

D. 梗阻近端肠管蠕动活跃

E. 梗阻远端肠管蠕动活跃

274. 胃肠道穿孔的常见超声表现是

A. 膈下固定的气体样强回声

B. 膈下局限性积液

C. 腹前壁游离气体样强回声

D. 腹腔积液

E. 膈下游离的气体样强回声

275. 有关前列腺癌的声像图表现，叙述正确的是

A. 前列腺后叶出现低回声结节

B. 前列腺体积增大，内部回声杂乱

C. 前列腺周缘区发现低回声或等回声结节

D. 前列腺内有钙化征象

E. 前列腺周缘区异常血流丰富区

276. 关于前列腺增生症的后尿道超声改变，叙述正确的是

A. 尿道内口移位：前移或后移或上移

B. 后尿道延长 >3cm

C. 后尿道曲度改变

D. 排尿期后尿道呈漏斗样改变

E. 排尿期尿道腔变细或不规则状或局部有隆起

277. 患者，女，68 岁。高血压 20 余年，2 个月前出现头晕、肢体无力，血压为 200/110mmHg，血钾为 2.3mmol/L，血肌酐为 112μmol/L（正常值 < 97μmo/L）。醛固酮为 405.7pg/ml（正常值 63～239.6pg/ml）。超声检查示右侧肾上腺低回声肿块，直径为 2.2cm，类圆形，边界清晰。根据以上临床表现、实验室检查及超声表现，初步诊断为

A. 原发性醛固酮增多症

B. 肾上腺髓质增生

C. 肾上腺嗜铬细胞瘤

D. 肾上腺皮质腺瘤

E. 肾上腺神经母细胞瘤

278. 弥漫型胸膜间皮瘤的超声表现包括

A. 病变表面不规整，基底较宽

B. 多数合并胸腔积液

C. 部分增厚的胸膜可合并钙化灶

D. 病变进展，可出现肋骨破坏

E. 胸膜呈广泛弥漫性增厚，呈多发结节状或不规则的低回声或不均匀中等回声

279. 以下选项中属于渗出性胸腔积液的是

A. 血胸

B. 脓胸

C. 浆液性胸腔积液

D. 肝硬化所致胸腔积液

E. 心力衰竭所致胸腔积液

280. 关于胸壁恶性肿瘤，叙述正确的是

A. 肿瘤生长迅速，侵袭性强

B. 可为多种回声类型

C. 血流信号大多较丰富

D. 肿瘤随呼吸运动而移动

E. 可位于胸壁软组织、胸骨、肋软骨或神经走行区

第十一章　浅表器官疾病诊断及鉴别诊断

一、A1 型题

1. 甲状腺腺瘤的超声特征是
  A. 肿物边界光滑，无包膜，呈低回声
  B. 肿物边界不光滑，无包膜，呈低回声
  C. 肿物边界光滑，有包膜，呈低回声
  D. 肿物边界不光滑，有包膜，呈低回声
  E. 肿物边界光滑，有包膜，呈强回声

2. 原发性甲状腺功能亢进的超声显示不包括
  A. 体积增大
  B. 腺体回声多呈弥漫性低回声，分布均匀或不均匀
  C. 高速低阻血流
  D. 无血流信号
  E. 两叶呈对称性

3. 超声诊断亚急性甲状腺炎，以下叙述不正确的是
  A. 大小、结构、回声正常
  B. 局部有压痛
  C. 弥漫性肿大
  D. 腺体内见边界不清的散在性或融合性片状低回声
  E. 多普勒超声显示，血流可以丰富或不丰富

4. 结节性甲状腺肿的超声特点不包括
  A. 颈前部肿大、增粗
  B. 甲状腺内多个结节
  C. 结节大小不等，分布不均
  D. CDFI 示血流丰富，沿结节绕行
  E. 结节都是实性的

5. 桥本甲状腺炎的声像图特点是
  A. 甲状腺非对称性肿大
  B. 内部回声普遍减低、增粗，呈网格状
  C. 内部回声普遍增强、增粗，呈网格状
  D. 常有多发强回声结节
  E. 正常的实质内见片状强回声

6. 关于腮腺管结石（涎石病）的超声表现，不正确的是
  A. 腮腺大小、形态正常
  B. 较大结石后方伴声影
  C. 较大结石可引起导管阻塞
  D. 腮腺导管无扩张
  E. 腮腺内可探及强回声斑点或斑块

7. 腮腺混合瘤的超声特征不包括
  A. 形态呈圆形或椭圆形
  B. 肿瘤边界清晰
  C. 内部呈低回声区
  D. 从不囊性变
  E. 内部如有钙化，需警惕有恶变可能

8. 在超声显示上有特征性的乳腺癌是
  A. 黏液癌　　　　　B. 导管内乳头状瘤
  C. 炎性癌　　　　　D. 腺癌
  E. 未分化癌

二、A2 型题

9. 患者，女，51 岁，无症状，偶然发现颈粗，超声检查发现甲状腺轻度肿大，内见多个囊实性小结节，最可能是
  A. 甲状腺炎　　　　B. 毒性甲状腺肿
  C. 结节性甲状腺肿　D. 单纯性甲状腺肿
  E. 甲状腺囊肿

三、A3/A4 型题

（10～13 题共用题干）

　　患者，女，61 岁。患结节性甲状腺肿多年，近期右侧叶一结节明显增大，质硬，内有

砂粒样钙化点，同侧颈部淋巴结肿大。

10. 首先考虑的是

A. 结节囊性变   B. 结节继续增大

C. 结节腺瘤样变   D. 结节癌变

E. 结节钙化

11. 超声检查甲状腺的最佳探头频率是

A. 1.5MHz   B. 2.5MHz

C. 3.5MHz   D. 7.5MHz

E. 4.5MHz

12. 若进行彩色多普勒血流检查，该病一般表现为

A. 血流丰富，RI<0.4

B. 血流丰富，RI<0.7

C. 血流不丰富，RI>0.7

D. 血流不丰富，RI>0.4

E. 血流丰富，RI>0.7

13. 若超声显示甲状腺与颈前肌界限不清时，最常见于哪种甲状腺疾病

A. 甲状腺腺瘤

B. 结节性甲状腺肿

C. 单纯性甲状腺肿

D. 甲状腺癌

E. 甲状腺脓肿

(14～15题共用题干)

患者，男，53岁。颈前偏右有一实性结节，质硬。2周后发现声音嘶哑，超声显示：甲状腺右叶单发，境界不清，低回声结节，内有细点状强回声，伴有右颈部淋巴结肿大。

14. 最可能的诊断是

A. 甲状腺腺瘤

B. 甲状腺癌

C. 甲状腺囊肿

D. 结节性甲状腺肿

E. 亚急性甲状腺炎

15. 为进一步确诊，可采取的方法是

A. CT   B. MRI

C. PET   D. 穿刺活检

E. 实验室检查

(16～17题共用题干)

患者，男，15岁。数年来多处骨折伴有关节疼痛，肝肾功能正常，超声显示甲状腺下极背侧大小1.0cm×1.5cm的低回声结节，包膜完整，血流丰富。

16. 该患者最可能的诊断是

A. 甲状旁腺增生   B. 甲状旁腺癌

C. 低钙血症   D. 肾结石

E. 甲状旁腺腺瘤

17. 鉴别甲状旁腺肿物性质的最佳方法是

A. CT   B. 超声

C. 手术   D. 病理

E. 穿刺

(18～20题共用题干)

患者，女，58岁。因唾液减少、黏稠，口臭，双侧腮腺区反复性肿胀10年，加重3天就诊。超声示双侧腮腺形态饱满，体积稍增大，腺体内部回声不均匀。双侧腺体内均可见迂曲增宽的管状结构，内部透声差，较宽处内径约0.8cm，右侧管腔内可见2个强回声团块，后伴声影，挤压腮腺时部分强回声可轻微移动，较大者位于面颊部，大小约0.9cm×0.5cm；左侧面颊部管腔内可见一大小约1.5cm×0.7cm强回声团块，后伴宽大声影，不随体位改变移动。

18. 该患者最可能的诊断是

A. 腮腺囊肿

B. 流行性腮腺炎

C. 双侧腮腺导管扩张伴多发结石

D. 腮腺混合瘤

E. 腮腺肥大

19. 正常腮腺的超声表现不包括

A. 纵切是形状为正三角形

B. 腮腺深叶不易完整显示，内部为中等点状的均匀回声

C. 腺体内偶见一平行带状回声，为腮腺导管回声

D. 彩色多普勒：血流不丰富，呈散在的点状血流

E. 腮腺浅叶较易观察，深叶常显示欠佳

20. 涎石症多发于哪个腺体

A. 腮腺   B. 颌下腺

C. 舌下腺   D. 唇腺

E. 颊腺

（21~23 题共用题干）

患儿，男，4 岁。右侧耳垂周围疼痛、皮肤红肿 3 天，饮食时疼痛加剧。口腔检查：腮腺导管开口充血肿胀。超声检查：右侧腮腺中度肿大，包膜不清晰，实质回声不均匀，血供增多。左侧腮腺未见明显异常回声。

21. 最可能的诊断是

A. 急性细菌性腮腺炎

B. 流行性腮腺炎

C. 特异性腮腺炎

D. 急性化脓性腮腺炎

E. 腮腺肥大

22. 该疾病的主要并发症是

A. 急性甲状腺炎   B. 急性肝炎

C. 急性肺炎   D. 急性肾炎

E. 急性睾丸炎

23. 该病反复发作可迁延为慢性复发性腮腺炎，慢性复发性腮腺炎的临床特征是

A. 多于成年后形成

B. 伴有口干

C. 年龄越小，发作次数越频繁

D. 年龄越大，发作次数越频繁

E. 口腔内导管开口充血肿胀、分泌物

正常

（24~25 题共用题干）

患者，女，52 岁。体检时发现 CA125 值偏高，PET/CT 提示右乳肿块。钼靶：右乳外上占位，MT 待排，建议穿刺活检，BI - RADS：4B。超声：双乳小叶增生伴右乳外侧偏上实质结节（BI - RADS：4C）左乳外上囊性结节（BI - RADS：2）。

24. 结合临床表现、实验室及超声检查，右乳肿块考虑诊断为

A. 增生性病变   B. 纤维腺瘤

C. 炎性病变   D. 恶性肿瘤

E. 良性病变

25. 进一步检查可以选择

A. MRI   B. 局部切除

C. 随访   D. CT

E. 穿刺活检

（26~27 题共用题干）

患者，女，41 岁。超声显示：乳头下导管扩张，管内充满中低回声团，后方有衰减。挤出分泌物涂片找到异型肿瘤细胞。

26. 该患者最可能的诊断是

A. 乳腺炎

B. 乳腺瘤样增生

C. 纤维腺瘤部分囊性变

D. 乳腺囊肿

E. 导管内乳头状瘤

27. 如果需要进一步检查，最常用的影像学检查是

A. 钼靶 X 线   B. CT

C. MRI   D. 乳腺导管造影

E. 穿刺活检

（28~30 题共用题干）

患者，男，31 岁。自述右侧阴囊坠胀疼痛 1 年余。超声检查：右侧根部精索纵断扫查可

见纤曲状管状回声区，Valsalva 试验：管状回声增粗，CDFI：内可见红蓝相间静脉血流信号。

28. 该患者最可能的诊断是

    A. 腹壁静脉曲张

    B. 右侧精索静脉曲张

    C. 蔓状血管瘤

    D. 精索静脉正常声像图

    E. 精索炎症

29. 关于精索静脉曲张的叙述，不正确的是

    A. 精索静脉曲张常见于左侧，但静脉及其瓣膜均无病变

    B. 左侧精索静脉呈直角注入左肾静脉

    C. 左肾癌可能出现左侧精索静脉曲张

    D. 精索静脉曲张主要症状是阴囊下坠感

    E. 精索静脉曲张平卧位时可消失

30. 关于淋巴结，叙述不正确的是

    A. 淋巴结炎是由细菌、病毒及真菌等感染引起的

    B. 急性淋巴结炎，血供丰富，血管分布杂乱

    C. 淋巴结结核，淋巴门部偏心、变形或显示不清

    D. 淋巴结反应增生，形态多呈椭圆形，$L/S > 2$

    E. 非霍奇金淋巴瘤可发生于淋巴结外淋巴组织

（31 ~ 33 题共用题干）

    患儿，男，5 岁。发现左侧睾丸肿大 1 个月，无明显疼痛。阴囊超声检查，左侧睾丸肿大，内见一肿块，回声不均匀，境界清楚，大小约 2.4cm×1.9cm×1.7cm，肿块内部有少量液性区，实性区域血供较丰富。

31. 该患儿睾丸内肿块最可能的诊断是

    A. 精原细胞瘤　　　B. 卵黄囊瘤

    C. 淋巴瘤　　　　　D. 畸胎瘤

    E. 表皮样囊肿

32. 此肿块病理组织分类属于

    A. 生殖性细胞肿瘤

    B. 继发性睾丸肿瘤

    C. 性腺基质肿瘤

    D. 间质性肿瘤

    E. 支持细胞瘤

33. 有助于观察此治疗肿瘤效果的肿瘤标志物是

    A. CA125　　　　　B. CA19 – 9

    C. a – FP　　　　　D. CEA

    E. PSA

（34 ~ 35 题共用题干）

    患者，男，18 岁。右侧阴囊剧痛 6 小时，排尿后明显缓解 0.5 小时。查体：右侧阴囊皮肤轻微发红、肿胀、触痛。超声检查：右侧睾丸 4.4cm×3.0cm×2.8cm，实质回声不均匀，血流信号明显增多，附睾正常，精索增粗、血供增多。

34. 该患者最可能的诊断是

    A. 急性睾丸炎

    B. 精索炎症

    C. 睾丸扭转自行松解

    D. 睾丸附件扭转

    E. 睾丸外伤

35. 结合临床症状，最具诊断意义的超声表现是

    A. 睾丸体积缩小

    B. 睾丸体积增大

    C. 睾丸实质回声不均匀

    D. 睾丸血流信号明显增多

    E. 精索增粗

四、B1 型题

（36 ~ 39 题共用备选答案）

    A. 砂粒样钙化

    B. 挖空现象

    C. 晕环

    D. 多发条索样回声

    E. 后方回声增强

36. 甲状腺癌

37. 甲状腺腺瘤

38. 桥本氏甲状腺炎

39. 乳腺囊肿

（40～43 题共用备选答案）

    A. 弥漫性增大，急性期呈低回声区，慢性期回声增强，腮腺内可见血流信号

    B. 肿瘤多呈不均质低回声，也可呈中等偏高回声，形状不规则，CDFI 显示多血管表现，血流丰富

    C. 肿物边界不清晰，CDFI 显示少血管表现

    D. 圆形或类圆形，边界清晰，内部呈低回声，可合并囊性变

    E. 边界完整，内为无回声，后方回声增强

40. 腮腺囊肿的超声特征是

41. 腮腺炎的超声特征是

42. 腮腺癌的超声表现是

43. 腮腺混合瘤的超声表现描述正确的为

（44～47 题共用备选答案）

    A. 乳腺内回声增强或减低，分布不均，边界模糊欠清

    B. 边界光滑、整齐，有包膜、回声均匀、后方多增强

    C. 边界不整，呈锯齿状，无包膜，内部呈低回声，向组织及皮肤浸润

    D. 边界清楚，光滑，内部为无回声，后方回声增强

    E. 乳腺内回声减低，分布均，边界模糊欠清

44. 乳腺囊肿的超声表现是

45. 乳腺炎的超声表现是

46. 乳腺癌的超声表现是

47. 乳腺纤维瘤的超声表现是

五、X 型题

48. 软组织肿物的超声检查要点包括

    A. 选用高频探头

    B. 扫查过程中适当加压

    C. 无须对比扫查

    D. 无须动态观察

    E. 注意结合彩色多普勒血流成像（CDFI）检查

49. 关于甲状腺腺瘤与结节性甲状腺肿的超声表现，叙述不正确的有

    A. 甲状腺腺瘤多为单个结节

    B. 结节性甲状腺肿常为多个结节

    C. 结节性甲状腺肿可合并腺瘤或腺瘤样变

    D. 甲状腺腺瘤常为多个结节

    E. 结节性甲状腺肿不可能为单个结节

50. 关于涎腺囊肿的叙述，正确的是

    A. 淋巴上皮囊肿亦称假性囊肿

    B. 舌下腺囊肿可呈哑铃形

    C. 涎腺囊肿好发于舌下腺

    D. 腮腺囊肿要注意与口底皮样囊肿区别

    E. 舌下腺囊肿要注意与第一鳃裂囊肿区别

51. 乳腺癌的超声图像特征包括

    A. 边缘毛刺状   B. 边缘光整

    C. 形态不规则   D. 成簇强回声点

    E. 血流信号丰富

52. 睾丸扭转的超声表现包括

    A. 睾丸内回声减低

    B. 睾丸轻度肿大

    C. 睾丸周围少量液体

    D. 内部回声欠均匀

    E. CDFI 内有丰富血流信号

53. 睾丸扭转，超声检查的表现为

　A. 睾丸实质内出现放射状低回声区

　B. 睾丸实质回声不均匀，血流信号丰富

　C. 睾丸实质回声不均匀，无血流信号显示

　D. 睾丸实质内可出现液性区，内含细点状回声

　E. 睾丸血流信号明显减少，动脉血流频谱呈高阻型

54. 阴囊及其内容物结核的超声表现包括

　A. 附睾结核多表现为附睾尾部肿大

　B. 附睾结核多表现为附睾弥漫性肿大

　C. 睾丸结核，病灶呈散在结节分布

　D. 睾丸结核，病灶呈单发

　E. 阴囊壁结核，病灶多呈弥漫性分布

55. 淋巴结结核的超声表现为

　A. 肿大的淋巴结多呈椭圆形，L/S < 2

　B. 皮质回声不均匀，以低回声为主，淋巴门部形态多无改变

　C. 脓肿破溃，淋巴结与周围组织融合

　D. 淋巴结内血流信号分布呈现多样性

　E. 淋巴结相互融合成串

第十二章　妇产科疾病诊断及鉴别诊断

一、A1 型题

1. 子宫腺肌瘤与子宫平滑肌瘤声像图表现的主要鉴别点是

A. 子宫增大

B. 子宫内膜移位

C. 子宫肌层回声不均

D. 子宫形态不规则

E. 瘤体周边未见环状或半环状血流信号

2. 关于子宫腺肌症，描述不正确的是

A. 子宫肌层不对称性增厚

B. 肌层回声明显不均

C. 不可见散在的小无回声

D. 后方伴有栅栏样淡声影

E. 血流走行与正常肌层血流走行相似

3. 关于子宫平滑肌瘤的声像图表现，描述正确的是

A. 子宫平滑肌瘤周围具有真包膜，故与正常肌层分界清楚

B. 肌瘤内部回声多样，多数为低回声，少数为等回声或中强回声

C. 肌瘤发生玻璃样变时，变性区漩涡状结构消失，呈边界模糊的强回声区

D. 较大的浆膜下肌瘤可压迫或推挤宫腔，使内膜移位或显示不清

E. 带蒂的黏膜下肌瘤可以突入宫颈管内，仔细扫查可见蒂与子宫内膜相连

4. 关于黏膜下肌瘤的描述，不正确的是

A. 肌瘤向宫腔内突入，表面覆盖一层子宫内膜

B. 子宫内膜变形，内膜下肌层可见低回声结节突向宫腔

C. 带蒂的黏膜下肌瘤可以突入宫颈管内，仔细扫查可见蒂与子宫内膜相连

D. 黏膜下肌瘤与宫腔内膜之间有裂隙

E. 带蒂的黏膜下肌瘤蒂部可显示一条供血血管，借此可判断肌瘤附着之处

5. 不可以作为子宫内膜癌与子宫内膜息肉鉴别要点的是

A. 病灶的回声类型

B. 病灶的形态边界

C. 病灶区内膜基底层连续性

D. 病灶区肌层回声与血流有无异常

E. 病灶内血流信号的特点、丰富程度及阻力指数

6. 关于子宫内膜息肉的描述，不正确的是

A. 非弥漫性子宫内膜增生所致

B. 非赘生性的局限性占位

C. 可有不规则阴道流血

D. 子宫内膜基底层与肌层分界不清，可变形

E. 可合并宫腔积液

7. 关于子宫畸形，描述不正确的是

A. 先天性无子宫常合并双侧卵巢发育异常

B. 幼稚子宫：双侧副中肾管融合形成子宫后停止发育所致，有子宫内膜

C. 始基子宫为双侧副中肾管融合后不久即停止发育，子宫极小，多数无宫腔或为一实体肌性子宫；无子宫内膜

D. 纵隔子宫时，根据纵隔是否达到宫颈内口分为完全纵隔子宫和不全纵隔子宫

E. 弓形子宫是最轻的一种子宫发育异常

8. 超声显示子宫横径增宽，宫底中央凹陷，凹陷深度大于宫壁厚度的50%，左右见两突出的宫角，宫底部子宫内膜分离，子宫下段至宫颈的子宫内膜形态正常。首先考虑的诊断是

    A. 双子宫   B. 双角子宫

    C. 纵隔子宫   D. 单角子宫

    E. 残角子宫

9. 在子宫内膜异位症中，异位子宫内膜最易侵犯的部位是

    A. 子宫肌层、子宫浆膜、卵巢

    B. 卵巢、输卵管、直肠子宫陷凹

    C. 子宫、子宫骶韧带、直肠阴道隔

    D. 卵巢、盆腔腹膜脏层、膀胱

    E. 卵巢、子宫骶韧带、直肠子宫陷凹

10. 关于子宫内膜异位症的描述，不正确的是

    A. 一般见于生育年龄妇女，以25~45岁妇女多见

    B. 异位种植的子宫内膜随卵巢激素的变化而发生周期性出血

    C. 继发性痛经及渐进性加重为其典型症状

    D. 超声检查是目前国际公认的最佳诊断方法

    E. 具有浸润、转移及复发等恶性行为

11. 引起月经过多的常见病因是

    A. 浆膜下子宫平滑肌瘤

    B. 卵巢畸胎瘤

    C. Asherman 综合征

    D. 黏膜下子宫平滑肌瘤

    E. 卵巢子宫内膜异位症

12. 关于子宫内膜癌的声像图表现，不正确的是

    A. 早期仅表现为轻度增厚

    B. 内膜增厚，绝经妇女内膜厚度大

于5mm

    C. 子宫内膜呈局灶性或弥漫性均匀增厚

    D. 病变累及肌层时，局部内膜与肌层界限不清

    E. 病变累及肌层时，局部肌层呈低而不均匀回声

13. 关于子宫内膜增生症的声像图，以下描述不正确的是

    A. 单纯型增生的内膜回声多呈均匀高回声

    B. 复杂型增生内膜内见散在小囊状或筛孔状无回声暗区

    C. 内膜基底层与子宫肌层分界模糊

    D. 不典型增生型内膜回声不均

    E. 不典型增生型内膜可有斑状增强回声和低回声相间

14. 关于卵巢浆液性囊腺瘤的描述，不正确的是

    A. 属于卵巢上皮性肿瘤

    B. 肿瘤直径一般为5~10cm

    C. 多为双侧发生

    D. 囊壁薄，呈单房或多房

    E. 可分为单纯性和乳头状两种

15. 关于卵巢黏液性囊腺瘤的描述，不正确的是

    A. 多为单侧发生

    B. 囊壁及分隔多光滑而均匀

    C. 囊内无回声区常透声较差

    D. 多数囊壁合并有乳头状物

    E. 囊内呈多房结构，分隔较多

16. 关于滤泡囊肿的叙述，不正确的是

    A. 多发生于生育期

    B. 卵泡液潴留形成

    C. 通常单个发生

    D. 不能引起急腹症

E. 体积较小，一般大小在 1~3cm

17. 关于黄体囊肿的描述，不正确的是
    A. 黄体囊肿由黄体血肿吸收后形成
    B. 妊娠时可形成黄体囊肿
    C. 黄体囊肿周边有环状血流信号，呈高速高阻型
    D. 通常在妊娠 3 个月左右自然消失
    E. 囊肿破裂时可出现急腹症

18. 关于多囊卵巢综合征的描述，不正确的是
    A. 临床常有月经稀发或闭经、多毛、肥胖等症状
    B. 双侧卵巢呈均匀性增大，轮廓清晰
    C. 卵巢被膜下可见大小相近的圆形无回声区
    D. 卵巢髓质区增大，回声增强
    E. 超声可直接诊断多囊卵巢综合征

19. 关于黄素囊肿的描述，不正确的是
    A. 通常与滋养层细胞伴发
    B. 囊肿大小均等，分隔粗细不等
    C. 卵巢内有时呈多房性囊肿样改变
    D. 常为双侧性，也可单侧发生
    E. 与绒毛膜促性腺激素过度刺激有关

20. 关于卵巢成熟畸胎瘤的描述，不正确的是
    A. 可发生于任何年龄
    B. 多数发生在生育年龄的妇女
    C. 肿瘤内容物含多种成熟组织
    D. 多发生于单侧
    E. 肿瘤成分以内胚层为主

21. 关于卵巢浆液性囊腺癌的声像图，描述不正确的是
    A. 多为单侧，囊壁薄而光滑
    B. 囊内有弥漫性乳头状回声
    C. 常伴出血坏死，囊液较浑浊
    D. 实性区常可见到丰富的血流信号
    E. 血流频谱呈低阻型，RI < 0.4

22. 关于卵巢黏液性囊腺癌的描述，不正确的是
    A. 发生率较卵巢浆液性囊腺癌高
    B. 多为单侧发生
    C. 肿瘤呈椭圆形或分叶状无回声区，边界增厚不规则
    D. 增厚的囊壁可以向周围浸润
    E. 多合并腹水

23. 关于卵巢转移性瘤的描述，不正确的是
    A. 常有卵巢以外部位的原发肿瘤病史
    B. 卵巢多为双侧受累
    C. 卵巢形态增大、边界清晰
    D. 病灶内不会出现黏液样囊性区
    E. 瘤内血流信号丰富

24. 关于胎儿双顶径的标准切面及测量，不正确的是
    A. 标准切面为丘脑水平横切面
    B. 同时显示颅骨强回声环、大脑镰、透明隔腔、两侧丘脑及丘脑后方的大脑脚
    C. 标准切面为侧脑室水平横切面
    D. 测量自近侧颅骨环外缘至远侧颅骨环内缘，与脑中线垂直的最大距离
    E. 颅骨光环呈椭圆形，左右对称

25. 关于妊娠的超声检查，以下描述错误的是
    A. 尽量选择低声能输出
    B. 缩短对妊娠囊或胎儿同一位置的检查时间
    C. 早孕期（受孕至 10^{+6} 周）建议常规使用多普勒超声检查
    D. 中晚孕期采用脉冲多普勒获取脐动脉频谱
    E. 减少妊娠期内超声检查的次数

26. 关于胎头侧脑室的描述，不正确的是
    A. 侧脑室水平横切面位于丘脑水平横切

面与颅顶之间

B. 在侧脑室水平横切面上，颅骨光环呈椭圆形，较丘脑平面略大

C. 侧脑室后角内含有强回声的脉络丛及无回声的脑积液

D. 在任何孕周，侧脑室内径测值均应 < 10mm

E. 侧脑室水平横切面为测量侧脑室内径的标准切面

27. 关于胎儿头围的描述，不正确的是

A. 头围测量可全面显示出胎头的实际大小

B. 孕 32 周后，腹围大于头围

C. 测量头围时沿胎头颅骨光环外缘描记，注意不包括头皮及软组织

D. 测量头围标准切面同双顶径测量切面

E. 测量头围的标准切面内不能显示第四脑室

28. 关于测量股骨标准切面的描述，不正确的是

A. 声束与股骨长径垂直

B. 声束从股骨内侧扫查，完全显示股骨

C. 测量股骨的骨化部分，不包括两端的软骨部分

D. 要显示长骨真正的长轴切面

E. 测量一侧骨化的股骨干两端斜面中点之间的距离，不包含骨骺和股骨头

29. 关于胎儿头臀长（CRL）的叙述，不正确的是

A. 测量 CRL，适用于 8～13^{+6}孕周

B. 孕 8 周以前，所测头臀长实际是颈臀长

C. 测量 CRL 的标准切面为胎体最长、最直的正中冠状切面

D. 测量 CRL 时，不能包括胎儿肢体或卵黄囊

E. 胚胎的颅顶部至臀部外缘的距离即为 CRL

30. 超声测量胎儿肾脏肾盂宽度的标准测量切面及径线为

A. 胎儿肾横断面左右径

B. 胎儿肾纵断面左右径

C. 胎儿肾矢状断面前后径

D. 胎儿肾横断面前后径

E. 胎儿肾矢状断面左右径

31. 孕 33 周以后，胎儿肾盂宽度正常值应小于

A. 4mm　　　　B. 5mm

C. 6mm　　　　D. 7mm

E. 7.5mm

32. 脐带内有

A. 两条动脉，一条静脉

B. 两条动脉，两条静脉

C. 两条静脉，一条动脉

D. 一条动脉，一条静脉

E. 一条动脉，多条静脉

33. 关于羊水测量的描述，不正确的是

A. 测量羊水最大深度时，要选择羊水池最大暗区，测量其垂直前后径

B. 羊水指数为子宫四个象限内羊水池最大深度之和

C. 测量羊水深度时，要避开胎儿肢体或脐带

D. 测量羊水深度时，探头应垂直于孕妇的腹壁

E. 测量羊水深度时，要在胎儿相对不活动时测量

34. 下列描述正确的是

A. 脊柱横切面上脊椎呈三个分离的圆形或短棒状强回声，两个椎体后骨化中心较小且向后逐渐靠拢，呈"∧"字形排列，前方中央较大者为椎弓骨化

中心

B. 脊柱冠状切面上可见整齐排列的两条
或三条平行强回声带，中间一条反射
回声来自椎弓，两侧的来自椎体骨化
中心

C. 晚孕期胎儿肢体发育比较成熟，此时
期是检查胎儿四肢畸形的最好时期

D. 颈项透明层（NT）增厚的胎儿可能是
正常胎儿，NT 值正常的胎儿亦可能是
异常胎儿

E. 中晚孕期是判断双胎妊娠的绒毛膜囊
及羊膜囊数目的最佳时间

35. 关于难免流产的声像图表现，不正确的是

A. 胎囊变形

B. 胎囊下移近子宫内口处

C. 子宫内口未开

D. 胚胎形态可辨

E. 胚胎常死亡

36. 下列描述错误的是

A. 难免流产超声表现：宫颈内口已开，
妊娠囊可部分下移至宫颈内口或宫颈
管，妊娠囊变形呈"葫芦状"

B. 稽留流产超声表现：部分妊娠物排出
宫腔，宫腔内见不规则斑状、团状
回声

C. 完全流产超声表现：妊娠物已全部排
出，子宫内膜呈线状，宫腔内可有少
许积血声像，无斑状或团块状回声

D. 先兆流产超声表现：子宫、妊娠囊、
囊内胚芽或胎儿大小与停经孕周相符，
有胎心搏动，宫颈内口紧闭

E. 宫颈妊娠时，宫颈增大，与宫体比例
近1:1，甚至大于宫体，妊娠囊着床
在宫颈管内

37. 关于多胎妊娠的描述，不正确的是

A. 以双胎发生率最高

B. 多胎妊娠常合并羊水过多

C. 双绒毛膜囊单羊膜囊双胎妊娠罕见

D. 多胎妊娠属高危妊娠

E. 孕早期诊断多胎妊娠，诊断准确性高

38. 关于死胎的临床及超声，以下叙述不正确
的是

A. 超声检查是诊断死胎最常用、简便、
准确的方法

B. 随胎儿死亡时间的推移，羊水量逐渐
增多

C. 脐带异常（如脐带脱垂、缠绕、打结
等）是引起死胎最常见的原因

D. 超声显示无胎心搏动、无胎体胎肢
活动

E. 胎儿死亡1周左右时，可出现胎头变
形、皮肤水肿等改变

39. 关于胎儿宫内发育迟缓（IUGR）的描述，
不正确的是

A. 胎儿体重低于同胎龄正常胎儿体重的
第10个百分位数，同时伴有胎儿多普
勒血流异常

B. 超声检查是首选的最有效的方法

C. 胎盘早剥、胎盘血管瘤等可导致IUGR

D. 匀称型IUGR较常见，且预后较严重

E. 母亲患有严重糖尿病、慢性高血压等
是发生IUGR的高危因素

40. 关于晚期产后出血，描述错误的是

A. 晚期产后出血指分娩12小时后，在产
褥期内发生的子宫大量出血，出血量
超过500ml

B. 主要原因有胎盘残留、胎膜残留、蜕
膜残留、胎盘附着部位子宫复旧不全
或子宫内膜修复不全、剖宫产术后子
宫切口裂开和肿瘤等

C. 胎盘等组织残留时，超声表现为子宫
明显增大，宫腔线显示不清，宫腔内

混合性团块

  D. 子宫复旧不全或子宫内膜修复不全时，超声表现为子宫明显增大，子宫腔及宫颈管内可见混合性团块回声

  E. 剖宫产术后晚期产后出血应重点观察子宫切口处是否开裂和血肿回声

41. 可合并羊水过少的是

  A. 食管闭锁

  B. 巨大儿

  C. 双侧多囊性发育不良肾

  D. 无脑儿

  E. 双胎输血综合征受血儿

42. 关于死胎，以下叙述不正确的是

  A. 我国死胎的定义为孕 12 周以后的胎儿死亡及分娩过程中的死产

  B. 胎儿严重畸形、脐带打结、胎盘早剥等可造成胎儿宫内死亡

  C. 胎死宫内时间较短者，胎儿形态结构可无明显变化

  D. 胎死宫内时间较长者，胎儿形态结构会出现明显的变形

  E. 死胎的实时二维、M 型、多普勒超声均显示胎儿无胎心搏动和胎动征象

43. 关于胎盘囊肿，以下叙述错误的是

  A. 胎盘囊肿根据起源及部位可分为羊膜囊肿和绒毛囊肿两类

  B. 胎盘囊肿产前超声主要表现为胎盘胎儿面或胎盘实质的低回声区

  C. 产前超声胎盘羊膜囊肿有时很难与脐带胎盘插入口处脐带囊肿相鉴别

  D. 胎盘囊肿多数比较小且突向羊膜腔，对胎盘不会产生明显压迫，胎盘功能不受影响，不需做特殊处理

  E. 胎盘囊肿是一类良性的继发性胎盘肿瘤，较为常见

44. 下列胎盘的超声图像（图1、图2），可诊断的疾病为

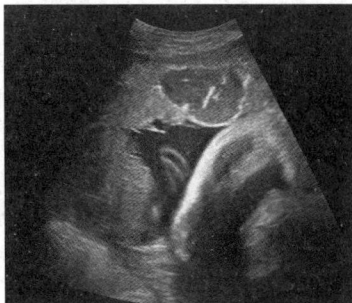

图 1　胎盘二维声像图

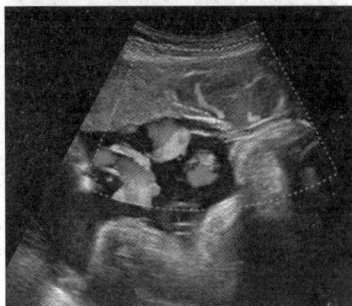

图 2　胎盘彩色多普勒声像图

  A. 胎盘囊肿

  B. 胎盘畸胎瘤

  C. 胎盘早剥

  D. 胎盘血窦

  E. 胎盘绒毛膜血管瘤

45. 下图所示的颅骨光环形态，与之有关的疾病是

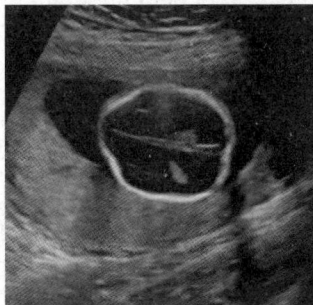

胎儿侧脑室水平横切面

  A. 草莓头，18 - 三体综合征

B. 柠檬头，开放性脊柱裂

C. 三叶草头，致死性侏儒

D. 正常头形，正常胎儿

E. 尖头，尖头并指综合征

46. 下列超声图像（图 1、图 2），可诊断的疾病为

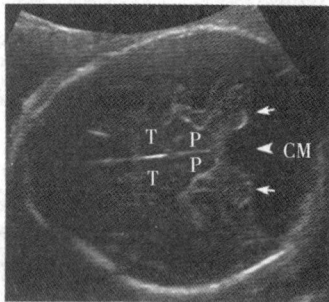

图 1　小脑水平横切面

（T：丘脑；P：大脑脚；细箭头所示为小脑半球；
粗箭头所示为第四脑室；CM：颅后窝池）

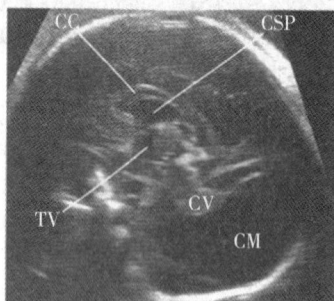

图 2　颅脑正中矢状切面

（CC：胼胝体；CSP：透明隔腔；
CV：小脑蚓部；TV：第三脑室）

A. 颅后窝池蛛网膜囊肿

B. Dandy – Walker 畸形

C. Blake 陷窝囊肿

D. Joubert 综合征

E. 颅后窝池增宽

47. 无脑畸形的声像图表现不包括

A. 胎头颅骨光环缺如

B. 无颅盖，无大脑

C. 面部正中矢状切顶颌径明显缩短

D. 常合并脊柱裂

E. 常合并羊水过少

48. 关于胎儿心脏畸形，以下描述错误的是

A. 单心房系胚胎发育期房间隔的第 1 隔和第 2 隔均未发育所致，有两个心耳，但仅有一个共同心房腔

B. 单心室在四腔心切面上表现为"十"字交叉消失，室间隔不显示，仅显示一个心室腔，房室瓣均与这个心室相连

C. 完全型心内膜垫缺损在胎儿四腔心切面表现为房间隔下部与室间隔上部连接性中断，仅见一组共同房室瓣在心脏中央启闭运动

D. 部分型心内膜垫缺损在四腔心切面上表现为房间隔下部连续性中断（即原发孔缺损）。二尖瓣和三尖瓣在室间隔的附着点在同一水平上，正常三尖瓣附着点较二尖瓣更近心尖的"错位"消失

E. 完全型大动脉转位是指房室连接不一致，大动脉与心室亦不一致

49. 关于胎儿前腹壁畸形，以下描述错误的是

A. 胎儿腹裂畸形的腹壁裂口常位于脐带入口左侧的前腹壁全层连续性中断

B. 胎儿腹裂畸形外翻至胎儿腹腔外的脏器，其表面无膜状物覆盖

C. 胎儿脐膨出的包块表面有一线状高回声膜覆盖

D. 胎儿脐膨出的脐带腹壁入口往往位于膨出包块的表面

E. 孕 11 周前不要轻易诊断胎儿脐膨出，因易把生理性中肠疝误诊为脐膨出

50. 下列超声图像（图 1、图 2），可诊断的疾病是

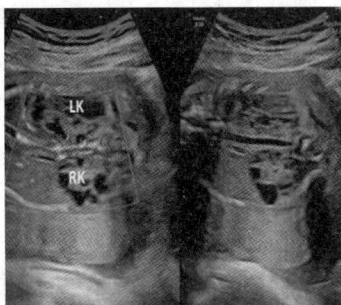

图1 双侧肾脏冠状切面及肾血流图

（LK：左肾；RK：右肾）

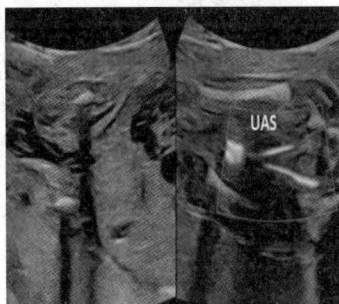

图2 膀胱水平横切面二维及彩色多普勒

（UAS：脐脉）

A. 双侧多囊性发育不良肾

B. 双侧成人型多囊肾

C. 双侧肾积水

D. 双侧婴儿型多囊肾

E. 双侧多囊肾

51. 关于羊膜带综合征，叙述错误的是

A. 是一组复合畸形

B. 常合并羊水过多

C. 羊水中可见漂浮的带状回声，羊膜带由绒毛板形成并黏附于胎儿

D. 胎头、躯干、肢体可单独受累或合并受累

E. 畸形的特点为多发性、不对称性、不规则畸形

52. 关于胎儿血管瘤，描述错误的是

A. 胎儿血管瘤均能被产前超声发现，产前超声检出的血管瘤最常见为海绵状血管瘤

B. 血管瘤是一种良性的血管内皮增生性改变

C. 全身的皮肤、颅内、纵隔、心脏、肝脏、肠、膀胱等部位均可发生

D. 病理改变多样，有毛细血管瘤、海绵状血管瘤、淋巴血管瘤、纤维血管瘤、毛细血管海绵状血管瘤等

E. 如果肿瘤较大，彩色多普勒检出明显动静脉瘘时，可引起心衰而死亡

53. 关于恶性滋养细胞疾病的声像图表现，描述不正确的是

A. 子宫增大，外形可不规则

B. 子宫肌层内有局部低回声区呈蜂窝状

C. 病灶处血流丰富，频谱形态呈高阻型

D. 常伴发一侧或双侧卵巢黄素囊肿

E. 病灶可穿透肌层，侵犯宫旁组织

54. 关于葡萄胎的超声表现，描述不正确的是

A. 子宫显著增大，与孕周不符

B. 宫腔内可见弥漫分布蜂窝样无回声

C. 子宫肌层与"蜂窝"样无回声分界不清

D. 子宫质软，探头加压可见明显的可压缩性

E. 合并卵巢黄素化囊肿

二、A2 型题

55. 患者，女，35岁。不规则阴道出血半年多，根据下图的声像图表现，最可能的诊断是

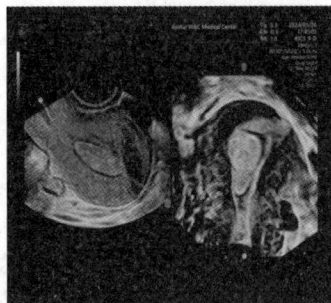

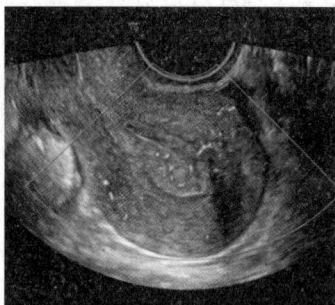

经阴道三维超声检查图像和彩色血流图像

A. 子宫内膜癌

B. 子宫内膜不典型增生

C. 子宫绒毛膜癌

D. 子宫内膜息肉

E. 子宫黏膜下肌瘤

56. 患者，女，30 岁，近年来月经量增多，经期延长，月经淋漓不尽，经阴道超声发现宫腔内可见一稍高回声团，呈水滴状，子宫内膜基底层与肌层分界清晰，CDFI 在团块内部可见短条状血流信号。可能的诊断为

A. 子宫内膜增生过长

B. 子宫黏膜下肌瘤

C. 子宫内膜息肉

D. 宫内早早孕

E. 子宫内膜癌

57. 患者，女，40 岁。因触及下腹部包块前来就诊，超声检查发现子宫左侧有一 62mm×51mm 的低回声包块，手术病理证实为浆膜下子宫平滑肌瘤。超声主要应鉴别的疾病是

A. 卵巢巧克力囊肿

B. 多囊卵巢

C. 卵巢浆液性囊腺瘤

D. 卵巢纤维瘤

E. 卵巢囊性畸胎瘤

58. 患者，女，34 岁，剖宫产术后 2 年。因

"痛经明显加重，经期延长"就诊。超声检查：子宫大小为 71mm×53mm×62mm，前壁肌层厚度为 18mm，后壁肌层厚度为 29mm，肌层光点粗糙，回声减低，欠均匀，以后壁为著。双侧附件未见明显异常。可能的诊断是

A. 子宫肥大症   B. 子宫复旧不良

C. 子宫腺肌症   D. 子宫平滑肌瘤

E. 功能失调性子宫出血

59. 患者，女，61 岁。绝经 7 年。因"近 3 个月阴道不规则流血 4 次"就诊。超声检查：子宫饱满，宫腔内可见梭状、边界不规则、回声不均匀区，内探及动静脉血流信号，PS 27cm/s，RI 0.39。可能的诊断是

A. 子宫内膜息肉

B. 子宫内膜增生过长

C. 宫腔粘连带

D. 宫腔内凝血块

E. 子宫内膜癌

60. 患者，女，27 岁。月经稀发 1 年多，根据下图灰阶声像图表现，最可能的诊断是

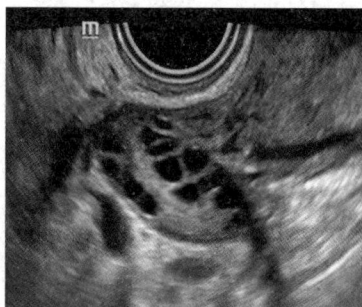

灰阶声像图表现

A. 卵巢巧克力囊肿

B. 卵巢早衰

C. 多囊卵巢综合征

D. 卵巢黄素化囊肿

E. 卵巢畸胎瘤

61. 患者，女，19 岁。因"月经稀少，多毛，

肥胖"就诊。超声检查：子宫正常大小，双侧卵巢增大，其内可见多个无回声。血LH/FSH > 3.0。患者可诊断为

A. 多囊卵巢综合征　B. 卵巢肿瘤

C. 垂体瘤　　　　　D. 子宫畸形

E. 子宫内膜炎

62. 患者，女，55 岁。低热伴下腹胀痛 1 个多月，根据下图声像图表现，最可能的诊断是

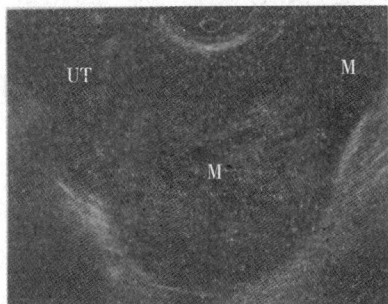

A. 盆腔脓肿

B. 卵巢巧克力囊肿

C. 卵巢浆液性囊腺瘤

D. 卵巢纤维瘤

E. 卵巢恶性肿瘤

63. 患者，女，27 岁。IVF 术后行盆腔超声检查，发现双侧卵巢明显增大，呈多发囊肿样改变，根据下图灰阶声像图表现，最可能的诊断是

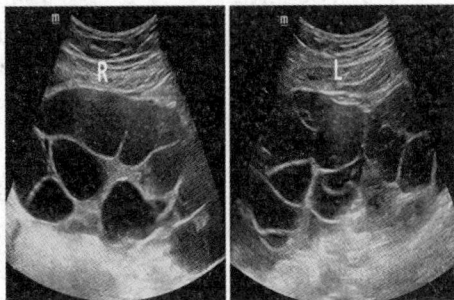

灰阶声像图表现

A. 卵巢过度刺激综合征

B. 卵巢黏液性囊腺瘤

C. 多囊卵巢

D. 卵巢黄素化囊肿

E. 卵巢畸胎瘤

64. 患者，女，23 岁，葡萄胎清宫术后 1 天，超声检查：左卵巢增大，内可见一大小 65mm×59mm 边界清楚、被膜完整较薄、内有多发细光带分隔、透声良好的囊性回声。患者最可能的诊断是

A. 卵巢黄素囊肿　　B. 卵巢黄体囊肿

C. 卵巢滤泡囊肿　　D. 卵巢卵泡囊肿

E. 卵巢皮样囊肿

65. 患者，女，28 岁，现停经 45 日。因"阴道少量出血 1 日"就诊。自测尿 hCG 阳性。超声检查如下图。该患者可考虑为

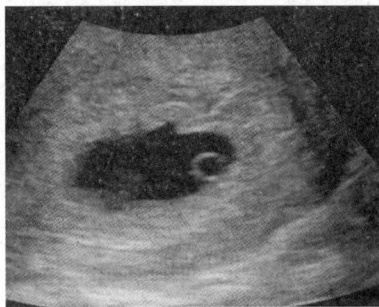

A. 异位妊娠　　　　B. 宫内早孕

C. 卵巢囊肿　　　　D. 盆腔炎

E. 盆腔积液

66. 患者，女，25 岁。因"停经 13 周"就诊。超声检查结果见下图。患者初步考虑诊断为

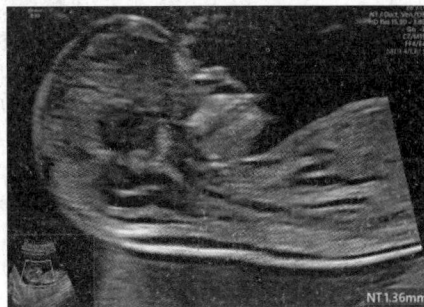

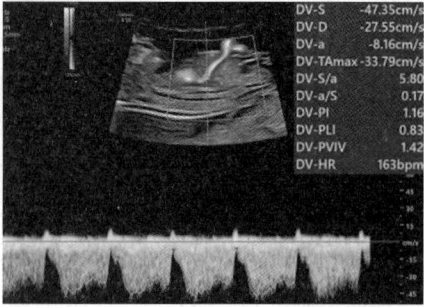

超声所见：

子宫前位，增大，宫内见一胎儿，胎心

率：163 次/分

头臀长：68mm

颈后透明层厚度（NT）：1.4mm

羊水最大深度：30mm

胎盘位置：前壁，厚20mm，成熟度：0 级

A. FGR   B. 染色体异常

C. 前置胎盘   D. 羊水过少

E. NT 值正常范围

三、A3/A4 型题

（67～69 题共用题干）

患者，女，38 岁。因"不规则阴道出血"就诊。妇科检查：子宫正常大小，表面光滑，子宫及双侧附件未触及明显肿块，临床考虑为"子宫内膜病变"，故申请超声检查。

67. 首选的超声检查方法是

 A. 经腹超声检查 B. 经阴道超声检查

 C. 经会阴超声   D. 经直肠超声

 E. 超声引导下诊刮

68. 超声检查示子宫大小形态正常，宫腔内可见 18mm × 13mm 中强回声，边界清晰。CDFI：可见条状血流伸入。首先考虑的疾病为

 A. 子宫内膜息肉

 B. 子宫黏膜下肌瘤

 C. 子宫内膜癌

 D. 子宫绒毛膜癌

E. 子宫内膜腺瘤样增生

69. 子宫内膜息肉的声像图特点不包括

 A. 病变与周围正常内膜界限清晰

 B. 病灶与正常肌层有清晰分界

 C. 病灶部位内膜基底层完整

 D. 病灶部位肌层血流信号明显增加

 E. 彩色多普勒超声检查见有条状血流信号伸入病灶内

（70～72 题共用题干）

患者，女，26 岁，既往月经周期30 日，半年前因"胎物残留"行清宫术，手术过程顺利。患者术后生活如常，月经未复潮，自诉无周期性下腹痛，术后体重无明显变化。

70. 首选的检查是

 A. 阴道超声

 B. 血 hCG

 C. 血常规

 D. E_2、FSH、LH、PRL、T

 E. 甲状腺功能

71. 首先考虑的诊断为

 A. 宫腔粘连   B. 卵巢早衰

 C. 垂体性闭经   D. 下丘脑性闭经

 E. 宫颈管粘连

72. 最有可能损伤的部位是

 A. 子宫内膜基底层 B. 子宫内膜功能层

 C. 子宫内膜致密层 D. 子宫内膜海绵层

 E. 宫颈管

（73～74 题共用题干）

患者，女，62 岁。绝经7 年。因"近2 个月出现5 次阴道不规则流血"就诊。经腹部超声检查：子宫内膜厚11mm，回声不均匀。CDFI：内膜内部可探及血流信号。

73. 从上述结果判断该患者最可能的诊断是

 A. 子宫内膜增生 B. 子宫内膜息肉

 C. 子宫黏膜下肌瘤 D. 子宫内膜癌

E. 宫腔内凝血块

74. 进一步行经阴道超声检查：子宫饱满，内膜正常形态消失，宫腔内见边界不规则的不均匀回声区，内部可探及较丰富的动静脉血流信号，PSV 33cm/s，RI 0.34。此时为明确诊断，应对患者进行的检查是

A. 宫颈刮片检查

B. 诊断性刮宫

C. 磁共振成像（MRI）

D. 计算机断层扫描（CT）

E. 超声造影成像

（75～77题共用题干）

患者，女，30岁。因"痛经5年，进行性加重"来诊。检查发现子宫均匀性增大，质硬并有压痛，左附件区可触及囊性包块直径约4cm，右附件未及包块。

75. 临床首选应选择的辅助检查是

A. 盆腔 CT　　　　B. 盆腔 X 线检查

C. 超声　　　　　D. MRI

E. 宫腔镜

76. 根据临床表现和声像图特征，该患者诊断为子宫腺肌症，不属于子宫腺肌症声像图表现的是

A. 子宫增大，饱满圆钝

B. 子宫肌壁回声粗糙不均

C. 子宫内膜增厚

D. 子宫内膜线多向前移位，也可向后移位

E. 增厚的子宫后壁中可见斑点状无回声区

77. 下列卵巢病变常与子宫腺肌症同时存在的是

A. 卵巢浆液性囊腺瘤

B. 卵巢黄素囊肿

C. 多囊卵巢

D. 卵巢巧克力囊肿

E. 卵巢畸胎瘤

（78～80题共用题干）

患者，女，42岁，G_3P_1。因"经量增多并经期延长3年多，同时伴有进行性痛经"就诊。妇科检查：子宫均匀性增大，质硬并有压痛。

78. 临床首选的辅助检查为

A. CT　　　　　B. 超声

C. 腹部 X 片　　D. MRI

E. 宫腔镜

79. 根据临床表现及声像图特征，该患者诊断为子宫腺肌症，关于子宫腺肌症声像图的描述，不正确的是

A. 子宫增大，外形尚规则

B. 子宫肌层回声粗糙、不均匀

C. 子宫内膜增厚、回声增高呈球状，内有多发小点状暗区

D. 子宫内膜线向前移位

E. 子宫肌层可见散在的低回声或无回声，无明显包膜

80. 于子宫后壁还可见一大小56mm×52mm边界模糊、等回声、不均匀实质性占位，内部血流信号较丰富，周边无环状或半环状血流信号，最可能的诊断为

A. 子宫壁间肌瘤　　B. 子宫黏膜下肌瘤

C. 子宫肉瘤　　　　D. 子宫腺肌瘤

E. 子宫内膜癌

（81～83题共用题干）

患者，女，38岁，G_3P_1。因"经量增多并经期延长2年多，无明显痛经"就诊。妇科检查发现子宫均匀性增大，质中。

81. 临床首选的辅助检查项目是

A. CT　　　　　　B. 超声

C. 腹部 X 线检查　D. MRI

E. 宫腔镜

82. 根据临床表现及声像图特征，该患者诊断为"子宫黏膜下肌瘤"。关于子宫黏膜下肌瘤的声像图，以下描述不正确的是

A. 以中强回声最常见

B. 内膜移位或变形，肌瘤向宫腔内突入

C. 肌瘤蒂较长时，可突入宫颈管或阴道内

D. 瘤体周边和内部常可记录到动脉和静脉频谱

E. 肌瘤发生变性（囊性变、脂肪样变及钙化）时，瘤体血流信号明显减少

83. 关于子宫平滑肌瘤的症状，以下描述不正确的是

A. 子宫黏膜下肌瘤最常见的症状是月经量增多，白带增多

B. 浆膜下肌瘤蒂扭转时刻出现急性腹痛

C. 子宫平滑肌瘤压迫症状包括尿频、便秘等

D. 妇科检查发现子宫增大、表面不规则、结节状突起

E. 子宫平滑肌瘤的症状与肌瘤部位、大小和有无变性等无关

(84~86 题共用题干)

患者，女，47 岁。因"月经期延长，月经淋漓不尽 3 个月"就诊。

84. 首选的检查是

A. 经腹部超声检查

B. 经阴道超声检查

C. 盆腔 CT

D. 宫腔镜

E. 诊断性刮宫

85. 超声检查示子宫大小、形态正常，宫腔内可见一类圆形低回声团，大小为 1.5cm × 1.3cm × 1.4cm，边界清晰，形态规则，局部宫腔线移位，CDFI 周边可见条形环绕血流信号。首先考虑的诊断是

A. 子宫内膜息肉　　B. 子宫黏膜下肌瘤

C. 子宫内膜癌　　　D. 子宫内膜增生

E. 葡萄胎

86. 为进一步明确诊断，首选的检查是

A. 盆腔 CT　　　　B. 血清 CA125

C. 盆腔 MRI　　　 D. 宫腔镜下取活检

E. 腹腔镜

(87~89 题共用题干)

患者，女，38 岁。因"经期延长、淋漓不尽"就诊。超声检查：子宫增大，正常形态消失，肌层内见多个大小不等的中低回声，边界清晰，部分向外突出。CDFI：周边可见环状及条状血流，宫颈水平另可见 45mm × 30mm 的低回声，形态规则，边界清，内见少许短条状血流。

87. 根据以上声像图表现，最不可能出现题中超声提示的宫颈占位是

A. 子宫浆膜下肌瘤　B. 宫颈息肉

C. 宫颈肌瘤　　　　D. 宫颈癌

E. 慢性宫颈炎

88. 该宫颈病变的超声鉴别诊断方法不确切的是

A. 仔细寻找卵巢并观察卵巢形态是否正常

B. 仔细观察病变与子宫的分界

C. 彩色多普勒超声观察病变的血流分布特点

D. 彩色多普勒超声检查病变的血供来源

E. 仔细观察病变包膜是否完整

89. 彩色多普勒超声仔细检查，宫颈管结构清晰，在病变边缘探及少许环绕血流，呈动脉频谱，PSV 30cm/s，RI 0.51，探头加压与宫颈同步移动。以下诊断最可能的是

A. 子宫浆膜下肌瘤

B. 子宫黏膜下肌瘤脱入宫颈管内

C. 宫颈肌瘤

D. 宫颈癌

E. 慢性宫颈炎

(90~91 题共用题干)

患者，女，48 岁。接触性阴道出血半年多。

90. 该患者应最先考虑的疾病是

A. 子宫内膜癌

B. 宫颈癌

C. 子宫内膜息肉

D. 子宫内膜增生症

E. 卵巢癌

91. 妇科检查发现宫颈肥大，质地偏硬，宫颈
刮片病理确诊为宫颈癌。以下在超声检查
时不可能出现的是

A. 宫颈见边界清楚、回声均匀的圆形低
回声肿块

B. 宫颈结构模糊

C. 宫颈肿块内部血流信号增多，呈散在
条状或分支状

D. 可记录到低阻力型动脉频谱

E. 一侧肾盂输尿管扩张

（92 ~ 95 题共用题干）

患者，女，37 岁。主诉人工流产术后反
复阴道流血 1 个多月，该患者血 β – hCG
1334. 3mIU/ml。

92. 根据上述临床表现，不需考虑的疾病为

A. 胎盘部位滋养细胞肿瘤

B. 侵蚀性葡萄胎

C. 绒毛膜癌

D. 宫颈癌

E. 妊娠物残留

93. 对鉴别诊断没有帮助的检查是

A. 双肺 CT 　　　　 B. 宫腔镜

C. TCT 　　　　　　 D. 经阴道超声

E. 清宫后组织病理学检查

94. 经阴道超声检查：宫腔底部偏右见一范围
约 2.6cm × 1.6cm × 1.2cm 的中强回声，边
界欠清，内部回声不均，见多个不规则无
回声区，CDFI：内部见较丰富血流信号，
频谱为低阻血流，RI：0.38。患者可诊断为

A. 胎盘部位滋养细胞肿瘤

B. 侵蚀性葡萄胎

C. 绒毛膜癌

D. 内膜息肉

E. 妊娠物残留

95. 妊娠物残留的超声特征不包括

A. 病灶位置多位于宫腔近宫角处

B. 病灶以中高回声为主，内部回声不均

C. 病灶边界欠清

D. 病灶内探及高阻血流信号

E. 子宫稍增大，局部内膜回声不均

（96 ~ 98 题共用题干）

患者，女，27 岁。身体无明显不适，体
检时发现左附件区肿物。超声显示：左附件区
可见 5.8cm × 4.9cm，边界清楚，包含高回声
团及透声不良的无回声区的混合回声团块，无
回声区内可见短线样强回声。

96. 最可能的超声诊断为

A. 卵巢畸胎瘤

B. 卵巢囊腺瘤

C. 卵巢子宫内膜异位囊肿

D. 卵巢恶性肿瘤

E. 黄体血肿

97. 如果上述诊断成立，特异性声像图表现不
包括

A. 脂液分层征 　　　 B. 面团征

C. 瀑布征 　　　　　 D. 壁立结节征

E. 多发网格样回声

98. 对上述附件区肿物的正确处理方法是

A. 建议临床观察经过

B. 建议手术切除

C. 建议超声引导下穿刺引流

D. 建议药物治疗

E. 建议超声引导下活检

（99 ~ 101 题共用题干）

患者，女，26 岁，平素月经规律并有痛
经史。此次因"月经推迟 4 天，阴道少量流血
3 天，同时伴下腹部隐痛，加剧 4 小时"就诊。
超声检查显示：子宫大小为 58mm × 45mm ×
51mm，形态饱满，内膜厚 11mm，左侧卵巢大
小 35mm × 21mm，右侧卵巢显示不清，于右附
件区可见 85mm × 69mm 形态不规则，高低回
声不均匀实质性占位，血运不丰富，盆腔及腹
腔可见少量透声尚可的游离性积液。

99. 根据病史及超声表现，右附件区的实质性占位，首先考虑的疾病为
    A. 右附件恶性肿瘤
    B. 右附件凝血块
    C. 右附件黄体囊肿
    D. 右附件炎性肿块
    E. 右附件巧克力囊肿

100. 为明确诊断，首选而且简便易行的检查是
    A. 超声引导下对腹腔积液进行诊断性穿刺
    B. 超声引导下对占位病变进行穿刺活检
    C. CT 检查
    D. MRI 检查
    E. 腹部 X 线平片

101. 为进一步明确诊断，必要的检查是
    A. CA125　　　　B. 血常规
    C. AFP　　　　　D. 血 hCG
    E. 抗子宫内膜抗体

（102～104 题共用题干）

患者，女，20 岁，无性生活史，无意间扪及右下腹部有一肿块。因"晨起后突发右下腹疼痛，较剧，伴恶心呕吐"就诊。查体：体温 37.2℃，右下腹有肿块，压痛明显。肛查：子宫右侧可及直径约 10cm 肿块，活动、触痛，根部压痛尤为明显。

102. 该患者最可能的诊断应是
    A. 输卵管结核
    B. 盆腔炎症性包块
    C. 急性阑尾炎
    D. 卵巢肿瘤合并感染
    E. 卵巢肿瘤蒂扭转

103. 最有价值的辅助检查方法是
    A. 查白细胞总数及分类
    B. 查痰中抗酸杆菌

C. 检查血中 C 反应蛋白
D. 腹部 X 线平片
E. 超声检查

104. 经确诊后，最恰当的处理应是
    A. 给予广谱抗生素
    B. 抗结核和抗感染治疗
    C. 立即手术治疗
    D. 先抗炎待病情稳定行手术治疗
    E. 阴道后穹隆切开，放置引流条

（105～108 题共用题干）

患者，女，35 岁。因"无明显诱因出现左下腹部疼痛，伴恶心呕吐"就诊。无停经史。查体：急诊面容，脸色苍白，血压 100/70mmHg，下腹部有压痛和反跳痛，移动性浊音（－），体温 38.5℃，血 hCG 正常，血白细胞升高。

105. 根据以上病史及检查结果，该患者可能是
    A. 黄体破裂　　　B. 阑尾炎
    C. 卵巢囊肿蒂扭转 D. 宫外孕破裂
    E. 盆腔积液

106. 经阴道超声检查，于左下腹见 50mm × 55mm 类圆形囊性为主的混合回声肿块，边界尚清，被膜较厚，一侧囊壁旁可见高回声光团伴声影，囊性部分内有密集点状回声漂浮。该患者最可能的疾病是
    A. 肠炎
    B. 阑尾炎
    C. 卵巢巧克力囊肿蒂扭转
    D. 宫外孕
    E. 卵巢囊性畸胎瘤蒂扭转

107. 关于上一题结论的临床和声像图表现，叙述错误的是
    A. 最常见于青年女性
    B. 常见的卵巢肿瘤

C. 也称皮样囊肿

D. 后方无声影或声衰减

E. 可见脂－液平面

108. 该患者手术中，于脐部左侧腹部又发现一个囊性畸胎瘤。超声漏诊的主要原因是

A. 操作者检查不细致

B. 患者疼痛不配合

C. 新发现的囊性畸胎瘤较小

D. 新发现的囊性畸胎瘤回声不典型

E. 经阴道超声探头频率较高，探查深度不够

(109～111题共用题干)

患者，女，27岁。因"突发左下腹疼痛2小时"急诊入院。腹部超声检查：肝肾间隙可见游离积液（下图）。

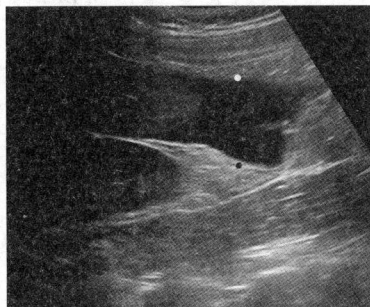

109. 根据上述临床表现，需要考虑的疾病为

A. 卵巢囊肿破裂

B. 肠炎

C. 阑尾炎

D. 卵巢畸胎瘤蒂扭转

E. 先兆流产

110. 对明确诊断无助的检查是

A. 询问患者月经情况

B. 检测血 hCG

C. 经阴道超声检查

D. 血常规

E. 立位腹部 X 线检查

111. 根据声像图表现，最可能的诊断是

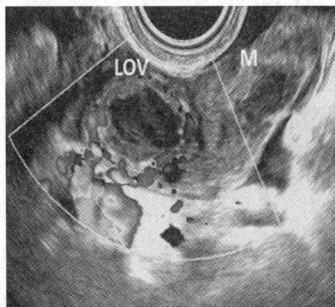

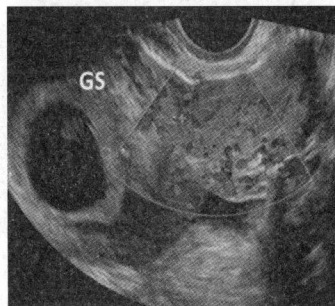

经阴道超声检查灰阶图像与彩色血流成像

(LOV：左卵巢；M：包块；GS：孕囊)

A. 左输卵管妊娠破裂

B. 右宫角妊娠

C. 妊娠合并阑尾炎

D. 妊娠合并卵巢囊肿蒂扭转

E. 妊娠合并卵巢黄体囊肿破裂

(112～116题共用题干)

患者，女，33岁。因"下腹部隐痛1个月"来诊。患者以右下腹较为明显，无发热。平时月经规律，痛经，曾于1年前行右侧卵巢巧克力囊肿剔除手术，申请超声检查。

112. 根据患者的临床表现，不需要重点检查的部位为

A. 肝脏　　　　　B. 右下腹阑尾区

C. 子宫　　　　　D. 双附件区

E. 右侧肾脏及输尿管

113. 超声检查发现子宫大小正常，子宫左侧见 55mm×45mm×59mm 无回声区，形态不规则，壁稍厚，其内透声欠佳，充满

均匀弱光点；另于子宫右前方见 102mm× 166mm×57mm 无回声区，壁薄，形态不规则，张力不高，透声尚可，内见少许纤细分隔。其边缘见部分卵巢样结构。盆腔未见明确积液。子宫右前方包块最可能为

A. 卵巢巧克力囊肿

B. 卵巢浆液性囊腺瘤

C. 卵巢黄体囊肿

D. 卵巢黏液性囊腺瘤

E. 盆腔包裹性积液

114. 子宫左侧包块可能为

A. 卵巢黏液性囊腺瘤

B. 卵巢巧克力囊肿

C. 卵巢黄体囊肿

D. 以上均正确

E. 以上均不正确

115. 关于该患者左侧附件区包块，对诊断无帮助的检查或操作是

A. 腹腔镜手术

B. 血常规

C. 超声引导下穿刺

D. 随诊观察，于月经后复查超声

E. 血清 CA125

116. 经检查该患者血清 CA125 轻度升高，结合病史，左侧附件包块最可能的诊断是

A. 卵巢巧克力囊肿

B. 卵巢浆液性囊腺瘤

C. 输卵管积水

D. 卵巢黏液性囊腺瘤

E. 盆腔包裹性积液

（117~119 题共用题干）

患者，女，39 岁，平素月经规律。因"下腹部胀痛 3 天"就诊。超声显示：左附件区可见 53mm×45mm 边界清楚、包膜完整稍

厚、内有光带分隔、透声不良的囊肿。

117. 根据以上超声表现，诊断不包括

A. 左输卵管积脓

B. 左卵巢巧克力囊肿

C. 左卵巢黄体出血

D. 左卵巢黄素囊肿

E. 左卵巢浆液性囊腺瘤伴出血

118. 追问病史，患者就诊时为月经周期第 24 天。彩色多普勒显示：囊肿周边可见环状血流信号，动脉频谱呈低阻型，据此上述囊肿应考虑为

A. 左卵巢浆液性囊腺瘤伴出血

B. 左卵巢巧克力囊肿

C. 左卵巢黄体血肿

D. 左卵巢皮样囊肿

E. 左卵巢黏液性囊腺瘤伴出血

119. 对上述囊肿的正确处理方法是

A. 建议临床观察经过

B. 建议手术切除

C. 建议超声引导下穿刺引流

D. 建议超声引导下诊断性穿刺

E. 建议药物治疗

（120~122 题共用题干）

患者，女，62 岁。因腹胀半年就诊，妇检发现盆腔肿块。

120. 首选的检查是

A. 经腹部超声检查

B. 经阴道超声检查

C. 盆腔 CT

D. 宫腔镜

E. 诊断性刮宫

121. 超声检查示双附件区可见以实性为主的混合回声团块，边界欠清晰，形态不规则，囊壁厚薄不均，囊内壁有多个稍强回声团，回声不均匀。CDFI：超声显示

实质部分血管分布多、紊乱，血流阻力低，并可见腹腔积液。首先考虑诊断是

 A. 卵巢囊腺瘤

 B. 卵巢浆液性囊腺癌

 C. 卵巢纤维瘤

 D. 卵巢畸胎瘤

 E. 卵巢黄体血肿

122. 对诊断没有帮助的检查是

 A. 盆腔 CT B. 血清 CA125

 C. 盆腔 MRI D. 宫腔镜下取活检

 E. PET/CT

（123～125 题共用题干）

 患者，女，64 岁。2 天前因"自觉腹部胀痛、消瘦"就诊。超声示子宫萎缩；双侧附件区可见较大的囊实性团块，囊内可见多发分隔，实性部分显示丰富的血流信号，可记录到低阻力型动脉血流频谱，伴有中等量腹腔积液。

123. 患者最可能的诊断为

 A. 卵泡膜细胞瘤

 B. 卵巢畸胎瘤

 C. 卵巢颗粒细胞瘤

 D. 卵巢癌

 E. 卵巢囊腺瘤

124. 该病的常规筛查方法有

 A. 血清 CA125、超声检查

 B. 盆腔 CT

 C. 血清 AFP

 D. 性激素六项测定

 E. 血清 CA199

125. 卵巢肿瘤常见的并发症不包括

 A. 恶变 B. 感染

 C. 坏死 D. 肿瘤破裂

 E. 蒂扭转

（126～128 题共用题干）

患者，女，31 岁，现闭经 56 天。因"阴道少量流血 1 天伴下腹部隐痛"就诊。超声显示：子宫增大，宫内可见 25mm 妊娠囊，囊内可见胚胎组织及卵黄囊，并可见节律胎心搏动。胎囊周围有少量不规则液性暗区。

126. 根据病史及超声表现，确切的诊断是

 A. 不全流产 B. 难免流产

 C. 先兆流产 D. 稽留流产

 E. 枯萎孕卵

127. 3 天后，因流血量增多，复查超声所见：子宫稍增大，宫腔内回声杂乱，宫颈管内可见 21mm 形态欠规则妊娠囊，囊内可见胚胎组织，但无胎心搏动。确切的超声诊断为

 A. 不全流产 B. 难免流产

 C. 先兆流产 D. 稽留流产

 E. 宫颈妊娠

128. 该患者左侧卵巢可见 41mm×39mm 边界清楚、包膜完整较薄、透声良好的囊性占位，最可能的诊断为

 A. 黄素囊肿 B. 滤泡囊肿

 C. 卵泡囊肿 D. 黄体囊肿

 E. 巧克力囊肿

（129～131 题共用题干）

 患者，女，34 岁，妊娠 27 周。超声检查发现羊水过多。

129. 羊水过多提示胎儿可能存在的畸形不包括

 A. 脊柱裂 B. 无脑儿

 C. 十二指肠闭锁 D. 婴儿型多囊肾

 E. 食管闭锁

130. 超声检查发现胎儿骶尾部脊柱裂合并脊膜膨出，该胎儿最可能出现的脑部特征是

 A. 透明隔腔增宽 B. 颅后窝池增大

 C. 颅后窝池消失 D. 脑膜膨出

E. 胼胝体缺失

131. 超声检查还发现该胎儿侧脑室扩张，宽度为 17mm，诊断为脑积水。脑积水的诊断标准是

A. 侧脑室宽径 >15mm

B. 侧脑室宽径 >14mm

C. 侧脑室宽径 >13mm

D. 侧脑室宽径 >12mm

E. 侧脑室宽径 >11mm

（132 ~ 133 题共用题干）

患者，女，31 岁。现停经 35^{+3} 周。因"下腹坠痛伴腰痛 4 小时"入院。疼痛能耐受，无阴道流血、流液，自觉胎动略少，胎心率 140 次/分，不规则，有敏感宫缩，血压 112/68mmHg。

第一次急诊超声显示胎盘声像示胎心率不稳，波动于 79 ~ 129 次/分。90 分钟后第二次急诊超声胎盘声像示胎心 79 次/分。

132. 结合临床表现及超声检查，考虑诊断为

A. 胎盘绒毛膜血管瘤

B. 胎盘植入

C. 前置胎盘

D. 胎盘增厚

E. 胎盘早剥

133. 该患者的临床处理方式是

A. 急诊剖宫产终止妊娠

B. 行急诊胎盘磁共振检查进一步确诊

C. 继续行胎心监护 30 分钟后复查超声

D. 考虑胎儿尚未足月，继续行胎儿监护

E. 急诊催产经阴道分娩

（134 ~ 135 题共用题干）

患者，女，33 岁，G_1P_0，现孕 23^{+5} 周，病史及实验室检查无明显异常，超声见图 1、图 2。

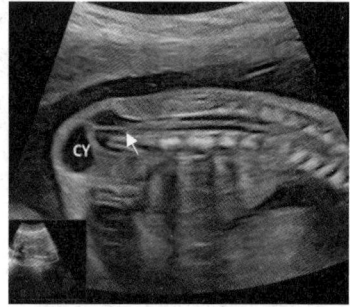

图 1　胎儿脊柱腰骶尾段矢状切面

（CY：囊性包块；箭头所示为裂口）

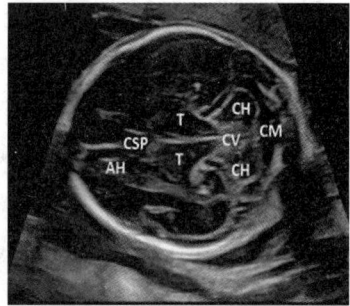

图 2　胎儿小脑水平横切面

（AH：前角；CSP：透明隔腔；T：丘脑；CH：小脑半球；CV：小脑蚓部；CM：颅后窝池）

134. 根据上述声像图，诊断为

A. 闭合性脊柱裂

B. 开放性脊柱裂

C. 骶尾部畸胎瘤

D. 骶尾部囊肿

E. 小脑蚓部发育不良

135. 该畸形常合并

A. 脑积水

B. 小脑扁桃体疝（Arnold - Chiari 畸形）

C. 脊髓栓系综合征

D. 小脑蚓部缺失

E. 脑膨出

（136 ~ 138 题共用题干）

患者，女，28 岁。人工流产术后阴道不出血 2 个月，尿妊娠试验阳性。查体：子宫增大如孕 3 个月大小，质软。

136. 临床拟诊为绒毛膜癌，以下实验室检查项目对于临床诊断最有价值的是

A. 血常规　　　　B. AFP

C. 血 hCG　　　　D. 尿妊娠试验

E. CA125

137. 超声检查对绒毛膜癌最有帮助的特异性声像图表现是

A. 子宫增大，超过妊娠周数

B. 子宫肌层内血流异常丰富紊乱，并探及动静脉瘘样频谱

C. 子宫肌层回声不均匀

D. 宫腔内充满大小不等无回声区呈"蜂窝状"

E. 子宫肌层变薄

138. 超声检查可见左侧卵巢有一 53mm × 46mm 边界清楚、壁薄、内见分隔的囊性肿块。以下诊断正确的是

A. 左卵巢黄素化囊肿

B. 左卵巢黄体囊肿

C. 左卵巢黏液性囊腺瘤

D. 左卵巢卵泡囊肿

E. 左卵巢浆液性囊腺瘤

四、B1 型题

（139 ~ 141 题共用备选答案）

A. 双子宫

B. 完全性纵隔子宫

C. 双角单颈子宫

D. 不完全性纵隔子宫

E. 单角伴残角子宫

139. 子宫横径增宽，内膜回声分左右两部分，在宫腔中下部双侧内膜回声汇合，且两侧内膜之间有低回声带，该畸形属于

140. 左右两个子宫各自独立，其间距远近不等，其大小可均等或不等，该畸形属于

141. 宫底增宽，中央有明显切迹，左右双角把宫底部宫腔分为左右两个，只有一个宫颈，该畸形属于

（142 ~ 144 题共用备选答案）

A. 第四脑室　　　B. 胼胝体

C. 脉络丛　　　　D. 第三脑室

E. 大脑镰

142. 胎儿头围标准测量必须经过的结构是

143. 胎儿侧脑室标准测量必须经过的结构是

144. 胎儿小脑横切面显示小脑蚓部的前方结构是

（145 ~ 147 题共用备选答案）

A. 不全流产　　　B. 稽留流产

C. 蜕膜反应　　　D. 子宫腺肌症

E. 恶性滋养细胞疾病

145. 子宫小于相应停经孕周，宫腔内回声杂乱，不能分辨胎囊及正常胚胎结构，首先考虑为

146. 子宫小于孕周，胎囊形态不整，无胎儿结构，超声提示为

147. 子宫饱满增大，宫腔线前移，子宫肌层回声粗糙、不均匀，可见散在的低回声或无回声，血流信号稍丰富，首先考虑为

五、X 型题

148. 关于子宫平滑肌瘤的描述正确的是

A. 子宫平滑肌瘤由平滑肌细胞增生而成，其中含少量纤维结缔组织

B. 子宫平滑肌瘤周围具有真包膜，故与肌壁之间界限清楚，手术时易剥出

C. 子宫平滑肌瘤具有漩涡状或编织状结构

D. 子宫平滑肌瘤表面光滑，多呈球形，也可呈不规则形

E. 子宫平滑肌瘤可发生恶变

149. 关于子宫平滑肌瘤的彩色多普勒与频谱

多普勒表现，以下叙述正确的是

A. 肌瘤周边可见环状或半环状血流信号，呈分支状进入瘤体内部

B. 浆膜下子宫平滑肌瘤多可显示来自子宫的供血血管

C. 黏膜下肌瘤可显示宫腔内有中等或低回声团块

D. 瘤体内部血流阻力较高，RI 值一般 > 0.70

E. 发生肉瘤变时，瘤内血流异常丰富，流速增加，阻力下降，RI 值 < 0.40

150. 关于子宫平滑肌瘤的声像图表现，以下叙述正确的是

A. 子宫增大，轮廓可正常

B. 子宫平滑肌瘤内部回声复杂，多数为低回声，边界清晰

C. 子宫平滑肌瘤发生玻璃样变时，变性区漩涡状结构消失，呈边界模糊的高回声区

D. 较大的肌壁间肌瘤可压迫或推挤宫腔，使宫腔内膜面积增大

E. 阔韧带肌瘤易误诊为卵巢肿瘤、子宫畸形等

151. 子宫平滑肌瘤常见的变性有

A. 玻璃样变　　　B. 囊性变

C. 肉瘤样变　　　D. 纤维变

E. 钙化

152. 关于子宫内膜增生的诊断，以下说法正确的是

A. 超声检查显示育龄期妇女内膜厚度 > 15mm

B. 超声检查显示绝经后妇女内膜厚度 ≥ 5mm

C. 表现为弥漫性，宫腔线偏向一侧

D. 表现为局灶性或对称性增厚

E. 内膜增生呈偏高回声，回声尚均匀

153. 关于子宫内膜息肉，以下叙述正确的是

A. 声像图通常表现为宫腔内的中高回声病灶

B. 可致内膜基底线变形或中断

C. 多数病例可在息肉蒂部显示点状或短条状血流信号

D. 息肉蒂部内膜基底层完整，与肌层分界清晰

E. 绝经后患者内膜息肉易发生囊性变

154. 关于子宫腺肌症的描述，正确的是

A. 子宫内膜由功能层向肌层生长，局限于子宫肌层内

B. 约有 50% 患者合并子宫平滑肌瘤，15% 合并子宫内膜异位症

C. 与子宫内膜异位症均受雌激素的调节

D. 多发生在 30~50 岁经产妇

E. 临床主要表现为月经量过多、经期延长以及渐进性痛经

155. 关于宫颈癌，以下描述正确的是

A. 是最常见的妇科恶性肿瘤

B. 好发于宫颈柱状上皮与鳞状上皮移行处

C. 经阴道超声检查对早期病变即可做出准确诊断

D. 癌灶内血流信号增多，可探及低阻动脉频谱

E. 浸润癌的症状主要是接触性阴道流血及阴道排液

156. 关于子宫内膜癌的彩色及频谱多普勒超声表现，以下叙述正确的是

A. 子宫内膜血流信号较丰富

B. 有肌层侵犯时，受累肌层局部血流信号增多

C. 病灶区可检测到异常低阻型血流频谱

D. 病灶周边血流信号丰富，呈环状

E. 阻力指数通常 < 0.40

157. 关于多囊卵巢综合征，以下描述正确的是

A. 在临床上以持续无排卵、卵巢多囊改变为特征

B. 多数患者双侧卵巢增大

C. 卵泡沿卵巢中心排列，直径多 >1cm

D. 卵巢内同一超声切面卵泡数常超过10 个

E. 卵巢表面包膜增厚，回声增强

158. 关于卵巢转移瘤，以下描述不正确的是

A. 双侧卵巢增大

B. 肿瘤以囊性为主

C. 肿瘤以实性为主

D. 肿瘤边界不清

E. 肿瘤内血流信号丰富

159. 关于卵巢浆液性囊腺癌，以下描述不正确的是

A. 卵巢浆液性囊腺癌占卵巢恶性肿瘤的10%，黏液性囊腺癌占卵巢恶性肿瘤的 40% ~50%

B. 声像图上能区别浆液性囊腺癌和黏液性囊腺癌

C. 囊壁及分隔形态不规则或厚薄不均

D. 内部回声多样，实性成分不均质、不规则

E. 囊壁、分隔及肿瘤实性部分均可探及较丰富的血流信号

160. 胎儿腹围标准切面内包括

A. 脊柱　　　　B. 胃泡

C. 肝　　　　　D. 门静脉窦

E. 胆囊

161. 下列描述正确的是

A. 正常脐动脉血流频谱：孕14 周后，胎儿会出现舒张期血流，晚孕期 S/D 比值通常 <3.0

B. 羊水指数测量是以母体脐部为中心，划分出左上、左下、右上、右下 4 个象限，声束平面垂直于母体肚皮

C. 羊水指数 >25.0cm 时为羊水过多，羊水指数 <5.0cm 时为羊水过少

D. 胎儿生物物理评分主要应用于晚孕期评估胎儿是否存在宫内缺氧

E. 胎儿头颅检查最常用切面有丘脑水平横切面、侧脑室水平横切面和小脑横切面

162. 胎儿颈项透明层（NT）测量要注意

A. 胎儿头臀长 45 ~84mm

B. 获得胎儿正中矢状切面或小脑水平横切面

C. 胎儿处于自然姿势，无过度后仰及前屈

D. 应测量多次，并记录测量所得的最大数值

E. 应将图像尽量放大，使影像只显示胎儿头部及上胸，令光标尺轻微移动只会改变测量结果 0.1mm

163. 单绒毛膜囊双胎妊娠并发症包括

A. 联体双胎

B. 无心畸胎序列征

C. 双胎输血综合征

D. 双胎生长不协调

E. 双胎均畸形

164. 关于胎儿生长受限（FGR），以下叙述正确的是

A. FGR 的发生与胎盘血供，母体营养状态、激素水平、免疫应答以及遗传易感性等因素相关

B. 胎儿体重或腹围小于同孕龄第10 百分位数，同时伴有胎儿多普勒血流异常

C. 胎儿可分为匀称型（头部和身体成比例减小）和非匀称型（腹围缩小与头

部、肢体不成比例）生长受限，匀称型的临床预后要比非匀称型好

D. 临床表现为孕妇子宫大小与孕周不符，宫高低于正常宫高平均值两个标准差

E. 怀疑 FGR 者应进行羊水或脐血管穿刺染色体核型分析及基因测序，排除胎儿染色体和基因异常

165. 关于前置胎盘，以下描述正确的是

A. 完全性前置胎盘指宫颈内口完全被胎盘组织覆盖。边缘性前置胎盘指宫颈内口部分被胎盘组织所覆盖

B. 胎盘下缘与宫颈内口的关系，随诊断孕周时期不同可能会有变化

C. 有剖宫产史合并前置胎盘，且胎盘附着在子宫前壁下段时，应仔细观察是否存在胎盘植入的可能

D. 子宫下段收缩时，肌壁增厚隆起，回声增高，类似胎盘回声，可误诊为低位胎盘或前置胎盘，待子宫收缩缓解后复查可区别

E. 在膀胱过度充盈的情况下，子宫下段受膀胱压迫，前后壁贴近，造成宫颈内口上移假象，也会出现前置胎盘的假阳性

166. 下列畸形常合并羊水过多的有

A. 十二指肠狭窄或闭锁

B. 双侧肾脏缺如

C. 双侧多囊性肾发育不良

D. 胎盘绒毛膜血管瘤

E. 严重胎儿生长受限

167. 关于胎儿小头畸形，以下描述正确的有

A. 胎儿头围测值低于同龄胎儿的 3 倍标准差以上，是诊断小头畸形最可靠的指标之一

B. 胎儿双顶径低于同龄胎儿的 3 倍标准

差以上，但其假阴性率较高，可达 44%

C. 胎儿头围/腹围比值，双顶径/腹围、双顶径/股骨长比值明显小于正常

D. 许多小头畸形假阳性病例是由于胎头入盆后头受压变长所致，头围测量可不受此影响，因此，头围较双顶径更准确

E. 小头畸形的诊断不是根据头颅的形态结构异常作出的，而是由生物统计学数据得出

168. 下列疾病属于致死性骨发育不良的有

A. 软骨发育不全

B. 成骨不全Ⅱ型

C. 短肋多指综合征

D. 致死性侏儒

E. 软骨外胚层发育不良

169. 关于胎儿非致死性骨发育不良，描述正确的是

A. 产前超声很难对非致死性骨发育不良具体类型作出鉴别诊断

B. 骨发育不良的窄胸没达到致死性标准

C. 杂合子软骨发育不良在晚孕期才出现肢体缩短

D. 杂合子软骨发育不良，斑点状软骨发育不良均属于非致死性骨发育不良

E. 非致死性骨发育不良在早孕晚期和中孕期早期即可出现明显的肢体缩短

170. 关于脐膨出和腹裂的诊断、鉴别诊断，描述正确的有

A. 腹裂的腹壁裂口多位于前腹壁脐带入口右侧，极少数腹壁缺损可位于脐带入口左侧

B. 脐膨出的脐带腹壁入口往往位于包块的表面，可以是中央顶端，也可以偏于一侧

C. 脐膨出的脐带腹壁入口多位于前腹壁裂口右侧，极少数腹壁缺损可位于脐带入口左侧

D. 脐膨出包块表面有包膜，腹裂包块表面无包膜

E. 脐膨出包块表面无包膜，腹裂包块表面有包膜

171. 根据部位，唇裂伴完全腭裂可以分为

A. 正中完全唇腭裂

B. 单侧完全唇腭裂

C. 双侧完全唇腭裂

D. Ⅱ度唇裂

E. Ⅲ度唇裂

172. 下列畸形通常不合并脑膨出及脑膜膨出的有

A. 羊膜带综合征

B. Meckel – Gruber 综合征

C. Walker – Warburg 综合征

D. 21 – 三体综合征

E. 13 – 三体综合征

第十三章 心脏疾病诊断及鉴别诊断

一、A1 型题

1. 法洛四联症患儿的肺动脉远端发育良好，McGoon 比值应
   - A. ≥1.0
   - B. ≥1.1
   - C. ≥1.2
   - D. ≥1.3
   - E. ≥1.5

2. 关于永存动脉干，以下叙述正确的是
   - A. 常伴发膜周型室间隔缺损
   - B. 仅有一组半月瓣，且常为二叶式畸形
   - C. 是由于胚胎时期动脉圆锥发育异常导致
   - D. 大多数永存动脉干房室连接关系不一致
   - E. 血流动力学改变与肺动脉狭窄程度和肺动脉血管床阻力有关

3. 关于心脏脂肪瘤，以下叙述不正确的是
   - A. 活动度较小
   - B. 最常发生于房间隔
   - C. 活动度较大
   - D. 也可生长在二尖瓣或三尖瓣上
   - E. 位于流出道附近的脂肪瘤可造成流出道的梗阻

4. 二尖瓣中度关闭不全的超声表现不包括
   - A. 左心室正常或增大
   - B. 反流束缩流颈宽度 0.30 ~ 0.69cm
   - C. 反流束面积 4 ~ 10cm² 或左心房面积的 20% ~ 40%
   - D. 反流束长度达左心房中部
   - E. 反流束容积 60 ~ 70ml

5. 彩色多普勒血流显像诊断二尖瓣狭窄的主要依据是
   - A. 左房扩大
   - B. 左室扩大
   - C. 二尖瓣增厚
   - D. 舒张期经二尖瓣口从左房向左室的五彩镶嵌射流束
   - E. 二尖瓣纤维化或钙化

6. 关于超声诊断主动脉瓣狭窄，不正确的是
   - A. 主动脉瓣口面积小于 2.0cm²
   - B. 主动脉瓣口面积大于 2.5cm²
   - C. 主动脉瓣口五彩镶嵌射流束
   - D. 继发左室肥厚
   - E. 左室收缩压增高

7. 主动脉瓣瓣下隔膜性狭窄的超声心动图改变是
   - A. 右室流出道探及五彩镶嵌高速血流
   - B. 右心增厚
   - C. 主动脉瓣上探及五彩镶嵌高速血流
   - D. 主动脉瓣下探及隔膜样回声
   - E. 主动脉瓣明显增厚粘连

8. 关于主动脉瓣赘生物的超声特点，以下选项不正确的是
   - A. 呈团块状、息肉状或绒毛絮状回声
   - B. 一般活动度小，好发于瓣膜的主动脉侧
   - C. 随血流漂浮于心腔内或大动脉内
   - D. 早期回声较弱，陈旧的回声较强
   - E. 可单发或多发

9. 关于扩张型心肌病的多普勒超声心动图表现，不正确的是
   - A. 心腔彩色多普勒呈明亮的红色
   - B. 瓣口血流速度缓慢
   - C. 各瓣口不同程度的反流

D. 瓣膜多无明显的器质性异常

E. 弥漫性室壁运动减弱

10. 扩张型心肌病的二维超声主要表现为

A. 室壁增厚率增大

B. 心室扩大，心房变小

C. 室壁弥漫性增厚，室壁收缩运动幅度增大

D. 左心室或全心扩大，室壁收缩运动幅度普遍减低

E. 左心室正常，左心房增大

11. 关于肥厚型心肌病 M 型超声心动图的叙述，不正确的是

A. 左室流出道狭窄

B. 二尖瓣提前关闭

C. E 峰常与室间隔相贴近

D. 心脏整体收缩功能增强，晚期 EF 下降

E. 出现 SAM 现象，即二尖瓣前叶收缩期前向运动

12. 梗阻性肥厚型心肌病的左室流出道频谱多普勒呈现

A. 锯齿状　　　　B. 城墙样

C. 波浪状　　　　D. 匕首样

E. 圆顶抛物状

13. 心内膜弹力纤维增生症的超声心动图改变不包括

A. 左心室、左心房增大

B. 右心室、右心房减小

C. 左心功能减低

D. 左心室心内膜呈弥漫性不规则性增厚

E. 室壁运动普遍降低

14. 关于限制型心肌病，不正确的是

A. 心肌纤维化、增厚

B. 与病毒感染、免疫有关

C. 常出现心房血栓

D. 下腔静脉增宽

E. 有心力衰竭表现

15. 关于限制型心肌病的超声表现，正确的是

A. 心房扩大、心室缩小

B. 室间隔随呼吸运动于左右心室之间摆动

C. 二尖瓣未见关闭不全

D. 短轴缩短率增大

E. 心房腔内见明亮血流

16. 观察左室前壁心肌运动，选择切面叙述不正确的是

A. 二尖瓣口水平左心室短轴切面

B. 心尖部左室短轴切面

C. 乳头肌水平左心室短轴切面

D. 胸骨旁左室长轴切面

E. 心尖区左室两腔心切面

17. 以下选项中不会出现发绀的疾病有

A. 法洛四联症　　　B. 法洛三联症

C. 三尖瓣下移畸形　D. 三尖瓣闭锁

E. 单心室

18. 室间隔缺损与主动脉窦瘤破裂的共同点为

A. 右心室增大　　　B. 左心室增大

C. 右心房增大　　　D. 主肺动脉扩张

E. 主动脉扩张

19. 不属于动脉导管未闭超声心动图表现的是

A. 降主动脉峡部与左肺动脉之间有异常管样回声

B. 左心室内径扩大

C. 室间隔和左室后壁运动幅度增大

D. 升主动脉与主肺动脉之间的回声中断

E. 肺动脉增宽

20. 右心造影时，可能出现明显负性显影区的疾病是

A. 主肺动脉间隔缺损

B. 先天性肺动脉狭窄

C. 先天性主动脉瓣狭窄

D. 卵圆孔未闭

E. 三尖瓣下移畸形

21. 关于房间隔缺损的超声表现，叙述不正确的是
    A. 右心房、右心室增大，右心室流出道增宽
    B. M 型超声心动图多表现为室间隔与左心室后壁呈同向运动
    C. 若房间隔缺损位于卵圆窝中部，则为继发孔中央型
    D. 缺损口的分流速度可达 3～4m/s
    E. TEE 对卵圆孔未闭的诊断较经胸超声检查敏感

22. 肺动脉闭锁合并室间隔缺损时，表现为
    A. 全心扩大，左室为著
    B. 全心扩大，右房右室为著
    C. 左室壁增厚
    D. 肺动脉位于主动脉前方
    E. 不伴有动脉导管未闭

23. 关于动脉导管未闭，叙述不正确的是
    A. 常见的先天性心脏病之一，可单独发生，也可合并其他畸形
    B. 易见于母亲在妊娠早期有风疹病史者
    C. 早产儿与足月产儿发病率无明显区别
    D. 出生 1 年后动脉导管仍未闭合者，应诊断为动脉导管未闭
    E. 动脉导管未闭具有发生感染性心内膜炎的危险性，不论粗细，均应进行根治

24. 以下选项中不属于永存动脉干超声心动图表现的是
    A. 室间隔回声中断
    B. 大动脉干内径宽，其前壁与室间隔连续性中断
    C. 全心扩大

D. 一组半月瓣

E. 狭窄的肺动脉起源于右心室

二、A2 型题

25. 患者，男，51 岁。胸痛、晕厥、乏力、呼吸困难，主动脉瓣听诊区闻及收缩期粗糙响亮的喷射性杂音，超声心动图诊断为主动脉瓣狭窄，其超声表现不包括
    A. 主动脉瓣增厚，回声增强
    B. 主动脉瓣钙化
    C. 主动脉瓣开放受限
    D. 左室壁肥厚
    E. 二尖瓣舒张期震颤波

26. 患儿，男，2 个月余。"气促、发绀 2 个月"。超声心动图检查发现"下腔静脉与腹主动脉同位于脊柱右侧，心尖指向左下，右心室位于右前方；共同房室通道（房室间隔缺损约 21mm），心内血流彼此相通；卵圆窝处斜行分离 2mm，心房水平右向左分流；右室双出口；肺动脉瓣及瓣下前向血流明显加速（V_{max} 4.2m/s）；细小动脉导管未闭；右位主动脉弓内径正常"。关于患儿内脏心房位置关系的叙述，以下选项中正确的是
    A. 左房异构，心室左袢
    B. 右房异构，心室右袢
    C. 左房异构，心室右袢
    D. 内脏心房反位，心室右袢
    E. 内脏心房正位，心室左袢

27. 患者，女，64 岁，活动后疲劳、气短；听诊可于心尖部闻及全收缩期吹风样杂音。心尖四腔心切面彩色多普勒显示收缩期左房内以蓝色为主的花彩血流，反流束面积 8.6cm^2，缩流颈宽度 0.75cm。超声诊断为
    A. 二尖瓣反流，轻度
    B. 二尖瓣反流，中度

C. 二尖瓣反流，重度

D. 三尖瓣反流，轻度

E. 三尖瓣反流，中 - 重度

28. 患者，女，57 岁，以呼吸困难，下肢水肿就诊。超声心动图示左室长轴切面可见二尖瓣增厚，回声增强，开放受限，舒张期前叶呈气球样突向左室。最可能的诊断是

A. 二尖瓣狭窄

B. 二尖瓣关闭不全

C. 二尖瓣脱垂

D. 二尖瓣腱索部分断裂

E. 二尖瓣乳头肌功能不全

29. 患者，男，35 岁，活动后心悸、气短 2 年，超声心动图左室长轴切面可见收缩期二尖瓣瓣体突向左房，超过瓣环平面。最可能的诊断是

A. 二尖瓣狭窄

B. 二尖瓣脱垂

C. 二尖瓣相对狭窄

D. 二尖瓣钙化

E. 二尖瓣瓣裂

30. 患者，男，47 岁，活动后心悸、气短 1 年余，听诊主动脉区可闻及收缩期喷射样杂音，临床拟诊断主动脉病变，行超声心动图检查。二维超声对风湿性主动脉病变和先天性主动脉病变进行鉴别诊断时，不正确的是

A. 二维超声心动图观察有无主动脉瓣增厚、钙化

B. 二维超声心动图观察主动脉瓣数目

C. 观察瓣膜交界处有无粘连、融合

D. 观察其他瓣膜，尤其是二尖瓣有无增厚、钙化、粘连等病变

E. CDFI 或频谱多普勒观察主动脉瓣口有无狭窄、反流

31. 患者，女，47 岁，有风湿性关节炎病史，心脏听诊主动脉瓣区有舒张期杂音，X 线胸片示左心室扩大，心电图示左心室高电压，超声诊断为主动脉瓣关闭不全。彩色多普勒血流应显示为

A. 左心室在收缩期有血流射入右心室

B. 舒张期有血流经主动脉瓣返入左心室

C. 收缩期有血流从右心房流入右心室

D. 左心室在收缩期无血流射入主动脉

E. 收缩期有血流从左房流入左室

32. 患者，男，29 岁。近 2 年来有心慌、憋气、进行性加重，二维超声见心脏扩大，左室扩大明显呈球形，室间隔及左室后壁似乎变薄，但测值属正常范围，室壁运动普遍减低，各瓣膜无增厚，EPSS 明显增大，心尖部可见附壁血栓，CDFI 示二尖瓣轻度反流。最可能的诊断为

A. 冠心病，心肌硬化型

B. 冠心病合并左心衰竭

C. 扩张型心肌病

D. 甲亢性心脏病

E. 尿毒症性心脏病

33. 患者，男，30 岁。存在乏力、气急、水肿等充血性心力衰竭症状，超声心动图诊断为扩张型心肌病，其超声表现不包括

A. 全心腔扩大

B. 室壁运动弥漫性减弱

C. 大心腔，小瓣口

D. 主动脉瓣提前关闭

E. 二尖瓣 EPSS 增大

34. 患者，男，21 岁。心慌、气短、眩晕、晕厥，伴有心绞痛。听诊在其胸骨左缘 3、4 肋间闻及较粗糙的喷射性收缩期杂音。超声心动图：左房稍大，室间隔基底段厚度为 28.8mm，突向左室流出道，左室流出道内径约 9.5mm，其内收缩期为花彩血

流，流速为 4.7m/s，压差约为 55mmHg。二尖瓣轻度反流。超声诊断应为

A. 侧壁肥厚型心肌病

B. 主动脉瓣狭窄

C. 梗阻性肥厚型心肌病

D. 非梗阻性肥厚型心肌病

E. 心尖肥厚型心肌病

35. 患者，女，26 岁，呼吸困难，乏力，上腹部疼痛。体征有肝大，胸腹水，颈静脉怒张。听诊有心音低钝，胸骨左缘 3、4 肋间可闻及心包叩击音。超声心动图诊断为缩窄性心包炎，其表现不包括

A. 心包增厚粘连

B. 心包钙化

C. 左室舒张受限

D. 常伴大量心包积液

E. 下腔静脉增宽

36. 患者，男，17 岁，以呼吸困难和乏力就诊。体征有颈静脉怒张，肝大，腹水，下肢水肿。听诊无杂音。超声示双房明显扩大，心包增厚，回声增强，有钙化点，下腔静脉增宽。最可能的诊断是

A. 冠心病心衰　　　B. 缩窄性心包炎

C. 扩张型心肌病　　D. 限制型心肌病

E. 肺心病

37. 患者，女，38 岁。ECG 示除 aVR 外，其余导联 ST 段弓背向下抬高，超声心动图显示左室后壁后及心尖部液性暗区。最可能的诊断是

A. 缩窄性心包炎

B. 急性心包炎并心包积液

C. 扩张型心肌病

D. 急性心肌梗死

E. 冠心病

38. 患儿，女，11 岁。心悸、气短、超声心动

图诊断为左房黏液瘤，超声特点不包括

A. 肿块活动度大　　B. 肿块有蒂

C. 肿块根部小　　　D. 肿块无蒂

E. 肿块可发生变形

39. 患者，女，46 岁。体检时于心尖区听诊可闻及第一心音亢进及舒张期附加音，超声显示左房内可探及一椭圆形略高回声团，舒张期摆向二尖瓣口，收缩期回到左心房，并于二尖瓣口可见舒张期射流频谱，流速 2.1m/s。可能的诊断为

A. 二尖瓣狭窄　　　B. 二尖瓣赘生物

C. 二尖瓣脱垂　　　D. 左房血栓

E. 左房黏液瘤

40. 患者，女，25 岁。心脏超声发现剑突下两心房切面下腔静脉入口处房间隔回声中断，间距约 8mm，CDFI 显示左心房到右心房的穿隔血流。应考虑为房间隔缺损的是

A. 上腔型　　　　　B. 下腔型

C. 混合型　　　　　D. 冠状静脉窦型

E. 继发孔中央型

三、A3/A4 型题

(41~43 题共用题干)

患者，男，52 岁。因"二尖瓣面容，呼吸困难"就诊。心电图示"二尖瓣型 P 波"；X 线检查心影呈梨形；超声诊断为风湿性心脏病，二尖瓣狭窄。

41. 超声探查，左房内血栓形成，其特征不包括

A. 通常附着在左房后壁

B. 基底部较宽，附着面大

C. 心脏收缩与舒张时形状无改变

D. 通常有蒂，多附着于房间隔卵圆窝的周边

E. 少数血栓可伸展至房间隔

42. 心腔内血流淤滞是血栓形成的原因，左房

血栓通常发生于

A. 风湿性二尖瓣狭窄

B. 扩张型心肌病

C. 肥厚型心肌病

D. 冠心病心衰

E. 二尖瓣脱垂

43. 不属于右心血栓特点的是

A. 多数属于迁移性的，暂时停留在右心腔

B. 常见于扩张型心肌病或心肌梗死

C. 可引起肺栓塞

D. 可暂时造成三尖瓣或肺动脉瓣狭窄及关闭不全

E. 多起源于下肢静脉系统

（44～47 题共用题干）

患者，女，58 岁，自觉心慌、呼吸困难，X 线检查心影呈"梨状"，超声表现左房扩大，二尖瓣增厚，回声增强，粘连，M 型超声示二尖瓣前后叶同向运动，呈"城墙样"改变。

44. 最可能的诊断是

A. 老年性二尖瓣钙化

B. 风湿性心脏病，二尖瓣狭窄

C. 二尖瓣关闭不全

D. 感染性心内膜炎

E. 风湿性心脏病，联合瓣膜病

45. 若同时主动脉瓣口探及高速射流，流速 4.0m/s，又应诊断为

A. 主动脉瓣狭窄

B. 主动脉瓣关闭不全

C. 风湿性心脏病，联合瓣膜病

D. 主动脉瓣上狭窄

E. 主动脉瓣下狭窄

46. 该患者同时合并频发的二尖瓣 E－E 间距不等，最常见的为

A. 室性期前收缩　　B. 心房颤动

C. 心室颤动　　　　D. 房性期前收缩

E. 心房扑动

47. 左房血栓形成前期，左房内会出现的现象是

A. 红细胞云雾样自发显影

B. 左房内低回声团

C. "蛙泳"征

D. 左房内高回声团

E. SAM 现象

（48～50 题共用题干）

患者，女，56 岁，曾有风湿关节疼痛病史，近期出现气短、呼吸困难、乏力、心悸等症状，听诊于心尖区可闻及舒张期杂音，X 线检查示心影扩大，呈梨形，二维超声心动图检查见二尖瓣前后叶增厚、钙化，交界处有粘连，瓣膜变形，活动受限，瓣口变小。

48. 二尖瓣 M 型超声心动图的特征性表现为

A. 二尖瓣前叶舒张期 EF 斜率增高

B. 二尖瓣前后叶同向运动，呈"城墙样"改变

C. 二尖瓣前后叶镜向运动，EF 斜率下降

D. 二尖瓣 CD 段呈弓背样隆起，呈"SAM"现象

E. 二尖瓣 CD 段脱向左心房，呈"吊床样"改变

49. 二尖瓣狭窄最先扩大的心腔为

A. 左心室和左心房

B. 右心房和左心室

C. 左心室和右心室

D. 左心房和左心室

E. 左心房和右心室

50. 如果该病进一步发展成为联合瓣膜病，除二尖瓣外，可能最先累及的另一个瓣膜是

A. 二尖瓣　　　　　B. 三尖瓣

C. 主动脉瓣　　　　D. 肺动脉瓣

E. 下腔静脉瓣

（51 ~ 52 题共用题干）

患者，男，55 岁。因"胸闷气促半年余，近几天突感心悸"入院，查体：生命体征平稳；心脏听诊闻及心尖区收缩中晚期非喷射样喀喇音；心电图提示窦性心律、aVF 导联 T 波倒置、ST 段非特异性改变；胸部 X 线片提示左房明显增大。

51. 该患者初步诊断考虑为

A. 主动脉瓣狭窄

B. 二尖瓣狭窄

C. 主动脉瓣关闭不全

D. 二尖瓣脱垂

E. 三尖瓣关闭不全

52. 超声检查显示二尖瓣前叶部分瓣体呈囊袋样脱入左房侧，该囊袋样结构收缩期和舒张期持续存在，以收缩期更明显，CDFI 示二尖瓣瓣口左房侧收缩期来自瓣口及前叶瘤体的大量偏心反流信号。最可能的超声诊断为

A. 二尖瓣瓣膜瘤并重度关闭不全

B. 二尖瓣前叶脱垂并重度关闭不全

C. 二尖瓣赘生物形成并重度关闭不全

D. 二尖瓣瓣膜瘤破裂并重度关闭不全

E. 二尖瓣穿孔并重度关闭不全

（53 ~ 55 题共用题干）

患者，男，46 岁，既往高血压病史。活动后心悸、气短 1 个月，听诊于心尖部闻及全收缩期吹风样杂音，超声诊断为二尖瓣后叶腱索断裂。

53. 该患者的超声表现为

A. 收缩期二尖瓣后叶脱向左房内

B. 舒张期二尖瓣后叶脱向左房内

C. 收缩期二尖瓣后叶脱向左室内

D. 舒张期二尖瓣后叶脱向左室内

E. 二尖瓣前后叶粘连

54. 二尖瓣腱索断裂的特征表现是

A. "城墙样"改变　　B. "连枷样"改变

C. SAM 征　　　　　D. "钻石样"改变

E. "鱼口样"改变

55. 彩色多普勒表现为

A. 左房内收缩期见源于二尖瓣口的蓝色花彩血流，沿二尖瓣前叶走行

B. 左房内收缩期见源于二尖瓣口的红色为主的花彩血流，沿房间隔走行

C. 左房内舒张期见源于二尖瓣口的蓝色花彩血流，沿二尖瓣后叶走行

D. 左房内收缩期见源于二尖瓣口的蓝色花彩血流，沿二尖瓣后叶走行

E. 左房内舒张期见源于二尖瓣口的蓝色为主花彩血流，沿二尖瓣前叶走行

（56 ~ 58 题共用题干）

患者，男，71 岁。活动后胸闷、气短近 1 年，听诊于胸骨右缘 2、3 肋间可闻及收缩期喷射样杂音。

56. 患者最可能的诊断是

A. 二尖瓣狭窄　　B. 肺动脉瓣狭窄

C. 主动脉瓣狭窄　　D. 室间隔缺损

E. 动脉导管未闭

57. 该疾病的超声特点不包括

A. 主动脉瓣增厚钙化

B. 主动脉内收缩期充满五色花彩血流

C. 主动脉瓣频谱为高速湍流频谱

D. 左室壁对称性肥厚

E. 左室壁非对称性肥厚

58. 超声测得该患者的主动脉瓣口流速 3.5m/s，EF 为 38%。为确定疾病严重程度，进一步应进行的检查是

A. 心电图

B. 超声造影

C. 经食管超声心动图检查

D. 负荷超声心动图

E. 心脏核磁

（59～60 题共用题干）

患者，男，36 岁。突发胸痛，呼吸困难，发热，白细胞 19×10^9/L，超声心动图提示为主动脉瓣赘生物，感染性心内膜炎。

59. 该病的超声表现不包括

A. 主动脉瓣上可见不规则团块附着

B. 团块活动度较大，摆动明显

C. 左室流出道内舒张期可见源于主动脉瓣口的五色花彩血流束

D. M 型超声表现为主动脉瓣赘生物呈"连枷样"运动

E. 左室壁对称性增厚

60. 若该患者图像显示不清，则进一步应做的检查是

A. 超声造影

B. 经食管超声心动图检查

C. 负荷超声心动图

D. 心电图

E. 心脏核磁

（61～63 题共用题干）

患者，男，35 岁。呼吸困难，下肢水肿，心电图示 T 波异常，X 线片示心影增大和肺淤血，超声提示全心扩大，左心室呈"球形"扩大，左室射血分数为 35%。

61. 最可能的诊断是

A. 冠心病心力衰竭

B. 扩张型心肌病

C. 酒精性心肌病

D. 肥厚型心肌病

E. 尿毒症性心肌病

62. 超声表现不包括

A. "大心腔，小开口"

B. 室壁运动弥漫性减弱

C. 各瓣口可见反流信号

D. M 型超声示二尖瓣呈"钻石样"改变

E. EPSS 减小

63. 在超声检查中，还需仔细探查以下哪项

A. 左心房血栓　　　B. 左心室血栓

C. 左心耳血栓　　　D. 右心房血栓

E. 右心室血栓

（64～66 题共用题干）

患者，男，47 岁，气急、乏力，心绞痛，硝酸甘油治疗无效，在胸骨左缘可闻及收缩中、晚期粗糙的吹风样杂音。X 线片示心影左缘明显突出，超声提示室间隔明显增厚，回声增强，IVS/LVPW > 1.3～1.5，超声诊断为肥厚型心肌病。

64. 梗阻性肥厚型心肌病最常见的心肌肥厚部位是

A. 左室前壁　　　　B. 左室侧壁

C. 心尖部　　　　　D. 室间隔基底段

E. 整个室间隔

65. 关于肥厚型心肌病超声的叙述，不正确的是

A. SAM 现象

B. 主动脉瓣提前关闭现象

C. 二尖瓣反流

D. 左室明显扩大

E. 左房轻度扩大

66. 梗阻性肥厚型心肌病与非梗阻性心肌病的主要鉴别点是

A. 前者室间隔厚度明显大于后者

B. 前者左房明显扩大

C. 后者左室后壁厚度正常，而前者增厚

D. 前者 IVS/LVPW > 1.5，后者 IVS/LVPW > 1.3

E. 前者左室流出道狭窄，后者无左室流出道狭窄

(67～69 题共用题干)

患者，男，61 岁。突发心前区疼痛，吸烟史 20 年，无嗜酒史，心电图显示 V_1～V_4 导联 ST 段抬高，超声提示左心增大，左室前壁前间隔心肌变薄，运动幅度及增厚率减低，呈节段性室壁运动异常，左室射血分数为 41%。

67. 该患者最可能的诊断是

  A. 冠心病心力衰竭 B. 扩张型心肌病

  C. 酒精性心肌病 D. 肥厚型心肌病

  E. 限制型心肌病

68. 超声表现正确的是

  A. "大心腔，小开口"

  B. 室壁运动弥漫性减弱

  C. 各瓣口可见反流信号

  D. M 型超声示二尖瓣呈"钻石样"改变

  E. 左室壁节段性运动异常

69. 若为扩张型心肌病，在超声检查中，还需仔细探查的项目是

  A. 左心房血栓 B. 左心室血栓

  C. 右心房血栓 D. 右心室血栓

  E. 左心耳血栓

(70～71 题共用题干)

患者，男，67 岁，呼吸困难，心前区不适；查体有奇脉、颈静脉怒张；听诊心音遥远；X 线片示心影增大呈"烧瓶"状；超声提示心包积液。

70. 超声测量心包腔无回声区宽 5mm，且局限于左房室沟附近的左室后下壁区域，估测心包积液量为

  A. <100ml B. 100～200ml

  C. 200～300ml D. 300～500ml

  E. >500ml

71. 若出现心脏摆动征，心包腔内无回声区宽度应为

  A. 10～20mm，包绕整个心脏

  B. >20mm，主要局限于左室后下壁区域

  C. 3～5mm，主要局限于左室后下壁区域

  D. 2～3mm，局限于房室沟附近的左室后下壁区域

  E. <2mm，局限于房室沟附近的左室后下壁区域

(72～73 题共用题干)

患者，女，52 岁。无自觉症状，体检听诊可闻及心尖部收缩中晚期喀喇音，超声提示二尖瓣后叶脱垂。

72. 该病 M 型超声特点有

  A. 二尖瓣前叶收缩中晚期 CD 段向后移位，呈"吊床样"改变

  B. 二尖瓣前叶呈"城墙样"改变

  C. 二尖瓣前后叶呈"钻石样"改变

  D. 二尖瓣后叶收缩期 CD 段向后移位呈"吊床征"

  E. SAM 现象

73. 彩色多普勒血流显像表现为

  A. 左房内收缩期见源于二尖瓣口的蓝色花彩血流，沿二尖瓣前叶走行

  B. 左房内收缩期见源于二尖瓣口的红色为主的花彩血流

  C. 左房内舒张期见源于二尖瓣口的蓝色花彩血流，沿二尖瓣后叶走行

  D. 左房内舒张期见源于二尖瓣口的蓝色为主的花彩血流

  E. 左房内舒张期见源于二尖瓣口的蓝色为主花彩血流，沿二尖瓣前叶走行

(74～77 题共用题干)

患儿，男，6 岁。平素常发生上呼吸道感染，最近 1 次感冒就诊时听诊发现胸骨左缘 2、3 肋间闻及较柔和的 2～3/6 级收缩期杂音，心脏超声发现房间隔中段连续性中断，间距约 12mm，CDFI：心房水平左向右过隔血流束。

74. 该患儿的诊断为

A. 先天性心脏病，室间隔缺损

B. 先天性心脏病，房间隔缺损

C. 先天性心脏病，动脉导管未闭

D. 先天性心脏病，心内膜垫缺损

E. 先天性心脏病，二尖瓣狭窄

75. 该疾病诊断分型为

A. 原发孔型　　　B. 继发孔型

C. 腔静脉型　　　D. 干下型

E. 膜周部型

76. 若扫查中发现合并二尖瓣狭窄，则诊断为

A. 鲁登巴赫综合征

B. 法洛四联症

C. 法洛三联症

D. 感染性心内膜炎

E. 风湿性心脏瓣膜病

77. 当发现以下表现时，需怀疑合并了其他畸形

A. 右心室增大

B. 右心房增大

C. 右心室流出道增宽

D. CDFI 显示房水平左向右过隔血流信号

E. CDFI 显示降主动脉血流经动脉导管进入肺动脉的连续五彩镶嵌血流信号

四、B1 型题

（78～82 题共用备选答案）

A. 二尖瓣城墙样改变

B. 二尖瓣 SAM 现象

C. 二尖瓣吊床征

D. 二尖瓣舒张期震颤波

E. 二尖瓣钻石征

78. 主动脉瓣反流表现为

79. 二尖瓣狭窄表现为

80. 二尖瓣脱垂表现为

81. 扩张型心肌病表现为

82. 肥厚型心肌病表现为

（83～85 题共用备选答案）

A. 黏液瘤　　　　B. 假性室壁瘤

C. 左室血栓　　　D. 膨出瘤

E. 左房血栓

83. 层积状的回声团块形状不规则、不活动

84. 团块状回声在整个心动周期中始终存在，随着心室壁同步运动

85. 边界清楚的活动性团块，通常有蒂附着于房间隔附近

五、X 型题

86. 患者，女，42 岁。心悸、气短、超声心动图诊断为左心房黏液瘤，其超声特点包括

A. 肿块可发生变形

B. 肿块活动度大

C. 肿块有蒂

D. 肿块可附着于房间隔上

E. 肿块无蒂

87. 下列属于主动脉瓣狭窄的病理改变的是

A. 主动脉瓣二叶式畸形

B. 主动脉瓣单叶式畸形

C. 主动脉瓣瓣下隔膜

D. 主动脉瓣粘连钙化

E. 主动脉瓣瓣环发育不良

88. 关于二尖瓣脱垂的超声表现，叙述正确的是

A. 收缩期瓣叶脱向左房侧，超过瓣环最低平面

B. 收缩期瓣叶脱向左房侧，超过瓣环连线水平 5mm 以上

C. 后叶脱垂的发生率较高，且以 P2 区脱垂为主

D. 瓣叶厚度 <5mm 者称为非典型二尖瓣脱垂

E. 腱索过长可以导致脱垂

89. 符合二尖瓣重度关闭不全超声表现的是

A. 左心增大

B. 二尖瓣反流束长度达左房顶部

C. 反流分数 < 30%

D. 肺静脉收缩期逆流

E. 反流束面积 > 10cm²

90. 关于主动脉瓣关闭不全反流束的超声表现，叙述正确的是

A. 通过反流束长度法评估反流程度容易受彩色增益等因素影响

B. 反流束偏心时可能高估反流程度

C. 轻度主动脉瓣反流束局限于主动脉瓣下

D. 中度反流束长度超过二尖瓣前叶瓣尖水平

E. 重度反流束可填充整个左室流出道，长度可达心尖部

91. 关于二尖瓣关闭不全的超声表现，叙述正确的是

A. 反流束是二尖瓣关闭不全的特征性表现

B. 常用反流束长度分级法进行半定量评估

C. 收缩期二尖瓣瓣口左心房侧出现高速宽频带湍流

D. 左心增大，晚期患者左心功能不同程度减低

E. 重度二尖瓣反流时肺静脉血流频谱出现收缩期负向倒流波

92. 关于主动脉瓣狭窄的超声表现，叙述正确的是

A. 瓣口开放面积减小

B. 主动脉根部内径增宽

C. 主动脉瓣叶可见钙化

D. 主动脉瓣可为二叶瓣

E. 主动脉瓣舒张期可脱向左室流出道侧

93. 关于主动脉瓣脱垂的 M 型超声表现，叙述正确的是

A. M 型曲线显示左心室内径增大

B. M 型曲线显示主动脉增宽

C. M 型曲线显示主动脉瓣关闭线偏心

D. M 型曲线显示主动脉瓣关闭呈双线

E. M 型主动脉瓣活动曲线显示菱形六角盒形状，且前后径缩小

94. 可用于估测二尖瓣狭窄程度的超声评估方法有

A. 二尖瓣跨瓣压差

B. 直接描绘法

C. 压差减半时间法

D. 连续方程法

E. PISA 法

95. 二尖瓣脱垂的并发症包括

A. 心律失常　　　B. 二尖瓣反流

C. 感染性心内膜炎　D. 脑血管栓塞

E. 猝死

96. 关于主动脉瓣关闭不全的超声心动图表现，叙述正确的是

A. 舒张期左室流出道侧可见五彩镶嵌状反流束

B. 可见二尖瓣舒张期震颤波

C. 可见继发性左室肥厚

D. 主动脉瓣提前关闭

E. 可出现左室腔增大

97. 感染性心内膜炎赘生物形成的超声直接征象有

A. 呈团块状、息肉状或绒毛絮状中等强度回声

B. 一般活动度小

C. 随血流飘摆于心腔内或大动脉腔内

D. 回声较弱，陈旧的回声较强

E. 单发或多发

98. 风湿性二尖瓣狭窄时，在超声上可表现为
 A. 二尖瓣瓣环钙化比瓣叶更明显
 B. 二尖瓣叶交界处粘连硬化
 C. 二尖瓣瓣口面积缩小
 D. 二尖瓣腱索硬化，缩短、粘连
 E. 二尖瓣冗长

99. 主动脉缩窄的临床表现及声像图特征包括
 A. 主动脉缩窄是大动脉胚胎发育异常导致的
 B. 多发生在左锁骨下动脉远端，动脉韧带处的主动脉峡部
 C. 胸骨上窝主动脉长轴切面显示主动脉局限性狭窄或弥漫性狭窄
 D. 彩色多普勒显示缩窄处血流速度加快，彩色血流汇聚，呈五彩镶嵌状
 E. 腹主动脉呈现缺血频谱：加速支上升缓慢，峰值减低并后移，持续时间长，呈收缩舒张双期

100. 关于致心律失常性右心室心肌病，叙述正确的是
 A. 病变主要累及右心室
 B. 左心室明显增大
 C. 未受累的心肌厚度正常
 D. 受累右心室壁明显变薄，运动减弱
 E. 多出现三尖瓣反流

101. 关于肺静脉畸形引流超声特征，正确的是
 A. 分为部分型和完全型
 B. 右心房、右心室增大
 C. 左心房后方可见共同静脉干
 D. 心内型冠状静脉窦扩张
 E. 心上型可见增粗的下腔静脉或门静脉

102. 室间隔缺损类型包括
 A. 单纯膜周部　　B. 嵴下型
 C. 嵴内型　　　　D. 嵴外型
 E. 干下型

103. 关于梗阻性肥厚型心肌病的超声心动图特点，叙述正确的是
 A. 常见主动脉瓣反流
 B. 二尖瓣前叶收缩期前向运动
 C. 室间隔异常增厚
 D. 主动脉瓣提前关闭
 E. 左心室流出道狭窄

104. 非梗阻性肥厚型心肌病的超声心动图表现是
 A. 常见主动脉瓣反流
 B. 常伴二尖瓣反流
 C. 室间隔增厚
 D. 左室流出道内径 <20mm
 E. 左室流出道内径 >20mm

105. 心内膜弹力纤维增生症的超声心动图特点
 A. 左心房、左心室增大
 B. 右心房、右心室减小
 C. 心内膜呈弥漫性不规则增厚
 D. 室壁运动普遍减低
 E. 左心功能减低

106. 患者，男，34岁。乏力、气急，双下肢水肿，超声心动图诊断为扩张型心肌病。其超声表现包括
 A. 全心腔扩大
 B. 室壁运动弥漫性减弱
 C. 左心室呈"大心腔，小瓣口"
 D. 主动脉瓣提前关闭
 E. EPSS 增大

107. 患者，女，43岁。以气急、乏力，活动后晕厥就诊。超声诊断为梗阻性肥厚型心肌病。超声所见包括
 A. 室间隔与左心室后壁非对称性肥厚，二者比值 >1.5
 B. 增厚的室间隔心肌回声增强，呈"毛

玻璃"样改变

C. SAM 征阳性

D. 左室流出道狭窄，内径<20mm

E. EPSS 增大

108. 符合缺血性心肌病超声表现的是

A. 左心室、左心房扩大

B. 室间隔增厚

C. 室壁运动弥漫性减弱

D. 室壁运动节段性减弱

E. 二尖瓣反流

109. 缺血性心肌病与扩张型心肌病相鉴别，缺血性心肌病的超声表现有

A. 心脏呈普大型，左心室呈球形增大

B. 心肌回声一般无明显改变

C. 心肌可纤维化，回声增强

D. 室壁有节段性运动异常

E. 室壁弥漫性运动减弱

110. 关于扩张型心肌病的说法，正确的是

A. 属于原发性心肌病

B. 主要特征为左心室明显扩大，心室收缩功能减低

C. 本病常伴有心律失常

D. 二维超声心动图表现为"大心腔，小瓣口"

E. 起病较急，早期即可出现心力衰竭症状

111. 患者，男，34 岁。呼吸困难、乏力，上

腹部疼痛。查体：肝大、胸腹水、颈静脉怒张。听诊有心音低钝，可闻及心包叩击音。超声诊断为缩窄性心包炎，其表现包括

A. 心包增厚、粘连

B. 心包钙化

C. 左室舒张受限

D. 下腔静脉增宽

E. 常伴大量心包积液

112. 关于浆膜性心包，叙述正确的是

A. 浆膜性心包分为脏层和壁层

B. 壁层心包紧贴纤维性心包的内面

C. 脏层衬于心脏表面，又称心外膜

D. 纤维性心包和浆膜性心包之间有一腔隙，称为心包腔

E. 壁层心包与脏层心包之间有一腔隙，称为心包腔

113. 患者，男，45 岁。高血压病史 15 年，突发心前区剧烈疼痛，心电图未见明显 ST 段异常，超声诊断为主动脉夹层 Stanford A 型，其超声心动图表现可有

A. 升主动脉管腔内可见膜样物飘动

B. 升主动脉扩张

C. 主动脉瓣中等量反流

D. 真腔内血流较快、假腔内血流缓慢

E. 心包腔见无回声区，内可见中等回声光团

第十四章 血管疾病诊断及鉴别诊断

一、A1 型题

1. 关于主动脉瘤，以下叙述正确的是

  A. 假性主动脉瘤有完整的动脉壁

  B. 真性主动脉瘤一般不易破裂

  C. 高血压是主动脉夹层最常见的病因

  D. 主动脉夹层一般是由先天形成的

  E. 假性主动脉瘤是管壁增厚管腔扩张而形成的

2. 真性主动脉瘤的主动脉局限性扩张，最宽处外径是相邻正常段外径的

  A. 3 倍以上   B. 2.5 倍以上

  C. 2 倍以上   D. 1.5 倍以上

  E. 1 倍以上

3. 关于真性动脉瘤的超声表现，错误的是

  A. 病变动脉段呈梭形或纺锤形扩张

  B. 动脉旁出现无回声包块

  C. 瘤壁上可附着血栓

  D. 彩色多普勒可见动脉瘤膨大部位有红蓝相间的漩流或涡流

  E. 远端动脉流速减慢

4. 有关假性动脉瘤超声特点，叙述错误的是

  A. 动脉附近有囊状的、具有搏动性的肿物

  B. 有明确的动脉三层结构

  C. 瘤体与动脉间有沟通

  D. 双向血流

  E. 双向血流频谱

5. 关于主动脉夹层的超声表现，以下叙述错误的是

  A. 主动脉增宽

  B. 可见细线状飘动的膜样回声

  C. 真腔大，假腔小

  D. 假腔内血流缓慢，颜色暗淡

  E. 主动脉瓣不同程度反流

6. 马方综合征心血管病变的主要病理表现为

  A. 主动脉内膜组织破坏

  B. 主动脉外膜组织薄弱

  C. 主动脉瓣赘生物形成

  D. 主动脉壁中层弹力纤维组织明显断裂、消失

  E. 继发于心内膜炎

7. 马方综合征引起的主动脉改变，其超声表现错误的是

  A. 主动脉根部内径扩张，主动脉窦向外膨出

  B. 主动脉壁变薄形成升主动脉瘤

  C. 主动脉瓣瓣叶变薄、过长

  D. 主动脉瓣反流

  E. 主动脉瓣狭窄

8. 主动脉缩窄患者的腹主动脉血流频谱表现为

  A. 加速减短，峰值减低并后移，持续时间长，持续整个心动周期

  B. 加速支上升缓慢，峰值减低并后移，持续时间长，持续整个心动周期

  C. 加速支上升缓慢，峰值增加并后移，持续时间长，持续整个心动周期

  D. 加速支上升缓慢，峰值减低并前移，持续时间减短，持续整个心动周期

  E. 加速支上升缓慢，峰值减低并后移，持续时间长，舒张期反向

9. 主动脉缩窄最常见的发生部位是

　　A. 主动脉瓣上 5cm 处的升主动脉

　　B. 主动脉峡部

　　C. 腹主动脉

　　D. 头臂动脉与左颈总动脉之间的主动脉弓部

　　E. 左锁骨下动脉与左颈总动脉之间的主动脉弓部

10. 血栓闭塞性脉管炎的病理基础是

　　A. 血管由于炎症、内膜增生、血栓形成以致管腔闭塞

　　B. 中小动脉炎症性疾病

　　C. 动脉粥样硬化斑块致管腔狭窄最终导致闭塞

　　D. 静脉血栓后管腔完全闭塞

　　E. 多发性大动脉炎

11. 肢体静脉血栓的好发部位是

　　A. 颈部静脉　　　　B. 上肢静脉

　　C. 下肢深静脉　　　D. 下肢浅静脉

　　E. 下腔静脉

12. 急、慢性血栓的主要区别是

　　A. 血栓形成

　　B. 管腔闭塞

　　C. 血栓再通血流信号可增加

　　D. 血流信号消失或减少

　　E. 血栓回声强弱和管腔有无扩张

13. 四肢静脉血栓重要的直接征象有

　　A. 乏氏反应消失或减弱

　　B. 管腔内实性回声

　　C. 管腔内血流信号充盈缺损

　　D. 血流频谱失去期相性改变

　　E. 管腔不能被压闭

14. 关于布 – 加综合征，以下描述不正确的是

　　A. 包括血栓或瘤栓导致的下腔静脉梗阻

　　B. 包括充血性心力衰竭所致的功能性肝

静脉流出道梗阻

　　C. 下腔静脉病变段无血流信号，其远心段血流反向，提示完全性梗阻

　　D. 梗阻位于第二肝门时，可见肝静脉扩张，交通支形成，肝短静脉扩张

　　E. 如发现肝静脉某支扩张，正常频谱消失，血流反向，应考虑到该病的诊断

15. 采用远端挤压试验，当肢体放松后判断下肢深静脉瓣功能。可诊断为瓣膜功能不全的反流时间是

　　A. <0.5 秒　　　　　B. >0.5 秒

　　C. 0.5~1.0 秒　　　D. >1 秒

　　E. 0.8 秒

16. 彩色多普勒诊断下肢静脉瓣功能不全的主要依据是

　　A. 静脉血流速度增快

　　B. 静脉血流速度减慢

　　C. 静脉血流信号不连续

　　D. 在远端加压时出现持续 1 秒或以上的反流

　　E. 静脉血流信号变细

17. 关于下肢静脉瓣膜功能不全的超声表现，描述错误的是

　　A. 静脉管腔正常或增宽

　　B. CDFI 显示血流充盈缺损

　　C. 管腔内为无回声

　　D. 立位彩色血流充盈良好

　　E. Valsalva 试验后，可见病变段静脉瓣膜处线样或束状反向血流信号

18. 颈动脉海绵窦瘘最主要的超声诊断依据是

　　A. 眼上静脉明显扩张

　　B. 眼上静脉压力增高

　　C. 眼上静脉反向血流

　　D. 频谱多普勒示眼上静脉血流动脉化

　　E. 同侧颈动脉血流量增高

二、A2 型题

19. 患者，女，26 岁。因"不明原因低热、乏力 1 年多，近期出现间歇性跛行"就诊。查体：双侧足背动脉及胫后动脉搏动消失，腹部闻及血管杂音。超声检查：腹主动脉的灰阶图像（图 1）、彩色血流成像（图 2）和脉冲多普勒频谱（图 3）。应首先考虑的诊断是

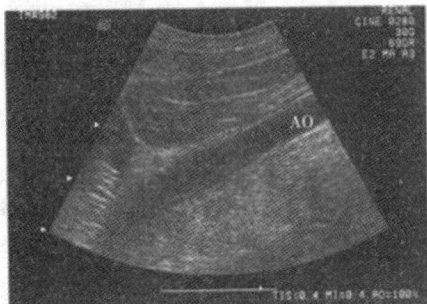

图 1　灰阶图像

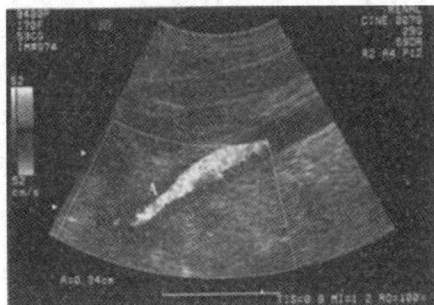

图 2　彩色血流成像

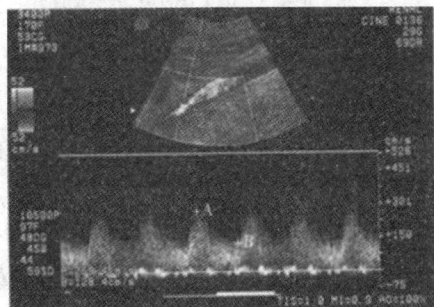

图 3　脉冲多普勒频谱

A. 腹主动脉真性动脉瘤伴附壁血栓

B. 多发性大动脉炎累及腹主动脉

C. 腹主动脉夹层伴假腔内血栓

D. 腹膜后纤维化

E. 腹主动脉粥样硬化

20. 患者，男，70 岁。因"急性腹痛"就诊。超声表现：小肠壁弥漫性增厚，回声减低，肠壁内无血流信号，肠系膜上静脉内探及不均匀实性回声，腹腔内可见少量液体。最可能的诊断是

A. 肠系膜血管缺血性疾病

B. 肠梗阻

C. 肠穿孔

D. 肠壁占位

E. 肠道炎性改变

21. 患者，男，49 岁。临床诊断为继发下肢深静脉瓣膜功能不全。主要诊断依据是

A. 下肢深静脉管径变宽

B. 静脉瓣增厚、残缺或消失

C. 管腔内较强的实质性血栓回声

D. 彩色血流出现逆转

E. 血流频谱出现反向血流

22. 患者，男，42 岁。因"近期发现右上肢无力"来院就诊。查体：双上肢血压相差 30mmHg。临床上怀疑为锁骨下动脉盗血综合征，最重要的诊断依据是

A. 患侧上肢脉搏减弱或消失

B. 患侧上肢动脉二维图像无异常

C. 患侧上肢动脉反向血流减弱或消失

D. 患侧椎动脉彩色及频谱多普勒呈现反向血流

E. 患侧椎动脉仍存在舒张期正向血流

23. 患者，男，56 岁。近期出现头晕、视力障碍，临床怀疑椎基底动脉供血不足。超声检查发现右侧椎动脉起始段病变，以下叙述与此疾病不符合的是

A. 椎动脉起始段内膜毛糙增厚，管径变细

B. 椎动脉起始段峰值血流速度350cm/s

C. 椎动脉起始段管腔内低回声充填，血流充盈不完全

D. 椎动脉起始段峰值血流速度70cm/s

E. 椎动脉椎间段血流频谱呈狭窄后改变

24. 患者，女，19岁。因"上肢麻木无力，手指发凉"就诊。体检时发现桡动脉搏动减弱；临床拟诊为多发性大动脉炎，其超声表现最典型的特征为

A. 颈总动脉探及多发性动脉粥样硬化斑块

B. 颈总动脉瘤样扩张

C. 锁骨下动脉增宽

D. 颈内动脉壁明显增厚，颈外动脉扩张

E. 颈总动脉管壁弥漫性增厚，管腔向心性狭窄

25. 患儿，女，8岁。因"右侧颈部包块"就诊。查体：右侧颈部隆起性包块，咳嗽、哭闹及大声说话时包块明显变大，平卧或局部加压时缩小或消失。超声诊断为颈静脉扩张症。以下超声表现不正确的是

A. 颈内静脉局限性或弥漫性梭形或囊状扩张

B. 扩张的血管内径为正常血管的1.5倍以上

C. 彩色多普勒血流显像为低流速、涡流血流特征

D. 彩色多普勒显像为高流速、湍流血流特征

E. 颈内静脉内膜光滑

26. 患者，男，63岁。自述患糖尿病20年，行走时双腿无力，进行性加重，以右侧为显著。超声检查：右股浅动脉管腔内透声不佳，可见中等回声。CDFI：右侧股总、股深动脉充盈良好，右股浅动脉中等回声处及远心段血流信号中断，管腔内无血流

信号。超声提示

A. 右侧股浅静脉血栓

B. 右侧股浅动静脉瘘

C. 大动脉炎

D. 右侧股浅动脉闭塞

E. 右侧股浅动脉真性动脉瘤

27. 患者，男，79岁。住院诊断为"右侧股静脉完全栓塞"。关于此疾病表现的说法，不正确的是

A. 股静脉内未见血流信号

B. 股静脉内可见低回声改变

C. 探头加压后股静脉管腔可压闭

D. 栓塞远端血管内流速减慢

E. 栓塞处血管内径增粗

28. 患者，女，38岁。超声检查发现，右下颌角下方，胸锁乳突肌内侧深部的颈总动脉分叉处5cm×3cm大小低回声包块，边界清楚、规整，包块造成颈内及颈外动脉向两侧推移。包块内部有较丰富的动、静脉血流，并可见颈外动脉的分支进入包块内。诊断为

A. 颈神经纤维瘤

B. 颈神经鞘瘤

C. 颈交感神经鞘瘤

D. 颈动脉瘤

E. 颈动脉体瘤

三、A3/A4型题

(29~31题共用题干)

患者，男，19岁，身高1.85m，瘦长体形，有指征、腕征、眼高度近视、晶状体脱位、心前区闷痛和气短。超声心动图表现为升主动脉内径明显扩张为54mm，主动脉弓35mm，降主动脉30mm，其内未见明显夹层分离。左室、左房增大，二尖瓣前叶收缩期突向左房，深度为0.78cm，左房内见蓝色花彩血

流束，面积为 12.3cm²，左室流出道内舒张期见红色花彩血流束，面积 7.9cm²。

29. 关于主动脉，可诊断为
    A. 升主动脉瘤
    B. 升主动脉夹层动脉瘤
    C. 主动脉窦瘤
    D. 假性主动脉瘤
    E. 降主动脉瘤

30. 关于二尖瓣，可诊断为
    A. 二尖瓣狭窄
    B. 二尖瓣前叶脱垂
    C. 二尖瓣腱索断裂
    D. 二尖瓣狭窄伴反流
    E. 二尖瓣狭窄伴脱垂

31. 超声诊断应为
    A. 鲁登巴赫综合征
    B. 埃布斯坦畸形
    C. 马方综合征
    D. 房室管畸形
    E. 心内膜垫缺损

(32~34 题共用题干)

患者，男，62 岁。有高血压病史 5 年。因"无明显诱因突发胸部剧烈疼痛 2 小时，向肩背部放射，伴大汗、焦虑、面色苍白"急诊。查体：在左前胸部及颈部闻及收缩期杂音，测量血压为 180/105mmHg。

32. 需要考虑的疾病不包括
    A. 急性心肌梗死
    B. 肺栓塞
    C. 主动脉瓣退行性变伴轻度反流
    D. 急性心包炎
    E. 主动脉夹层

33. 经超声诊断为主动脉夹层 Debakey Ⅰ 型。此型的超声表现包括
    A. 内膜破口位于升主动脉近端，夹层局限于升主动脉

    B. 内膜破口位于升主动脉近端，夹层局限于降主动脉
    C. 内膜破口位于升主动脉近端，夹层不可累及冠状动脉和主动脉瓣
    D. 内膜破口位于左锁骨下动脉远端，累及胸降主动脉和腹主动脉
    E. 内膜破口位于升主动脉近端，夹层可累及升主动脉、主动脉弓、降主动脉、腹主动脉及其分支

34. 该患者不会出现的超声表现为
    A. 主动脉内可见膜样物飘摆
    B. 主动脉瓣口中量反流
    C. 假腔内血流速度快
    D. 主动脉假腔内血栓形成
    E. 真腔内血流速度快

(35~36 题共用题干)

患者，男，45 岁。高血压病史 15 年。因"突发心前区剧烈疼痛"就诊。心电图未见明显 ST 段异常，超声诊断为主动脉夹层 Debakey Ⅱ 型。

35. 主动脉夹层 Debakey Ⅱ 型的超声心动图表现不包括
    A. 升主动脉内可见膜样物回声
    B. 降主动脉内可见膜样物回声
    C. 主动脉瓣中等量反流
    D. 真腔内血流明亮
    E. 假腔内血栓形成

36. 真腔与假腔的鉴别依据不包括
    A. M 型曲线收缩期扩张者为真腔，另一个为假腔
    B. 较宽的一侧为假腔，较窄的一侧为真腔
    C. 真腔内血流速度快，假腔内血流速度慢
    D. 入口处收缩期血流由假腔流入真腔

E. 入口处收缩期血流由真腔流入假腔

(37～39 题共用题干)

患者，女，71 岁，有糖尿病病史 15 年。晨练时不慎摔倒，当时无明显不适。摔后 3 小时，突然腹部剧烈疼痛，血压 150/120mmHg。超声检查显示：脐水平腹主动脉左旁可见类圆形厚壁无回声区。

37. 根据临床症状及超声表现，可能的诊断是

    A. 脾血肿

    B. 腹膜后血肿和脾脓肿

    C. 淋巴结肿大

    D. 椎旁脓肿

    E. 腹主动脉瘤和腹膜后血肿

38. 启动 CDFI，腹主动脉旁的无回声区内显示彩色血流信号，多断面扫查，可见血流束来自腹主动脉，起始部细窄，进入无回声区内增宽，呈多色分散。这时可能的诊断是

    A. 脾血肿　　　　B. 左肾上腺血肿

    C. 腹膜后血肿　　D. 椎旁脓肿

    E. 腹主动脉瘤

39. 如果将取样容积置于细窄的起始部，可探及的血流频谱为

    A. 低速层流　　　B. 低速湍流

    C. 高速层流　　　D. 高速湍流

    E. 低速旋流

(40～42 题共用题干)

患者，男，68 岁。吸烟近 30 年，高血压病史 10 余年。因"近 1 个月来经常头晕、头痛，记忆力下降，偶尔视物模糊，一侧肢体感觉和运动障碍"入院。

40. 临床初步诊断为颈动脉硬化性闭塞症，以下描述不正确的是

    A. 病变常位于小动脉

    B. 多见于男性

C. 一般无血栓性浅静脉炎病史

D. 多合并高血压、高脂血症、糖尿病

E. 发病年龄多在 45 岁以上

41. 该疾病的病理变化分期不包括

    A. 脂纹期　　　　B. 脂质斑块期

    C. 纤维斑块期　　D. 粥样斑块期

    E. 继发性改变期

42. 该疾病的超声表现是

    A. 动脉壁全层不均匀增厚

    B. 颈动脉内 - 中膜厚度≥0.8mm

    C. 斑块呈均质性回声或不均质性回声，致管腔狭窄或闭塞

    D. CDFI 显示斑块处管腔充盈缺损，狭窄处血流减慢

    E. 轻度狭窄频谱多普勒即可显示颈动脉高速湍流频谱

(43～45 题共用题干)

患者，男，39 岁。自述右足部皮肤温度减低，脚趾变形发黑溃烂 2 个月余。查体：右足第 3、4 趾变黑、皱缩，足底皮肤坏死有渗出，其周围皮肤肿胀呈紫红色，不能主动活动。右足背动脉及右胫后动脉搏动消失，余双下肢动脉搏动好。超声检查：右胫后动脉管腔透声差，可见中等回声充填；CDFI：右腘动脉血流通畅，充盈良好，血流至右胫后动脉中等回声处呈红蓝镶嵌杂色血流，其远心段血流中断，管腔内无血流信号。

43. 超声提示为

    A. 右胫后静脉血栓

    B. 右胫后动脉闭塞

    C. 大动脉炎

    D. 右胫后动脉瘘

    E. 浅动脉真性动脉瘤

44. 下肢动脉闭塞时，常用于对照的动脉是

    A. 肱动脉　　　　B. 颈动脉

C. 主动脉　　　　D. 对侧下肢动脉

E. 股动脉

45. 动脉硬化性闭塞症的灰阶超声表现不包括

A. 血管内膜变薄

B. 管壁增厚，回声增高

C. 血管呈不规则扭曲

D. 伴有附壁血栓

E. 管腔局部扩张

（46～48 题共用题干）

　　患者，女，58 岁。因"眩晕、头痛，左上肢发凉、酸痛"就诊。查体：左侧桡动脉搏动减弱，左上肢血压较对侧明显降低。

46. 临床初步诊断为

A. 脑梗死

B. 短暂性脑缺血发作

C. 椎动脉型颈椎病

D. 锁骨下动脉盗血综合征

E. 梅尼埃病

47. 发生该疾病的病因不包括

A. 动脉粥样硬化

B. 多发性大动脉炎

C. 无名动脉狭窄或闭塞

D. 锁骨下动脉狭窄

E. 夹层动脉瘤

48. 该疾病的超声表现叙述不正确的是

A. 锁骨下动脉起始部狭窄或闭塞

B. 锁骨下动脉不完全阻塞时，腔内彩色血流变细，狭窄处血流呈五彩镶嵌

C. 锁骨下动脉严重阻塞时，收缩期见同侧椎动脉血流反流入同侧锁骨下动脉

D. 病变侧椎动脉收缩期舒张期均为反向血流

E. 锁骨下动脉的狭窄处血流频谱呈湍流样、收缩期峰速增高，完全阻塞时，测不到血流频谱

（49～51 题共用题干）

　　患者，男，52 岁。因"头面部及颈部肿胀，头胀、头晕 1 周"就诊。超声检查：颈内静脉血栓形成，以低回声为主，血栓头部（近心端）随血流波动。

49. 以下描述正确的是

A. 说明为新鲜血栓

B. 不易脱落

C. 可用探头冲击性加压，以观察其活动度

D. 操作要到位，用力加压

E. 说明血栓来自心脏

50. 若为急性血栓，其发病的时间为

A. 1 周以内　　　　B. 2 周以内

C. 3 周以内　　　　D. 2 周～6 个月

E. 6 个月以上

51. 此种血栓最易发生的并发症是

A. 肺栓塞　　　　　B. 动脉栓塞

C. 脑栓塞　　　　　D. 右心衰

E. 肾栓塞

（52～54 题共用题干）

　　患者，女，59 岁。右下肢水肿、胀痛 4 天。

52. 右下肢浅静脉超声示右侧大隐静脉管径明显增大，Valsalva 动作时可见反流。此超声检查提示

A. 动脉硬化闭塞症

B. 急性动脉栓塞

C. 急性深静脉血栓

D. 大隐静脉曲张

E. 急性蜂窝织炎

53. 患者有长期卧床病史。右下肢深静脉超声：右侧股浅动、静脉长轴切面灰阶图像可见股浅静脉内实性回声；彩色多普勒图像见股浅静脉内无血流信号，探头加压后股浅静脉管腔不消失。结合上述超声表

现，描述不正确的是

  A. 右侧股浅静脉血栓形成

  B. 右侧大隐静脉曲张

  C. 股浅静脉血栓继发大隐静脉曲张

  D. 应检查穿支静脉

  E. 用力压血栓头部

54. 该患者突然出现呼吸困难、胸痛，应进行的检查和治疗不包括

  A. CT 肺动脉造影

  B. 超声心动图

  C. D - 二聚体

  D. 抗凝、溶栓、取栓

  E. 观察随访

（55~57 题共用题干）

  患者，男，44岁。因"不明原因间断性发热伴右下腹痛5年，再发6天"入院。患者5年前曾因急性右下腹痛行阑尾切除术，术中及术后病理可见肠系膜局部出血坏死伴炎症反应，肠系膜动静脉广泛血栓形成。术后症状未缓解。此次入院查血 ESR↑（46mm/h），CRP（11mg/L），RF、ANA、ENA、ANCA 均（-），血培养及乙肝标志物（-）。超声检查示腹腔干、左肾动脉主干动脉瘤形成，右肾动脉未见异常；左髂总动脉、髂内、髂外及右髂内动脉梭形扩张。

55. 结合临床表现、实验室及超声检查，考虑诊断为

  A. 动脉粥样硬化

  B. 血栓闭塞性脉管炎

  C. 多发性大动脉炎

  D. 结节性多动脉炎

  E. 纤维肌性发育不良

56. 患者经甲泼尼龙、环磷酰胺治疗后好转。2年后复查：ESR 15mm/h（0~15），Ig系列、CRP 均正常，Cr、BUN 均在正常范围。彩色多普勒超声显示右肾动脉的彩色血流图（图1）和频谱多普勒图（图2）。

该患者最可能的诊断是

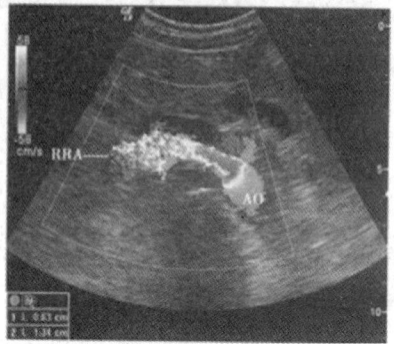

图1 彩色血流图

（RRA：右肾动脉；AO：腹主动脉）

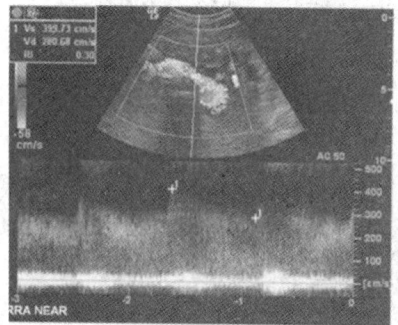

图2 频谱多普勒图

  A. 肾动脉狭窄，伴狭窄后扩张

  B. 肾动脉瘤

  C. 肾动脉假性动脉瘤

  D. 肾动脉夹层

  E. 肾动静脉瘘

57. 该患者最不可能出现的表现是

  A. 血沉增快、C反应蛋白增高

  B. 高血压、蛋白尿

  C. 左心室内径增大、心肌肥厚

  D. 餐后腹痛、腹胀、腹泻

  E. 肝大、转氨酶升高、黄疸

四、B1 型题

（58~60 题共用备选答案）

  A. 主动脉内径变细

  B. 主动脉壁薄弱，明显扩张

  C. 真腔内血流缓慢

D. 主动脉腔内出现异常的条带状内膜剥脱回声

E. 动脉腔内血流通过动脉壁上的连续中断处与动脉瘤腔交通

58. 符合主动脉夹层叙述的是

59. 符合真性主动脉瘤叙述的是

60. 符合假性主动脉瘤叙述的是

（61~63 题共用备选答案）

A. 内膜破口位于升主动脉近端，夹层可累及降主动脉

B. 内膜破口位于升主动脉近端，夹层局限于升主动脉

C. 内膜破口位于升主动脉近端，夹层可累及主动脉弓、降主动脉、腹主动脉及其分支

D. 内膜破口位于左锁骨下动脉远端，夹层常向下扩展至胸降主动脉或腹主动脉

E. 内膜破口位于升主动脉近端，夹层局限于升主动脉及主动脉弓

61. 符合主动脉夹层 DeBakey 分型 Ⅰ 型的是

62. 符合主动脉夹层 DeBakey 分型 Ⅱ 型的是

63. 符合主动脉夹层 DeBakey 分型 Ⅲ 型的是

五、X 型题

64. 真性主动脉瘤按照部位可以分为

A. 升主动脉瘤

B. 主动脉弓动脉瘤

C. 降主动脉瘤

D. 梭形主动脉瘤

E. 囊状主动脉瘤

65. 主动脉夹层的临床表现及声像图特征包括

A. 急性主动脉夹层临床表现为剧烈而持续的前胸和后背疼痛

B. 主动脉内径增宽，撕裂的内膜回声呈线状或条索状，随心动周期摆动

C. 伴有主动脉瓣环扩张和主动脉瓣形态和功能的异常

D. 是动脉管壁破裂形成的

E. 高血压病伴主动脉粥样硬化是最常见的病因

66. 超声心动图分辨真、假腔的方法为

A. 收缩期内径扩张的为假腔

B. 收缩期内径扩张的为真腔

C. 有自发性云雾状低回声或血栓回声的为假腔

D. 血流速度快，颜色鲜艳为真腔

E. 连续中断处，舒张期有血液流入的腔为假腔

67. 主动脉缩窄的超声表现包括

A. 胸骨上窝主动脉弓长轴切面为诊断主动脉缩窄的重要切面

B. 多发生在升主动脉峡部

C. 在缩窄近端会出现扩张和搏动增强的情况

D. 在远端可能出现狭窄后扩张和搏动减弱的情况

E. 彩色血流显像显示缩窄段血流束变粗

68. 腹主动脉夹层的声像图表现不包括

A. 腹主动脉内出现细条带状内膜回声，将腹主动脉分隔成真、假两腔

B. 急性期常见分离的内膜随心动周期不停地摆动，收缩期多向假腔摆动

C. 真假两腔内的血流动力学表现不同，假腔内血流速度明显高于真腔

D. 如伴有腹主动脉粥样硬化斑块，则斑块位于假腔侧

E. 当假腔内有血栓形成时，分离的内膜贴附于血栓内表面

69. 关于肾动脉狭窄的超声诊断，描述正确的是

A. 当单侧肾明显萎缩时，要警惕肾动脉狭窄的可能

B. 当肾叶间动脉出现小慢波时，一定存在同侧肾动脉主干狭窄

C. 肾动脉狭窄越严重，狭窄段的 PSV 越高

D. 动脉粥样硬化所致肾动脉狭窄多位于肾动脉主干起始段

E. 多发性大动脉炎所致肾动脉狭窄主要累及肾动脉主干起始段，中远段也会受累

70. 关于血栓闭塞性脉管炎，以下描述正确的是

A. 好发生于肘关节近端

B. 晚期动、静脉周围显著纤维化，伴侧支循环形成

C. 血栓闭塞性脉管炎的主要病理改变是非化脓性全层血管炎症、增厚

D. 病变早期有动脉内膜增厚，伴管腔内血栓形成

E. 是外周中、小型动脉的节段性、非化脓性、全层炎症性疾病

71. 关于动脉硬化性闭塞症与血栓性脉管炎的区别，以下描述正确的是

A. 动脉硬化性闭塞症常累及大、中动脉；血栓性脉管炎最常累及中、小动脉

B. 动脉硬化性闭塞症病变分布广泛；血栓性脉管炎病变分布局限

C. 动脉硬化性闭塞症患者常伴有糖尿病、高血压等疾病；血栓性脉管炎患者一般不伴有糖尿病、高血压等疾病

D. 血栓性脉管炎患者常常比动脉硬化性闭塞症患者年轻

E. 动脉硬化性闭塞症彩色血流充盈缺损；血栓性脉管炎彩色血流节段性变细

72. 关于肢体静脉急性血栓，说法正确的是

A. 指发病在 2 周内的血栓

B. 患肢静脉管腔内可见强回声团

C. 发病初的几小时或几天内可为无回声

D. 静脉管腔不能被压瘪

E. 完全性阻塞时无血流信号

73. 关于肢体静脉的慢性血栓，以下描述正确的是

A. 指发病在 6 个月以上的血栓

B. 静脉瓣膜增厚、回声增强

C. 静脉壁增厚，管腔内径变细

D. 完全再通者，管腔内充满血流信号

E. 彩色多普勒显示边缘整齐、形态规则

74. 关于下肢深静脉血栓的临床表现，叙述正确的有

A. 血栓水平以下肢体持续肿胀

B. 站立时肿胀减轻

C. 疼痛伴有皮肤温度升高

D. 出现压痛

E. 浅静脉曲张

75. 关于动静脉瘘，以下描述正确的是

A. 动静脉间有异常通道

B. 先天性因素多为血管发育异常

C. 先天性因素所致瘘口多为单发

D. 后天因素多为创伤

E. 后天因素所致瘘口多为单发

76. 关于四肢动静脉瘘与动脉瘤，描述错误的有

A. 动静脉瘘在动静脉之间有异常通道，瘘口近心端动脉血流速度增快

B. 动静脉瘘口近心端动脉呈高速高阻血流频谱

C. 动脉瘤表现为局限性明显扩张

D. 动脉瘤处局部浅静脉明显曲张

E. 动脉瘤远侧动脉压明显减低

第十五章 介入超声

1. 为确保消融治疗的效果，消融范围的安全边界至少应达到

A. 0.3cm   B. 0.5cm

C. 0.8cm   D. 1.0cm

E. 1.2cm

2. 超声引导穿刺前用水槽实验证实探头引导穿刺的准确性，应注意观察的有：①针尖呈清晰强回声。②针尖呈清晰弱回声。③针尖正好沿穿刺引导线推进。④针尖沿穿刺引导线推进，允许偏差程度为引导线左右5°。⑤穿刺者刺中目标后停针不动，仅观察荧屏，助手观察针尖是否刺中目标。⑥穿刺者刺中目标后，观察荧屏和针尖是否刺中目标

A. ①④⑥   B. ②④⑥

C. ①③⑤   D. ②③⑤

E. ①②⑤

3. 超声引导下行颈内静脉穿刺，下列哪项不是针尖已经进入血管的标志

A. 针尖顶住静脉壁向内凹陷形成切迹

B. 静脉壁恢复平整

C. 平面外法看见强回声点状影在血管内

D. 回抽血液通畅

E. 平面内法看见针尖位于血管内

4. 对乳腺结节进行穿刺活检，关于穿刺架的使用，正确的是

A. 必须使用穿刺架

B. 使用穿刺架准确性更高

C. 使用穿刺架比徒手穿刺更方便

D. 徒手穿刺的进针角度更自由

E. 使用穿刺架可消除误差

5. 腹部穿刺一般需要哪种类型的探头

A. 阴式探头

B. 高频探头

C. 相控阵探头

D. 操作灵活的小凸阵探头

E. 三维探头

6. 超声引导浅表淋巴结活检时，实现穿刺进针过程可视化，正确的操作是

A. 穿刺针进针方向与超声束方向平行

B. 穿刺针在探头一端沿探头长轴方向进针，并尽可能保持与超声束方向垂直

C. 穿刺针进针方向与探头长轴垂直，并尽可能保持与超声束方向垂直

D. 不宜采用自由式超声引导活检

E. 采用粗针 CNB 活检方式，而不宜选用 FNA 活检方式

7. 甲状腺结节穿刺哪种活检方式最常用

A. 细针穿刺活检

B. 半自动活检枪

C. 全自动活检枪

D. 粗针穿刺活检

E. 手术切取活检

8. 目前对于肝肾囊肿的治疗最为简便快捷、微创的治疗方法是

A. 超声引导下囊肿穿刺抽液硬化治疗

B. 腹腔镜下囊肿开窗去顶术

C. 开腹囊肿开窗去顶术

D. 囊肿内引流术

E. 开腹囊肿切除

E. 冠状动脉疾病

9. 关于肾弥漫性病变穿刺活检的叙述，正确的是

A. 穿刺针达肾包膜时激发活检

B. 肾脏病灶穿刺时，尽量经过较多的肾髓质

C. 弥漫性病变一般选择 14G 活检针

D. 首选左肾，一般选择肾下极

E. 穿刺针达肾实质内时激发活检

10. 超声引导下射频消融技术治疗肾癌作为一种姑息方法，用于不能手术、不能耐受手术或拒绝手术的肾癌患者，应用群体见于：①肾癌同时伴有其他严重疾病，如冠状动脉疾病、周围血管疾病、糖尿病等心肺功能不能耐受麻醉的患者。②肾功能不全。③孤立肾，曾行单侧性根治性肾切除术，现对侧转移患者。④双侧多发肾肿瘤。⑤有家族遗传趋势肾多发肿瘤综合征的患者

A. ①③

B. ②④⑤

C. ②③④

D. ①②③④⑤

E. ③④⑤

11. 肾囊肿穿刺硬化治疗常用的硬化剂不包括

A. 高浓度乙醇

B. 磷酸铋

C. 青霉素

D. 50% 葡萄糖

E. 25% 高渗盐水

12. 超声引导下经皮射频消融治疗肾癌的最常见并发症是

A. 出血、镜下及肉眼血尿、肾周血肿，常为自限性，一般不需任何治疗，如果情况严重，需要积极干预

B. 出血破入集合系统、血块持续阻塞集合系统引起尿路梗阻

C. 输尿管狭窄、尿瘘、肠道损伤

D. 皮肤针道转移

13. 射频消融治疗肝癌的并发症包括：①术后出血。②疼痛。③肝功能损害。④气胸、血胸。⑤发热。⑥胆囊、胆管损伤，胃肠道穿孔。⑦皮肤烧伤

A. ①③④

B. ②③④⑤

C. ②③④⑤⑥

D. ①②③④⑤⑥⑦

E. ①④⑤⑥

14. 射频消融治疗肝癌的禁忌证包括：①严重肝、肾功能不全，全身衰竭，有活动性感染者。②有黄疸、大量腹水合并癌栓者。③凝血酶原时间明显延长，有严重出血倾向，不可纠正的凝血功能障碍者。④巨大肝癌或弥漫型肝癌、肝硬化门静脉高压症食管－胃底静脉曲张者。⑤已有远处转移者，但患者和/或家属强烈要求姑息治疗的。⑥植入心脏起搏器，有严重的大动脉瘤者

A. ①②③⑤⑥

B. ②③④

C. ④⑤

D. ①②③④⑤⑥

E. ②③

15. 目前已用于临床的超声引导下肝癌介入性治疗方法包括：①肝动脉栓塞治疗。②超声引导经皮穿刺瘤内注射治疗。③微波凝固治疗。④冷冻治疗。⑤射频消融治疗。⑥激光凝固治疗。⑦毫微粒栓塞化疗

A. ②③④

B. ①③④⑤

C. ①②③④⑤⑥⑦

D. ④⑤⑥⑦

E. ②③④

16. 下列不宜行穿刺硬化治疗的囊性肾病类型是

A. 单纯性肾囊肿

B. 肾盂旁囊肿

C. 多囊肾

D. 囊性肾癌

E. 肾包虫囊肿

17. 一般情况下，常规探头应用于普通的介入

超声操作或术中超声的情况是

A. 普通介入与术中超声均不推荐应用

B. 普通介入与术中超声均推荐应用

C. 普通介入可应用，术中超声均不推荐应用

D. 普通介入不推荐应用，术中超声可应用

E. 普通介入与术中超声均推荐应用，但必须装备穿刺架

18. 肾脏穿刺后最常见的并发症是

A. 血尿　　　　　B. 腰痛

C. 感染　　　　　D. 动静脉瘘

E. 肾周血肿

19. 前列腺癌穿刺活检的指征，以下不正确的是

A. 直肠指诊发现结节

B. 发现前列腺低回声结节

C. MRI 发现异常信号

D. PSA > 10ng/ml，任何 f - PSA/t - PSA 值均应行穿刺活检

E. PSA < 4ng/ml，均可不进行穿刺活检

20. 肝脓肿穿刺置管引流术后，关于拔管指征的叙述错误的是

A. 超声检查脓腔消失

B. 每日引流量小于 10ml

C. 发热停止 1 天

D. 血白细胞恢复正常

E. 夹管 2 ~ 3 天后临床症状无反复

二、A2 型题

21. 患者，男，38 岁。体检超声检查发现肝内实性肿物，大小约 2.2cm × 3.1cm × 2.7cm，边界清楚，周边见低回声晕，肿物内显示动脉血流。对确诊最有帮助的检查是

A. CT 检查

B. PET 检查

C. 超声引导下穿刺活检

D. MRI 检查

E. 超声造影检查

22. 患者，女，74 岁。糖尿病史 40 余年。近期出现乏力、低热。超声检查显示：肝左叶一低回声区，边界欠清楚，内部有点、片状高回声，周边见较丰富血流信号。对确诊最有帮助的检查是

A. 超声造影检查

B. 肝动脉造影检查

C. 超声引导下穿刺活检

D. 超声弹性成像

E. 血液生化检查

23. 患者，男，62 岁。经直肠指诊触及前列腺质硬肿块。如果想排除前列腺癌最可靠的诊断方法是

A. 经直肠前列腺超声检查

B. 前列腺超声弹性成像检查

C. MRI 检查

D. 前列腺增强超声造影

E. 经直肠超声引导下前列腺组织学穿刺活检

24. 患儿，男，11 岁，发热，胸痛，咳嗽约 2 周，近 5 天有呼吸困难。体温 39℃，脉搏 120 次/分，呼吸 30 次/分，胸片见：第 7 后肋高度有液平面，胸穿抽出稀薄脓汁，治疗方法主要是

A. 全身抗生素治疗

B. 全身支持疗法

C. 超声引导胸腔置管引流

D. 胸腔穿刺排脓

E. 胸腔内注入抗生素

25. 患者，女，47 岁，既往有肺结核病史。1 个月前，出现低热、盗汗、乏力消瘦伴咳嗽咳痰。超声检查发现右侧中等量胸腔积

液，为进一步明确诊断行超声引导胸腔穿刺引流，下列哪项是错误的

A. 抽液不宜过快，过多

B. 严格无菌操作

C. 穿刺位置应在肋骨上缘

D. 穿刺时发生胸膜反应可继续穿刺

E. 超声引导胸腔置管引流穿刺点应选在低位

26. 患者，男，47 岁。既往有乙型肝炎病史。因"肝区疼痛"就诊。查体：移动性浊音阳性。实验室检查 HbsAg（＋），HbeAg（＋），HbeAb（＋），AST 560U/L，ALT 500U/L，T－BIL 18μmol/L，D－BIL 12μmol/L，I－BIL 33μmol/L。拟行超声引导下肝组织穿刺活检术。下列叙述错误的是

A. 最好先降低转氨酶水平后再行肝脏组织穿刺活检术

B. 术前应行超声检查初步了解患者一般情况及肝脏大小、形态、纤维化情况

C. 穿刺活检的目的是评估慢性乙型肝炎的炎症分级及纤维化程度

D. 如果患者肝硬化情况严重并伴有大量腹水，可能无法行肝组织穿刺活检

E. 肝组织穿刺活检前，无需检查血常规及凝血功能

27. 患者，男，47 岁。既往胰腺炎反复发作。以"腹痛腹胀"就诊。超声检查显示：右上腹部 9cm×8cm 液性暗区，边界清，形态不规则，可见少量分隔。行超声引导下置管引流术，引流液最可能的颜色性状是

A. 无色清亮液　　　B. 新鲜血性液

C. 淡黄清亮液　　　D. 陈旧性血性液

E. 褐色浑浊液

28. 患者，女，29 岁。以"右侧腰痛"就诊。尿常规检查正常。超声检查显示：右肾实质内见一直径约 6cm 无回声区，囊壁薄而

光滑，后壁有回声增强效应，不与肾盏或肾盂相通。对此患者较理想的处理方法是

A. 手术切除　　　B. 射频消融

C. 单纯穿刺抽吸　　　D. 穿刺硬化治疗

E. 暂不处理

29. 患者，男，53 岁。急性心肌梗死后行经皮冠状动脉支架植入治疗。1 个月后欲观察心肌血流量储备值的变化，应该采用的超声技术是

A. 彩色多普勒超声

B. 多普勒组织成像

C. 二次谐波技术

D. 心肌造影

E. 三维超声

30. 患者，男，51 岁。胸闷不适。二维超声显示：心脏扩大，左心室舒张末径 60mm，左心室壁运动欠协调。为评价心肌运动的同步性，最准确的超声技术是

A. 实时三维超声　　　B. M 型超声心动图

C. 目测法　　　D. 组织多普勒

E. 辛普森法

31. 患者，女，73 岁。因"胸痛及心前区心窝部疼痛 6 小时，以冠心病、心绞痛、不排除心肌梗死"收入院。查体：体温 37.9℃，脉搏 108 次/分，呼吸 24 次/分，血压 130/90mmHg，心音较弱，双肺（－），左中上腹有压痛，肝脾未及，肠鸣音正常。心电图提示：ST－T 段改变，提示心肌供血不足。血谷草转氨酶 86U/L，谷丙转氨酶 74U/L，肌酸激酶 1004U/L，乳酸脱氢酶 1263U/L，淀粉酶 2240U/L。胸部 X 线检查（－）。经禁食、抗炎、改善冠状动脉供血等处理后，第 4 天复查谷草转氨酶、谷丙转氨酶、肌酸激酶、乳酸脱氢酶降至正常，10 天后淀粉酶恢复正常，检测心电图无动态变化。超声检查显

示：肝、脾、双肾未见异常；胰腺增大，回声不均，周围可见片状无回声区；在超声引导下放置引流管，抽出少量褐色液体。该患者最主要的诊断是

A. 心绞痛

B. 急性胰腺炎

C. 陈旧性心肌梗死

D. 急性心肌梗死

E. 胰腺假性囊肿

32. 患者，男，51 岁。因"高热 3 天伴右上腹疼痛"就诊。CT 检查提示：肝右叶内单发低密度区，边界不清，临床诊断为肝脓肿。为确定肝脓肿穿刺点引流径路，首先应选取的辅助检查方法是

A. 腹部平片　　　　B. CT

C. 超声　　　　　　D. MRI

E. 放射性核素显像

33. 患者，男，50 岁。饮酒史 20 余年，3 年来间断右上腹疼痛，伴乏力、腹胀。超声检查：肝脏回声增粗，肝脏形态尚正常，脾大，腹水。对该疾病有确诊价值的是

A. 肝质地变硬

B. 丙种球蛋白水平明显升高

C. CA19 - 9 水平明显升高

D. 食管钡餐提示有虫蚀样充盈缺损

E. 肝脏活检提示有假小叶形成

34. 患者，女，49 岁。发现左乳包块 1 周。查体：左乳外上象限可扪及大小约 3cm × 4cm 包块，质硬，活动度差，左侧腋窝可触及数个肿大淋巴结。超声检查：左乳 2 点方向，距乳头 5cm 处探及 3.9cm × 4.4cm 低回声结节，后伴衰减，边界不清，边缘成角，内可见点状强回声，彩色多普勒提示结节内有丰富的血流信号。术前为明确诊断，应进行的检查是

A. 肿瘤标志物　　　B. 穿刺活检

C. 钼靶 X 线检查　　D. CT

E. MRI

35. 患者，男，61 岁。腹胀伴双下肢水肿 2 月余。既往慢性病毒性肝炎病史 20 余年，未予重视，未进行抗病毒治疗。查体：腹壁可见迂曲的静脉走行，腹部膨隆，移动性浊音（＋），肠鸣音减弱。超声引导下进行腹水穿刺，引流出淡黄色透明液体。肝硬化腹水一般是

A. 漏出液　　　　　B. 渗出液

C. 乳糜性　　　　　D. 血性

E. 脓性

36. 患者，男，27 岁。眼睑水肿 2 周。2 周前因受凉感冒后发现晨起时双足踝部、眼睑水肿，小便有较多泡沫。超声检查：双肾轻度肿大，实质回声增强。为明确病因，应做

A. 尿常规　　　　　B. 肝功能五项

C. 肾功能全套　　　D. 肾穿刺活检

E. 血常规

37. 患者，女，58 岁。发现颈部肿物 2 个月。2 个月前体检时发现右侧甲状腺内肿块。超声检查：甲状腺右侧叶探及 13mm × 25mm 低回声结节，边界不清，形态不规则，纵横比 ＞1，结节周围可见较多粗大的强回声，后伴声影，结节内部显示欠清。既往心房颤动病史 10 余年，长期口服华法林。为明确病变性质，应做的检查首选

A. 甲状腺核素显像

B. FNA 检查

C. CT

D. 超声造影

E. 弹性成像

38. 患者，男，74 岁。肝癌术后进行超声复查时发现肝右叶 3 个低回声结节，最大肿瘤

直径小于 3cm，血常规：白细胞计数 20×10^9/L，血小板 60×10^9/L。检查与治疗的手段应除外

A. 检查凝血功能全套

B. 检查肝功能全套

C. 进行超声引导下射频消融

D. 即刻开始抗感染治疗

E. 对患者进行全身情况评估

39. 患者，男，33 岁。健康体检时，使用超声经腹进行前列腺检查，可见前列腺前方的膀胱为无回声区，前列腺呈均匀的等回声。膀胱与前列腺回声不同的原理是

A. 密度　　　　　B. 波速

C. 声阻抗　　　　D. 入射角

E. 传播路径

三、A3/A4 型题

（40~42 题共用题干）

患者，女，42 岁。因"右上腹隐痛 1 周"就诊。超声检查显示：肝右叶有大小约 10.9cm × 11.3cm 的巨大囊性肿物，壁厚 2 ~ 3mm，稍毛糙，内可见絮状高回声漂浮，CDFI 未见明显血流信号。患者乙肝标志物（－），WBC 7.7×10^9/L，N 0.55。

40. 该患者最可能的诊断是

A. 肝结核　　　　B. 肝脓肿

C. 肝棘球蚴病　　D. 肝囊肿伴出血

E. 肝胆管囊腺瘤

41. 为了进一步明确诊断，该患者应进行的检查不包括

A. 肝 MRI

B. 超声造影

C. 肝动脉血管造影

D. 平扫 + 增强 CT

E. PET - CT

42. 肝囊肿超声引导下穿刺硬化治疗的禁忌证不包括

A. 囊肿位置高，紧邻膈顶部

B. 囊肿与胆道相通

C. 硬化剂过敏者

D. 有出血倾向的患者

E. 肝多发囊肿

（43~45 题共用题干）

患者，男，30 岁，因"腹痛 1 个月余，近日出现黄疸"就诊。曾有胰腺炎病史。超声检查显示：肝内外胆管轻中度扩张，胰头区可见 4cm × 5cm 边界欠清、形态较规整的低回声实性肿块，内可见斑点状钙化，后方回声增强，其余腺体组织表面不光滑，回声粗糙。

43. 患者最可能的诊断为

A. 急性坏死性胰腺炎

B. 慢性局限性胰腺炎

C. 胰腺腺瘤

D. 胰腺结核

E. 肝细胞黄疸

44. 若想进一步鉴别诊断，最具诊断意义的是

A. 胰管是否可穿入肿块内部而不被截断

B. 病灶内部的回声情况

C. 病灶的边界及大小

D. 胆管的扩张程度

E. 周围淋巴结肿大情况

45. 更具确诊意义的检查是

A. 血管造影

B. ERCP

C. 超声引导下多点穿刺活检

D. 增强 CT

E. 磁共振成像

（46~49 题共用题干）

患者，男，38 岁。既往因结肠病变有手术史，现因阵发性腹痛、腹胀、呕吐、肠鸣音亢进而行临床检查。超声检查显示：肠管扩

张，最宽径达 4.0cm，肠腔内充满液体，逆蠕动出现，肠间可见少量条状无回声。

46. 关于该病的叙述，错误的是

A. 机械性梗阻可由肠壁外病变、肠壁本身病变或肠腔内病变引起

B. 病变类型可以是动力性、机械性或血运性的

C. 病变部位可分为高位和低位

D. 机械性梗阻是由于神经抑制或毒素刺激所导致的

E. 长时间的机械性梗阻也可导致肠管蠕动减弱或消失

47. 对其声像图的描述，错误的是

A. 梗阻处肠黏膜皱襞可发生水肿

B. 梗阻的肠内容物出现逆蠕动

C. 肠蠕动可增强、减弱或消失

D. 梗阻以上部位的肠管多无扩张

E. 合并穿孔时可有腹腔积液

48. 经扫查，于下腹部切口处皮下可见局部腹膜中断，并形成一 7cm×6cm 的囊性占位，其内可见肠管回声，肠壁增厚，该患者梗阻原因最可能是

A. 肠粘连   B. 嵌顿疝

C. 肠道肿瘤   D. 肠穿孔

E. 肠扭转

49. 因腹腔积液渐进性增多，通过超声引导下穿刺抽出血性液体，考虑为

A. 抽出由穿孔肠壁流到腹腔的肠内容物

B. 穿刺刺破小毛细血管

C. 肠管出血性炎性改变

D. 肠肿瘤破裂出血

E. 发生绞窄性肠梗阻

(50 ~ 54 题共用题干)

患者，女，57 岁，因"腹痛 1 周"就诊。外院 CT 诊断肝占位，要求超声引导下穿刺。

50. 首先需要完成哪项检查

A. 腹部超声   B. 腹部 MRI

C. 腹部 CT   D. PET – CT

E. 消化道造影

51. 超声检查显示肝内多发占位，穿刺首先选择的靶目标位于

A. 肝脏表面   B. 肝右叶

C. 肝门   D. 肝尾叶

E. 肝深方

52. 超声引导下穿刺不需避开哪种结构

A. 大血管   B. 扩张的胆管

C. 胆囊   D. 肠管

E. 肝组织

53. 超声引导下穿刺靶目标的什么区域

A. 病灶邻近大血管部分

B. 强回声坏死区

C. 液性区

D. 病灶内部的实性部分

E. 病灶深方

54. 穿刺病理不能解决的临床问题是

A. 明确诊断

B. 判断原发还是转移

C. 组织类型

D. 分化程度

E. 提高疗效

(55 ~ 57 题共用题干)

患者，男，57 岁。因尿毒症于 2 周前行肾移植术，现患者出现少尿、血肌酐水平进行性升高。

55. 目前该患者最可能的诊断为

A. 急性排斥反应   B. 感染

C. 慢性排斥反应   D. 移植肾失功能

E. 原有肾病复发出

56. 此时超声检查声像图表现不可能出现

A. 肾窦回声减低

B. 肾彩色血流明显减少

C. 肾内动脉阻力指数≥0.85

D. 肾体积迅速缩小

E. 肾体积迅速增大

57. 为明确诊断，应对该患者进行的检查是

    A. 血清药物浓度测定

    B. 移植肾穿刺活检

    C. 尿常规检查

    D. 肾功能检查

    E. MRI

(58～59 题共用题干)

    患者，男，78 岁。糖尿病史多年，平素血糖控制不好。肝右叶脓肿穿刺置管引流治疗后 2 小时，突发高热 39℃，寒战，穿刺部位疼痛。

58. 可能的原因是

    A. 胆道损伤

    B. 腹腔内出血

    C. 脓腔内高压

    D. 糖尿病酮症酸中毒

    E. 脓毒血症

59. 错误的处理是

    A. 开放引流

    B. 超声检查排除内出血

    C. 物理降温对症治疗

    D. 脓腔抗生素盥洗

    E. 静脉抗感染治疗

(60～61 题共用题干)

    患者，女，58 岁。颈前偏右有一实性结节，质硬。2 周后出现声音嘶哑。超声检查：甲状腺右叶一单发低回声结节，边界不清，内有细点状强回声，伴右侧颈部淋巴结肿大。

60. 该患者最可能的诊断是

    A. 甲状腺囊肿

    B. 甲状腺腺瘤

    C. 甲状腺癌

D. 亚急性甲状腺炎

E. 结节性甲状腺肿

61. 为明确诊断，进一步的检查是

    A. 实验室检查

    B. 甲状腺细针抽吸活检术

    C. MRI

    D. 弹性成像

    E. CT

(62～63 题共用题干)

    患者，男，83 岁。排尿困难 6 年，腰背部疼痛 3 个月就诊。查体：前列腺右叶有一直径为 1.5cm 的质硬结节。实验室检查：PSA > 100ng/ml。

62. 首先考虑的诊断是

    A. 前列腺癌　　　　B. 前列腺增生

    C. 慢性前列腺炎　　D. 前列腺脓肿

    E. 前列腺囊肿

63. 为明确诊断，首先应采取的检查是

    A. 直肠指诊

    B. CT

    C. MRI

    D. 全身骨扫描

    E. 经直肠前列腺穿刺活检

(64～66 题共用题干)

    患者，女，75 岁。右上腹疼痛伴发热 9 天。超声检查：肝右叶见一 7cm×8cm 的低回声区，边缘厚而不齐，边界模糊，后方增强效应明显，膈肌运动减弱，右侧胸腔见新月状无回声区。

64. 此患者最可能的诊断是

    A. 肝结核　　　　　B. 肝囊肿并出血

    C. 肝脓肿　　　　　D. 肝棘球蚴病

    E. 肝实质内血肿

65. 此疾病声像图表现最不常见的是

    A. 囊壁可有钙化

B. 囊壁薄而光滑

C. 囊壁厚而不光滑

D. 病变区呈不均匀的低至中等回声，边界模糊

E. 囊内不规则低回声，随体位改变出现漂浮现象

66. 以下关于此疾病穿刺治疗的描述错误的是

　A. 对于直径<3cm且液化完全、囊壁较薄者，宜采用超声引导下穿刺抽吸；直径≥3cm、液化不完全、液化腔不规则、囊壁较厚者则需要置管引流

　B. 应用穿刺抽吸、冲洗法者，穿刺2次以上、抽吸不能治愈者，也要考虑置管引流

　C. 当引流液黏稠不易抽出时，可注入糜蛋白酶或尿激酶，12~24小时后再抽吸

　D. 穿刺脓肿时要尽量少通过正常肝组织

　E. 尽量避开肋膈窦或肋膈角

(67~68题共用题干)

患者，男，28岁。因"右下腹痛"就诊，伴有发热、恶心、呕吐。查体：右下腹局限性肌紧张，麦氏点压痛（+），反跳痛（+），右下腹触及包块。超声检查显示：右下腹肠襻间可见8cm×10cm液性暗区，诊断为阑尾周围脓肿。

67. 对此患者行脓肿穿刺抽吸和置管引流的直接及主要目的，不包括

　A. 脓腔减压

　B. 解除肠梗阻

　C. 有效控制感染

　D. 引流脓液、细菌培养及药敏试验

　E. 局部冲洗和用药

68. 行脓肿穿刺抽吸和置管引流的禁忌证，不包括

　A. 穿刺针道无法避开大血管、肠管及其他重要脏器

B. 有严重出血倾向

C. 脓肿早期、脓肿尚未液化，以实性炎症包块为主

D. 不能排除动脉瘤或血管瘤合并感染

E. 脓肿范围较大

(69~70题共用题干)

患者，男，50岁。肝右叶直径7cm肝囊肿行经皮穿刺无水乙醇硬化治疗后3天，低热38.1℃。超声复查囊腔内囊液范围5cm×4cm，并见多发分隔。

69. 适宜的处理是

　A. 暂时观察

　B. 穿刺抽吸囊液后重复硬化

　C. 口服抗生素治疗

　D. 静脉应用抗生素

　E. 穿刺引流，囊腔内抗生素盥洗

70. 出现目前超声表现最可能的原因是

　A. 囊内出血

　B. 继发囊内感染

　C. 硬化剂作用后改变

　D. 继发胆汁瘘

　E. 囊肿复发

(71~72题共用题干)

患者，男，67岁。脑梗死合并胆囊结石、胆囊炎。床旁行经皮经肝穿刺胆囊引流术。术后3小时腹痛加剧。复查超声胆囊窝见0.9cm的积液，右上腹升结肠旁沟积液面积5.7cm×5cm。

71. 可能的原因是

　A. 脏器损伤腹腔内出血

　B. 胆汁瘘

　C. 腹腔包裹性积液

　D. 感染性渗出

　E. 消化道穿孔

72. 适宜的处理为

　A. 胆囊窝积液诊断性穿刺

B. 注射止血药，保守观察

C. 右上腹积液诊断性穿刺

D. 立即手术探查

E. 保守治疗

（73～74 题共用题干）

患者，男，77 岁。有糖尿病病史。近日因天寒着凉后高热不退 1 周伴肝区疼痛就诊。

73. 对确诊最有价值的辅助检查是

    A. 超声   B. 腹部 X 线平片

    C. 心电图   D. 血常规

    E. MRI

74. 若检查后确诊为肝脓肿，较适宜的治疗方式为

    A. 部分肝脏切除术

    B. 抗炎药物治疗

    C. 糖尿病药物治疗

    D. 胰岛素治疗

    E. 超声引导下肝脓肿穿刺置管引流术

四、X 型题

75. 肝脓肿穿刺置管引流术后，关于拔管指征，正确的是

    A. 超声检查脓腔消失

    B. 每日引流量小于 10ml

    C. 发热停止 1 天

    D. 血白细胞恢复正常

    E. 夹管 2～3 天后临床症状无反复

76. 关于超声引导下穿刺，下列叙述正确的有

    A. 上腹部病变穿刺注意避开心包腔、胸膜腔

    B. 经皮胰腺假性囊肿穿刺置管引流应避免经过胃肠道

    C. 肝右后叶病变穿刺进针点在肋膈角以下 3～4cm 为宜

    D. 肾感染性病变穿刺可选择经腹腔或腹膜后进行

E. 肝右后叶病变穿刺注意避开肺组织下缘

77. 下列关于介入性操作原则，正确的是

    A. 操作前应对仪器进行调试校正，保证穿刺针准确沿着引导线显示

    B. 甲状腺、乳腺、淋巴结等浅表组织器官的穿刺选择 7.5～10MHz 高频线阵探头

    C. 在超声引导下穿刺时，应尽可能显示穿刺针针杆和针尖的反射回声

    D. 肿瘤穿刺时不允许经过正常组织，以防止肿瘤转移

    E. 穿刺路径的选择原则是避开胆囊、胆管、肠管、肺、膈肌、心脏等重要脏器及大血管和神经，以最短距离进入靶目标

78. 术中超声（IOUS）在肝脏病变中的应用有

    A. 排除术前影像学怀疑的病变及术中检出新病变

    B. 判断病变的性质

    C. 明确病变的部位、范围以及与周围血管等组织的解剖关系及解剖变异

    D. 判断肿瘤分期

    E. 指导和纠正手术离断面

79. 下列关于超声引导下肿瘤消融术，表述正确的是

    A. 粘贴皮肤电极

    B. 1% 利多卡因局部麻醉穿刺路径

    C. 要求每一电极都要达到消融的温度，通常在 60℃ 以上即可缓慢拔针

    D. 多方位扫查，确定肿瘤及安全范围的整体消融情况

    E. 治疗完毕后常规超声扫查

80. 下列技术中，属于超声介入治疗领域的是

    A. 酒精溶液注射   B. 射频消融

C. 微波消融　　　 D. 经导管栓塞

E. 全身化学治疗

81. 诊断性介入性超声包括

A. 穿刺抽液化验检查

B. 穿刺抽吸细胞学检查

C. 穿刺切割组织病理学检查

D. 穿刺和置管后注药行 X 线检查

E. 药物注入

82. 介入性超声的禁忌证有

A. 灰阶超声显示病灶或目标不明确、不清楚或不稳定者

B. 严重出血倾向者

C. 伴少量腹水者

D. 穿刺途径无法避开大血管及重要器官者

E. 化脓性感染病灶可能因穿刺途径而污染胸腔或腹腔者

83. 在介入超声实施过程中，应调节哪些常用参数，以获得最佳图像

A. 频率　　　　　 B. 增益

C. 深度　　　　　 D. 聚焦

E. 彩色多普勒

84. 介入性超声穿刺操作时为预防出血和血肿形成，下列做法正确的是

A. 术前应检查了解血小板计数和凝血功能

B. 选择穿刺路径时，应用彩色多普勒避开血管

C. 穿刺过程中当针尖抵达脏器表面时应要求患者屏气、缓慢进针，防止针尖斜面对脏器包膜形成切割损伤

D. 对波动性肿块进行穿刺时需用彩色多普勒观察肿瘤与周围动脉的关系，避开大血管

E. 减少粗针穿刺次数，有出血倾向者可

注射止血药物，并改用细针穿刺

85. 关于穿刺活检后是否须留观，正确的说法是

A. 无须留观

B. 细针活检后无须留观

C. 18G 针活检后留观 2 小时左右

D. >18G 针活检后留观 2 小时左右

E. >18G 针且病情较严重或存在其他高风险因素活检后须住院留观

86. 肝右后叶直径 8cm 的脓肿，应用超声介入技术进行治疗，可能用到的器具包括

A. 穿刺架　　　　 B. 定位针

C. 导丝　　　　　 D. 引流管

E. 套管针

87. 超声引导乳腺穿刺组织活检的适应证，包括

A. 乳腺纤维腺瘤，随访 2 年无变化

B. 超声实性结节，诊断为 BI - RADS 3，随访 12 个月时发现结节由 1.2cm 增大到 1.5cm

C. X 线发现乳腺外上象限钙化灶，超声显示相应区域可见一形态不规则实性结节伴钙化

D. 双侧乳腺多发囊肿

E. 乳腺癌术后，对侧乳腺新发结节，形态欠规则

88. 关于一步法经皮穿刺置管引流的叙述，正确的是

A. 适用于较大脓肿、囊肿等的穿刺置管引流

B. 不适用于胆道穿刺置管引流

C. 适用于 6~8F 孔径引流管

D. 步骤简单，成功率高，应用范围广

E. 适用于肾盂造瘘术

89. 下列属于肝肾囊肿穿刺抽液硬化治疗的并

发症的是

    A. 出血   B. 酒精吸收反应

    C. 囊肿感染   D. 胆管或肾盂损伤

    E. 发热

90. 下列可以作为囊肿硬化治疗的硬化剂的是

    A. 无水乙醇   B. 高渗葡萄糖

    C. 高渗盐水   D. 聚桂醇

    E. 鱼肝油酸钠

91. 超声引导下肝癌乙醇注射介入性治疗是最安全、并发症最少的治疗，其常见的并发症有

    A. 乙醇刺激引起的疼痛

    B. 发热

    C. 血管组织凝固

    D. 肝肾功能损害

    E. 昏迷

92. 关于超声引导下肝囊肿穿刺硬化治疗，不正确的是

    A. 建议单次注入无水乙醇占囊液量的 1/4 ~ 1/3，且不超过 50ml 为宜

    B. 肿瘤性囊肿是穿刺硬化治疗的适应证

    C. 肝囊肿 10cm 以上不宜行穿刺硬化治疗，建议行手术治疗

    D. 囊液蛋白凝固试验阳性，可排除囊肿与胆道相通

    E. 多囊肝是穿刺硬化治疗的绝对禁忌证

第十六章　心肺复苏

一、A1 型题

1. 影响心搏骤停患者预后的最主要因素是

    A. 原发病

    B. 并发症

    C. 发病前状况

    D. 发病时心律表现

    E. 开始心肺复苏时间

2. 心肺复苏用药首选

    A. 阿托品　　　　　B. 肾上腺素

    C. 胺碘酮　　　　　D. 去甲肾上腺素

    E. 异丙肾上腺素

3. 现场心肺复苏操作的首要步骤是

    A. 心前区叩击

    B. 胸外按压

    C. 口对口人工呼吸

    D. 按额托颈，保持呼吸道通畅

    E. 心内注射

4. 心肺复苏指南中胸外按压的部位为

    A. 胸骨中下 1/3 处或双乳头与前正中线交界处

    B. 心尖部

    C. 胸骨中段

    D. 胸骨左缘第五肋间

    E. 剑突处

5. 心肺复苏时正确的操作程序是

    A. 开放气道 – 人工呼吸 – 胸外按压

    B. 人工呼吸 – 胸外按压 – 开放气道

    C. 人工呼吸 – 开放气道 – 胸外按压

    D. 胸外按压 – 人工呼吸 – 开放气道

    E. 胸外按压 – 开放气道 – 人工呼吸

6. 以下有关胸外按压的叙述，不正确的是

    A. 仰卧硬质平面上

    B. 在胸骨中下 1/3 处按压

    C. 按压次数每分钟 80 次

    D. 按压时双肘伸直

    E. 按压时使胸骨下陷 5 ~ 6cm

7. 成人心肺复苏时打开气道的最常用方式是

    A. 仰头 – 抬颏法

    B. 双手推举下颌法

    C. 托颏法

    D. 环状软骨压迫法

    E. 气管切开

8. 胸外按压时每次更换按压者应在多久内完成，在实施保持气道通畅措施或除颤时中断时间应不超过

    A. 3 秒；5 秒　　　　B. 5 秒；8 秒

    C. 5 秒；5 秒　　　　D. 8 秒；10 秒

    E. 5 秒；10 秒

9. 院内早期除颤应在多久内完成，院前早期除颤在多久内完成

    A. 1 分钟；3 分钟　　B. 2 分钟；3 分钟

    C. 3 分钟；5 分钟　　D. 5 分钟；3 分钟

    E. 3 分钟；3 分钟

10. 为保证心脏按压的有效，要求按压后胸廓充分回弹，且心脏按压深度应是

    A. 至少 3cm

    B. 至少 5cm 或胸廓前后径的 1/3

    C. 至少 2cm

    D. 至少 6cm

    E. 至少 4cm

11. 除颤器两个电极的距离至少在

　　A. 8cm 以上　　　　B. 9cm 以上

　　C. 10cm 以上　　　D. 11cm 以上

　　E. 12cm 以上

12. 心肺复苏时，在第一次电击后应该

　　A. 立即检查脉搏、呼吸

　　B. 静脉注射肾上腺素

　　C. 进行第二次电击

　　D. 立即进行心电图检查

　　E. 马上做 2 分钟 CPR，并建立静脉通道

13. 心室颤动，无脉性室性心动过速，每次电击次数是

　　A. 1 次　　　　　　B. 2 次

　　C. 3 次　　　　　　D. 4 次

　　E. 5 次

14. 电除颤适用于

　　A. 心电图呈直线

　　B. 心室颤动、无脉性室性心动过速

　　C. 房性期前收缩

　　D. 血流动力学稳定的室性心动过速

　　E. 频发室性期前收缩

15. 为了保证心肺复苏质量，尽量减少中断心脏按压时间，应使心脏按压中断时间控制在

　　A. 小于 5 秒　　　　B. 5～10 秒

　　C. 小于 10 秒　　　D. 10～15 秒

　　E. 小于 15 秒

16. 对于序贯应用 CPR－电除颤－CPR－肾上腺素治疗无效的室颤或无脉性室速患者，应首选的治疗药物为

　　A. 去氧肾上腺素　　B. 阿托品

　　C. 胺碘酮　　　　　D. 血管加压素

　　E. 去甲肾上腺素

17. 单人心肺复苏时，胸外按压与人工呼吸的正确操作为

　　A. 心脏按压 5 次，口对口人工呼吸 1 次

　　B. 心脏按压 6 次，口对口人工呼吸 1 次

　　C. 心脏按压 14 次，口对口人工呼吸 2 次

　　D. 心脏按压 16 次，口对口人工呼吸 2 次

　　E. 心脏按压 30 次后，口对口人工呼吸 2 次

18. 心肺复苏时，给予婴儿经血管或骨髓通路肾上腺素的浓度及剂量为

　　A. 1∶10000 浓度，0.1ml/kg

　　B. 1∶10000 浓度，0.01ml/kg

　　C. 1∶1000 浓度，0.1mg/kg

　　D. 1∶1000 浓度，0.01ml/kg

　　E. 1∶1000 浓度，0.05mg/kg

二、A2 型题

19. 患者，男，33 岁。心搏骤停初期复苏成功，但患者意识不清，心电图示三度房室传导阻滞，需继续行二期复苏和后期复苏。心脏复苏的首选药物是

　　A. 阿托品　　　　　B. 肾上腺素

　　C. 利多卡因　　　　D. 异丙肾上腺素

　　E. 去甲肾上腺素

20. 患者，女，51 岁。因心悸、胸闷 20 分钟入院。诊疗过程中突然出现意识丧失、呼吸停止、颈动脉搏动不能触及。判断患者心搏骤停的最重要的诊断依据是

　　A. 无呼吸动作

　　B. 意识突然丧失

　　C. 颈动脉搏动消失

　　D. 血压下降

　　E. 两侧瞳孔不等大

21. 患者，男，如厕时忽然晕倒，瞳孔散大，心搏骤停，呼吸消失，立即采取的措施是

　　A. 立即呼救，等待救援

　　B. 大呼患者

　　C. 心肺复苏

D. 使劲摇晃患者

E. 立即将患者送往医院

22. 患者，男，37 岁。在晨跑时突然倒地，意识丧失，检测其脉搏的部位为

A. 桡动脉 　　　 B. 颞动脉

C. 股动脉 　　　 D. 颈动脉

E. 心尖搏动处

23. 患者，女，35 岁。发作性胸痛 1 小时来诊。在询问病史过程中突然抽搐倒地，对呼喊和拍打无反应，下颌式喘息，此时应立即采取的措施为

A. 做心脏彩超 　　 B. 查看瞳孔

C. 送往抢救室 　　 D. 触诊大动脉

E. 做心电图

24. 患者，男，56 岁。广泛前壁心肌梗死来诊。在等待 PCI 过程中突发意识丧失，心电监护示心室颤动，在电击除颤后，急救者应

A. 先行胸外按压，在 5 组 CPR 后再检查心跳或脉搏

B. 立即检查心跳或脉搏

C. 调节好除颤仪，准备第二次除颤

D. 立即检查心电图

E. 检查患者神志有无恢复

25. 患者，男，57 岁。突然发生抽搐、意识丧失，大动脉搏动消失，立即予 CPR 抢救。根据 2023 年心肺复苏指南，有关高质量 CPR 的说法，以下正确的为

A. 按压速率每分钟至少 80 次

B. 减少中断，避免过度通气

C. 首先开通气道，给予尽可能多的通气

D. 按压深度每次至少 4cm，越深越好

E. 每次更换按压者应在 10 秒内完成

26. 患者，女，58 岁。由于胸闷大汗收入抢救室，患者突发意识丧失，监护仪显示心室颤动，予电除颤、CPR、肾上腺素静脉给

药，仍显示心室颤动难以纠正。此时应考虑给予的处置为

A. 继续每 3 ~5 分钟给予肾上腺素

B. 静脉注射普罗帕酮 70mg

C. 静脉注射胺碘酮 300mg

D. 静脉注射胺碘酮 150mg

E. 加用多巴胺静脉滴注 10μg/（kg·min）

27. 患者，女，28 岁。车祸伤及头部及颈椎，心搏骤停，进行心肺复苏打开气道，应采用的方法为

A. 仰头抬颏法 　　 B. 压额抬颏法

C. 双下颌上提法 　 D. 双手抬颏法

E. 单手托颌法

28. 患者，女，7 岁。车祸伤，在院外发现心搏骤停，有两名施救者对患儿进行心肺复苏，1 人胸外按压，1 人人工呼吸，按压和人工呼吸的比率为

A. 15：1 　　　 B. 15：2

C. 30：1 　　　 D. 30：2

E. 10：1

29. 患者，女，68 岁。因脑梗死一直卧床，突然发生痰堵窒息，心搏骤停，进行心肺复苏打开气道应采取的方法为

A. 急救者位于患者一侧，用一只手按压伤者的前额，使头部后仰，同时另一只手的食指及中指置于下颌骨骨性部向上抬下颌部，使下颌尖、耳垂连线与地面垂直

B. 急救者位于患者一侧，将一手虎口放在患者的前额用力使头后仰，另一只手放在下颌骨性部向上抬下颌部，使下颌尖、耳垂连线与地面垂直

C. 急救者位于患者头侧，将一手小鱼际放在患者的前额用力使头后仰，另一只手放在下颌骨性部向上抬下颌部，使下颌尖、耳垂连线与地面垂直

D. 急救者位于患者头侧，两手拇指位于患者口角旁，余四指托住患者下颌部位，在保证患者头颈部固定前提下，将患者下颌向上抬起，使上齿高于下齿

E. 患者平卧，急救者位于患者头侧，两手拇指位于患者口角旁，余四指托住患者下颌部位，在保证患者头颈部固定前提下，将患者下颌向上抬起，使下齿高于上齿

30. 患者，男，54 岁。在急救室突发心室颤动，心肺复苏时急救者在电击除颤后应

    A. 立即检查心跳或脉搏

    B. 先行胸外按压，约 2 分钟心肺复苏后再进行心律检查

    C. 立即进行心电图检查

    D. 调节好除颤仪，准备第 2 次除颤

    E. 静脉注射肾上腺素

三、A3/A4 型题

(31 ~ 32 题共用题干)

患者，男，43 岁。因创伤致心跳呼吸停止，经复苏后心跳呼吸恢复，继而出现体温升高、抽搐、惊厥。

31. 患者可能并发

    A. 肺水肿   B. 心力衰竭

    C. 肾衰竭   D. 脑水肿

    E. 脑死亡

32. 为防治以上并发症，应首选

    A. 50% 葡萄糖液   B. 20% 甘露醇液

    C. 25% 山梨醇液   D. 30% 尿素液

    E. 血清蛋白

(33 ~ 34 题共用题干)

患者，男，65 岁。在医院内突然倒地，呼之无反应。

33. 医务人员评估循环情况的时间为

    A. 至少 5 秒   B. 至少 3 秒

    C. 至少 10 秒   D. 10 秒

    E. 5 ~ 10 秒

34. 医务人员进行心肺复苏时，电除颤的适应证为

    A. 心室颤动和无脉性室性心动过速

    B. 无脉电活动

    C. 室上性心动过速

    D. 心房颤动

    E. 心电呈一直线

(35 ~ 36 题共用题干)

患者，女，67 岁。胸痛 2 小时后，突然昏倒，神志不清，血压测不出，心音消失，瞳孔散大，面色苍白，大动脉搏动消失。心电图示：室性自主节律。拟诊为心搏骤停。

35. 单人进行心肺复苏时，推荐用口对口人工呼吸和胸外按压的比例为

    A. 2 : 30   B. 2 : 15

    C. 1 : 15   D. 4 : 30

    E. 2 : 28

36. 心肺复苏常见的并发症不包括

    A. 血胸   B. 肝脾撕裂伤

    C. 肋骨骨折   D. 肺损伤

    E. 心包积液

(37 ~ 38 题共用题干)

患者，男，27 岁。检修电机时，突然晕厥，大动脉搏动消失，无自主呼吸等自主活动，心电图示：心室颤动。

37. 需立即采取的最有效措施为

    A. 电除颤

    B. 机械通气

    C. 连续心前捶击

    D. 口对口人工呼吸

    E. 胸外心脏按压

38. 自主循环恢复后，为维持动脉压，最有效的常用药为

    A. 多巴胺   B. 多巴酚丁胺

    C. 硝酸甘油   D. 阿托品

    E. 异丙肾上腺素

（39~41 题共用题干）

    患者，男，17 岁。学习游泳不慎误入深水区溺水，经抢救出水，发现心跳、呼吸已停。

39. 现场救生员（受过培训的救援人员）首先应进行的处理为

    A. 送往医院

    B. 寻找患者家属

    C. 开放气道进行通气

    D. 拨打急救电话

    E. 胸外心脏按压

40. 对该患者判断及评估呼吸情况的时间不得超过

    A. 5s   B. 6s

    C. 8s   D. 10s

    E. 15s

41. 下一步应进行的处理为

    A. 拨打紧急电话

    B. 寻找患者家属

    C. 立即心肺复苏

    D. 送往医院

    E. 观察患者情况

（42~43 题共用题干）

    患者，男，50 岁。扩张型心肌病心力衰竭住院，在清晨漱洗时突然跌倒，呼之不应，心音消失，血压测不出。

42. 此时应立即采取的措施是

    A. 找上级医师   B. 静脉切开输液

    C. 鼻导管供氧   D. 心电图检查

    E. 心肺复苏

43. 造成心搏骤停的心律失常不常见于

    A. 心房颤动

    B. 窦性停搏

    C. 心室颤动

    D. 室性心动过速

    E. 完全性房室传导阻滞

（44~46 题共用题干）

    患者，男，27 岁。由于"发热、咽痛 10 天，心前区隐痛伴心悸 2 天"入院。查体：T37.5℃，脉搏 90 次/分，脉律不齐，神清，心音低钝，心尖区有 3 级收缩期杂音。心电图示频发室性期前收缩。X 线示心影扩大，搏动减弱。经住院治疗后，患者的发热、咽痛有所好转，但仍有心悸，4 天后突然出现意识丧失、手足抽搐、呼吸暂停。心电图示大小不等、形态各异的 f 波，无法识别 QRS 波群、ST 与 T 波。

44. 患者的心搏骤停类型为

    A. 心室扑动   B. 心室颤动

    C. 心电机械分离   D. 心室静止

    E. 尖端扭转型室性心动过速

45. 在检查患者时触不到颈动脉搏动，可诊断为心搏骤停，第一步应采取的急救措施为

    A. 人工呼吸

    B. 注射肾上腺素

    C. 心前区撞击

    D. 胸外按压

    E. 心脏电除颤

46. 通过处理后患者的心跳、呼吸恢复，送入 ICU 病房进行脑复苏，脑复苏的关键是做好

    A. 维持血压   B. 呼吸管理

    C. 低温治疗   D. 复苏药物

    E. 高压氧治疗

（47~49 题共用题干）

    患者，男，49 岁。因车祸致伤，现场急救时发现呼吸心跳停止约 2 分钟，立即对其施

行心肺复苏。

47. 怀疑患者颈椎脊髓损伤时，打开患者气道应使用的方法为

　　A. 仰头抬颏法

　　B. 头部后伸法

　　C. 双手推举（托）下颌法

　　D. 头部前屈法

　　E. 仰头（面）抬颈法

48. 有关心肺复苏，以下说法错误的为

　　A. 吹气时不要按压胸廓

　　B. 必须通畅气道

　　C. 吹气时捏紧患者鼻孔

　　D. 胸外心脏按压与人工呼吸的比例为30：2

　　E. 按压频率成人80次/分

49. 若要判断口对口人工呼吸法是否有效，首先要观察

　　A. 吹气时阻力大小是否改变

　　B. 瞳孔是否缩小

　　C. 口唇发绀是否改善

　　D. 胸廓是否起伏

　　E. 剑突下是否隆起

（50～51题共用题干）

　　患者，女，39岁。扩张型心肌病心力衰竭住院，清晨洗漱时突然跌倒，呼之不应，心音消失。

50. 对该患者应立即给予的处理为

　　A. 找上级医生　　　B. 静脉切开输液

　　C. 鼻导管供氧　　　D. 心电图检查

　　E. 心肺复苏

51. 患者经抢救后血压上升为90/60mmHg。今日突然出现胸骨左缘第3、4肋间响亮的4级收缩期杂音伴震颤。最可能的诊断为

　　A. 乳头肌断裂　　　B. 心室膨胀瘤

　　C. 室间隔破裂　　　D. 心房破裂

　　E. 左室游离壁破裂

（52～53题共用题干）

　　患者，男，57岁。阵发性心悸半年，时有胸闷，爬二楼觉气急3个月，下肢水肿2天来诊。心电图示窦性心律，心率64次/分，P－R间期0.24s，伴完全性右束支传导阻滞，诊断为扩张型心肌病，心功能不全。入院后予以洋地黄、利尿剂和扩血管药物治疗。第4天突然神志不清，抽搐，听诊心音消失，血压测不出。

52. 此时应立即采取的措施为

　　A. 平卧保暖　　　　B. 建立静脉通路

　　C. 心肺复苏　　　　D. 氧气吸入

　　E. 通知医生

53. 经过积极抢救，患者心跳呼吸恢复，出现三度房室传导阻滞，频发室性期前收缩。其原因考虑与以下哪项有关

　　A. 洋地黄　　　　　B. 利尿剂

　　C. 扩血管药物　　　D. 心力衰竭加重

　　E. 疾病进展

（54～57题共用题干）

　　患者，男，68岁。胸痛、心悸伴晕厥1次。查体：BP 140/80mmHg，HR 72次/分，期前收缩2～3次/分。

54. 心电监护见室颤，拟使电除颤，首次双相波形除颤器最常用的能量为

　　A. 100J　　　　　　B. 150～200J

　　C. 300J　　　　　　D. 250J

　　E. 360J

55. 除颤器充电时进行心肺复苏，心肺复苏时胸外按压的部位为

　　A. 胸骨上段　　　　B. 剑突

　　C. 胸骨中段　　　　D. 胸骨中下段

　　E. 乳头连线中点或胸骨中下1/3处

56. 心肺复苏时胸外按压的频率是

A. 80 次/分

B. 80～100 次/分

C. 60～100 次/分

D. 100～120 次/分

E. ＞100 次/分

57. 成人心肺复苏时胸外按压的幅度是

  A. 1～2cm   B. 2～3cm

  C. 4～5cm   D. 3～4cm

  E. 5～6cm

（58～60 题共用题干）

  患者，男，25 岁。溺水。目击者见患者落水后将其救起，并呼叫 120。查体：意识丧失，外周脉搏未触及，无呼吸运动。周围未查及有毒有害物质装置，全身无外伤痕迹。

58. 此时最应采取的措施为

  A. 给予保暖措施，等待救护人员到来

  B. 放置在硬质平坦地面，实施初级生命支持

  C. 清除口腔内异物，人工呼吸

  D. 直接给予心脏电除颤

  E. 运送至最近的医疗机构

59. "120" 到达现场后，AED 示波为规整的正弦波，频率 200 次/分，此时应采取的治疗措施为

  A. 药物控制心室率

  B. 同步电除颤

  C. 非同步电除颤

  D. 药物转复心律

  E. 持续心电监护，继续 CPR

60. 心肺复苏之后，把患者转送至急救中心，心电图示波为房颤心率，给予胺碘酮治疗无效，此时采取的治疗措施为

  A. 给予低分子肝素抗凝治疗

  B. 同步电除颤

  C. 非同步电除颤

D. 双抗血小板治疗

E. 口服华法林治疗

四、B1 型题

（61～63 题共用备选答案）

  A. 降温、脱水

  B. 纠正低血压、强心

  C. 纠正酸中毒

  D. 高压氧治疗

  E. 给高浓度氧

61. 心肺复苏后早期为减轻脑缺氧的重要措施是

62. 心肺复苏后循环功能不足应

63. 心肺复苏后 2 个月，为促进脑细胞恢复可采取的措施是

五、X 型题

64. 以下属于心搏骤停临床表现的是

  A. 意识突然丧失或伴有短阵抽搐

  B. 呼吸断续，喘息，随后呼吸停止

  C. 皮肤苍白或明显发绀

  D. 瞳孔缩小，大小便失禁

  E. 颈、股动脉搏动消失

65. 心肺复苏 "生存链" 包括

  A. 早期识别和启动 EMS

  B. 早期运送

  C. 早期心肺复苏

  D. 早期除颤

  E. 早期有效的高级生命支持

66. 下列关于心搏骤停的识别，说法正确的是

  A. 轻轻摇动患者双肩，高声呼喊 "喂，你怎么了？" 如无反应，说明意识丧失

  B. 用食指及中指指尖先触及气管正中部位，然后向旁滑移 2～3cm，在胸锁乳突肌内侧触摸颈动脉是否有搏动

  C. 检查有无脉搏时间最好在 10 秒以上

  D. 通过 "一听二看三感觉" 来评估呼吸

E. 10 秒内不能明确感觉到脉搏应开始胸外按压

67. 下列关于心肺复苏胸外按压方法，表述正确的是

A. 按压时上半身前倾

B. 双肩正对患者胸骨上方

C. 每次抬起时掌根迅速离开胸壁

D. 一只手的掌根放在患者胸骨中下部，然后两手重叠

E. 借助上半身的重力垂直向下按压

68. 下列有关电除颤操作，叙述正确的是

A. 建议连续除颤

B. 第 1 次除颤后马上做 2 分钟 CPR，并建立静脉通道

C. 如仍为室颤，则进行第 2 次除颤，之后马上做 2 分钟 CPR

D. 每 3 ~ 5 分钟应用肾上腺素 1mg 并考虑气管插管

E. 不建议连续除颤

69. 下列有关早期有效的高级生命支持叙述正确的是

A. 通气的目的是为了维持充分的氧合和充分排出二氧化碳

B. 由于心肺复苏期间肺处于低灌注状态，人工通气时应避免过度通气，以免通气血流比例失调

C. 气管内插管可有效地保证呼吸道通畅并防止呕吐物误吸，必要时可以连接呼吸机予以机械通气及供氧

D. 气管插管后通气频率 8 ~ 10 次/分，每次通气 6 ~ 7.5 秒

E. 通气时可暂停胸外按压

70. 经过初始心肺复苏和除颤后，可考虑应用药物治疗。以下表述正确的是

A. 肾上腺素是抢救心搏骤停的首选药

B. 不推荐递增剂量和大剂量使用肾上腺素

C. 对于序贯应用 CPR – 电除颤 – CPR – 肾上腺素治疗无效的室颤或无脉性室速患者应首选胺碘酮

D. 假设没有胺碘酮，可以使用利多卡因

E. 在治疗无脉性心电活动/心搏骤停时常规性使用阿托品

71. 心肺复苏的有效指标包括

A. 自主呼吸及心跳恢复

B. 散大的瞳孔回缩变小，对光反射恢复

C. 按压时可扪及大动脉搏动

D. 收缩压达 50mmHg 左右

E. 发绀的面色、口唇、指甲转为红润

72. 心搏骤停后综合治理的初期目的是

A. 使心肺功能及维持生命器官的血流灌注到达最合适状态

B. 妥当使用机械通气，尽量减少肺损伤

C. 转送患者至可供给心搏骤停复苏后的综合治理的重症监护病室中

D. 确定并治疗心搏骤停的诱因，并预防复发

E. 降低多器官损伤的风险，支持器官功能

73. 成人心肺复苏时手动打开气道的常用方式有

A. 仰头举颏法

B. 双手推举下颌法

C. 托颏法

D. 环状软骨压迫法

E. CE 手法

74. 心肺复苏后正确的稳定措施为

A. 调节吸入氧浓度，维持血氧饱和度在 94% ~ 99%

B. 维持体温 38℃以下

C. 维持血压在同龄儿童的第 5 百分位以上

D. 维持二氧化碳分压在 35 ~ 45mmHg

E. 轻微惊厥发作可不予处理

75. 在条件许可的前提下，有效胸外心脏按压要求

A. 力度   B. 按压不中断

C. 胸壁弹回   D. 速度

E. 操作者可轮换

76. 高质量心肺复苏的具体要求有

A. 按压深度至少 5cm 或胸廓前后径的 1/3

B. 按压频率至少 100 次/分

C. 每次按压后保证胸廓充分回弹

D. 胸外按压时尽可能减少中断

E. 避免过度通气

第十七章　休克抢救措施

1. 中度休克，每小时尿量为
  A. <17ml　　　　　B. 25～30ml
  C. 30～35ml　　　　D. 35～40ml
  E. 40～45ml

2. 以下关于休克患者预防急性肾衰竭的措施中不正确的是
  A. 及时纠正低血容量性休克，避免肾缺血
  B. 纠正休克时不宜使用易引起肾血管收缩的药物
  C. 对有溶血倾向的患者应保持肾小管通畅、碱化尿液，避免肾小管损害
  D. 休克合并 DIC 时，要及时应用肝素治疗
  E. 患者只要出现尿量减少时，就要及时使用利尿剂

3. 以下哪种休克急救处理措施不应采取补液
  A. 低血容量性休克
  B. 感染性休克
  C. 心源性休克
  D. 神经源性休克
  E. 过敏性休克

4. 休克监测中最常用的项目是
  A. 心脏指数　　　　B. 血气分析
  C. 肺动脉压　　　　D. 中心静脉压
  E. 心排出量

5. 血压下降在休克中的意义为
  A. 是诊断休克的唯一依据
  B. 是休克最常见的临床表现
  C. 是估计休克程度的主要指标
  D. 是组织细胞缺氧的主要指标

  E. 是休克最早的指标

6. 有心衰或肺水肿休克患者的体位一般应采用
  A. 头高脚低位　　　B. 头低脚高位
  C. 平卧位　　　　　D. 半卧位或端坐位
  E. 侧卧位

7. 休克治疗时，应用血管活性药物的目的是
  A. 升高血压至正常
  B. 提高组织器官的血液灌流
  C. 提高心脏前负荷
  D. 提高心脏后负荷
  E. 增加心肌收缩力

8. 心源性休克早期血流量基本不变的器官是
  A. 心脏　　　　　　B. 脑
  C. 肝　　　　　　　D. 肾
  E. 肺

9. 不符合休克失代偿期微循环特点的为
  A. 组织间液移向血管内
  B. 血管床对儿茶酚胺的反应性进行性增加
  C. 毛细血管流出道阻力增加
  D. 毛细血管前括约肌和微动脉收缩减退
  E. 血管自律运动消失

10. 发生青霉素过敏性休克时临床上最早出现的症状常是
  A. 烦躁不安，血压下降
  B. 四肢麻木，头晕眼花
  C. 腹痛，腹泻
  D. 发绀，面色苍白
  E. 皮肤瘙痒，呼吸道症状

11. 休克患者的体位一般应采用

A. 头高脚低位

B. 头低脚高位

C. 平卧位

D. 头和躯干抬高 20° ~ 30°，下肢抬高 15° ~ 20°

E. 侧卧位

12. 休克时反映组织细胞缺氧、休克是否好转的最佳指标为

A. 动脉血乳酸含量

B. 动脉血 pH

C. 血氧分压

D. 动脉血 CO_2 结合力

E. 阴离子间隙

13. 休克的根本病因为

A. 血压下降

B. 中心静脉压下降

C. 心输出量下降

D. 有效循环血量下降

E. 微循环障碍

14. 抢救急性肺水肿伴休克患者，应禁用的措施是

A. 静脉快速注射洋地黄类药物

B. 皮下注射吗啡

C. 酒精湿化吸氧

D. 静脉注射地塞米松

E. 静脉缓慢注射氨茶碱

15. 休克患者经补充容量后，血压仍低，但是中心静脉压正常，进一步采取的措施为

A. 使用缩血管药 B. 强心剂

C. 补液试验 D. 使用扩血管药

E. 使用利尿剂

16. 休克患者测量中心静脉压是 $4cmH_2O$，提示

A. 严重酸中毒 B. 心功能不全

C. 血容量过多 D. 容量血管收缩

E. 血容量不足

17. 休克指数的计算方法是

A. 收缩压和舒张压之比

B. 心率与收缩压之比

C. 脉率与舒张压之比

D. 脉率与脉压之比

E. 脉率与收缩压之比

18. 感染性休克的治疗中，最重要的治疗是

A. 补充血容量

B. 补充血容量同时抗感染

C. 合理使用血管活性药物

D. 使用肾上腺皮质激素

E. 其他治疗包括营养支持，纠正酸碱失衡等

二、A2 型题

19. 患者，女，52 岁。既往冠心病史 8 年，在上楼途中突感胸前区压榨样疼痛，舌下含服硝酸甘油，胸痛不缓解，急呼"120"入院，途中意识转模糊。入院后查体：BP 65/55mmHg，HR 110 次/分，意识模糊，脉搏细速，四肢湿冷，末梢循环差。对该患者的处理中，错误的为

A. 快速大量的补液

B. 纠正水电解质及酸碱平衡失调

C. 酌情应用血管活性物质，缩血管药物和扩血管药物同时应用

D. 合理应用利尿剂

E. 治疗原发心脏病

20. 患者，男，62 岁。胸痛 8 小时，伴冷汗淋漓，既往有高血压和冠心病病史，体格检查：口唇发绀，脉搏细速，心率 110 次/分，血压 70/50mmHg，心电图示心肌缺血，血清淀粉酶正常，血糖正常。以下最可能的诊断为

A. 急性出血性坏死性胰腺炎

B. 脓毒性休克

C. 糖尿病酮症酸中毒

D. 肾上腺危象

E. 心源性休克

21. 患者，男，73 岁。夜间睡眠中憋醒，气喘不能平卧，手脚冰凉，神志淡漠，急诊心电图检查示广泛前壁心肌梗死。查体：血压 70/40mmHg，心率 120 次/分，可闻及室性奔马律。低血压最可能的原因为

A. 急性左心衰竭

B. 心源性休克

C. 急性脑血管意外

D. 心律失常

E. 低血容量性休克

22. 患者，男，21 岁。因车祸伤到急诊室时血压 70/40mmHg，心率每分钟 140 次。初步诊断为重度失血性休克，应首先输注

A. 葡萄糖盐水　　B. 葡萄糖溶液

C. 平衡盐溶液　　D. 全血

E. 血浆

三、A3/A4 型题

(23～25 题共用题干)

患者，男，29 岁。咳嗽伴发热 2 天，到诊所就诊后给予青霉素静滴抗感染治疗，用药后患者突然出现气急、胸闷、烦躁不安，伴咽喉部异物感。查体：T 37.4℃，P 140 次/分，R 37 次/分，BP 75/40mmHg，面色苍白，大汗淋漓，两肺可闻及哮鸣音，身体多部位红色皮疹。

23. 出现上述症状最可能的原因为

A. 急性左心衰竭

B. 急性呼吸窘迫综合征

C. 过敏性休克

D. 哮喘急性发作

E. 感染性休克

24. 发生以上情况后，首选治疗药物为

A. 多巴胺　　　　B. 异丙肾上腺素

C. 去甲肾上腺素　D. 肾上腺素

E. 阿托品

25. 发生上述情况后，抢救措施正确的为

A. 更换静滴液体为生理盐水，立即静脉注射肾上腺素 1mg

B. 拔除静脉留置针，脱离过敏原，立即静脉注射阿托品 0.5mg

C. 拔除静脉留置针，大腿中段外侧肌内注射去甲肾上腺素 2mg

D. 更换静滴液体为生理盐水，前臂内侧 1/3 皮内注射肾上腺素 0.1mg

E. 更换静滴液体为生理盐水，大腿中段外侧肌内注射肾上腺素 0.5mg

(26～27 题共用题干)

患者，男，75 岁，饭后突发心前区剧痛，面色苍白，全身大汗淋漓，持续 40 分钟未缓解，血压 100/60mmHg，心率 122 次/分，既往高血压，平素规律服药，血压控制在 140～150/80～90mmHg，有心绞痛、糖尿病史。

26. 最可能的诊断为

A. 创伤性休克　　B. 过敏性休克

C. 失血性休克　　D. 神经性休克

E. 心源性休克

27. 下列急救处理措施错误的是

A. 可用尿激酶、链激酶或组织型纤溶酶原激活物溶栓治疗

B. 止痛可以用哌替啶或吗啡

C. 控制休克，适当补液

D. 静脉推注毛花苷 C 控制心率

E. 如果条件允许，进行急诊介入治疗

(28～30 题共用题干)

患者，男，69 岁。主因"间断咳嗽伴喘憋 10 余年，加重伴咳痰发热 4 天"来诊，10

年来多于秋冬季节出现咳嗽、喘憋等症状，4
天前受凉后症状加重，体温最高 38.5℃，咳
嗽时有砖红色痰液排出，5 年前于外院行肺功
能检查确诊 COPD，未遵医嘱长期用药控制，
近 3 年发作频率逐渐上升。查体：T 38.2℃，
P 121 次/分，RR 27 次/分，BP 121/83mmHg，
三凹征（＋），急性病容，精神差，神志清，
双肺听诊广泛湿啰音，左肺下叶可闻及双相
哮鸣音，四肢凹陷性水肿，下肢显著。于急诊
行胸部 X 线片可见左肺下叶及右肺中下叶磨
玻璃影，心影增大。超声心动检查：双房增
大，三尖瓣大量反流，二尖瓣中量反流，左室
弥漫性活动减弱，LVEF 44%，考虑 AECOPD
合并肺心病，入院后予吸氧、抗感染、雾化等
对症治疗，2 小时后患者出现嗜睡表现，神志
不清，喘憋加重，血压下降至 80/43mmHg，
外周血氧饱和度 83%，血气分析：PaO_2
44mmHg、$PaCO_2$ 83mmHg。

28. 患者目前出现的休克表现属于

    A. 脓毒症休克   B. 梗阻性休克

    C. 心源性休克   D. 低血容量性休克

    E. 神经源性休克

29. 此时患者最恰当的治疗措施应当是

    A. 气管插管机械通气

    B. 无创通气

    C. 给予毛花苷 C 强心治疗

    D. 给予呋塞米利尿治疗

    E. 给予大量补液改善血压

30. 给予基本抢救措施后，能够更有效纠正患
者低血压表现的药物为

    A. 多巴胺   B. 多巴酚丁胺

    C. 去甲肾上腺素   D. 异丙肾上腺素

    E. 间羟胺

四、B1 型题

（31～34 题共用备选答案）

    A. SBP 60～80mmHg，脉压＜20mmHg

    B. SBP 80～90mmHg，脉压＜30mmHg

    C. SBP 40～60mmHg

    D. SBP＜20mmHg

    E. SBP＜30mmHg

31. 轻度休克的表现是

32. 中度休克的表现是

33. 重度休克的表现是

34. 极重度休克的表现是

五、X 型题

35. 关于心源性休克的急救处理，叙述正确
的是

    A. 补液

    B. 保持气道通畅、吸氧

    C. 建立静脉通路，给予镇静、抗心律失
常药

    D. 应用血管活性药

    E. 限制补液量

36. 下列可能导致心源性休克的是

    A. 急性心肌梗死

    B. 急性心肌炎

    C. 急性大面积肺梗死

    D. 急性心脏压塞

    E. 单纯轻度二尖瓣狭窄

37. 关于心源性休克的救治，下列描述正确
的是

    A. 治疗开始愈早愈好

    B. 应针对当时具体的病理生理变化给予
相应处理

    C. 注意保护脑、肾等重要脏器功能

    D. 积极纠正病因，如心肌缺血、心律
失常

    E. 治疗的目的在于提高血压

38. 患者，女，28 岁。对海鲜过敏，在不慎进
食含有海鲜的披萨后双手紧握喉咙，不能
发声，颜面青紫，全身红疹，查体可见：

心率 160 次/分，血压测不出，喉鸣音，三凹征阳性，口唇发绀。该患者的诊断考虑为

A. 异物引起的气道梗阻

B. 过敏性休克

C. 过敏引起喉头水肿

D. 哮喘急性发作

E. 肺部感染引起感染中毒性休克

39. 有关过敏性休克的急救处理，以下说法正确的是

A. 凡药物过敏性休克患者，必须立即停药

B. 首选治疗是快速补充血容量

C. 检测血压，检查脉搏，观察呼吸，保持呼吸道通畅、吸氧

D. 立即注射肾上腺素、糖皮质激素、升压药、脱敏药等

E. 心跳呼吸停止立即行心肺复苏

40. 休克时补液与中心静脉压的正确关系有

A. 中心静脉压低，血压低，表示血容量不足

B. 中心静脉压高，血压低，表示心功能不全

C. 中心静脉压高，血压正常，表示容量血管过度收缩

D. 中心静脉压低，血压正常，表示血容量已补足

E. 中心静脉压正常，血压低，表示血容量不足或心功能不全

41. 治疗休克的主要措施应集中在

A. 补充有效循环血容量

B. 密切测量血压

C. 积极处理原发病

D. 留置导尿管

E. 抗感染

42. 以下有关感染性休克补充血容量治疗的复苏目标，正确的是

A. 血红蛋白 70~100g/L

B. 尿量 0.5ml/（kg·h）

C. 血细胞比容 20%

D. 中心静脉或混合静脉血氧饱和度≥70%

E. MAP≥65mmHg，CVP 达到 8~12mmHg

43. 休克的特殊监测指标包括

A. 动脉血乳酸盐测定

B. 中心静脉压

C. 心排出量

D. 肺毛细血管楔压

E. 脉率

44. 感染性休克的处理原则是

A. 控制感染

B. 纠正酸中毒

C. 补充血容量

D. 应用 β 受体阻滞剂

E. 维持呼吸和心脏功能

45. 休克早期的微循环变化主要有

A. 微循环以收缩为主

B. 有效循环血容量减少

C. 形成微血栓

D. 周围血管阻力增加

E. 血压下降

第十八章　临床危急病症

一、A1 型题

1. 关于胸痛的叙述不正确的是

    A. 心绞痛呈压榨样痛

    B. 自发性气胸疼痛剧烈

    C. 带状疱疹呈刀割样痛或灼痛

    D. 心肌梗死时胸痛可服硝酸甘油片而缓解

    E. 胸膜炎时胸痛可随咳嗽而加剧

2. 以下选项属于急性心包炎胸痛特点的是

    A. 前倾位时加重

    B. 前倾位时减轻

    C. 随积液的增多而加重

    D. 疼痛不放射到其他部位

    E. 深呼吸时减轻

3. 血尿伴排尿时痛，尿流中断或排尿困难见于

    A. 肾炎　　　　　　B. 肾盂肾炎

    C. 膀胱炎　　　　　D. 肾结石

    E. 膀胱结石

4. 右心衰竭晚期水肿的特征是

    A. 肝大　　　　　　B. 右下肢水肿

    C. 腰骶部水肿　　　D. 双下肢水肿

    E. 合并胸腹腔积液

5. 惊厥伴高血压可见于

    A. 脑炎　　　　　　B. 肾炎

    C. 脑膜炎　　　　　D. 脑出血

    E. 脑血吸虫病

6. 以下疾病中可出现意识障碍伴瞳孔缩小的是

    A. 癫痫　　　　　　B. 酒精中毒

    C. 颠茄类中毒　　　D. 氰化物中毒

    E. 有机磷农药中毒

7. 头痛伴剧烈呕吐者，最可能提示的疾病是

    A. 颅内压增高

    B. 偏头痛

    C. 颅内肿瘤

    D. 蛛网膜下腔出血

    E. 脑血管畸形

8. 诊断支原体肺炎的主要依据是

    A. 临床表现

    B. X 线特异表现

    C. 痰细菌培养阴性

    D. 血清冷凝集试验阳性

    E. 红霉素试验性治疗

9. 金黄色葡萄球菌肺炎最具特征的 X 线表现是

    A. 肺段实变伴脓肿形成

    B. 肺实变伴多发性蜂窝样改变

    C. 浸润阴影易变伴液气囊腔形成

    D. 多发性肺浸润

    E. 肺段实变伴液气胸

10. 关于常用控制支气管哮喘急性发作药物的作用，以下叙述不正确的是

    A. β_2 受体激动剂可提高细胞内 cAMP 的浓度

    B. 茶碱主要是通过抑制磷酸二酯酶减少 cAMP 的水解作用

    C. 抗胆碱能类药可减少 cGMP 的浓度

    D. 色甘酸钠可稳定肥大细胞膜

    E. 酮替芬可抑制组胺和慢反应物质释放

11. 肺炎球菌性肺炎伴休克患者，首选补充血

容量的液体为

 A. 生理盐水   B. 5% 葡萄糖

 C. 10% 葡萄糖   D. 人工胶体

 E. 林格液

12. 典型大叶性肺炎患者咳出的痰是

 A. 黄痰   B. 白色泡沫痰

 C. 铁锈色痰   D. 胶冻状痰

 E. 暗红色黏稠血痰

13. 哮喘急性发作期患者，病因未明，为缓解症状，应立即选用

 A. 肾上腺素   B. 异丙肾上腺素

 C. 氨茶碱   D. 哌替啶

 E. 毒毛花苷 K

14. COPD 急性发作伴细菌感染时，最主要的临床表现是

 A. 咳嗽加重

 B. 咳白色泡沫痰与黏液痰

 C. 咳脓性痰且痰量增加

 D. 肺部有哮鸣音

 E. 肺底部有细湿啰音

15. 慢性肺源性心脏病急性加重期应用利尿剂，可能引起

 A. 代谢性酸中毒

 B. 稀释性低钠血症

 C. 呼吸性碱中毒合并代谢性酸中毒

 D. 呼吸性酸中毒合并代谢性碱中毒

 E. 呼吸性碱中毒合并代谢性碱中毒

16. 治疗肺心病心力衰竭的首要措施是

 A. 卧床休息、低盐饮食

 B. 使用小剂量强心剂

 C. 使用小剂量作用缓和的利尿剂

 D. 应用血管扩张剂减轻心脏负荷

 E. 积极控制感染和改善呼吸功能

17. 以下选项中不会引起漏出性胸腔积液的是

 A. 肝硬化

 B. 肾病综合征

 C. 系统性红斑狼疮

 D. 心力衰竭

 E. 低蛋白血症

18. 诊断气胸最重要的检查方法是

 A. X 线胸片检查   B. 肺功能检查

 C. 胸部 CT 扫描   D. 胸腔内测压

 E. 支气管镜

19. 开放性气胸的紧急现场处理为

 A. 胸腔闭式引流术

 B. 气管内插管，呼吸机呼气末正压通气

 C. 迅速封闭胸壁创口

 D. 吸氧

 E. 剖胸探查术

20. 呼吸衰竭时发生 CO_2 潴留的主要机制是由于

 A. 通气/血流比例失调

 B. 弥散障碍

 C. 肺泡通气量下降

 D. 动静脉分流

 E. 无效腔通气

21. 治疗急性呼吸窘迫综合征最有效的措施是

 A. 机械通气并使用呼气末正压通气（PEEP）

 B. 持续高浓度吸氧

 C. 持续低浓度吸氧

 D. 积极给予对症支持治疗

 E. 早期应用糖皮质激素

22. 呼吸衰竭最主要的临床表现是

 A. 呼吸费力伴呼气延长

 B. 呼吸频率增快

 C. 呼吸困难与发绀

 D. 神经精神症状

 E. 双肺有大量湿啰音

23. 呼吸衰竭的血气诊断标准是

A. 动脉血氧含量（CaO_2）<9mmol/L

B. 动脉血氧饱和度（SaO_2）<90%

C. pH<7.35

D. 动脉血二氧化碳分压（$PaCO_2$）>50mmHg

E. 动脉血氧分压（PaO_2）<60mmHg

24. 诊断急性呼吸窘迫综合征（ARDS）的必要条件是

A. PWCP<18mmHg

B. PaO_2/FiO_2<200mmHg

C. PaO_2/FiO_2<300mmHg

D. $PaCO_2/FiO_2$<200mmHg

E. $PaCO_2/FiO_2$<300mmHg

25. 治疗呼吸衰竭时，为通畅气道不应采取的措施为

A. 给予可待因止咳

B. 给予祛痰药促进排痰

C. 给予支气管解痉

D. 必要时作气管插管吸痰

E. 必要时作气管切开吸痰

26. 急性肺栓塞抗凝治疗的常用药物是

A. 普通肝素　　　B. 抗血小板药物

C. 尿激酶　　　D. 链激酶

E. rt-PA

27. 怀疑食管异物时，应首先做的检查是

A. 食管镜检查

B. 胸部正侧位 X 线片

C. 胸部 CT 片

D. 食管钡餐 X 线检查

E. 胸部 MRI 检查

28. 心搏骤停的最常见病因为

A. 冠心病　　　B. 心肌炎

C. 肥厚型心肌病　　　D. 高血钾

E. 窒息

29. 现场诊断伤员心搏骤停的指标是

A. 昏迷　　　B. 瞳孔散大

C. 呼吸停止　　　D. 血压测不到

E. 大动脉搏动消失

30. 肾上腺素用于治疗心搏骤停，其主要的药理作用是

A. 增加心肌收缩力

B. 扩张外周血管

C. 减慢心率

D. 抗心律失常

E. 纠正酸碱失衡

31. 心搏骤停时最容易发生不可逆转损害的器官是

A. 肺　　　B. 凝血系统

C. 胃肠道　　　D. 脑

E. 脾

32. 严重损伤性休克抢救成功后，首先应预防的是

A. 感染　　　B. 肝性脑病

C. 急性心力衰竭　　　D. 肾衰竭

E. 急性呼吸窘迫综合征

33. 抢救急性肺水肿伴休克患者，应禁用的措施是

A. 静脉快速注射洋地黄类药物

B. 皮下注射吗啡

C. 酒精湿化吸氧

D. 静脉注射地塞米松

E. 静脉缓慢注射氨茶碱

34. 以下哪项心电图改变对鉴别心肌梗死与心绞痛最有意义

A. ST 段抬高　　　B. ST 段降低

C. T 波低平　　　D. 高尖 T 波

E. 病理性 Q 波

35. 以下药物不属于治疗心力衰竭基本用药的是

A. β受体阻滞剂　　　B. 洋地黄制剂

C. 利尿剂　　　　　D. ACEI 或 ARB 类

E. 钙通道阻滞剂

36. 左心衰最早出现最有诊断价值的体征是

A. 第一心音减弱

B. 心浊音界扩大

C. 交替脉

D. 舒张期奔马律

E. 两肺底湿啰音

37. 右心衰竭和肝硬化的主要鉴别点是

A. 肝大　　　　　B. 水肿

C. 腹腔积液　　　D. 黄疸

E. 肝颈静脉回流征阳性，颈静脉怒张

38. 以下应首先考虑急性心肌梗死可能的是

A. 患者虽无症状但Ⅲ导联出现 Q 波

B. 夜间发生心绞痛

C. 缺血性胸痛持续大于 30 分钟

D. 不明原因晕厥

E. 下肢深静脉血栓形成患者，突发胸痛、呼吸困难

39. 急性心肌梗死左心功能不全伴频发多源性室性期前收缩，用利多卡因无效，应首选的治疗药物是

A. 普鲁卡因胺　　B. 普罗帕酮

C. 胺碘酮　　　　D. 阿替洛尔

E. 维拉帕米

40. 急性心肌梗死并发乳头肌断裂最常见于

A. 右室梗死

B. 广泛前壁心肌梗死

C. 下壁心肌梗死

D. 前间壁心肌梗死

E. 正后壁心肌梗死

41. 急性前壁心肌梗死患者最常见的心律失常为

A. 室性期前收缩

B. 房室传导阻滞

C. 心房颤动

D. 房性期前收缩

E. 室上性心动过速

42. 急性心肌梗死患者 24 小时内死亡的主要原因是

A. 心律失常　　　B. 急性左心衰竭

C. 心源性休克　　D. 心脏破裂

E. 缺血再灌注损伤

43. 以下不利于急性心肌梗死诊断的实验室检查结果是

A. CK - MB 增高

B. CK - MB/CK > 15%

C. CK - BB 增高

D. CK 增高

E. SMB（血清肌红蛋白）增高

44. 临床确定患者存在急性心肌损害最有价值的是

A. 乳酸脱氢酶增高

B. 肌钙蛋白 T 增高

C. 血清肌红蛋白增高

D. 磷酸肌酸激酶增高

E. 心电图出现 ST 段水平下移

45. 高血压危象紧急处理的关键是

A. 绝对卧床休息

B. 降低颅内压

C. 迅速降低血压

D. 给予氧气吸入

E. 限制钠盐摄入

46. 在高血压急症中，降压最迅速的药物是

A. 硝普钠　　　　B. 硝酸甘油

C. 硝苯地平　　　D. 美托洛尔

E. 卡托普利

47. 诊断阵发性室上性心动过速最有意义的是

A. 心率 >160 次/分

B. 心律绝对规则

C. 颈动脉窦按摩使心率突然减慢

D. 颈动脉窦按摩时心率逐渐减慢，停止后心率复原

E. 颈动脉窦按摩能增加房室传导阻滞

48. 预防房颤患者发生体循环栓塞，应首选的药物是

    A. 低分子肝素　　　B. 普通肝素

    C. 阿司匹林　　　　D. 华法林

    E. 噻氯匹定

49. 室性心动过速伴严重血流动力学障碍时，终止发作首选

    A. 利多卡因　　　　B. 普鲁卡因胺

    C. 美西律　　　　　D. 同步电复律

    E. 人工起搏超速抑制

50. 急性心包炎时典型的心包摩擦音特点是

    A. 心尖部最清楚

    B. 短促收缩期单相的粗糙杂音

    C. 强度与呼吸、体位无关

    D. 仰卧位比俯卧位明显

    E. 以上都不是

51. 以下有关主动脉夹层辅助检查的叙述，不正确的是

    A. 少数心电图可出现心肌缺血、急性心肌梗死的表现

    B. X线可显示胸部平片见上纵隔或主动脉弓影增大，主动脉外形不规则，有局部隆起

    C. X线诊断降主动脉夹层分离的准确性高

    D. 超声心动图对诊断升主动脉夹层分离具有重要意义

    E. 选择性主动脉造影有一定危险性

52. 以下对感染性心内膜炎和风湿活动的鉴别最有辅助意义的选项是

    A. 进行性贫血

B. 多汗

C. 红细胞沉降率增快

D. 皮肤黏膜瘀点

E. 发热

53. 胸痛患者伴有心前区杂音及血压下降，其最可能的诊断是

    A. 自发性气胸　　　B. 二尖瓣狭窄

    C. 心包炎　　　　　D. 肺梗死

    E. 主动脉瓣狭窄

54. 二尖瓣狭窄发生大咯血时的处理措施不正确的是

    A. 利尿

    B. 保持呼吸道通畅，避免误吸

    C. 酚妥拉明

    D. 垂体后叶素

    E. 采取坐位或患侧卧位

55. 二尖瓣关闭不全血流动力学障碍引起的改变有

    A. 右心房扩大

    B. 左心房和右心室扩大

    C. 右心室扩大

    D. 左心房和左心室扩大

    E. 全心扩大

56. 二尖瓣狭窄患者最常见的早期症状为

    A. 夜间阵发性呼吸困难

    B. 端坐呼吸

    C. 咯血

    D. 劳力性呼吸困难

    E. 声音嘶哑

57. 硝酸甘油加重梗阻性肥厚型心肌病患者症状的机制是

    A. 扩张动脉，降低血压

    B. 扩张静脉，使回心血量减少

    C. 增加心肌收缩力

    D. 扩张冠状动脉，改善心肌供血

E. 降低心肌耗氧量

58. 可出现中心性发绀的疾病是

A. 严重休克
B. 右心衰竭
C. 法洛四联症
D. 缩窄性心包炎
E. 血栓性静脉炎

59. 法洛四联症患儿发绀轻重取决于

A. 主动脉骑跨程度
B. 卵圆孔是否关闭
C. 室间隔缺损大小
D. 右心室肥厚程度
E. 肺动脉狭窄程度

60. 观察脑出血患者时，发现哪种情况常提示出血已止

A. 瞳孔先缩小后散大
B. 意识障碍变浅
C. 血压继续升高
D. 呼吸不规则
E. 脉搏变慢

61. 鉴别起病几小时的卒中患者是脑出血还是脑梗死的确切方法是

A. 有无高血压
B. 有无昏迷
C. 脑脊液检查
D. CT 检查
E. 脑电图检查

62. 对于短暂性脑缺血发作重要的预防性治疗药物是

A. 钙拮抗药
B. 脑血管扩张药
C. 溶栓药
D. 抗凝药
E. 抗血小板聚集药

63. 蛛网膜下腔出血和脑出血的主要鉴别点是

A. 脑脊液有无血液
B. 有无神志不清
C. 有无脑膜刺激征
D. 有无高血压病史
E. 有无神经系统定位体征

64. 高血压脑病最严重的临床表现是

A. 血压突然增高
B. 视力模糊
C. 恶心呕吐
D. 心悸气短
E. 剧烈头痛伴抽搐

65. 临床对颅内压增高的诊断主要依靠

A. 腰穿、脑脊液测压
B. CT、MRI 检查
C. 脑电图检查
D. 脑血流图检查
E. 临床症状和体格检查

66. 脑梗死发生于脑动脉主干，其临床表现通常不包括

A. 意识不清
B. 昏迷
C. 肢体瘫痪
D. 脑膜刺激征
E. 惊厥

67. 可引起头痛伴喷射性呕吐的疾病是

A. 急性胃炎
B. 霍乱
C. 胃潴留
D. 颅内压增高
E. 幽门梗阻

68. 癫痫临床诊断的最主要依据是

A. 确切的病史
B. 家族史
C. 目睹发作
D. 脑电图改变
E. 头颅 CT 检查

69. 预防癫痫再发作的有效措施是

A. 发作间歇期定时服药
B. 注意休息
C. 适量运动
D. 合理饮食
E. 禁止患者参加有危险的活动

70. 全身强直-阵挛性发作和失神发作合并发生时，药物治疗首选

A. 地西泮
B. 乙琥胺
C. 苯妥英钠
D. 苯巴比妥
E. 丙戊酸钠

71. 癫痫强直－阵挛性发作的特点是

  A. 全身抽搐及意识丧失

  B. 短暂的意识障碍

  C. 发生时间短促，无意识障碍

  D. 个别肢体抽搐

  E. 突然中止活动，面色苍白

72. 对于癫痫持续发作患者，首先应做的准备为

  A. 做好约束准备

  B. 准备地西泮静脉注射

  C. 准备 20% 甘露醇静脉注射

  D. 准备鼻饲抗癫痫药

  E. 准备 50% 葡萄糖液静注

73. 以下不符合抗癫痫药物治疗原则的是

  A. 大剂量开始

  B. 单一用药无效者可联合用药

  C. 达疗效后继续正规用药

  D. 连续 3 年无发作后可缓慢减量

  E. 以小剂量维持后停药

74. 可能因呼吸肌无力引起呼吸衰竭的疾病是

  A. 慢性阻塞性肺疾病

  B. 重症支气管疾病

  C. 重症肺炎

  D. 肺栓塞

  E. 重症肌无力

75. 重症肌无力最常受累的肌肉是

  A. 四肢肌   B. 眼外肌

  C. 咽喉肌   D. 咀嚼肌

  E. 面肌

76. 治疗重症肌无力应选用的常规用药为

  A. 毒扁豆碱   B. 氯解磷定

  C. 新斯的明   D. 阿托品

  E. 毛果芸香碱

77. 单纯疱疹病毒性脑炎最常侵犯的部位是

  A. 小脑   B. 基底节区

  C. 大脑皮质   D. 大脑顶叶、枕叶

  E. 大脑颞叶、额叶及边缘系统

78. 鉴别原发性与继发性三叉神经痛的主要依据是

  A. 是否存在"触发点"

  B. 是否疼痛范围较小

  C. 是否伴有角膜炎

  D. 是否伴有牙齿疾患

  E. 是否伴有神经系统体征

79. 急性感染性多发性神经根神经炎患者脑脊液的典型改变是

  A. 压力增高   B. 均匀血性

  C. 氯化物减少   D. 糖明显增多

  E. 蛋白－细胞分离

80. 三叉神经痛的药物治疗，最有效的是

  A. 去痛片   B. 氯硝西泮

  C. 苯妥英钠   D. 卡马西平

  E. GABA

81. 消化道出血除呕血外，常出现黑便，其机制是

  A. 血红蛋白与肠内硫化物结合形成硫化铁

  B. 血红蛋白与肠内硫化物结合形成硫化亚铁

  C. 血红蛋白与肠内细菌分泌的氨基酸氧化酶结合

  D. 血红蛋白与肠内的肠激酶结合

  E. 血红蛋白与肠内的黏液结合

82. 胃十二指肠溃疡的出血部位常见于

  A. 十二指肠球部前壁或胃小弯

  B. 十二指肠球部后壁或胃底

  C. 十二指肠球部后壁或胃小弯

  D. 十二指肠球部前壁或胃窦部

  E. 十二指肠球部前壁或胃底

83. 以下关于急性上消化道大出血的急救处理

措施，不正确的是

A. 平卧休息，保持呼吸道通畅

B. 补充血容量：先盐后糖，先胶体后晶体

C. 补充血容量：先慢后快

D. 全身止血、局部止血

E. 外科手术止血

84. 肝性脑病患者伴有肾脏损害，口服抗生素应选

A. 新霉素　　　　B. 卡那霉素

C. 氨苄西林　　　D. 庆大霉素

E. 甲硝唑

85. 以下不属于肝性脑病患者昏迷前期主要表现的是

A. 阵发性惊厥　　B. 行为失常

C. 睡眠障碍　　　D. 意识错乱

E. 肌张力增高

86. 肝性脑病前驱期的主要表现是

A. 轻度性格和行为改变

B. 意识错乱

C. 昏迷

D. 扑翼样震颤

E. 昏睡但可唤醒

87. 肝性脑病患者暂停蛋白质饮食是为了

A. 减少氨的形成

B. 减少氨的吸收

C. 促进氨的转化

D. 降低血尿素氮

E. 降低肠道内 pH

88. 肝硬化大出血诱发肝性脑病的主要机制是

A. 失血量多导致休克

B. 失血后引起脑卒中

C. 失血造成脑组织缺氧

D. 失血量大干扰脑代谢

E. 肠道积血产氨增多

89. 下列预防急性胰腺炎的措施，不正确的是

A. 积极治疗胆道疾病

B. 戒酒

C. 常用抑制胰酶活性的药物

D. 避免服用引起急性胰腺炎的药物

E. 避免暴饮暴食

90. 为减轻急性胰腺炎患者的疼痛，可协助其采取的体位是

A. 俯卧　　　　　B. 去枕平卧

C. 屈膝侧卧　　　D. 半坐卧位

E. 头低脚高

91. 治疗糖尿病酮症酸中毒时电解质的改变是

A. 体内常无缺钾

B. 血钠正常或升高

C. 血乳酸下降

D. 胰岛素治疗后血钾下降

E. 以上都不是

92. 引起反应性低血糖最常见的原因是

A. 2 型糖尿病早期

B. 果糖不耐受症

C. 特发性功能性低血糖症

D. 胰岛素瘤

E. 倾倒综合征

93. 糖尿病酮症酸中毒抢救的主要措施是

A. 抗感染　　　　B. 纠正电解质紊乱

C. 补液＋胰岛素　D. 补液

E. 补碱性液

94. 在急性肾衰竭患者少尿期或无尿期，需紧急处理的电解质失调是

A. 低氧血症　　　　　B. 低钠血症

C. 低钙血症　　　　　D. 高镁血症

E. 高钾血症

95. 有机磷酸酯类急性中毒时，用阿托品治疗不能缓解的症状是

A. 瞳孔缩小　　　　　B. 出汗

C. 恶心，呕吐　　D. 呼吸困难

E. 肌肉颤动

96. 急性酒精中毒最主要的症状是

　　A. 胃肠道症状　　B. 神经精神症状

　　C. 呼吸道症状　　D. 心血管症状

　　E. 抽搐

97. 关于抢救治疗氨基甲酸酯类杀虫药中毒者，不正确的是

　　A. 使用胆碱酯酶复活剂

　　B. 立即脱离接触毒物现场

　　C. 应用阿托品

　　D. 用肥皂水清洗皮肤

　　E. 用2%碳酸氢钠溶液洗胃

98. 判断颅底骨折最有价值的临床表现是

　　A. 眼睑淤血　　B. 球结膜下出血

　　C. 鼻孔流血　　D. 脑脊液漏

　　E. 严重头痛

99. 开放性胸部损伤诊断的主要依据是

　　A. 胸部皮肤裂伤

　　B. 气管或食管裂伤

　　C. 肋骨骨折刺破胸膜

　　D. 胸壁创口与胸膜腔相通

　　E. 开放性肋骨骨折

100. 颅脑外伤患者临终状态的瞳孔表现是

　　A. 一侧瞳孔缩小，对光反射迟钝

　　B. 双侧瞳孔放大，对光反射迟钝

　　C. 一侧瞳孔散大，对光反射消失

　　D. 双侧瞳孔大小多变，对光反射迟钝

　　E. 双侧瞳孔散大，对光反射消失

101. 腹部损伤行剖腹探查术，最适宜的麻醉选择是

　　A. 基础加局部麻醉

　　B. 硬膜外麻醉

　　C. 蛛网膜下腔麻醉

　　D. 气管插管全身麻醉

　　E. 氯胺酮麻醉

二、A2 型题

102. 患者，女，37 岁。因"拔牙术后 10 天，寒战高热 1 周"就诊。咳嗽，咳脓性痰，300ml/d，有臭味。考虑引起本病最可能的致病菌是

　　A. 金黄色葡萄球菌

　　B. 大肠埃希菌

　　C. 肺炎球菌

　　D. 厌氧菌

　　E. 化脓性链球菌

103. 患者，男，60 岁。突发胸骨后压榨性剧痛，呈持续性，伴室息感，大汗淋漓，面色苍白，恶心、呕吐。最可能的诊断是

　　A. 心肌梗死　　B. 自发性气胸

　　C. 肺梗死　　D. 肋间神经痛

　　E. 膈疝

104. 患者，男，66 岁。经诊断为"急性前壁心肌梗死"入院。入院后第 3 天突然出现气急加重，不能平卧，诊断为乳头肌断裂。此时患者的心脏体征应是

　　A. 胸左缘第 3 肋间出现舒张期哈气样杂音

　　B. 主动脉瓣区出现收缩期吹风样杂音

　　C. 胸骨右缘出现舒张期哈气样杂音

　　D. 心尖部出现舒张期吹风样杂音

　　E. 心尖部出现收缩期吹风样杂音

105. 患者，男，31 岁。急性阑尾炎住院，现腹痛转至右下腹。查体：右下腹压痛，伴抬手痛及肌紧张。其腹痛发生的机制是

　　A. 反射性腹痛　　B. 牵涉痛

　　C. 躯体性腹痛　　D. 中枢性腹痛

　　E. 内脏性腹痛

106. 患者，女，35 岁。因"剧烈呕吐，腹泻排水样物 1 天"入院。查体：血压 90/

60mmHg，脉搏 100 次/分，腹部无压痛，心肺正常。首先需要进行的处理是

A. 应用血管收缩剂

B. 行血、粪常规检查，以明确诊断

C. 应用抗生素

D. 补充液体

E. 以上都不可以

107. 患者，女，47 岁。因"支气管哮喘急性发作"入院治疗。血气分析示 $PaCO_2$ 增高。提示

A. 病情好转　　　B. 病情恶化

C. 无临床意义　　D. 出现心力衰竭

E. 出现呼吸性碱中毒

108. 患者，男，27 岁。因"重度哮喘发作"住院治疗，缓解出院后推荐其长期使用的药物是

A. 抗生素　　　　B. 泼尼松

C. 氯雷他定　　　D. 吸入激素

E. β_2 受体激动剂

109. 患者，男，22 岁。因"发作性喘息 4 年，再发 3 天"急诊入院，查体：端坐呼吸，口唇发绀，双肺广泛哮鸣音，心率 120 次/分。该患者最可能的诊断是

A. 自发性气胸

B. 肺血栓栓塞

C. 急性左心衰竭

D. 慢性支气管炎急性发作

E. 支气管哮喘

110. 患者，女，31 岁。喘息、呼吸困难发作 1 天，过去有类似发作史。体检：气促、发绀，双肺满布哮鸣音，心率 130 次/分，律齐，无杂音。院外已用过氨茶碱、特布他林无效。对该患者除立即吸氧外，应首先给予的治疗措施为

A. 联合应用氨茶碱、特布他林静脉滴注

B. 联合应用抗生素静脉滴注

C. 琥珀酸氢化可的松静脉滴注

D. 二丙酸倍氯米松气雾吸入

E. 5% 碳酸氢钠静脉滴注

111. 患者，男，45 岁。发热、咳嗽 5 天，肺部可闻及湿啰音。CT 检查示双下肺野内小片样阴影，沿支气管分布。最可能的 CT 诊断为

A. 大叶性肺炎　　B. 支气管肺炎

C. 干酪性肺炎　　D. 真菌感染

E. 血行播散型肺结核

112. 患者，女，36 岁。反复咳嗽、咳脓痰 15 年，近 5 年反复出现咯血，每次 50 ~ 100ml，伴贫血、乏力，高分辨率 CT 扫描示左下支气管扩张，经内科治疗无效，应进一步采取的措施为

A. 纤维支气管镜吸痰

B. 支气管动脉栓塞治疗

C. 手术切除左下肺叶

D. 加用抗真菌药物

E. 加用抗厌氧菌药物

113. 患者，男，45 岁。因"反复咳嗽，咳脓痰 10 年，加重 5 天"入院。吸烟史 15 年，已戒 10 年。查体：右下肺可闻及较多湿啰音及少量哮鸣音。可见杵状指。胸部 X 线片示右下肺纹理增粗、紊乱。该患者应首先考虑的诊断是

A. 肺结核

B. 慢性阻塞性肺疾病

C. 支气管肺癌

D. 支气管哮喘

E. 支气管扩张

114. 患者，女，68 岁。患慢性支气管炎肺气肿 12 年。2 天前剧咳后，突然感到左侧胸痛伴呼吸困难，不能平卧。最可能的

诊断是

A. 肺炎　　　　　B. 肺栓塞

C. 心肌梗死　　　D. 自发性气胸

E. 结核性胸膜炎

115. 患者，男，51岁。慢性咳喘30余年。晨起排便屏气时突发呼吸困难加重，伴右侧胸痛，前来急诊。诊断右侧张力性气胸。以下处理措施不恰当的是

A. 胸腔插管持续负压引流排气

B. 胸腔插管正压排气

C. 氧疗

D. 血气监测

E. 保持大便通畅

116. 患者，男，71岁。慢性咳嗽、咳痰20余年，每年持续3~4个月，近2~3年出现活动后气短，有时双下肢水肿。今日晨起突感左上胸针刺样疼痛，与呼吸运动有关，继之出现呼吸困难、大汗、不能平卧，来院就诊。以下检查中最有价值的是

A. 外周血常规检查　B. 心电图检查

C. 胸部X线检查　　D. 血气分析

E. 超声检查

117. 患者，男，62岁。吸烟史35年。因"家属发现患者呼之不应半小时"急送医院。有COPD病史20年。查体：血压150/70mmHg，浅昏迷状，球结膜水肿，双肺可闻及干、湿啰音，$A_2 < P_2$，下肢水肿。为明确诊断首选的检查是

A. 动脉血气分析　　B. 胸部X线片

C. 心脏超声　　　　D. 动态心电图

E. 肺功能

118. 患者，男，67岁。有长期吸烟史。反复咳嗽、咳白色泡沫痰28年，气促10年，近2天因受凉后出现发热伴咳黄脓痰，气喘不能平卧。查体：双肺语颤减弱，可闻及散在干、湿啰音，心界缩小，心率115次/分。以下治疗措施不正确的是

A. 沙丁胺醇雾化吸入

B. 低流量吸氧

C. 高流量吸氧

D. 口服头孢呋辛

E. 口服泼尼松龙

119. 患者，女，23岁。因"右侧胸痛伴发热1周"就诊。既往体健。查体：右侧第8后肋以下叩诊实音，呼吸音消失。胸部X线片示右下肺大片致密影，上缘呈外高内低弧形。为明确诊断应首选的检查是

A. PPD试验　　　　B. 支气管镜

C. 胸部CT　　　　D. 胸腔镜

E. 胸腔穿刺

120. 患者，男，19岁。因"寒战、发热、咳脓痰3天"入院。查体：体温40.2℃。X线胸片示右肺下叶大片致密影，右胸腔积液。查体体征不包括

A. 右胸呼吸动度小

B. 右肺呼吸音减弱

C. 右胸肋间隙变窄

D. 气管移向健侧

E. 右胸叩诊浊音

121. 患者，男，42岁。因车祸致肝脾破裂和右股骨骨折，急诊手术抢救。手术后12小时逐渐出现呼吸困难，临床拟诊为"急性呼吸窘迫综合征"。以下检查项目中没有必要的是

A. X线胸部摄片

B. 动脉血气分析

C. 肺顺应性检测

D. 肺动脉楔压检测

E. 峰流率（PEFR）检测

122. 患者，男，36 岁。因"左胸痛伴呼吸困难 1 周"入院。查体：呼吸 30 次/分，血氧分压 62mmHg，颈静脉充盈，左下肢水肿。超声心动图示右心室、右心房扩大，心电图和 X 线胸片检查无明显异常。进一步检查首选

A. 右心室造影　　　B. 动态心电图

C. 运动试验　　　　D. CT 肺血管成像

E. 冠状动脉造影

123. 患者，男，57 岁。有慢性咳喘史 35 年，多次血气检查 $PaCO_2$ 在 55～60mmHg。近来因着凉后症状加重，入院时发绀明显。血气分析 $PaCO_2$ 86mmHg，PaO_2 50mmHg，拟行机械通气，其治疗目标是

A. 使 $PaCO_2$ 降低至完全正常

B. 使 $PaCO_2$ 降低至 55～60mmHg

C. 使 $PaCO_2$ 降低至低于正常

D. 使 $PaCO_2$ 维持现状

E. 使 $PaCO_2$ 高于现状

124. 患者，男，42 岁。20 年前患过肺结核，平素健康，近 3 个月来有刺激性咳嗽，痰中偶有血丝，有时发热。X 线片示：右肺上叶前段有 2cm×2.5cm 的块状阴影，边缘不整，呈分叶状，痰细胞学检查脱落细胞 3 次均阴性。诊断首先考虑

A. 肺结核　　　　B. 肺脓肿

C. 肺囊肿　　　　D. 肺癌

E. 肺良性肿瘤

125. 患者，女，36 岁。患风心病 10 年，数分钟前突然晕倒，意识丧失，皮肤苍白，口唇发绀，大动脉搏动扪不到，呼吸停止，患者可能出现的情况是

A. 脑栓塞

B. 急性左心衰竭

C. 癫痫大发作

D. 心搏骤停

126. 患者，男，38 岁。在心脏手术过程中，患者突发三度房室传导阻滞。此时该用作急救的药物是

A. 静注阿托品

B. 静脉泵注异丙肾上腺素

C. 静注肾上腺素

D. 静脉滴注山莨菪碱

E. 静脉泵注去甲上肾腺素

127. 患者，女，78 岁。因大量呕血、黑便急诊。既往有冠心病，肾动脉硬化。立即给予输血、补液及相应的止血措施。对此患者指导液体入量及输入速度最有意义的参考指标是

A. 中心静脉压　　　B. 肘静脉压

C. 血压　　　　　　D. 心率

E. 尿量

128. 患者，女，62 岁。患糖尿病 8 年，无心悸、胸痛史。早餐后 1 小时，突然烦躁、胸痛、面色苍白、出汗伴恐惧感。心率 110 次/分，血压 85/64mmHg。首先应该考虑的疾病是

A. 糖尿病酮症酸中毒

B. 低血糖反应

C. 急性冠脉综合征

D. 心绞痛

E. 肺动脉栓塞

129. 患者，男，73 岁。因"持续胸痛伴呕吐、大汗 6 小时"入院。查体：血压 80/50mmHg，窦性心律，45 次/分。心电图检查示下壁和右室梗死。以下处理措施不恰当的是

A. 首先静脉滴注硝酸甘油

B. 阿托品 0.5mg 肌内注射

C. 止吐、镇痛

D. 尽快行直接经皮冠状动脉腔内成形术

（PTCA）

E. 补液维持肺毛细血管楔压 15 ~ 18mmHg

130. 患者，男，61 岁。有冠心病心绞痛病史 6 年。因"胸痛 10 小时"来院急诊，经诊断为急性心肌梗死。患者在 24 小时内不宜应用的药物是

A. β 受体阻滞剂　　B. 抗凝剂

C. ACEI　　　　　　D. 洋地黄

E. 硝酸酯类

131. 患者，男，52 岁。因"胸痛 2 小时"急诊。心电图示 $V_{1~4}$ 导联 QRS 波呈 QrS 型，ST 段呈弓背向上抬高伴倒置 T 波，诊断心肌梗死的部位是

A. 下壁　　　　　　B. 间壁

C. 前间壁　　　　　D. 前壁

E. 侧壁

132. 患者，男，65 岁。因胸痛、呼吸困难以急性广泛性前壁心肌梗死合并急性肺水肿入院。以下药物应作为治疗首选的是

A. 毛花苷 C　　　　B. 吗啡

C. 硝酸甘油　　　　D. 呋塞米

E. 硝普钠

133. 患者，男，57 岁。有劳累后心前区闷痛史 6 年。因"近 1 周常因夜间胸痛而惊醒"就诊。发作时心电图示：Ⅱ、Ⅲ、aVF 导联 ST 段呈单向曲线型上抬 0.2mV，症状缓解后上抬消失。患者最不宜使用的药物是

A. β 受体阻滞剂　　B. 卡托普利

C. 硝酸甘油　　　　D. 硝苯地平

E. 丹参制剂

134. 患者，男，67 岁。因"头痛、头晕 1 周，加重 3 日，伴视力模糊"入院。查体：血压 180/110mmHg，心率 98 次/分。眼底检查可见棉絮状渗出，心电图示左室肥大。首要的处理方法是

A. 硝酸甘油静脉泵注

B. 硝酸甘油舌下含服

C. 静脉推注毛花苷 C（西地兰）

D. 静脉给予利尿剂

E. 甘露醇快速静脉滴注

135. 高血压患者，生气后，血压升至 250/120mmHg，出现癫痫样抽搐、呕吐、意识模糊等中枢神经系统功能障碍的表现，脑 CT 扫描未见异常，最可能的诊断是

A. 脑出血

B. 高血压脑病

C. 蛛网膜下腔出血

D. 脑梗死

E. 高血压危象

136. 患者，男，63 岁。突发心悸 1 天，心率 150 次/分，心电图示心房颤动。以下药物应作为首选的是

A. 缓释维拉帕米　　B. 利多卡因

C. 西地兰　　　　　D. 硝酸甘油

E. 普萘洛尔

137. 患者，男，42 岁。因"劳累时心悸、气短 2 年，腹胀、尿少 3 天"入院。经诊断为扩张型心肌病，心功能Ⅳ级。胸部 X 线示心影明显增大，心胸比值 60%，肺淤血。心电图示：心率 96 次/分，心房颤动。血清钾 6.5mmol/L。血清钠 130mmol/L。该患者不宜应用的药物是

A. 硝普钠　　　　　B. 呋塞米

C. 螺内酯　　　　　D. 地高辛

E. 阿司匹林

138. 患者，女，28 岁。因"2 周前发热伴咽痛，流涕"住院治疗。当时体温 38℃，经治疗后好转。近 2 天来感胸闷，气促。

心电图示：导联普遍 ST – T 改变，三度房室传导阻滞。化验红细胞沉降率增快，肌酸磷酸激酶（CPK）增高。发生以上症状的原因最可能是

A. 扩张型心肌病　　B. 急性心肌炎

C. 急性心肌梗死　　D. 急性心包炎

E. 心脏神经官能症

139. 患者，男，41 岁。急性心包炎、心包积液 2 月余。因"近几日出现咳嗽、活动后气促，有心绞痛样胸痛"就诊。查体：有颈静脉怒张、肝大、腹水、下肢水肿、心率增快，可见 Kussmanl 征。考虑诊断为

A. 急性心包炎

B. 缩窄性心包炎

C. 亚急性心包炎

D. 渗出性心包炎

E. 纤维蛋白性心包炎

140. 患者，男，41 岁。因"10 小时前搬重物时突发上胸部疼痛，呈撕裂样，并逐渐向下胸部和腹部延伸"急诊。有高血压病史 15 年。查体：体温 36.3℃，左上肢血压 170/100mmHg，右上肢血压 140/75mmHg。心率 105 次/分，心律齐。腹平软，Murphy 征阴性。CK – MB 正常。心电图正常。胸部 X 线片显示主动脉明显增宽。该患者胸痛最可能的病因是

A. 变异型心绞痛　　B. 主动脉夹层

C. 急性心包炎　　　D. 急性心肌梗死

E. 急性胆囊炎

141. 患者，男，73 岁。因"活动后心悸、气短 2 周"入院。查体：血压 145/90mmHg，心界扩大，心率 110 次/分，心音减弱，可闻及舒张期奔马律。1 年前曾行冠状动脉造影示 3 支血管严重病变。患者最可能的诊断是

A. 高血压心脏病

B. 缺血性心肌病

C. 炎症性心肌病

D. 原发性扩张型心肌病

E. 甲状腺功能亢进性心肌病

142. 患者，男，63 岁。高血压病病史 10 年。活动中突感头痛，右侧肢体不能活动 1 天。查体发现左侧中枢性面、舌瘫，左侧肢体完全瘫痪，左侧偏身感觉减退，左侧偏盲。该患者最可能的诊断是

A. 脑室出血　　　　B. 脑叶出血

C. 脑桥出血　　　　D. 小脑出血

E. 基底节区出血

143. 患者，男，56 岁。既往有高血压病病史。突发头痛、呕吐咖啡色液体，伴左侧肢体无力，迅速出现昏迷。最可能的诊断是

A. 脑血栓形成

B. 脑出血

C. 短暂性脑缺血发作

D. 脑栓塞

E. 多发性脑梗死

144. 患者，男，71 岁。突然昏迷，CT 扫描示额、顶、颞部呈新月形高密度，CT 值为 75Hu，中线结构左移，拟诊断为

A. 急性出血性脑梗死

B. 急性硬膜外血肿

C. 蛛网膜下腔出血

D. 急性硬膜下血肿

E. 颅内血肿

145. 患者，女，38 岁。面颊部有短暂的反复发作的剧痛，检查时除"触发点"外无阳性体征，常见于

A. 特发性面神经麻痹

B. 三叉神经痛

C. 症状性癫痫

D. 面肌抽搐

E. 典型偏头痛

146. 患儿，男，3 岁，经诊断为感染性多发性神经根炎。入院时双下肢在平面上能带动关节活动，能克服地心引力。可判断患儿的肌力是

A. 0 级   B. 1 级

C. 2 级   D. 3 级

E. 4 级

147. 患者，男，29 岁。突然出现剧烈头痛、恶心和呕吐，意识清，四肢无瘫痪，颈项有阻力。为鉴别其为蛛网膜下腔出血还是化脓性脑膜炎，宜采用的主要方法是

A. 血白细胞总数和分类检查

B. 颅脑 CT 扫描

C. 反复测量体温

D. 抽血作细菌培养

E. 腰椎穿刺查脑脊液

148. 患者，女，61 岁。突发剧烈头痛、呕吐 3 小时。查体：神清，颈强直。头颅 CT 检查提示蛛网膜下腔出血。首选的检查是

A. MRA   B. MRI

C. 脑电图   D. 脑血管造影

E. 经颅多普勒

149. 患者，女，52 岁。风心病二尖瓣狭窄并关闭不全 20 年，房颤 4 年。无高血压及高脂血症病史。3 小时前在家做饭时突然跌倒在地伴失语，最可能的原因是

A. 脑出血   B. 脑梗死

C. 脑动脉硬化   D. 脑血肿

E. 脑栓塞

150. 患者，女，52 岁。剧烈头痛伴呕吐 2 小时。既往无反复发作性头痛史。神经系统检查无明显异常。诊断首先应排除

A. 蛛网膜下腔出血

B. 脑出血

C. 颞动脉炎

D. 偏头痛

E. 脑梗死

151. 患者，女，43 岁。车祸头部受伤，伤后即昏迷，1 小时后入院时，中度昏迷，右侧瞳孔散大，对光反射消失，左上、下肢病理征（＋）。首先采取措施是

A. 给予止血药物

B. 给予抗生素预防感染

C. 20% 甘露醇 250ml 静点

D. 地塞米松 20mg 静点

E. 给予呼吸兴奋剂

152. 患儿，男，9 岁。午餐时突发神志丧失，手中持碗失落，碗打碎后即醒。脑电图示 3Hz 棘慢综合波双侧对称性发放。最可能的诊断是

A. 复杂部分发作

B. 部分性发作

C. 杰克逊（Jackson）癫痫

D. 失神发作

E. 不能分类的癫痫发作

153. 患者，女，27 岁。双睑下垂 1 年，有时出现复视和眼球活动受限，晨轻暮重。近几个月四肢无力，2 天前感冒发热，今日出现呼吸困难。最可能的诊断是

A. 动眼神经麻痹

B. 重症肌无力

C. 周期性瘫痪

D. 急性炎症性脱髓鞘性多发性神经病

E. 多发性硬化

154. 患者，女，40 岁。突发呕血 2000ml，为新鲜血液。查体：面色晦暗，颈面部及双上肢可见散在蜘蛛痣，肝掌，腹膨隆，脾大肋下 2cm，移动性浊音阳性，则该患

者出血原因考虑为

A. 胃癌　　　　　B. 应激性溃疡

C. 消化性溃疡　　D. 脾功能亢进

E. 食管－胃底静脉曲张破裂出血

155. 患者，男，71 岁。不洁饮食后腹泻、呕吐伴发热 1 天，突然昏迷来诊。血压 90/60mmHg，血糖 35mmol/L，血钠 155mmol/L，BUN 24mmol/L，尿糖（＋＋＋＋），尿酮体（＋）。该患者最可能的诊断为

A. 糖尿病酮症酸中毒

B. 脑血管意外

C. 糖尿病高渗性昏迷

D. 感染性休克

E. 乳酸酸中毒

三、A3/A4 型题

（156～157 题共用题干）

患者，女，40 岁。因脑挫裂伤入院 2 天，呈持续睡眠状态，可被唤醒，能够简单回答问题，但反应迟钝，随后又能很快入睡。

156. 该患者的意识障碍程度为

A. 嗜睡　　　　　B. 意识模糊

C. 昏睡　　　　　D. 浅昏迷

E. 深昏迷

157. 该患者重点观察的内容是

A. 体温　　　　　B. 脉搏

C. 呼吸　　　　　D. 血压

E. 神志

（158～160 题共用题干）

患者，男，28 岁。因酒醉后渐起发热，体温最高达 39.5℃，伴寒战。咳嗽，少量脓血痰。病程已近 2 周，曾应用过青霉素、苯唑西林、氯唑西林、头孢唑啉、阿米卡星、甲硝唑等不见好转。1 天前起气急，左侧胸痛，X 线检查示左肺中下野大片密影，其中见多脓腔，部分伴液平面。左侧少量液气胸，肺压缩

约 15%。

158. 该患者肺部感染最可能的病原菌应是

A. 肺炎链球菌

B. 化脓性链球菌

C. 肺炎克雷伯杆菌

D. 金黄色葡萄球菌

E. 厌氧菌

159. 为证实病原学诊断，首先应采集的标本是

A. 经纤维支气管镜吸引标本

B. 痰液

C. 胸腔积液

D. 咽拭子

E. 血液

160. 对该患者行经验性抗菌治疗，宜选择

A. 头孢唑啉　　　B. 头孢他啶

C. 头孢拉定　　　D. 万古霉素

E. 头孢曲松

（161～163 题共用题干）

患者，女，26 岁。高热 1 周，伴右侧胸痛就诊。于深呼吸时加剧，但近 2 天胸痛已有所缓解，X 线和超声检查证实右侧胸腔积液。胸腔积液常规为渗出液，单核细胞占优势。

161. 该例临床诊断为结核性胸膜炎，以下选项有辅助诊断意义的是

A. 红细胞沉降率增高

B. 胸腔积液腺苷脱氨酶（ADA）增高

C. 胸腔积液乳酸脱氢酶（LDH）增高

D. 胸腔积液间皮细胞增高

E. 结核菌素皮试阳性

162. 如果患者已妊娠 2 个月，而且急盼婴儿，不愿终止妊娠，以下药物不能使用的是

A. 异烟肼和对氨基水杨酸钠

B. 异烟肼和乙胺丁醇

C. 异烟肼和吡嗪酰胺

D. 利福平和链霉素

E. 异烟肼和丙硫异烟胺

163. 如果患者初次胸腔积液常规检查中嗜酸性粒细胞明显增高，则着重考虑的诊断是

　　A. 病毒性感染引起的胸腔积液

　　B. 肺吸虫感染引起的胸腔积液

　　C. 嗜酸性粒细胞肺炎继发胸腔积液

　　D. 癌性胸腔积液

　　E. 肺真菌感染继发胸腔积液

（164～166题共用题干）

　　患者，女，53岁。缓起发热，咳嗽，痰呈脓性，伴腥臭味，每日约150ml。病程已10天，多种抗生素治疗不见改善。X线片示右下肺叶后基底段团块状影，伴空洞和液平面。两周前曾有拔牙史。

164. 该患者最可能的诊断是

　　A. 支气管囊肿继发感染

　　B. 空洞性肺结核

　　C. 阻塞性肺脓肿

　　D. 吸入性肺脓肿

　　E. 肺隔离症

165. 病原学诊断最可能的细菌是

　　A. 铜绿假单胞菌

　　B. 金黄色葡萄球菌

　　C. 大肠埃希菌

　　D. 草绿色链球菌

　　E. 混合性（需氧菌、厌氧菌等）感染

166. 为了解有无气道阻塞，宜选择的检查是

　　A. 肺功能测定

　　B. 胸部CT增强扫描

　　C. 颈部CT

　　D. 支气管分层摄片

　　E. 胸部HRCT（高分辨率CT）

（167～170题共用题干）

　　患者，男，48岁。发作性胸骨后疼痛2天，含硝酸甘油可缓解，1小时前再发胸痛伴大汗，含硝酸甘油不能缓解就诊。急查心电图示V$_1$～V$_3$导联ST段抬高0.5～0.8mV，呈单向曲线，未见坏死型Q波。

167. 该患者的诊断应首先考虑为

　　A. 急性心包炎

　　B. 变异型心绞痛

　　C. 急性前间壁ST段抬高型心肌梗死

　　D. 急性前壁心肌梗死

　　E. 急性肺动脉栓塞

168. 该患者最佳的溶栓时间是

　　A. 6～12小时　　　B. ≤6小时

　　C. ≤12小时　　　D. ≤24小时

　　E. ≤48小时

169. 提示药物溶栓后冠状动脉再通的心电图表现是

　　A. T波倒置＞0.05mV

　　B. 溶栓24小时内ST段回落＞20%

　　C. 溶栓2小时内ST段回落≥50%，24小时内ST段抬高的导联出现T波倒置＞0.1mV

　　D. 出现房性心律失常

　　E. ST段持续抬高

170. 如果ST段抬高持续时间＞2个月，抬高幅度≥0.2mV，同时伴有坏死型Q波，则高度提示

　　A. 再次心肌梗死

　　B. 室壁瘤形成

　　C. 心肌梗死后综合征

　　D. 冠状动脉溶栓未通

　　E. 心脏破裂

（171～173题共用题干）

　　患者，男，45岁。因胸骨后剧痛5小时来院急诊，诊断为超急性期心肌梗死。即做冠状动脉造影，显示左冠状动脉前降支中段阻

塞。入院 10h 突然死亡。

171. 该患者超急性期心肌梗死心电图表现应是

    A. 病理性 Q 波

    B. ST 段弓背样抬高

    C. ST 段水平样压低

    D. T 波高耸

    E. 多源性室性心动过速

172. 该患者死亡的最可能原因是

    A. 泵衰竭   B. 心律失常

    C. 脑栓塞   D. 心脏破裂

    E. 乳头肌断裂

173. 产生猝死的最可能的原因是

    A. 心源性休克

    B. 室性心动过速

    C. 三度房室传导阻滞

    D. 心室颤动

    E. 脑梗死

(174～176 题共用题干)

患者，男，52 岁。有高血压病史 5 年，因近期未按时服药，2 小时前出现明显头痛、烦躁、心悸多汗，面色苍白，视力模糊，测血压 230/130mmHg。

174. 该患者最可能的诊断为

    A. 高血压心衰

    B. 高血压危象

    C. 高血压脑病

    D. 高血压肾病

    E. 嗜铬细胞瘤

175. 以上临床表现产生的主要原因是

    A. 脑血管自身调节障碍

    B. 交感神经兴奋及儿茶酚胺类物质分泌增多

    C. 血循环中醛固酮增多

    D. 血循环中皮质醇增高

    E. 心房利钠因子减少

176. 该患者应采取的治疗措施为

    A. 卧床休息，暂不需治疗

    B. 立即静脉药物降压

    C. 立即静脉给药，控制血压，并随访数天

    D. 立即给予口服药物治疗，血压下降后立即停药，无须随访

    E. 先随访数天，再决定是否治疗

(177～178 题共用题干)

患者，男，31 岁。因"心前区刀割样疼痛、咳嗽、呼吸时加重"急诊。查体：体温 39.7℃，可闻及心包摩擦音。血 WBC 18×10^9/L，心电图示：多数导联 ST 段弓背向下型抬高。询问病史，2 周前有上呼吸道感染史。

177. 此时考虑最有可能的诊断为

    A. 风湿性心包炎

    B. 结核性心包炎

    C. 急性非特异性心包炎

    D. 急性化脓性心包炎

    E. 急性心肌梗死

178. 该患者心包积液的性质或特点应为

    A. 量较少

    B. 积液为脓性

    C. 淋巴细胞为主

    D. 不能找到脓性细菌

    E. 以上都不对

(179～180 题共用题干)

患者，男，34 岁。风心病心衰用洋地黄和利尿剂（氢氯噻嗪）治疗，出现恶心、食欲缺乏。心电图示室性期前收缩二联律。

179. 以下情况中最可能的是

    A. 心衰加重   B. 低钾

    C. 洋地黄中毒   D. 风湿活跃期

    E. 洋地黄制剂用量不足

180. 应首选的治疗措施是

    A. 利多卡因

    B. 钾盐

    C. 停用地高辛，给钾盐和苯妥英钠

    D. 美西律

    E. 普萘洛尔

(181~183 题共用题干)

    患者，男，62 岁。早晨起床时，出现言语不清，右侧肢体不能活动。既往无类似病史。发病后 5 小时体检发现：血压 120/80mmHg，神志清楚，失语，右中枢性面瘫、舌瘫，右上、下肢肌力 2 级，右半身痛觉减退，颅脑 CT 未见异常。

181. 病变的部位可能是

    A. 左侧大脑前动脉

    B. 右侧大脑前动脉

    C. 左侧大脑中动脉

    D. 右侧大脑中动脉

    E. 椎 - 基底动脉

182. 病变的性质是

    A. 脑出血　　　　B. 脑栓塞

    C. 脑肿瘤　　　　D. 脑血栓形成

    E. 蛛网膜下腔出血

183. 应选择治疗的方法是

    A. 调整血压　　　B. 溶栓治疗

    C. 应用止血剂　　D. 手术治疗

    E. 脑保护剂

(184~185 题共用题干)

    患者，男，45 岁。酗酒后 8 小时出现中上腹疼痛，放射至两侧腰部，伴恶心、呕吐。体检腹部有压痛、肌紧张及两侧腰腹部出现蓝棕色斑，血压 75/55mmHg，脉搏 110 次/分。

184. 该患者最可能的诊断是

    A. 急性胆囊炎　　B. 急性胃炎

    C. 急性肠梗阻　　D. 急性胰腺炎

    E. 急性胆管炎

185. 对诊断困难者应进一步采取

    A. 剖腹探查

    B. ERCP 检查

    C. 抗感染治疗下严密观察

    D. 抗休克治疗

    E. 腹腔穿刺

(186~188 题共用题干)

    患者，男，35 岁。骑自行车途中突发左腰部刀割样痛，向下腹部和外阴部放射，伴恶心、呕吐。查体：肾区有叩击痛，尿常规检查可见镜下血尿，疑有上尿路结石。

186. 首选的检查是

    A. B 超

    B. 尿路平片

    C. 排泄性尿路造影

    D. 逆行肾盂造影

    E. 膀胱镜检查

187. 急诊处理时，应首先进行

    A. 抗感染　　　　B. 应用止吐药

    C. 静脉输液　　　D. 解痉、止痛

    E. 急诊手术

188. 预防本病最主要的方法是

    A. 大量饮水　　　B. 少吃肉类

    C. 保持排便通畅　D. 多运动

    E. 定期复查

四、B1 型题

(189~191 题共用备选答案)

    A. 惊厥　　　　　B. 抽搐

    C. 癫痫　　　　　D. 寒战

    E. 昏迷

189. 局部肌肉痉挛的症状，由温度降低使骨骼肌收缩引起的是

190. 主要是由于中枢神经系统发育不良，导致整个骨骼肌频繁收缩的是

191. 疾病发展阶段的一种表现，常会出现打冷战，皮肤因冷战能呈现粟粒状表现的是

（192～195 题共用备选答案）

    A. 高血压脑病

    B. 颅内高压症

    C. 吗啡、巴比妥类中毒

    D. 流行性脑膜炎

    E. 重度休克

192. 意识障碍伴发热可见于

193. 意识障碍伴呼吸缓慢可见于

194. 意识障碍伴心动过缓可见于

195. 意识障碍伴高血压可见于

（196～197 题共用备选答案）

    A. 肺炎球菌肺炎　　B. 葡萄球菌肺炎

    C. 厌氧菌肺炎　　　D. 军团菌肺炎

    E. 肺炎克雷伯杆菌肺炎

196. 患者，男，51 岁。因"寒战、高热 1 天，咳嗽伴左胸痛，咳痰呈砖红色胶胨状，量多"入院。查体：体温 39.6℃，轻度发绀，血压 80/50mmHg，左肺叩浊，呼吸音低。胸部 X 线片示左肺呈多发性蜂窝状阴影。最可能的诊断为

197. 患者，男，68 岁，有糖尿病史。因"突发高热、寒战、右胸痛，次日咳痰，为黄脓性带血丝，量多"入院。胸部 X 线检查示右下肺叶实变，其中有多个液气囊腔。最可能的诊断是

（198～200 题共用备选答案）

    A. 上叶后段或下叶背段

    B. 下叶后基底段

    C. 左上叶前段或后段

    D. 右上叶前段或后段

    E. 右上叶中段或后段

198. 坐位时，吸入性肺脓肿好发于

199. 右侧卧位时，吸入性肺脓肿好发于

200. 仰卧位时，吸入性肺脓肿好发于

（201～202 题共用备选答案）

    A. 血管紧张素转化酶抑制剂

    B. 钙通道阻滞剂

    C. 利多卡因

    D. 洋地黄

    E. 硝酸酯类

201. 治疗变异型心绞痛的首选药物为

202. 治疗急性心肌梗死高危性室性期前收缩时，首选药物为

（203～204 题共用备选答案）

    A. 主动脉起始部

    B. 主动脉弓部

    C. 主动脉根部

    D. 主动脉升部

    E. 主动脉降部

203. 前胸部疼痛者，夹层破口多发生于

204. 肩胛部疼痛者，常提示夹层累及

（205～208 题共用备选答案）

    A. 温热水

    B. 生理盐水

    C. 2% 碳酸氢钠

    D. 1∶5000 高锰酸钾

    E. 鸡蛋清

205. 对硫磷中毒患者洗胃禁用

206. 敌百虫中毒患者洗胃禁用

207. 强酸强碱中毒患者洗胃宜用

208. 镇静催眠药中毒患者洗胃宜用

（209～211 题共用备选答案）

    A. 有机磷中毒　　B. 亚硝酸盐中毒

    C. 氰化物中毒　　D. 铅中毒

    E. 急性酒精中毒

209. 小剂量亚甲蓝治疗用于

210. 大剂量亚甲蓝治疗用于

211. 纳洛酮治疗用于

（212～214题共用备选答案）

 A. 膈下游离气体 B. 反常呼吸

 C. 耳鼻流血   D. 血淀粉酶升高

 E. 腹膜后积气

212. 多根多处肋骨骨折可出现

213. 胃破裂可出现

214. 胰腺损伤可出现

五、X型题

215. 意识障碍伴瞳孔散大可见于

 A. 颠茄类中毒

 B. 吗啡类中毒

 C. 巴比妥类中毒

 D. 氰化物中毒

 E. 有机磷农药中毒

216. 抽搐发作前剧烈头痛可见于

 A. 颅脑外伤

 B. 颅内占位病变

 C. 蛛网膜下腔出血

 D. 尿毒症

 E. 癔症

217. 患者，男，36岁。被汽车撞伤。体检：呼吸38次/分，唇发绀，血压80/60mmHg，右下胸壁有一15cm长伤口，伤口有气泡溢出。腹部隆起不明显，腹腔穿刺抽不出血液。应进行的抢救措施是

 A. 立即剖腹探查

 B. 抗休克治疗

 C. 给氧，封闭胸部伤口

 D. 闭式胸腔引流术

 E. 开胸探查

218. 关于肺心病心衰使用洋地黄，以下叙述正确的是

 A. 避免选用作用快的制剂

 B. 用量为常规量的1/2～2/3

 C. 心率快与慢不能作为疗效指征

 D. 一般疗效较差

 E. 不作为治疗心功能不全的首选药物

219. 渗出性胸腔积液的特点是

 A. 比重 > 1.018

 B. 有核细胞 $> 0.5 \times 10^9/L$

 C. 葡萄糖测定高于血糖水平

 D. Rivalta试验阳性

 E. 胸液/血清 LDH > 0.6

220. 关于患者应用无创正压通气的适应证，说法正确的有

 A. 无影响使用鼻/面罩的面部创伤

 B. 不需要气管插管保护

 C. 能够耐受鼻/面罩

 D. 血流动力学比较稳定

 E. 可以在昏迷状态下进行

221. 呼吸衰竭时，引起低氧血症和高碳酸血症的主要原因是

 A. 通气不足

 B. 通气/血流比例失调

 C. 弥散障碍

 D. 氧耗量减少

 E. 肺内动 – 静脉解剖分流增加

222. 肺心病导致Ⅱ型呼吸衰竭患者，神志模糊，有些烦躁不安，以下治疗措施中恰当的是

 A. 持续吸氧1～2L/min

 B. 给予苯巴比妥

 C. 必要时气管插管进行人工呼吸

 D. 给予舒张支气管药物

 E. 尼可刹米持续静脉滴注

223. 以下症状不是由肺癌转移所致的是

 A. Cushing综合征

 B. 高钙血症

 C. 神经肌肉综合征

 D. 肥大性肺性骨关节病

E. 上腔静脉阻塞综合征

224. 以下选项属于心力衰竭代偿机制的是

A. Frank – Starling 机制

B. 心肌肥厚

C. 交感神经兴奋性增强

D. 肾素 – 血管紧张素系统激活

E. 心肌耗氧增加

225. 属于亚急性感染性心内膜炎特点的是

A. 常发生于已有病变的瓣膜上

B. 最常侵犯二尖瓣和主动脉瓣

C. 多数由草绿色链球菌引起

D. 质坚韧，不易破碎脱落

E. 瓣膜易变形穿孔

226. 关于颅内压增高患者的一般处理措施，叙述不正确的是

A. 频繁呕吐的患者应禁食，防止吸入性肺炎的发生

B. 用轻泻剂通便，不可让患者用力排便，必要时可行高位灌肠

C. 对意识不清的患者及咳痰困难者要考虑作气管切开术

D. 烦躁患者应禁用镇静剂以免引起呼吸抑制，而导致患者死亡

E. 凡有颅内压增高的患者均应留院观察，密切监测意识、瞳孔及生命体征

227. 上消化道大出血可出现的症状有

A. 呕血

B. 黑便

C. 下肢水肿

D. 氮质血症

E. 发热

228. 对肝性脑病患者，以下处理措施正确的是

A. 低热量饮食

B. 暂停蛋白质摄入

C. 清除肠内积血

D. 米醋加生理盐水灌肠

E. 口服 50% 硫酸镁溶液导泻

229. 糖尿病酮症酸中毒患者治疗后意识由清醒转入昏迷或昏迷加深的原因是

A. 血糖下降太快

B. 补碱过早过速过多

C. 脑缺氧

D. 感染未控制

E. 山梨醇旁路代谢亢进

230. 阿托品化临床指征包括

A. 口干

B. 心率加快

C. 瞳孔较前缩小

D. 肺部啰音消失

E. 皮肤干燥

第十九章　仪器的使用及调节

一、A1 型题

1. 关于高频探头，叙述正确的是

　　A. 更高的分辨率

　　B. 增大反射体的频移

　　C. 侧向分辨率提高，衰减降低

　　D. 穿透力增强

　　E. 聚焦能力增强

2. 临床常用凸阵扫描探头检查的部位是

　　A. 头颅　　　　　B. 乳腺

　　C. 腹部　　　　　D. 甲状腺

　　E. 睾丸

3. 人体不同部位超声照射强度规定（ISPTA，美国 FDA），不宜超过 $20mW/cm^2$ 的部位是

　　A. 甲状腺　　　　B. 心脏

　　C. 肝　　　　　　D. 眼部

　　E. 胎儿

4. 关于宽带（宽频）探头，叙述不正确的是

　　A. 发射很宽的频带，如 $2\sim5MHz$ 范围

　　B. 接收所有频率，即 $2\sim12MHz$ 回声，包括近远程

　　C. 接收所有频率限于中近程，远程只能接收较低频率

　　D. 在接收的回声中选择某一特定的中心频率

　　E. 近程取高频，中程取中频，远程取低频，即动态接收

5. 超声探头具有一定的技术特性，叙述不正确的是

　　A. 宽频加变频探头只有数字化技术才能实现

　　B. 变频探头的变化范围可达多档

　　C. 变频探头的频率精度并不优于中心频率的探头

　　D. 变频能在凸阵、线阵探头上实现

　　E. 超宽频及变频探头可彻底解决超声成像中的所有问题

6. 相控阵探头常用于检查

　　A. 乳腺　　　　　B. 甲状腺

　　C. 心脏　　　　　D. 腹部

　　E. 睾丸

7. 有关肾超声检查仪器的选择，不正确的是

　　A. 凸阵探头

　　B. 线阵探头

　　C. 相控阵探头

　　D. 儿童选择频率较低的探头

　　E. 选择对低速血流敏感的彩色多普勒超声仪

8. 关于扫描线与帧频的关系，叙述正确的是

　　A. 扫描线减少，帧频变高

　　B. 扫描线增多，帧频变高

　　C. 扫查深度深，帧频变高

　　D. 扫查深度浅，帧频变低

　　E. 扫描线减少，帧频变低

9. 多普勒效应是指

　　A. 超声波长的变化与超声频率的关系

　　B. 振动源频率的变化与传播速度的关系

　　C. 接收体频率的变化与传播速度的关系

　　D. 振动源与接收体相对运动时接收频率的变化

　　E. 超声传播速度的变化与波长的关系

10. 消除彩色多普勒技术彩色信号闪烁的方法为

    A. 屏住呼吸   B. 深呼吸

    C. 用低的滤波   D. 用大的取样框

    E. 低的速度标尺

11. 避免超声入射角对血流成像影响的方法是

    A. 高频超声

    B. 减低检测深度

    C. 低频超声

    D. 能量多普勒成像

    E. 高脉冲重复频率技术

12. 检查肺动脉瓣狭窄时，彩色多普勒血流显像的滤波调节是

    A. 用中等频率滤波，使血流显示充满肺动脉

    B. 用低通滤波，使血流不失真

    C. 选用高通滤波，以减少、消除低速信号干扰

    D. 选用中通电波，防止血流外溢

    E. 不用滤波器，以免干扰血流信号

13. 彩色多普勒血流成像时，使用高通滤波器可达到的目的是

    A. 使血流速度增快

    B. 检测高速血液时不受组织低速运动多普勒信号的干扰

    C. 用以指示血流的方向

    D. 便于检查极低速的血流

    E. 增大检测深度

14. 当进行彩色多普勒检查时，如彩色血流显示不佳，有许多辅助调节，其中重要的调节是

    A. 调节监视器的亮度

    B. 调节监视器的对比度

    C. 调节灰阶图像的动态范围

    D. 调节灰阶图像的前后处理

    E. 调节多普勒的增益

15. 与彩色多普勒显示血流无关的是

    A. 红细胞运动速度

    B. 红细胞数量

    C. 取样框大小、位置

    D. 血管壁运动

    E. 滤波器调节

16. 远场回声过低，声像图不清楚时，应调节

    A. 增大检测深度

    B. 使用深度增益补偿调节

    C. 调节焦点

    D. 调节监视器的显示

    E. 减小增益

17. 使用过大彩色多普勒取样框会出现的现象是

    A. 降低血流成像的空间分辨率

    B. 图像帧频增高

    C. 消除彩色信号闪烁

    D. 减低血流成像的时间分辨率

    E. 提高检测血流速度

18. 外周血管的频谱多普勒检测，超声入射角如大于 60°，为获得相对准确的速度数据应

    A. 调节取样容积大小

    B. 用低通滤波

    C. 选择连续波多普勒

    D. 校正入射角度

    E. 增大速度标尺

19. 彩色多普勒检测使用低速标尺的作用是

    A. 减低血流速度

    B. 消除彩色信号混叠

    C. 消除彩色信号的闪烁

    D. 显示低速血流

    E. 显示高速血流

20. 防止彩色信号倒错（混叠）的方法是

A. 用高频超声　　　B. 下移零位基线

C. 低通滤波　　　　D. 上移零位基线

E. 高增益

21. 调节彩色标尺基线，使其向红色标尺向移动，其结果是

A. 蓝色增多，反向血流测速范围扩大

B. 红色增多，正向血流测速范围扩大

C. 对检测血流速度显示无明显变化

D. 使二维图像的灰度增强，图像更加清晰

E. 使能量图显示更鲜明

22. 用彩色多普勒血流成像技术检测手指末端小动脉，错误的调节是

A. 用低的速度标尺

B. 彩色图选用两色图

C. 小的取样容积

D. 低通滤波器

E. 高通滤波器

23. 用频谱多普勒超声检测血流时，仪器调节错误的是

A. 超声波入射角校正到大于60°

B. 速度标尺大于被检的血流速度

C. 依据血流速度大小选择滤波

D. 取样门略小于被检血管内径

E. 根据被检血流速度高低选择连续波或脉冲多普勒

24. 检查心脏瓣膜狭窄时，彩色多普勒血流成像的彩色标测应选择的模式是

A. 选择低速度标尺的彩色图

B. 选择速度方式

C. 用零位基线移动只显示一种彩色的彩色图

D. 选择速度－方差方式

E. 选择能量－方差方式

25. 如果脉冲重复频率是10kHz，多普勒频移

肯定导致混叠的是

A. 2kHz　　　　　B. 3kHz

C. 4kHz　　　　　D. 5kHz

E. 6kHz

26. 室间隔缺损患者，左向右分流，采用彩色多普勒技术检查分流血流，仪器调节正确的是

A. 低通滤波

B. 高频（7MHz以上）电子相控阵探头

C. 选用速度方式显示血流

D. 调高速度标尺（高脉重复频率）

E. 电子线阵探头（5MHz以上）

27. 关于超声诊断仪的工作环境，叙述不正确的是

A. 监视器避免阳光直射

B. 整机不应放置在高温、潮湿的环境中

C. 用紫外线照射或消毒液对探头进行消毒

D. 远离高电场、高磁场

E. 使用稳压器，保证正常供电

28. 关于超声诊断仪的维护保养，不正确的是

A. 防尘　　　　　B. 防潮

C. 自行拆卸仪器　D. 防高温

E. 减少震动

29. 关于超声诊断仪的工作条件，以下选项不正确的是

A. 监视器避免阳光直射

B. 整机不应直接放置在高温、潮湿的环境

C. 仪器不接地线

D. 最好要使用稳压器

E. 远离高电场、高磁场

30. 关于波长与频率的描述错误的是

A. 高频超声的分辨力较高

B. 超声声束的分辨力随着波长的增加而

增加

C. 低频超声的吸收较高频少

D. 超声频率越高, 近场范围越大

E. 超声声束的分辨力随着聚焦而增加

二、X 型题

31. 彩色多普勒成像采用高通滤波器的作用是

    A. 使流速测定准确

    B. 使血流方向显示准确

    C. 使低速血流显示清楚

    D. 防止组织低速运动的干扰

    E. 使高速血流显示清楚

32. 可用于定量血流速度参数的多普勒技术是

    A. 能量多普勒成像 (EDI)

    B. 彩色多普勒血流成像 (CDFI)

    C. 连续波多普勒 (CW)

    D. 脉冲波多普勒 (PW)

    E. 多普勒组织成像 (TDI)

33. 速度模式组织多普勒的成像模式种类为

    A. M 型

    B. 高脉冲重复频率多普勒

    C. 脉冲波组织多普勒频谱图

    D. 二维组织速度图

    E. 连续波多普勒

34. M 型组织多普勒成像的观察内容是

    A. 跨壁心肌运动速度梯度

    B. 心肌运动方向

    C. 心肌运动速度

    D. 定量测量心肌运动速度

    E. 定量测量心肌质量

35. 彩色多普勒能量图的技术特点包括

    A. 血流成像不受超声入射角的影响

    B. 彩色信号表示血流方向

    C. 高速血流成像时不出现彩色信号混叠

    D. 彩色信号的明亮与暗淡不标志流速的快慢

E. 显示低流速、低流量的血流

36. 关于频谱多普勒技术的应用, 正确的是

    A. 测量血流速度

    B. 确定血流方向

    C. 判断血流时相

    D. 了解组织器官的结构

    E. 获取压力阶差等血流参数

37. 高脉冲重复频率多普勒技术的特点包括

    A. 每秒重复发射超声波脉冲次数增多

    B. 取样线上可有两个以上取样容积

    C. 无频移信号混叠

    D. 提高检测高速血流能力

    E. 不间断发射超声

38. 连续波多普勒的技术特点是

    A. 出现信号混叠

    B. 间歇发射超声

    C. 选择接收不同深度的回声

    D. 不间断发射和接收超声

    E. 检测高速血流

39. 关于聚焦声束与非聚焦声束的叙述, 正确的是

    A. 聚焦区超声束会出现变细现象

    B. 聚焦后其近场区声能分布变得均匀一致

    C. 远场区非聚焦部分分散现象依然存在

    D. 聚焦可减少远场区声束扩散

    E. 聚焦可改善图像的横向或侧向分辨力

40. 能够显示血流方向的彩色多普勒成像技术是

    A. 灰阶显示   B. 速度 – 方差显示

    C. 应变显示   D. 速度显示

    E. 能量显示

41. 脉冲波多普勒技术的局限性是

    A. 高脉冲重复频率减少信号混叠

    B. 增大脉冲重复频率影响对低流速检测

C. 测流速不受检测深度影响

D. 测血流速度受脉冲重复频率影响

E. 深度影响最高流速检测

42. 关于增大脉冲波多普勒检查检测深度的方法，叙述不正确的是

A. 提高发射超声脉冲重复频率

B. 减小超声入射角（cosθ）

C. 降低发射超声脉冲重复频率

D. 提高超声波发射频率

E. 降低超声波发射频率

43. 速度方式彩色多普勒成像技术的特点包括

A. 表示血流方向

B. 反映血流速度快慢

C. 无信号混叠

D. 不表示血流方向

E. 不反映血流速度快慢

44. 用多普勒检测室间隔缺损左向右高速分流的正确调节方法是

A. 调节速度频谱基线

B. 采用连续波多普勒

C. 使用高频超声

D. 采用脉冲波多普勒

E. 采用高脉冲重复频率

45. 正常血流的频谱多普勒表现为

A. 稳流　　　　　　B. 射流

C. 湍流　　　　　　D. 反流

E. 层流

46. 组织多普勒成像在心血管疾病中的用途是

A. 测定射血分数

B. 评价心室舒张功能

C. 检测心肌病的心肌跨壁运动速度梯度

D. 判断节段性室壁运动异常

E. 评价心肌声学密度

47. 关于湍流，叙述不正确的是

A. 流体速度多变，方向不变

B. 流体的速度及方向不变

C. 流体不分层流动

D. 流体呈分层、规律的流动

E. 流体的速度及方向多变

48. 组织多普勒成像中脉冲波多普勒技术常用于检测的是

A. 腔静脉　　　　　B. 瓣环运动

C. 肺动脉瓣　　　　D. 室壁运动

E. 二尖瓣

49. 彩色多普勒血流成像仪的工作流程包括

A. 将多普勒信号进行 A/D 转换

B. 经相关技术计算多普勒平均速度、方向和速度分散

C. 依据血流方向及流速作彩色处理

D. 彩色血流图与灰阶图像叠加

E. 不需再经 D/A 转换

50. 彩色多普勒血流成像的内容包括

A. 采用 FFT 技术处理血流信息

B. 经相关处理，计算血流的平均速度、方向和速度分散

C. 根据血流方向及流速进行彩色编码

D. 彩色血流图与灰阶图像叠加，构成完整的声像图

E. 完成图像的编辑及病历管理

51. 应用血流多普勒频谱结合管径测量可评价

A. 血流方向　　　　B. 血流速度

C. 超声波入射角　　D. 血流量

E. 血流路径

52. 关于图像质量调节以下叙述正确的是

A. 超声心动图操作需在图像大小和帧频间作出选择

B. 减小扇角和深度能够增加运动信息

C. 减小扇角和深度能够降低侧向分辨率

D. 需要高帧频信息时可以使用 M 型超声

E. 帧频过高，线密度增加，空间分辨率

增加

53. 关于分辨率优化以下叙述正确的是

A. 近场区分辨力好，远场区差

B. 延长近场区，例如高频率探头和加大探头直径，可以提高侧向和垂直分辨力

C. 聚焦减少声束宽度可以提高聚焦区的侧向和垂直分辨力

D. 聚焦通常使聚焦区外的声束发散，因此提高了侧向和垂直分辨力

E. 选择高频率探头接近感兴趣区靶目标，可以提高侧向和垂直分辨力

02

下篇　试题答案与解析

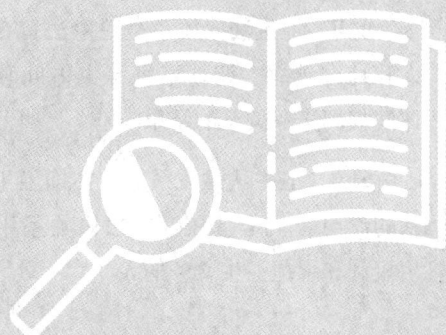

第一章　政策法规

1. E　卫生法主要形式：①宪法；②卫生法律；③卫生行政法规；④卫生部门规章；⑤地方性卫生法规和地方政府卫生规章；⑥卫生自治条例与单行条例；⑦特别行政区有关卫生事务的规范性法律文件；⑧卫生标准；⑨国际卫生条约。

2. C　狭义卫生法律是由全国人民代表大会及其常务委员会制定、颁发的卫生法律，其包括卫生基本法律和基本法以外的卫生法律。广义卫生法律，除了狭义外，还包括其他国家机关依照法定程序制定、颁布的卫生法规和卫生规章等，也包括宪法和其他部门法中有关卫生内容的规定。

3. A　法律规范结构包括 3 个要素：假定（规定）、处理（行为要求）、制裁（违约后的后果）。假定指的是法律规范对行为的规定和要求，即规定了人们应当如何行为；处理指的是对违反规定的行为进行处理或制止，即对违法行为采取相应的措施；制裁指的是对违法行为者进行惩罚或赔偿，即对违法行为者给予相应的法律后果。这 3 个要素共同构成了法律规范的结构。因此，答案为假定、处理、制裁。

4. B　卫生法律关系是卫生法旨在保障个人和社会健康，调整不平等主体间和平等主体间权利义务关系的结果。

5. A　卫生法律关系的主体即卫生法律关系的参与者，是指在卫生法律关系中享有卫生权利和承担卫生义务的人。

6. D　卫生义务是卫生法律关系中的义务主体依照卫生法规定，为了满足权利主体某种利益而为一定行为或者不为一定行为的必要性。它包含三层含义：①义务主体应当依据卫生法的规定，为一定行为或者不为一定行为，以便实现权利主体的某种利益；②义务主体负有的义务是在卫生法规定的范围内为一定行为或者不为一定行为，对于权利主体超出法定范围的要求，义务主体不承担义务；③卫生义务是一种法定义务，受到国家强制力的约束，如果义务主体不履行或者不适当履行，就要承担相应的法律责任。

7. C　《行政诉讼法》第十二条规定：人民法院受理公民、法人或者其他组织提起的下列诉讼：（一）对行政拘留、暂扣或者吊销许可证和执照、责令停产停业、没收违法所得、没收非法财物、罚款、警告等行政处罚不服的；（二）对限制人身自由或者对财产的查封、扣押、冻结等行政强制措施和行政强制执行不服的；（三）申请行政许可，行政机关拒绝或者在法定期限内不予答复，或者对行政机关作出的有关行政许可的其他决定不服的；（四）对行政机关作出的关于确认土地、矿藏、水流、森林、山岭、草原、荒地、滩涂、海域等自然资源的所有权或者使用权的决定不服的；（五）对征收、征用决定及其补偿决定不服的；（六）申请行政机关履行保护人身权、财产权等合法权益的法定职责，行政机关拒绝履行或者不予答复的；（七）认为行政机关侵犯其经营自主权或者农村土地承包经营权、农村土地经营权的；（八）认为行政机关滥用行政权力排除或者限制竞争的；（九）认为行政机关违法集资、摊派费用或者违法要求履行其他义务的；（十）认为行政机关没有依法支付抚恤金、最低生活保障待遇或者社会保险待遇的；（十一）认为行政机关不依法履行、未按照约定履行或者违法变更、解除政府特许经营协议、土地房屋征收补偿协议等协议的；（十二）认为行政机关侵犯其他人身权、财产权等合法权益的。选项 A 属于第（三）项情形；选项 B 属于第（六）项情形；选项 D 属于第（七）项情形；选项 E 属于第（九）项情形，人民法院受理。《行政诉讼法》第十三条规定：人民法院不受理公民、法人或者其他组织对下列事项提起的诉讼：（一）国防、外交等国家行为；（二）行政法规、规章或者行政机关制定、发布的具有普遍约束力的决定、命令；（三）行政机关对行政机关工作人员的奖惩、任免等决定；（四）法律规定由行政机关最终裁决的行政行为。选项 C 是其中第二项的情形，因此人民法院不受理。因此本题选择 C。

8. C　民事责任的承担方式有停止侵害、排除障碍、消除危险、返还财产、恢复原状、修理、重做、更换、赔偿损失、支付违约金、消除影响、恢复名誉、赔礼道歉，其中最主要的是赔偿损失。

9. B　部标准（专业标准）是指在全国卫生专业范围内统一执行的标准。

10. C　预防为主原则，是指在卫生工作中应将预防疾病和健康促进作为首要任务，这是卫生法的一个重要原则。公平性原则，强调在提供医疗服务和保障健康权益时，应确保所有公民都能公平地获得必要的医疗资源和服务，这也是卫生法的基本原则之一。个人利益至上原则，并不是卫生法的基本原则。卫生法强调的是平衡个人利益与社会利益，而不是单纯地将个人利益置于最高位置。社会利益优先原则，是指在处理个人与社会的关系时，应优先考虑维护社会整体的健康和利益，这也是卫生法的一个重要原则。科学性原则，是指在制定和实施卫生法律、法规时，应以科学的态度和方法为基础，确保法律的合理性和有效性，这也是卫生法的一个重要原则。

11. C　依据当地《医疗机构设置规划》及《医疗机构管理条例实施细则》审查和批准医疗机构的设置的是县级人民政府卫生行政部门。根据我国的卫生行政管理体制，医疗机构的设置和审批工作由各级人民政府卫生行政部门负责。在这些人民政府卫生行政部门中，县级人民政府卫生行政部门负责审查和批准医疗机构的设置，以及根据当地的《医疗机构设置规划》和《医疗机构管理条例实施细则》进行具体的审查工作。

12. E　在申请设置医疗机构时，除了医疗机构选址合理以外的情形，如不符合当地《医疗机构设置规划》、设置人不符合规定的条件、不能提供满足投资总额的资信证明、投资总额不能满足各项预算开支等，都可能导致申请不予批准。医疗机构选址合理是设置医疗机构的重要条件之一。选址合理要考虑到医疗资源的合理配置、人口分布、交通便利性等因素。如果医疗机构的选址不合理，可能会导致医疗资源浪费、服务覆盖不到位等问题，因此在申请设置医疗机构时，如果选址不合理，也会被视为不符合规定而不予批准。

13. A　《设置医疗机构批准书》的有效期由省、自治区、直辖市人民政府卫生行政部门规定。根据我国的卫生行政管理体制，医疗机构的设置和审批工作由各级人民政府卫生行政部门负责。在这些人民政府卫生行政部门中，省、自治区、直辖市人民政府卫生行政部门具有更高的行政权限和决策权。因此，包括医疗机构设置批准书的有效期在内，一些重要的规定和决策由省、自治区、直辖市人民政府卫生行政部门来进行制定和规定。

14. B 根据《医疗机构设置和管理条例》，床位在一百张以上的综合医院、中医院、中西医结合医院、民族医院院以及专科医院、疗养院、康复医院、妇幼保健院、急救中心、临床检验中心和专科疾病防治机构的校验期为 3 年。校验期是指医疗机构的质量评估和监督周期，用来检查和核实医疗机构是否符合相关的规定和标准。

15. C 根据《医疗机构管理条例》，医疗机构应当妥善保存病历资料，其中包括门诊病历。具体的保存期限规定在《病案管理规定》中，根据该规定，医疗机构门诊病历的保存期不得少于 15 年。

16. D 根据《病案管理规定》，医疗机构应当妥善保存病历资料，其中包括住院病历。具体的保存期限规定在该规定中，根据规定，医疗机构住院病历的保存期不得少于 30 年。

17. B 医师执业的核心精神是坚持以人为本，以患者为中心，全心全意为人民健康服务。这是医师职业道德的基本要求，也是医疗行业的根本宗旨。所以 B 选项正确。A 选项是错误的，医师应当把患者的健康和利益放在首位，而不是追求经济利益。C 选项，虽然科研创新对医学发展至关重要，但它不是医师执业的核心精神，医师的首要任务是为患者提供高质量的医疗服务。D 选项以个人名誉为重，不是医师执业的核心精神，医师应当将患者的利益和健康放在首位，而不是个人名誉。E 选项，虽然技术精湛是医师执业的重要方面，但它不是唯一的目标，医师还需要具备良好的职业道德和人文关怀精神。

18. A 有效执行《医疗机构从业人员行为规范》需要由纪检监察纠风部门进行监督检查。其他选项中，医疗机构行政领导班子、医疗机构相关职能部门、卫生行政部门和卫健委可能会有参与，但并不是直接负责监督检查的部门。因此，正确答案是 A。

19. B 医疗机构对超出一般医疗服务范围或者限于医疗条件和技术水平不能诊治的患者，应当及时转诊。选项 B 正确。情况紧急不能转诊的，应当立即抢救并及时向有抢救条件的医疗卫生机构求助。

20. E 预防接种是由多方组织和儿童监护人相互配合，控制疾病传染，增强儿童免疫的措施。为保证儿童及时接受预防接种，医疗机构与儿童的监护人员应当相互配合。订立合同、共同协商、付款监督、由政府联系都只是这个相互配合过程中的一部分。

21. C A 选项，医师成功治愈患者是其职责所在，不应受到行政处罚，反而应当得到认可和鼓励。B 选项，医师在紧急情况下未经同意进行抢救措施，是符合医疗伦理和相关法律规定的，不应受到行政处罚。C 选项，根据《中华人民共和国医师法》第三十三条和第五十五条的规定，医师在执业活动中发现患者非正常死亡，应当及时向有关部门报告。未按规定报告的，应当给予行政处罚，包括警告或暂停执业活动等。D 选项，医师参加继续教育提升专业技能是医师职业发展的要求，不应受到行政处罚。E 选项，医师在患者同意的情况下使用新技术进行治疗，是在患者知情同意的基础上进行的，符合医疗规范，不应受到行政处罚。因此，C 选项是正确答案，即医师在诊疗中发现患者非正常死亡，但未按规定向有关部门报告，应当给予行政处罚。

22. A 根据《中华人民共和国医师法》

第二十五条规定，医师在诊疗活动中应当向患者说明病情、医疗措施和其他需要告知的事项。需要实施手术、特殊检查、特殊治疗的，医师应当及时向患者具体说明医疗风险、替代医疗方案等情况，并取得其明确同意；不能或者不宜向患者说明的，应当向患者的近亲属说明，并取得其明确同意。这属于医务人员应当切实履行的告知义务。

23. D 国家实行医师资格考试制度的目的是检验和评价申请医师资格者是否具备从事医学实践所需的基本专业知识与能力。这一考试旨在确保医师在实践中具备必要的专业知识、技能、能力，以保障患者的安全和医疗质量。其他选项如医学专业学历、开办医疗机构条件、取得医学专业技术职务条件以及从事医学专业教学、科研资格虽然也是医学领域的重要因素，但不是医师资格考试制度的主要目的。

24. A A选项，医师在未取得患者明确同意的情况下进行紧急手术，如果是为了挽救患者生命，且符合紧急情况下的医疗行为规范，一般不会受到行政处罚。在紧急情况下，医师有责任采取必要措施保护患者生命。B选项，医师因疏忽大意导致患者受到轻微伤害，即使后果不严重，也可能需要承担一定的责任，可能面临行政处罚。C选项，医师使用未经批准的实验性药物，违反了药品管理相关法规，可能受到行政处罚。D选项，医师在诊疗中发现患者非正常死亡，根据《中华人民共和国医师法》规定，医师有义务及时向有关部门报告，未报告的行为可能会受到行政处罚。E选项，医师在紧急情况下超出常规治疗方案，如果未造成患者损害，并且符合医疗行为规范，通常不会受到行政处罚。但若超出常规治疗方案未获得患者或家属同意，可能会涉及法律责任。因此，正确答案是A

选项，即医师在未取得患者明确同意的情况下，为了挽救患者生命进行了紧急手术，这种行为在法律上通常被视为紧急避险，不受行政处罚。

25. E 《医疗机构从业人员行为规范》适用于医疗机构内的所有从业人员。

26. E E选项中参加医学继续教育，提高专业技能是医疗机构从业人员应当进行的行为，不会被给予行政处罚。而A、B、C、D选项中的行为均违反了《医疗机构从业人员行为规范》，可能会受到相应的行政处罚。

27. D 《中华人民共和国医师法》第十九条规定，中止医师执业活动两年以上或者本法规定不予注册的情形消失，申请重新执业的，应当由县级以上人民政府卫生健康主管部门或者其委托的医疗卫生机构、行业组织考核合格，并依照本法规定重新注册。

28. A 《中华人民共和国医师法》第二十三条规定，医师在执业活动中履行下列义务：（一）树立敬业精神，恪守职业道德，履行医师职责，尽职尽责救治患者，执行疫情防控等公共卫生措施；（二）遵循临床诊疗指南，遵守临床技术操作规范和医学伦理规范等；（三）尊重、关心、爱护患者，依法保护患者隐私和个人信息；（四）努力钻研业务，更新知识，提高医学专业技术能力和水平，提升医疗卫生服务质量；（五）宣传推广与岗位相适应的健康科普知识，对患者及公众进行健康教育和健康指导；（六）法律、法规规定的其他义务。

29. E 所有选项中只有选项E是医师履行的义务之一。其他四个选项均属于医师的权利。

30. C 根据《中华人民共和国医师法》第二十七条的规定，对需要紧急救治的患者，医师应当采取紧急措施进行诊治，不得拒绝急救处置。

31. B 根据《中华人民共和国医师法》第五十六条第三款的规定，医师隐匿、伪造、篡改或者擅自销毁病历等医学文书及有关资料的，由县级以上人民政府卫生健康主管部门责令改正，给予警告，没收违法所得，并处一万元以上三万元以下的罚款；情节严重的，责令暂停六个月以上一年以下执业活动直至吊销医师执业证书。所有选项中只有"赔偿患者损失"不包括在内。

32. B 《中华人民共和国医师法》第九条规定，具有下列条件之一的，可以参加执业医师资格考试：（一）具有高等学校相关医学专业本科以上学历，在执业医师指导下，在医疗卫生机构中参加医学专业工作实践满1年；（二）具有高等学校相关医学专业专科学历，取得执业助理医师执业证书后，在医疗卫生机构中执业满2年。故本题应选B。第十条规定，具有高等学校相关医学专业专科以上学历，在执业医师指导下，在医疗卫生机构中参加医学专业工作实践满1年的，可以参加执业助理医师资格考试。

33. E A选项是医师正常行使处方权的情形，不违法；B选项医师虽然未在执业地点执业，但是紧急情况，生命至上，不违法；C选项是医师按规定行事，不违法；D选项紧急情况下医师有权开具麻醉药品，不违法；E选项医师超出正常剂量开药，可能违反了麻醉药品管理规定，可能被追究法律责任。

34. D 《中华人民共和国医师法》规定，取得医师资格的，可以向所在地县级以上地方人民政府卫生健康主管部门申请注册。医疗卫生机构可以为本机构中的申请人集体办理注册手续。

35. E 《中华人民共和国医师法》第二

条规定，本法所称医师，是指依法取得医师资格，经注册在医疗卫生机构中执业的专业医务人员，包括执业医师和执业助理医师。选项E较为完整地定义了医师的概念，而其他答案均有所欠缺。故本题应选E。

36. C 《中华人民共和国医师法》第十八条第一款规定，医师变更执业地点、执业类别、执业范围等注册事项的，应当依照本法规定到准予注册的卫生健康主管部门办理变更注册手续。故应向拟执业地注册管理部门申请。

37. E 根据《中华人民共和国医师法》第二十二条第二款的规定，医师在注册的执业范围内，按照有关规范进行医学诊查、疾病调查、医学处置、出具相应的医学证明文件，选择合理的医疗、预防、保健方案。获得报酬不属于医疗权的权能。

38. D 根据《中华人民共和国医师法》第四十二条的规定，国家实行医师定期考核制度。县级以上人民政府卫生健康主管部门或者其委托的医疗卫生机构、行业组织应当按照医师执业标准，对医师的业务水平、工作业绩和职业道德状况进行考核，考核周期为三年。对具有较长年限执业经历、无不良行为记录的医师，可以简化考核程序。

39. B 《中华人民共和国医师法》第四十二条规定，县级以上人民政府卫生健康主管部门或者其委托的医疗卫生机构、行业组织应当按照医师执业标准，对医师的业务水平、工作业绩和职业道德状况进行考核，考核周期为3年。对考核不合格的医师，县级以上人民政府卫生健康主管部门应当责令其暂停执业活动3~6个月，并接受相关专业培训。暂停执业活动期满，再次进行考核，对考核合格的，允许其继续执业。

40. D 《中华人民共和国医师法》第二十四条规定，医师实施医疗、预防、保健措施，签署有关医学证明文件，必须亲自诊查、调查，并按照规定及时填写病历等医学文书，不得隐匿、伪造、篡改或者擅自销毁病历等医学文书及有关资料。医师不得出具虚假医学证明文件以及与自己执业范围无关或者与执业类别不相符的医学证明文件。而拒绝以其他医院的检验结果为依据出具诊断证明书是正确的行为，不属于违法违规。其他选项皆属于违法违规行为。

41. D 一旦医师执业证书被吊销，医师必须经过重新考核合格后，方可按照相关规定申请执业注册。所以选项 D 正确。选项 A、B 和 C 都不正确，因为吊销执业证书是对医师严重违规行为的处罚，不是暂时的，也不能立即在其他地方继续执业。选项 E 中，患者没有权力申诉撤销吊销决定。

42. B 《中华人民共和国医师法》第五十九条规定，违反本法规定，非医师行医的，由县级以上人民政府卫生健康主管部门责令停止非法执业活动，没收违法所得和药品、医疗器械，并处违法所得二倍以上十倍以下的罚款，违法所得不足一万元的，按一万元计算。所有选项中只有责令赔偿患者损失不包括在内。

43. C 《医疗事故处理条例》第四条：根据对患者人身造成的损害程度，医疗事故分为四级。分别为：（一）一级医疗事故：造成患者死亡、重度残疾的；（二）二级医疗事故：造成患者中度残疾、器官组织损伤导致严重功能障碍的；（三）三级医疗事故：造成患者轻度残疾、器官组织损伤导致一般功能障碍的；（四）四级医疗事故：造成患者明显人身损害的其他后果的。

44. B 《医疗事故处理条例》第八条：医疗机构应当按照国务院卫生行政部门规定的要求，书写并妥善保管病历资料。因抢救急危患者，未能及时书写病历的，有关医务人员应当在抢救结束后 6 小时内据实补记，并加以注明。

45. A 《医疗事故处理条例》第十六条：发生医疗事故争议时，死亡病例讨论记录、疑难病例讨论记录、上级医师查房记录、会诊意见、病程记录应当在医患双方在场的情况下封存和启封。封存的病历资料可以是复印件，由医疗机构保管。

46. C 《医疗事故处理条例》第二十二条：当事人对首次医疗事故技术鉴定结论不服的，可以自收到首次鉴定结论之日起 15 日内向医疗机构所在地卫生行政部门提出再次鉴定的申请。

47. B 《医疗事故处理条例》第三十七条：发生医疗事故争议，当事人申请卫生行政部门处理的，应当提出书面申请。申请书应当载明申请人的基本情况、有关事实、具体请求及理由等。当事人自知道或者应当知道其身体健康受到损害之日起 1 年内，可以向卫生行政部门提出医疗事故争议处理申请。

48. E 《医疗事故处理条例》第五十条规定，医疗事故赔偿的项目包括 11 项，具体为：医疗费、误工费、住院伙食补助费、陪护费、残疾生活补助费、残疾用具费、丧葬费、被抚养人生活费、交通费、住宿费、精神损害抚慰金等。本条例较为明确地规定了上述赔偿项目的计算标准和计算办法。

49. B 《医疗事故处理条例》是国务院 2002 年 4 月 4 日颁布的条例。制定的目的是正确处理医疗事故，保护患者和医疗机构及其医务人员的合法权益，维护医疗秩序，保障医疗安全，促进医学科学的发展。

50. B 最新的条例于 2002 年 2 月 20 日国务院第 55 次常务会议通过，于 2002 年 9 月 1 日起公布施行，共计七章六十三条。

51. B 《医疗事故处理条例》第十九条：患者在医疗机构内死亡的，尸体应当立即移放太平间。死者尸体存放时间一般不得超过 2 周。逾期不处理的尸体，经医疗机构所在地卫生行政部门批准，并报经同级公安部门备案后，由医疗机构按照规定进行处理。

52. D 《医疗事故处理条例》第十八条患者死亡，医患双方当事人不能确定死因或者对死因有异议的，应当在患者死亡后 48 小时内进行尸检；具备尸体冻存条件的，可以延长至 7 日。尸检应当经死者近亲属同意并签字。

53. C 《医疗事故处理条例》第十四条发生医疗事故的，医疗机构应当按照规定向所在地卫生行政部门报告。发生下列重大医疗过失行为的，医疗机构应当在 12 小时内向所在地卫生行政部门报告：（一）导致患者死亡或者可能为二级以上的医疗事故；（二）导致 3 人以上人身损害后果；（三）国务院卫生行政部门和省、自治区、直辖市人民政府卫生行政部门规定的其他情形。

54. E 医疗事故赔偿调解主要依据医疗事故的等级、医疗过失行为、患者原有疾病状况以及患者精神损害程度等因素来确定赔偿额度。医疗机构的经济状况通常不作为赔偿的依据，因为赔偿的目的是弥补患者的损失，并非根据医疗机构的支付能力来定。

55. A 《医疗事故处理条例》第五十一条：参加医疗事故处理的患者近亲属所需交通费、误工费、住宿费，参照本条例第五十条的有关规定计算，计算费用的人数不超过 2

人。医疗事故造成患者死亡的，参加丧葬活动的患者的配偶和直系亲属所需交通费、误工费、住宿费，参照本条例第五十条的有关规定计算，计算费用的人数不超过 2 人。

56. C 《医疗事故处理条例》第十四条：发生重大医疗过失行为的，医疗机构应当在 12 小时内向所在地卫生行政部门报告。

57. B 《医疗事故处理条例》第六十条：医疗事故的责任主体是医疗机构及其医务人员。本条例所称医疗机构，是指依照《医疗机构管理条例》的规定取得《医疗机构执业许可证》的机构。

58. E 母婴保健技术服务主要涉及母婴的健康管理和保健，包括科普宣传、教育和咨询、婚前医学检查、产前诊断和遗传病诊断以及助产技术等。然而，内、外科诊疗属于医疗行为，不属于母婴保健技术服务的范畴。所以选项 E 是正确答案。

59. E 产前诊断是为了检测孕妇是否存在胎儿发育异常、可疑畸形、羊水过多或过少、接触有致畸物质以及有遗传病家族史或先天性严重缺陷婴儿分娩史等情况。然而，初产妇年龄不满 35 岁一般不被视为产前诊断的指征，因为年龄较轻的初产妇患有胎儿异常的风险较低。所以选项 E 是正确答案。其他选项都是产前诊断的指征，医师应该对这些情况进行产前诊断。

60. B 《中华人民共和国母婴保健法》第三十三条：母婴保健医学技术鉴定委员会进行医学鉴定时须有 5 名以上相关专业医学技术鉴定委员会成员参加。

61. E 《中华人民共和国母婴保健法实施办法》第三十五条规定，从事助产技术服务、结扎手术和终止妊娠手术的医疗、保健机构和人员，须经县级人民政府卫生行政部门许可，并取得相应的合格证书。

62. E 《传染病防治法》规定了多种预防和控制传染病的措施，包括加强健康教育、建立监测和预警系统、隔离治疗和限制出入公共场所等。但并未规定必须为患者提供终身免费治疗。故本题选 E。

63. C 根据《中华人民共和国传染病防治法》第二条：国家对传染病防治实行预防为主的方针，防治结合、分类管理、依靠科学、依靠群众。故本题选 C。

64. C 根据《中华人民共和国传染病防治法》第六十四条：对从事传染病预防、医疗、科研、教学、现场处理疫情的人员，以及在生产、工作中接触传染病病原体的其他人员，有关单位应当按照国家规定，采取有效的卫生防护措施和医疗保健措施，并给予适当的津贴。故本题应选 C。

65. C 对于传染病患者或疑似传染病患者污染的场所和物品，医疗保健机构应当及时采取必要的卫生处理。其他选项如封闭场所并销毁物品、强制隔离治疗、报告上级卫生行政机关处理、提请卫生防疫部门处理，可能是在特定情况下的措施，但不是针对所有传染病患者或疑似传染病患者的污染场所和物品的通用处理方法。因此，选项 C 是最合适的选择。

66. D 对乙类传染病中传染性非典型肺炎、炭疽中肺炭疽和人感染高致病性禽流感，采取《中华人民共和国传染病防治法》中甲类传染病的预防、控制措施。

67. B 根据《中华人民共和国传染病防治法》第二十七条：对被传染病病原体污染的污水、污物、场所和物品，有关单位和个人必须在疾病预防控制机构的指导下或者按照其提出的卫生要求，进行严格消毒处理；拒绝

消毒处理的，由当地卫生行政部门或者疾病预防控制机构进行强制消毒处理。故本题选 B。

68. C 医疗机构发现甲类传染病时，应当及时采取下列措施：①对患者、病原携带者，予以隔离治疗，隔离期限根据医学检查结果确定；②对疑似患者，确诊前在指定场所单独隔离治疗；③对医疗机构内的患者、病原携带者、疑似患者的密切接触者，在指定场所进行医学观察和采取其他必要的预防措施。故本题选 C。

69. D 在传染病暴发、流行时，可以启动应急预案、限制或停止人群聚集活动、采取紧急措施切断传播途径、封锁传染病区等。但对所有居民进行强制健康检查并不是必要的措施，应根据实际情况和专业评估来决定。

70. E 根据《中华人民共和国传染病防治法》第四十六条：患甲类传染病、炭疽死亡的，应当将尸体立即进行卫生处理，就近火化。患其他传染病死亡的，必要时，应当将尸体进行卫生处理后火化或者按照规定深埋。为了查找传染病病因，医疗机构在必要时可以按照国务院卫生行政部门的规定，对传染病患者尸体或者疑似传染病患者尸体进行解剖查验，并应当告知死者家属。故本题选 E。

71. B 《中华人民共和国传染病防治法》第三条：国务院卫生行政部门根据传染病暴发、流行情况和危害程度，可以决定增加、减少或者调整乙类、丙类传染病病种并予以公布。

72. C 对拒绝隔离治疗或者隔离期未满擅自脱离隔离治疗的，可以由公安机关协助医疗机构采取强制隔离治疗措施。

73. A 《中华人民共和国传染病防治法》第五十六条规定，卫生行政部门工作人员依法执行职务时，应当不少于两人，并出示执法证

件，填写卫生执法文书。

74. B 根据《中华人民共和国药品管理法》第七十六条：医疗机构配制的制剂，应当是本单位临床需要而市场上没有供应的品种，并应当经所在地省、自治区、直辖市人民政府药品监督管理部门批准；但是，法律对配制中药制剂另有规定的除外。医疗机构配制的制剂应当按照规定进行质量检验。合格的，凭医师处方在本单位使用。经国务院药品监督管理部门或者省、自治区、直辖市人民政府药品监督管理部门批准，医疗机构配制的制剂可以在指定的医疗机构之间调剂使用。医疗机构配制的制剂不得在市场销售。选项 B符合题目要求，本题选 B。

75. A 《中华人民共和国药品管理法》第六十九条：医疗机构应当配备依法经过资格认定的药师或者其他药学技术人员。非药学技术人员不得直接从事药剂技术工作。

76. C 经注册的执业医师在执业地点取得相应的处方权。进修医师由接收进修的医疗机构对其胜任本专业工作的实际情况进行认定后授予相应的处方权。

77. B 《处方管理办法》第十八条：处方开具当日有效。特殊情况下需延长有效期的，由开具处方的医师注明有效期限，但有效期最长不得超过 3 天。

78. B 根据《抗菌药物临床应用管理办法》第二十四条的规定，具有高级专业技术职务任职资格的医师，可授予特殊使用级抗菌药物处方权；具有中级以上专业技术职务任职资格的医师，可授予限制使用级抗菌药物处方权；具有初级专业技术职务任职资格的医师，在乡、民族乡、镇、村的医疗机构独立从事一般执业活动的执业助理医师以及乡村医生，可授予非限制使用级抗菌药物处方

权。所以本题应选 B。

79. D 根据《中华人民共和国药品管理法》第一百四十一条：药品上市许可持有人、药品生产企业、药品经营企业或者医疗机构在药品购销中给予、收受回扣或者其他不正当利益的，药品上市许可持有人、药品生产企业、药品经营企业或者代理人给予使用其药品的医疗机构的负责人、药品采购人员、医师、药师等有关人员财物或者其他不正当利益的，由市场监督管理部门没收违法所得，并处三十万元以上三百万元以下的罚款；情节严重的，吊销药品上市许可持有人、药品生产企业、药品经营企业营业执照，并由药品监督管理部门吊销药品批准证明文件、药品生产许可证、药品经营许可证。

80. C 药品是指用于预防、治疗、诊断人的疾病，有目的地调节人的生理功能并规定有适应证或功能主治、用法和用量的物质，包括中药材、中药饮片、中成药、化学原料药及其制剂、抗生素、生化药品、放射性药品、血清、疫苗、血液制品和诊断药品等。血液不属于药品。

81. C 门诊处方一般上限：当日有效，3天效期，5 种药物，7 日用量，慢性注明延长用量。故本题选 C。

82. D 《处方管理办法》第十七条规定，医师开具处方应当使用经药品监督管理部门批准并公布的药品通用名称、新活性化合物的专利药品名称和复方制剂药品名称。医师开具院内制剂处方时应当使用经省级卫生行政部门审核、药品监督管理部门批准的名称。医师可以使用由国家卫生健康委员会公布的药品习惯名称开具处方。

83. B 《中华人民共和国药品管理法》第八十一条规定，对已确认发生严重不良反应

的药品，由国务院药品监督管理部门或者省、自治区、直辖市人民政府药品监督管理部门根据实际情况采取停止生产、销售、使用等紧急控制措施，并应当在五日内组织鉴定，自鉴定结论作出之日起十五日内依法作出行政处理决定。

84. A　《中华人民共和国药品管理法》第一百四十四条规定，药品上市许可持有人、药品的生产企业、药品经营企业或者医疗机构违反本法规定，给用药者造成损害的，依法承担赔偿责任。

85. C　《医疗机构临床用血管理办法》已于 2012 年 3 月 19 日经卫生部部务会议审议通过，自 2012 年 8 月 1 日起施行。

86. A　《医疗机构临床用血管理办法》第十八条规定，医疗机构的储血设施应当保证运行有效，全血、红细胞的储藏温度应当控制在 2 ~ 6℃，血小板的储藏温度应当控制在 20 ~ 24℃。储血保管人员应当做好血液储藏温度的 24 小时监测记录。储血环境应当符合卫生标准和要求。第二十条：医疗机构应当建立临床用血申请管理制度。同一患者一天申请备血量少于 800 毫升的，由具有中级以上专业技术职务任职资格的医师提出申请，上级医师核准签发后，方可备血。同一患者一天申请备血量在 800 毫升至 1600 毫升的，由具有中级以上专业技术职务任职资格的医师提出申请，经上级医师审核，科室主任核准签发后，方可备血。同一患者一天申请备血量达到或超过 1600 毫升的，由具有中级以上专业技术职务任职资格的医师提出申请，科室主任核准签发后，报医务部门批准，方可备血。

87. B　《临床输血技术规范》第五条规定，申请输血应由经治医师逐项填写《临床输血申请单》，由主治医师核准签字，连同受

血者血样于预定输血日期前送交输血科（血库）备血。

88. D　《临床输血技术规范》要求在输血前进行血型鉴定、交叉配血试验、患者身份确认和传染病筛查，以确保输血安全。而患者疾病史的询问虽然是医疗行为的一部分，但不是输血前必须进行的检查项目。

89. B　交叉配血的血样标本必须是输血前三天内，最好是当天的标本。

90. B　一般一次输血一般不应超过 4 小时。

91. D　依据《献血法》第十一条，血站、医疗机构不得将无偿献血的血液出售给单采血浆站或者血液制品生产单位，这是严格禁止的行为。

92. D　献血者每次采集血液量一般为 200 毫升，最多不超过 400 毫升，2 次采集间隔不少于 6 个月。

93. B　根据《突发公共卫生事件应急条例》第四十二条规定，有关部门、医疗卫生机构应当对传染病做到早发现、早报告、早隔离、早治疗，切断传播途径，防止扩散。

94. E　根据《突发公共卫生事件应急条例》第五十一条规定，应急处理应遵循预防为主、科学决策、及时响应和信息公开透明的原则。强制隔离并不是条例中明确提出的基本原则，因此正确答案是 E。

95. B　国务院卫生行政主管部门制定突发事件应急报告规范，建立重大、紧急疫情信息报告系统。突发事件监测机构、医疗卫生机构和有关单位发现有下列情形之一的，应当在 2 小时内向所在地县级人民政府卫生行政主管部门报告：（一）发生或者可能发生传染病暴发、流行的；（二）发生或者发现不明原因的

群体性疾病的；（三）发生传染病菌种、毒种丢失的；（四）发生或者可能发生重大食物和职业中毒事件的。接到报告的卫生行政主管部门应当在 2 小时内向本级人民政府报告，并同时向上级人民政府卫生行政主管部门和国务院卫生行政主管部门报告。县级人民政府应当在接到报告后 2 小时内向设区的市级人民政府或者上一级人民政府报告；设区的市级人民政府应当在接到报告后 2 小时内向省、自治区、直辖市人民政府报告。省、自治区、直辖市人民政府应当在接到报告 1 小时内，向国务院卫生行政主管部门报告，国务院卫生行政主管部门对可能造成重大社会影响的突发事件，应当立即向国务院报告。

96. E 根据《突发公共卫生事件处理条例》第四十一条规定，对传染病暴发、流行区域内流动人口，突发事件发生地的县级以上地方人民政府应当做好预防工作，落实有关卫生控制措施；对传染病患者和疑似传染病患者，应当采取就地隔离、就地观察、就地治疗的措施。

97. A 教育部所属综合大学的附属医院发现脊髓灰质炎疫情，应当向所在地的疾病预防控制机构报告。

98. B 《突发公共卫生事件应急条例》第五条规定，突发事件应急工作，应当遵循预防为主、常备不懈的方针，贯彻统一领导、分级负责、反应及时、措施果断、依靠科学、加强合作的原则。

99. B 《突发公共卫生事件应急条例》第三十四条规定，突发事件应急处理指挥部根据突发事件应急处理的需要，可以对食物和水源采取控制措施。

100. A 《突发公共卫生事件应急条例》第三十条规定，国务院卫生行政主管部门对

新发现的突发传染病，根据危害程度、流行强度，依照《中华人民共和国传染病防治法》的规定及时宣布为法定传染病；宣布为甲类传染病的，由国务院决定。

二、A2 型题

101. E 小马作为大专医学生，首先需要获得医学大专学历证书，然后可能需要完成规定的实习期，才有资格参加医师资格考试。因此，正确答案是 E。

102. B 《中华人民共和国医师法》第十六条规定，有下列情形之一的，不予注册：（一）无民事行为能力或者限制民事行为能力；（二）受刑事处罚，刑罚执行完毕不满 2 年或者被依法禁止从事医师职业的期限未满；（三）被吊销医师执业证书不满 2 年；（四）因医师定期考核不合格被注销注册不满 1 年；（五）法律、行政法规规定不得从事医疗卫生服务的其他情形。本题黄某属于第（三）款的情况，故本题选 B。

103. E 按照《中华人民共和国传染病防治法》的规定，麻疹属于乙类传染病。责任疫情报告人发现甲类传染病和乙类传染病中人感染高致病性禽流感、非典型肺炎、肺炭疽的患者、病原携带者和疑似传染病患者时，应于 2 小时内向发病地的卫生防疫机构报告。发现乙类和丙类传染病应在 12 小时内当地防疫机构报告。故选 E。

104. D 疑似甲类或乙类中的某些传染病患者在明确诊断前，应就地进行医学观察。根据题干，防疫人员现怀疑王某患有"人禽流感"，故应就地（丁县）进行医学观察，故选 D。

105. B 《药品管理法》第八十一条规定，药品上市许可持有人、药品生产企业、药品经营企业和医疗机构应当经常考察本单位

所生产、经营、使用的药品质量、疗效和不良反应。发现疑似不良反应的，应当及时向药品监督管理部门和卫生健康主管部门报告。

106. B 根据《中华人民共和国药品管理法》第九十八条的规定，有下列情形之一的，为假药：（一）药品所含成分与国家药品标准规定的成分不符；（二）以非药品冒充药品或者以他种药品冒充此种药品；（三）变质的药品；（四）药品所标明的适应证或者功能主治超出规定范围。根据第（二）款可知，销售给患者的保健食品可被认定为假药。所以选项 B 正确。

107. E 《处方管理办法》第二十四条规定，为门（急）诊癌症疼痛患者和中、重度慢性疼痛患者开具的麻醉药品、第一类精神药品注射剂，每张处方不得超过 3 日常用量；控制缓释剂，每张处方不得超过 15 日用量。

108. D 根据《中华人民共和国献血法》第九条的规定，血站对献血者必须免费进行必要的健康检查；身体状况不符合献血条件的，血站应当向其说明情况，不得采集血液。献血者的身体健康条件由国务院卫生行政部门规定。血站对献血者每次采集血液量一般为 200 毫升，最多不得超过 400 毫升，两次采集间隔不少于六个月。严格禁止血站违反前款规定对献血者超量、频繁采集血液。在接下来的 5 年内，由于两次采集间隔不少于六个月，刘某还可以无偿献血 10 次。

109. E 根据《中华人民共和国献血法》第十八条，有下列行为之一的，由县级以上地方人民政府卫生行政部门予以取缔，没收违法所得，可以并处十万元以下的罚款；构成犯罪的，依法追究刑事责任：（一）非法采集血液的；（二）血站、医疗机构出售无偿献血的血液的；（三）非法组织他人出卖血液的。

三、A3/A4 型题

110. E 根据《中华人民共和国药品管理法》第一百四十二条的规定，医疗机构的负责人、药品采购人员、医师、药师等有关人员收受药品上市许可持有人、药品生产企业、药品经营企业或者代理人给予的财物或者其他不正当利益的，由卫生健康主管部门或者本单位给予处分，没收违法所得；情节严重的，还应当吊销其执业证书。

111. C 根据《中华人民共和国药品管理法》第一百四十一条的规定，药品上市许可持有人、药品生产企业、药品经营企业或者医疗机构在药品购销中给予、收受回扣或者其他不正当利益的，药品上市许可持有人、药品生产企业、药品经营企业或者代理人给予使用其药品的医疗机构的负责人、药品采购人员、医师、药师等有关人员财物或者其他不正当利益的，由市场监督管理部门没收违法所得，并处三十万元以上三百万元以下的罚款；情节严重的，吊销药品上市许可持有人、药品生产企业、药品经营企业营业执照，并由药品监督管理部门吊销药品批准证明文件、药品生产许可证、药品经营许可证。

四、B1 型题

112. E 母婴保健医学技术鉴定委员会应当自接到鉴定申请之日起 30 日内作出医学技术鉴定意见，并及时通知当事人。

113. B 《中华人民共和国母婴保健法》第三十二条：当事人对婚前医学检查、遗传病诊断、产前诊断结果有异议，需要进一步确诊的，可以自接到检查或者诊断结果之日起 15 日内向所在地县级或者设区的市级母婴保健医学技术鉴定委员会提出书面鉴定申请。

114. B 当事人对鉴定意见有异议的，可以自接到鉴定意见通知书之日起 15 日内向上一级母婴保健医学技术鉴定委员会申请再鉴定。

115～116. A、C 《中华人民共和国传染病防治法》第三条规定，传染病分为甲类、乙类和丙类。甲类传染病是指：鼠疫、霍乱。乙类传染病是指：传染性非典型肺炎、艾滋病、病毒性肝炎、脊髓灰质炎、人感染高致病性禽流感、麻疹、流行性出血热、狂犬病、流行性乙型脑炎、登革热、炭疽、细菌性和阿米巴性痢疾、肺结核、伤寒和副伤寒、流行性脑脊髓膜炎、百日咳、白喉、新生儿破伤风、猩红热、布鲁菌病、淋病、梅毒、钩端螺旋体病、血吸虫病、疟疾。丙类传染病是指：流行性感冒、流行性腮腺炎、风疹、急性出血性结膜炎、麻风病、流行性和地方性斑疹伤寒、黑热病、棘球蚴病、丝虫病、除霍乱、细菌性和阿米巴性痢疾、伤寒和副伤寒以外的感染性腹泻病。

117. E 为门（急）诊一般患者开具的第一类精神药品注射剂，同麻醉药品，哌甲酯用于治疗儿童多动症时，每张处方不得超过 15 日常用量。

118～119. A、C 为门（急）诊一般患者开具的麻醉药品注射剂，每张处方为一次常用量；控缓释制剂，每张处方不得超过 7 日常用量。

120. B 《中华人民共和国药品管理法》第九十八条规定，有下列情形之一的，为劣药：（一）药品成分的含量不符合国家药品标准；（二）被污染的药品；（三）未标明或者更改有效期的药品；（四）未注明或者更改产品批号的药品；（五）超过有效期的药品；（六）擅自添加防腐剂、辅料的药品；（七）其他不符合药品标准的药品。题干中药品含量明显低于国家药品标准，属于第一项情形，所以选 B。

121. C 《中华人民共和国药品管理法》第九十八条规定，有下列情形之一的，为假药：（一）药品所含成分与国家药品标准规定的成分不符；（二）以非药品冒充药品或者以他种药品冒充此种药品；（三）变质的药品；（四）药品所标明的适应证或者功能主治超出规定范围。

五、X 型题

122. ABDE 《中华人民共和国医师法》第二十三条规定，医师在执业活动中履行下列义务：（一）树立敬业精神，恪守职业道德，履行医师职责，尽职尽责救治患者，执行疫情防控等公共卫生措施；（二）遵循临床诊疗指南，遵守临床技术操作规范和医学伦理规范等；（三）尊重、关心、爱护患者，依法保护患者隐私和个人信息；（四）努力钻研业务，更新知识，提高医学专业技术能力和水平，提升医疗卫生服务质量；（五）宣传推广与岗位相适应的健康科普知识，对患者及公众进行健康教育和健康指导；（六）法律、法规规定的其他义务。选项 C 属于医师享有的权利，选项 ABDE 皆是医师的义务。故本题应选 ABDE。

123. ABCDE 《医疗事故处理条例》第五十条规定，医疗事故赔偿的项目包括 11 项，具体为：医疗费、误工费、住院伙食补助费、陪护费、残疾生活补助费、残疾用具费、丧葬费、被抚养人生活费、交通费、住宿费、精神损害抚慰金等，并较为明确地规定了上述赔偿项目的计算标准和计算办法。

124. ABCD 《医疗事故处理条例》第三十三条规定，有下列情形之一的，不属于医疗事故：（一）在紧急情况下为抢救垂危患者生命而采取紧急医学措施造成不良后果的；（二）在医疗活动中由于患者病情异常或者患者体质特殊而发生医疗意外的；（三）在现有医学科学技术条件下，发生无法预料或者不能防范的不良后果的；（四）无过错输血感染造成不良后果的；（五）因患方原因延误诊疗导致不良后果的；（六）因不可抗力造成不良后果的。

125. AC 《医疗事故处理条例》第五十条规定，以死者生前或者残疾者丧失劳动能力前实际抚养且没有劳动能力的人为限，按照其户籍所在地或者居所地居民最低生活保障标准计算。对不满16周岁的，抚养到16周岁；对年满16周岁但无劳动能力的，抚养20年；但是，60周岁以上的，不超过15年；70周岁以上的，不超过5年。

126. BD 丙类传染病是指：流行性感冒、流行性腮腺炎、风疹、急性出血性结膜炎、麻风病、流行性和地方性斑疹伤寒、黑热病、棘球蚴病、丝虫病，除霍乱、细菌性和阿米巴性痢疾、伤寒和副伤寒以外的感染性腹泻病。

127. ACDE 医疗机构的药剂人员调配处方，必须经过核对，对处方所列药品不得擅自更改或代用。对有配伍禁忌或者超剂量的处方，应当拒绝调配；必要时，经处方医师更正或者重新签字，方可调配。根据上述，A、C、D、E 的行为都是正确行为。

128. ABCDE 《突发公共卫生事件应急条例》第十一条：全国突发事件应急预案应当包括以下主要内容：（一）突发事件应急处理指挥部的组成和相关部门的职责；（二）突发事件的监测与预警；（三）突发事件信息的收集、分析、报告、通报制度；（四）突发事件应急处理技术和监测机构及其任务；（五）突发事件的分级和应急处理工作方案；（六）突发事件预防、现场控制，应急设施、设备、救治药品和医疗器械以及其他物资和技术的储备与调度；（七）突发事件应急处理专业队伍的建设和培训。

第二章　循证医学与临床科研设计

一、A1 型题

1. E 最正确的解释是循证医学是最正确证据、临床经验和患者价值观的有机结合。循证医学强调医疗决策应基于最新的、最可靠的科学证据，结合医生的临床经验和患者的价值观。它是一种将科学研究结果与临床实践相结合的方法，旨在为医生提供最佳的医疗决策支持。循证医学的目标是提供最有效、最安全和最合适的医疗护理。其他选项中，系统评价、Meta 分析、临床流行病学等都是循证医学的重要方法。

2. E 循证医学不是要替代传统医学，而是通过结合临床经验、最新研究证据和患者价值观，为临床决策提供有效的支持。循证医学认为传统医学的经验和知识是重要的工作基础，需要结合最新的研究证据进行综合评估。因此，循证医学不是要替代传统医学，而是要提供更科学和可靠的医学实践方法。

3. B 循证医学实践的核心是最佳的研究证据。这一核心观点强调医生在对患者建议或实施任何诊断、治疗或预防保健措施时，都应尽可能基于可靠和最佳的研究证据。这一理念旨在提高医疗决策的科学性和有效性，从而改善患者的治疗效果和生活质量。

4. A 人群应用性研究是指对人群中的实际医疗实践和干预进行研究的方法。这种研究可以直接应用于医学实践，其结果更贴近真实世界的医疗实践，因此其证据具有较高的实用性和可靠性，可以直接指导医学实践。其他选项，如分子生物学研究、动物实验和离体研究，虽然在科学研究中有重要作用，但其结果需要进一步验证和转化才能应用于医学实践。转化性研究是将基础研究的发现转化为临床实践的研究，它可以提供直接用于医学实践的证据，但并不是所有转化性研究都可以直接应用于医学实践。

5. D 基于多个质量可靠的大样本随机对照试验所做的系统评价是最佳质量的临床证据。在循证医学中，随机对照试验被认为是最能提供高质量证据的研究设计，因为它可以有效减少偏倚并提供可比较的结果。然而，单个的大样本随机对照试验并不能完全代表整个证据的质量，其具有一定的地域局限性和选择性偏倚。因此，基于多个质量可靠的大样本随机对照试验所做的系统评价被认为是循证医学中最具权威性和可靠性的证据来源。队列研究和病例对照研究也可以提供一定程度的证据，但相对于随机对照试验来说，控制偏倚的手段还是不够充分。专家意见在循证医学中并不被视为最可靠的证据来源，它可能受到主观和个人偏见的影响。循证医学更强调基于科学研究证据的决策，而不是仅仅依靠专家意见。

6. E 循证医学的核心是要求任何医疗措施的实施都应建立在最新、最好的医学科学研究信息的基础上。循证医学强调通过系统地收集、评估和应用最新的科学证据来指导临床决策和医疗实践，以提供最佳的医疗技术服务。

7. B 在合并各个独立研究结果前应进行异质性检验。Meta 分析是一种用于合并和综合多个独立研究结果的统计方法。在进行

Meta 分析之前，需要对研究结果的异质性进行检验。如果研究间存在显著的异质性，则要找到异质性根源，进行有效控制。常用的异质性检验有两种，一种是 Q 检验，$P > 0.05$ 认为不存在异质性；一种是 I^2 检验，I^2 值为 0% ~ 40% 时，异质性可以忽略；I^2 值为 30% ~ 60% 时，存在中度异质性；I^2 值为 50% ~ 90% 时，存在较大异质性；I^2 值为 75% ~ 100% 时，则存在高度异质性。

8. D　在系统评价和 Meta 分析中，对文献质量的评价主要基于研究的统计方法和报告质量，如是否随机、是否双盲、是否报告了足够的统计信息（如置信区间、标准误等）以及是否潜在的偏倚。

9. C　如果文献未报告详细的统计方法，那么研究者就无法准确评估该研究的设计、执行和报告质量。未报告详细的统计方法可能表明该研究存在方法学上的缺陷或不足，会影响 Meta 分析结果的可靠性和有效性。

10. D　在 Meta 分析的森林图中，垂直线通常代表无效线。如果某一研究的效应估计值的点估计位于垂直线的右侧，这通常表示该研究的效应方向为正；如果位于左侧，则通常表示效应为负。

11. C　在 Meta 分析的森林图中，置信区间（CI）反映了效应估计值的不确定性或精确度。较窄的置信区间表示效应估计值估计的精确度较高，而较宽的置信区间则表示估计的精确度较低。

12. A　发表偏倚是指有"统计学意义"的研究结果较"无统计学意义"和无效的研究结果被报告和发表的可能性更大。发表偏倚是循证医学研究中常见的偏倚类型之一，指的是对于具有"积极"结果（即有统计学意义或有益效果）的研究倾向于被报告和发

表，而对于结果"消极"的研究（即无统计学意义或无效果）往往被忽视或没有被完整地报告和发表。这种发表偏倚可能会导致对研究结果的误导性解读，因为只有"积极"的结果被广泛传播和引用，而"消极"的结果被忽视或遗漏。这可能导致对特定治疗或干预措施的效果产生误导。

13. B　失效平安数主要用来估计发表偏倚。失效平安数是一种用于评估和检测发表偏倚的统计图形方法。发表偏倚是指有"统计学意义"的研究结果较"无统计学意义"和无效的研究结果更容易被报告和发表的倾向。失效平安数通过绘制研究结果的效应估计值或标准化效应值与其精确性（通常是标准误差）的关系图，可以观察到研究结果的分布情况。如果存在发表偏倚，即研究结果的发表倾向与其精确性相关，那么失效平安数图形将显示为一个类似于漏斗的形状，其中较小样本规模的研究结果更分散，而较大样本规模的研究结果更集中。因此，失效平安数主要用来估计和检测发表偏倚，帮助研究人员判断和评估研究结果是否受到发表偏倚的影响。

14. C　失效平安数越大，说明 Meta 分析的结果越稳定，结论被推翻的可能性越小。失效平安数是一种用于评估和检测发表偏倚的统计图形方法，通过绘制研究结果的效应估计值或标准化效应值与其精确性（通常是标准误差）的关系图。如果失效平安数较大，即观察到较小样本规模的研究结果更分散，而较大样本规模的研究结果更集中，这意味着研究结果的发表倾向与其精确性相关较小，研究结果的稳定性较高。因此，失效平安数越大，说明 Meta 分析的结果越稳定，结论被推翻的可能性越小。这意味着 Meta 分析的结果更可靠，并且更有可能反映真实的效应。其他选项如同质性、稳定性和可靠性等指标的解释与失效平

安数的含义和影响不完全相符。

15. D 如果漏斗图呈明显的不对称，说明 Meta 分析可能存在偏倚。漏斗图是一种用于评估和检测发表偏倚的统计图形方法，通过绘制研究结果的效应估计值或标准化效应值与其精确性（通常是标准误差）的关系图。如果漏斗图呈明显的不对称，即观察到较小样本规模的研究结果更分散，而较大样本规模的研究结果更集中，这可能表明存在发表偏倚。其他选项如统计学检验效能、同质性、合并效应值的统计学意义和结果的可靠性等因素与漏斗图的不对称性的解释和影响不完全相符。

16. A Meta 分析是一种系统性的统计方法，用于综合和整合多个独立研究的结果，得出总体合并效量估计值。Meta 分析过程中，主要的统计内容包括对各独立研究结果进行异质性检验，并根据检验结果选择适当的模型加权求和各研究的统计量。

17. B Meta 分析中敏感性分析主要用于检查偏倚。敏感性分析是一种用于评估和检查 Meta 分析结果稳定性和可靠性的方法。它通过对 Meta 分析的关键参数、方法或研究选择进行变化和调整，来评估这些变化对 Meta 分析结果的影响，如果进行变化和调整后，结果稳健，则说明研究的偏倚较小。

18. B 循证医学实践强调的是将最新的、最可靠的科学证据与临床医生的临床经验和患者的价值观相结合，以制定最佳的临床决策。循证医学实践并不仅仅只关注证据，而是将证据作为决策的重要参考，同时也需要考虑临床医生的临床经验和患者的价值观。循证医学实践强调的是综合考虑多种因素来制定最佳的临床决策，而不仅仅只依赖于证据。

二、X 型题

19. DE 循证医学的实践是分 5 个步骤的，首先是提出问题，然后是寻找证据、评价证据、实施证据和疗效评价，所以选项 A 错误。选项 B 叙述的"循证医学的核心是医师的良好技能"是不正确的。循证医学的核心是将最新的、最可靠的科学证据与医生的临床经验和患者的价值观结合起来，以制定最佳的临床决策。选项 C 叙述的"循证医学强调的是科学证据及其质量，因此医师的经验可以忽略"是不正确的。循证医学强调的是将科学证据与医生的临床经验相结合，以制定最佳的临床决策。医生的经验在循证医学中仍然是重要的。选项 D 叙述的"循证医学注重后效评价，止于至善"是正确的。循证医学注重对临床实践的后果和效果进行评价，以不断改进和优化临床决策和治疗方法。选项 E 叙述的"循证医学不能解决所有的临床问题"是正确的。虽然循证医学通过最佳证据指导临床决策，但并不能解决所有的临床问题。有些临床问题可能没有足够的科学证据支持，或者涉及患者的个体差异和价值观，需要综合考虑多种因素来作出决策。

20. BC 选项 A"循证医学不否认医师个人经验，但绝不盲从经验"是正确的。循证医学实践强调将最新的、最可靠的科学证据与医师的临床经验相结合，以制定最佳的临床决策。医师个人经验在循证医学中仍然是重要的，但不能盲从经验而忽视科学证据。选项 B"循证医学实践可以解决所有的临床问题"是错误的。虽然循证医学通过最佳证据指导临床决策，但并不能解决所有的临床问题。选项 C"只要掌握了系统评价过程，也就掌握了循证医学实践的全部"是错误的。循证医学实践还涉及更广泛的内容，包括对科学证据的收集、评估和应用等。选项 D"实施循证医学意味着医生要结合当前最好的研究证据、临床经验和患者的意见"是正确的。循证医学实践强调将最新的、最可靠的科学证据与医生的临床经验和患者的价值观相结合，以制定最佳的临床决策。选项 E "当高质量的研究证据不存在时，前人或个人的实践经验可能是目前最好的证据"是正确的。在某些情况下，如果没有高质量的研究证据支持，前人或个人的实践经验可能是目前最好的可用证据，但需要谨慎评估其适用性和可靠性。

21. ABCDE　选项 A "按传统方法解决临床问题有一定局限"是正确的。传统的临床决策往往基于医生的个人经验和专业知识，缺乏系统的科学证据的支持，这在一定程度上会限制临床决策的准确性和可靠性。选项 B "繁忙的临床工作与知识的快速更新和扩容形成的锋利矛盾"是正确的。医生在繁忙的临床工作中难以及时更新和应用最新的医学知识，而医学知识的快速更新和扩容使医生需要不断学习和更新知识，以保证临床实践的质量和效果。选项 C "日益锋利的卫生经济学问题对平衡价格/效益的依据提出了更严格的要求"是正确的。卫生经济学的发展使医疗资源的分配和利用更加关注成本效益和效果，循证医学的实践强调将最佳科学证据与卫生经济学的考虑相结合，以制定更合理和经济的医疗决策。选项 D "临床治疗由单纯的病症控制转向对治疗转归与质量的重视"是正确的。传统的临床治疗往往只关注病症的控制，而循证医学的实践强调将治疗转归和质量作为重要的评价指标，并通过科学证据指导治疗决策，以提高治疗效果和患者的生活质量。选项 E "市场经济的冲击，使一些医生因追求商业利益而热衷于可能没有验证也没有结果的治疗"是正确的。

22. ACE　传统医学是以经验医学为主。

即根据医师的经验直觉或病理生理等来处理患者。

23. ABCD　选项 A "Meta 分析的目的是增加检验效能"是正确的。Meta 分析通过将多个研究的结果合并，可以增加样本量，提高统计检验的效能，从而更准确地判断研究效应是否存在。选项 B "Meta 分析的目的是定量估计研究效应的平均水平"是正确的。Meta 分析通过合并多个研究的效应估计，可以得到一个更准确的研究效应的平均估计值，从而更好地反映真实的研究效应。选项 C "Meta 分析的目的是评价研究结果的不一致性"是正确的。Meta 分析可以通过统计方法评估不同研究结果之间的异质性，即研究结果的不一致性，从而判断研究结果的稳定性和一致性。选项 D "Meta 分析的目的是寻找新的假说和研究思路"是正确的。Meta 分析可以通过对多个研究结果的综合分析，发现新的关联关系、效应或趋势，从而为进一步的研究提供新的假说和研究思路。选项 E "Meta 分析的目的是估计偏倚大小"是不正确的。估计偏倚是 Meta 分析的过程，而不是目的。

24. BE　Meta 分析本质上是一种观察性研究，也遵循科学研究的基本原则，包括提出问题、搜索相关文献、制定文献的纳入和剔除标准、提取资料信息、统计学处理、报告结果等基本研究过程，选项 A 正确。虽然 Meta 分析可以尝试控制和评估原始研究中的偏倚，但偏倚在任何实验中都是不能被排除的，选项 B 错误。Meta 分析的目的是比较和综合多个同类研究的结果，以获得更准确、可靠的结论，C 选项说法是正确。针对随机对照试验所做的 Meta 分析结论更为可靠，因为其是多个随机对照试验的综合结果，选项 D 正确。Meta 分析结果的真实性与各个独立研究的质量密切相关。低质量的研究可能会导致 Meta 分析的结果出现偏差。因此，在进行 Meta 分析之前，需要对研究的质量进行评估和考虑，排除掉质量低的研究，选项 E 错误。

25. ABE 森林图在 Meta 分析中是一个重要的可视化工具，它用于展示不同研究间的效应估计值及其变异程度。在森林图中，垂直线通常代表无效线，即没有效应或效应为零的情况。区间估计值位于垂直线左侧的研究表示其效应为负，而位于右侧的研究表示其效应为正，区间估计横跨无效线则表示效应为零。此外，森林图还可以直观地展示研究间的异质性，帮助研究者识别是否存在潜在的偏倚或不一致性。置信区间越宽实际上表示该研究的效应估计值的不确定性越大。

第三章 医学伦理学

一、A1 型题

1. C 生命质量的衡量标准包括：①主要质量：个体的身体和智力状态；②根本质量：生命的意义和目的，与其他人在社会和道德上的相互作用；③操作质量：用来测知智能、生理方面的人性质量。A 选项个体生命健康程度，是个体的身体状态，属于主要质量；B 选项个体生命德才素质，是个体与其他人在社会和道德上的相互作用，属于根本质量；D 选项个体生命治愈希望、E 选项个体生命预期寿命，属于操作质量；C 选项个体生命优化条件，是寻求改变的途径，不是衡量标准，故选 C。

2. D 生命神圣论是医学伦理学的基础理论，是强调人的生命神圣不可侵犯和具有至高无上的道德价值的一种伦理观念。生命神圣论的积极意义包括：①尊重患者的生命，是医学人道主义最基本的或最根本的思想，医者应当珍重生命，尊重人的价值和权利，尽力救治患者；②尊重患者的人格，患者具有正常人的权利也具有一些特殊的权利，是提高医疗质量及效果的必须要求；③尊重患者的平等，医疗中应当尽量排除非医疗因素，让每个患者都能人道地、平等地实现医疗目的；④尊重患者的生命价值，要求重视患者的生命质量和价值。合理公正的分配卫生资源是公正论的要求，不属于生命神圣论的意义。

3. E 公益论即关于公共利益的理论。公益论主要内容包括群体公益、科学公益、后代公益、医疗群体公益。不包括"个人利益"。

4. D 医学伦理学是研究医学实践中涉及的伦理问题的学科，它将伦理学的原理和理论应用于医学领域，以指导医学实践和决策。应用伦理学是研究伦理问题在特定领域中的应用和解决方式的学科，它关注如何将伦理原则和价值观应用于实际情境中，以促进道德行为和决策的合理性。因此，医学伦理学的学科性质属于应用伦理学。

5. B 医院作为医疗机构，其主要目标是为人类社会提供医疗服务，体现了医学人道主义精神。医院的服务不仅仅是为了经济效益，更重要的是为了社会效益。医院的使命是保护和改善人类的健康，为患者提供医疗、教育和研究等方面的服务，促进社会的发展和进步。因此，医院主要表现的是社会效益。

6. A 公益论指主张人们在进行道德评价时，应当从社会、人类和后代的利益出发，从整体和长远的角度来评价人们的行为，强调社会公共利益的最大化。公正论关注个体和群体之间的平等与正义，确保资源和机会的公平分配，人人享有最基本的医疗权利属于公正论原则的范畴。

7. D 生命伦理学是研究生命科学和医疗技术等领域中涉及伦理问题的学科。随着科技的不断进步和应用，新的科技成果在医疗卫生领域特别是临床上的应用，给人们带来了许多伦理挑战和道德冲突。这些挑战和冲突往往涉及生命的起源、生命的价值、生命的尊严、生命的权利等重大伦理问题。然而，这些矛盾和冲突的根源并不仅仅来自科技的进步和应用本身，更重要的是社会传统文化与科技成果广泛运用之间的矛盾。不同的社会和文化背景下，人们对于生命伦理问题的看法和价值观存在差异，这就导致了不同的伦理观点和道德冲突的产生。因此，社会传统文化与科技成果广泛运用之间的矛盾是现代生命伦理学面临的一个重要问题。

8. B 道德义务是指医务人员依据医学道德的原则和规范对患者、集体和社会所负的道德责任，并采取应有的行为来履行自己的职责。医学道德义务是一种自觉自愿的行为，这与法律义务不同。法律义务是由宪法、法律、行政法规等法律文件明确规定的，要求相关主体必须遵守，具有强制力。

9. C 这道题考察的是卫生保健体系的不平等问题，而正义论正是关注社会公正和公平的伦理学理论。根据题干中的描述，只有当那些最需要卫生保健体系的人能够从中受益，才能够认为卫生保健体系的不平等是合理的。这与正义论关注社会公正和公平的观点相符合。因此，答案选 C。

10. C 道德最显著的特征是自律性。自律性指的是个体在道德准则的指导下，自觉地控制和约束自己的行为，遵守道德规范，并按照良好的道德标准行事。自律性是道德的内在特征，通过自我约束和自我管理，个体能够积极地追求道德价值和道德目标，与他人和社会保持良好的互动。A 选项继承性是指道德价值观念和道德规范在社会和文化传承中的延续。B 选项实践性是指道德的实践需要通过行动来体现和实现。D 选项他律性是指个体在道德准则的指导下，受他人的规范和约束。E 选项客观性是指道德准则和价值是超越个体的主观意识存在的客观存在。虽然以上特征都与道德有关，但自律性是最显著的特征。

11. C 医学是一门科学，涉及诊断、治疗和预防疾病的知识和技能。医学伦理学是研究医学实践中的道德和伦理问题的学科。医学伦理学关注医学实践中的伦理原则、价值观和道德规范，以指导医生、护士和其他医疗工作者在临床实践中做出正确的决策和行为。医学伦理学强调医学道德的重要性，即医学工作者应该遵循道德原则，如尊重患者的自主权、保护患者的隐私、保持诚实和透明等。遵守医学道德是医学工作者实现人类健康服务的保障，确保他们在实践中以患者的最佳利益为导向，提供安全、有效和质量高的医疗护理。所以选项 C 正确。选项 A，说法不准确。医学伦理学是由对医学实践中道德问题的思考和研究而产生的。选项 B，说法不准确。医学伦理学是为指导医学实践中的道德行为而存在，但它不是医学实践的尺度和方式。选项 D，说法过于片面。医学服务除了技术过硬外，还需要遵循医学道德原则，以患者的最佳利益为导向。选项 E，说法不准确。医学道德应该是医学科学研究的指导原则之一，而不是服从于医学成果。

12. B 尊重原则是医学伦理学的基本原则之一，尊重原则包括尊重患者的生命权，尊重患者的人格，尊重患者的隐私权，尊重患者的自主权。尊重原则要求医务人员尊重患者知情同意和选择的权利，对丧失知情同意或选择能力的患者，应该尊重其家属或监护人的知情同意和选择的权利。尊重原则不是尊重患者的一切主观意愿，如患者知情选择不当时，医务人员应劝导患者，不能采取听之任之的态度，劝导无效仍应尊重患者或家属的自主权。

13. C 保护患者的隐私权是医疗伦理中非常重要的原则。其中，保护患者的隐私权的内容包括不公开患者目前的健康状况、既往病史资料和身体私密部位的情况。然而，涉及自杀企图的情况，医生可能需要采取必要的措施来保护患者的生命安全，这可能会暂时侵犯患者的隐私权。所以，选项 C 自杀企图不属于保护患者隐私权的内容。

14. D 生命伦理学研究的主要内容是选项 D 生命道德理论。生命伦理学关注人类生命的伦理问题，包括生命起源、生命价值、生命权利、生命尊严等方面。生命道德理论探讨了生命伦理的基本原则和价值观，如尊重生命、保护生命、自主权、公正分配等。选项 A 义务公平是一种道德原则，指的是在分配资源和机会时要遵循公平和公正的原则。选项 B 公益论是一种伦理观点，强调个人的行为和决策应当以社会的利益和公共利益为导向。选项 C 公平理论是关于分配公共资源和机会的原则和方法的研究。选项 E 生命科学是指研究生命现象和生命过程的科学学科，包括生物学、医学、生物伦理学等。虽然生命伦理学可以涉及生命科学的伦理问题，但生命伦理学的主要内容是生命道德理论。

15. E "双刃剑"效应用来形容事情的双重影响性，既有利也有弊。当代医学科学研究和创新的"双刃剑"效应是指：当代医学科学研究和创新既有促进人类健康的价值又有危害人类健康的可能。因此答案选 E。

16. E 把患者的利益看得高于一切不符合医学伦理学的有利原则。

17. E 尊重患者的自主权是医务人员履行尊重原则的重要形式。是指医务人员要尊重患者及其做出的理性决定，包括帮助、劝导甚至限制患者进行选择，为帮助患者选择诊治方案，必须向患者提供正确且易于理解的、适量、有利于增强患者信心的信息；当患者的自主选择有可能危及其生命时，医生应当积极劝导患者做出最佳选择；当患者（或家属）的自主选择与他人或社会的利益发生冲突时，

医生还要履行对他人、社会的责任，故 E 选项的说法错误。

18. E 保护隐私权和公共利益、公民合法知情权、国家法律以及他人健康之间可能存在冲突的情况。在某些情况下，为了维护公共利益、满足公民合法知情权、遵守国家法律或保护他人健康，可能需要对个人隐私进行一定的限制或公开。例如，当出现严重传染病疫情时，可能需要公开某些患者的隐私信息以追踪和控制疫情的传播。然而，保护隐私权和医院利益之间通常不会存在冲突。医院利益通常指的是医院的经济利益或管理利益，与患者的隐私权保护没有直接的冲突关系。

19. D ①主动 - 被动型：是一种传统的医患关系类型，这种模式在现代医学实践中普遍存在，如外科，麻醉，抗菌治疗。这一模型适用于急诊治疗、严重创伤、大出血或休克昏迷等。②指导 - 合作型：是一种现代医患关系基础的模型。医患间存在着相互作用，患者因某些症状，如急性感染，主动寻求医生帮助。医生则告诉患者做什么，并期望患者对指令性的治疗服从、合作。医生不喜欢患者提问题或表示异议，或不履行应该接受的医嘱。这种关系患者虽然有了一定的地位和主动性，但在总体上医患的权利还是不平等的。③共同参与型：医生和患者有近似相等的权利和地位，医生帮助患者治疗，几乎所有的心理治疗均属于这种模式，大多数慢性病也适用这种模式。这种模型就参与者双方而言，比上述两种模型有更为复杂的心理要求。

20. A 第一，良好的医患关系是医疗活动顺利开展的必要基础。例如从诊治方面看，医患之间没有充分的交往，医生就往往采集不到确切的病史资料。从治疗方面看，患者遵从医嘱是治疗成功的关键。第二，融洽的医患关系会造就良好的心理气氛和情绪反应。对于患

者来说，不仅可消除疾病所造成的心理应激，而且可以从良好的情绪反应所致的躯体效应中获益。对于医生来说，从这种充满生气的医疗活动中亦可得到更多的心理上的满足，即良好的医患关系本身就是一种治疗的手段，它不仅可以促进患者的康复，而且对医生的心理健康也是必需的。提高患者的社交能力并不是医疗服务的普遍需求，不属于良好医患关系的范畴。

21. E 非语言沟通是指医务人员通过仪表、体态、面部表情、眼神、声调、手势、抚触、距离等非语言特性沟通方式与患者进行信息交流，在沟通中可以达到支持、补充和深化语言表达的效果。这些非语言沟通技巧在医患交流中起到重要的作用，有助于建立良好的医患关系，提高医疗效果。文字暗示不属于医务人员的非语言沟通技巧，因为文字是一种书面语言表达方式，不涉及非语言的身体语言和非语音的声音语调。在医患交流中，医务人员通常会使用口头语言和非语言的身体语言进行沟通，而不是通过文字暗示进行沟通。

22. E 对医务人员记忆力的主要要求是记忆的准确性。医务人员需要掌握大量的医学知识和临床经验，准确地记忆和应用这些知识，以便在临床工作中作出准确的诊断和治疗决策。记忆的准确性是医务人员在工作中保证患者安全和治疗效果的重要基础。尽管记忆的准备性、持久性、专一性和敏捷性在医务人员的记忆能力中也是重要的，但记忆的准确性是最基本和关键的要求。医务人员需要准确地记忆医学知识、患者的病史和检查结果等信息，以便进行正确的诊断和治疗。

23. E 随着病情的变化，医患关系可能会发生变化，从一种模式转向另一种模式。医患关系可以从主动－被动型转化为指导－合

作型，即医生主动提供指导，患者积极参与治疗决策和方案。也可以从主动－被动型转化为共同参与型，即医生和患者在治疗过程中共同参与决策和管理。最终的目标是实现医患共同参与型的关系，即医生和患者在治疗过程中共同参与决策、管理和达成治疗目标。因此，医患关系是动态变化的，会随着病情和治疗过程的变化而发展。

24. A 医务人员的职业要求其情绪主要是积极而稳定。医务人员在工作中面对各种疾病和患者的情绪，需要保持积极的态度和稳定的情绪，以便更好地处理工作中的挑战和压力。他们需要以专业的态度对待患者，给予他们安全感和支持，同时也需要保护自己的情绪，避免情绪过度波动对工作及患者造成不良影响。虽然爱憎分明、心境平和与悲喜有节制等情绪特点在医务人员中也是重要的，但积极而稳定的情绪是最基本的要求。医务人员需要面对各种挑战和压力，处理复杂的疾病情况和与患者的交流，因此他们需要具备稳定的情绪，以确保工作的效率和患者的安全。

25. B 会诊是医务人员之间合作的一种形式，通过共同讨论和协商，能够提高诊断和治疗的准确性和有效性。参加会诊不仅有利于医院集体力量的发挥，也能够促进医务人员之间的互相支持和帮助。在会诊过程中，医务人员彼此独立、发表专业意见，共同为患者作出最佳的诊断和治疗决策。

26. D 心理品质是指一个人的认知、情感、意志和行为活动的有机结合。它反映了一个人内心的特点、态度、价值观以及对外界刺激的反应方式。心理品质可以包括个体的性格特征、心理健康状况、心理适应能力等方面的内容。

27. A 在医患关系中，患者通常处于弱

势地位。患者往往需要依赖医生的专业知识和经验来获取医疗服务，而医生有更多的权威和控制力。因此，强调维护患者权益是为了平衡医患关系中的权力差距，保护患者的利益和自主权。

28. E 正确处理医务人员之间关系的意义：①有利于医学事业的发展；②有利于发挥医院的整体效应而提高各项工作的效率；③有利于建立和谐的医患关系；④有利于医务人员成长。

29. C "狭义的副语言"指有声现象，如说话时气喘、嗓子沙哑、整句话带鼻音、某个字音拉得很长、压低嗓音、说话不连贯等。

30. C 知情同意是指医生应当向患者提供详细的医疗信息和治疗方案，包括诊断、治疗目的、可能的风险和效果等，以便患者能够充分了解并做出知情决策。患者有权知道医生的主要诊治手段以及可能的风险和效果，从而做出是否接受治疗的决策。

31. A 医患关系是指医生与患者之间的关系。它是医疗活动中最基本、最核心的人际关系，直接关系到医疗服务的质量和效果。医患关系建立在相互尊重、理解和信任的基础上，医生应当为患者提供专业、安全和负责任的医疗服务，而患者也应积极配合医生的治疗和管理。

32. D 医患之间的非技术性关系是：道德关系、利益关系、价值关系、法律关系、文化关系。

33. B 协同一致的原则强调医务人员之间的合作与协作，以提供最佳的医疗服务。医疗团队中的医生、护士、技师等专业人员应相互协作，密切配合，以患者的康复为中心，共同制定治疗方案，执行治疗措施，并在治疗过程中进行沟通和协调。只有通过团结一致的

努力，医务人员才能更好地为患者提供全面、协调和高质量的医疗护理。

34. A 临床医疗中保守患者的秘密，在伦理上，其实质是医患所需要的相互尊重和信任。

35. E 医患关系既具有契约性质，又具有信托性质。医生和患者之间的关系是通过一种特殊的契约来建立的，即医生提供医疗服务，患者支付费用。同时，医患关系也具有信托性质，患者将自己的健康和生命托付给医生，信任医生能够提供专业的医疗服务。

36. E 患者的疾病认知权是指患者对自己的疾病有权了解和理解，包括了解疾病的性质、诊断结果、治疗方案等。尊重患者的疾病认知权是指医生应当尊重患者的知情权，提供充分的信息和解释，让患者了解自己的疾病情况，并参与医疗决策。然而，在尊重患者的疾病认知权的过程中，医生也应当注意不加重患者的心理负担和影响治疗效果。医生在向患者传达疾病信息时，应当以温和、耐心的方式进行，避免给患者带来过度的焦虑和压力。医生还应当根据患者的实际情况和接受能力，适度控制疾病信息的披露，避免给患者带来心理负担和影响治疗效果。

37. B 信托关系是指患者对医生的信任和依赖，患者将自己的健康和生命托付给医生。构成信托关系的基础是患者对医生的信任，患者对医生的专业知识、技术和医疗服务的信任。只有在患者对医生的信任基础上，才能建立起真正的医患信托关系。

38. C 当患者对医生所实施的诊治手段有质疑时，医生必须详细介绍，并在患者愿意的情况下才能继续进行，这属于患者的知情同意权。患者有权知晓医生所实施的诊治手段、治疗目的、可能的风险和效果等信息，并在明

确理解和自愿的情况下做出决策，决定是否接受或继续进行治疗。医生有责任向患者提供充分、准确、易于理解的信息，以便患者能够做出知情同意的决定。

39. E 作为患者，在接受医疗服务的过程中，需要遵守医院的规章制度，包括诊疗流程、排队等待、支付方式等。这些制度是为了保证医疗服务的顺利进行和公平分配。

40. E 在现代社会，人们对自身权利的意识和参与意识逐渐增强，对人的本质也有了更深入的认识。这使得患者的权利受到更多的关注和重视。人们认识到每个人都有权利获得高质量的医疗服务，同时也应当在决策过程中参与其中，保护自己的权益。

41. B 医生在医疗过程中应当以患者的权益为中心，尊重患者的自主权和知情权。医生应当尊重患者的意愿和需求，尊重患者的知情同意权和个人选择。医生应当根据患者的实际情况和病情，提供最合适的医疗服务，并与患者进行充分的沟通和共同决策。因此，在医疗过程中，医生的医疗权应该服从患者的权利，选项 B 是正确答案。

42. A 患者具有保持和恢复健康的义务，选择合理的生活方式，养成良好的生活习惯，保持健康，尽最大可能减少或者延缓疾病的发生。

43. A 患者有权选择接受或不接受医师的安排和建议，他们应该在充分了解和知情同意的基础上做出决策，而不是盲目完全听从医师的安排。

44. C 虽然患者享有平等医疗权利，但并不意味着所有患者的要求都可以被满足。医疗资源有限，医生需要根据患者的病情和治疗需要来进行合理分配和决策。医生会根据医学判断和伦理原则来制定治疗方案，不

能满足一切患者的要求，选项 C 错误，其余选项均正确。

45. D 医患双方都具有独立人格，要求医师能够平等对待患者。因此，选项 D 是正确答案。

46. C 即使没有家属的承诺，但如果患者本人能够理解并同意手术治疗，医生仍然可以依法进行手术。患者的知情同意权是基于个体的自主权，即使没有家属的承诺，只要患者本人能够做出知情同意，医生可以进行相应的治疗。

47. A 随着医学技术的发展和进步，越来越多的高技术手段被应用于医疗诊断和治疗中。这些技术手段的应用可能导致医生过度依赖技术设备，而忽视了与患者的沟通和关怀，从而加剧了医患之间的物化趋势。

48. D 共同参与型的医患关系是指医生和患者之间平等、合作和共同决策的关系。在这种关系中，医生和患者共同商讨病情，分享信息，并共同决定治疗方案。因此，选项 D 是正确答案。

49. A 正确处理医际关系的原则是彼此信任，互相协作和监督。因此，选项 A 是正确答案。

50. E 与医疗实践相结合是医德修养的根本途径和方法，具体是从以下三个方面做起：①要坚持在为人民健康服务的医疗实践中认识主观世界，改造主观世界；②要坚持在医疗实践中检验自己的品德，自觉地进行自我教育，自我锻炼，提高自己医学修养；③要随着医疗实践的发展，使自己的认知不断提高，医学道德修养不断深入。

51. C 医德修养包括医疗实践中所形成的情操、举止、仪表和品行等。

52. A 内心信念是指医务人员发自内心地对道德义务的深刻认识、真诚信仰和强烈的责任感，是医务人员对自己行为进行善恶评价的内在动力，是医德品质构成的基本要素，也是医德评价的重要方式。

53. A 医学道德评价标准有疗效标准、社会标准、科学标准。

54. A 选项 A 是错误的，对医德评价的意义并不是表明评价者个人的喜好。医德评价的目的是为了评估医务人员的职业道德和行为，以促进医务人员的职业素养和道德行为的提升。医德评价的意义包括形成健康的医德氛围，调节医学人际关系，帮助医务人员将外在医德规范内化为内心信念，并指导医务人员选择高尚的医德行为。通过评价医德，可以识别出不足和明确改进的方向，提高医务人员的专业素养和道德水平，最终造福患者和社会。

55. B 医德的维系主要依靠非强制力量，而不是强制性手段。医德是医务人员内心的道德追求和职业操守，依赖于医务人员的自觉和自律。卫生法纪、经济奖惩和行政处罚等手段虽然在维护医疗秩序和规范医疗行为方面起到一定作用，但它们更多的是外部的监督和管理手段，不能直接影响医务人员的内心道德观念和行为准则。因此，医德的维系主要依靠非强制力量，如医德教育、道德引导、职业道德规范等，来促使医务人员自觉遵守医德规范，保持良好的道德行为。

56. A 选项 A 是不正确的，因为"慎独"并不是封建社会特有的范畴，而是一种具有普遍意义的道德修养原则。尽管"慎独"这个词在古代儒家文化中有所提及，但它的意义和价值在今天仍然具有重要意义。选项 B、C、D 和 E 都是正确的。在医德修养方面，提倡"慎独"是指在个人独处时，仍能坚持道德原则和道德信念。这是一种对自我约束和自我管理的要求，以确保医务人员在任何情况下都能保持良好的道德行为。同时，"慎独"也是一种道德修养的方法，通过个人的自省和反思，不断提升自己的道德境界。医德修养是有层次的，提倡"慎独"可以帮助医务人员在医德修养上达到更高的境界。

57. E 社会舆论是指公众对某种社会现象、行为和事件的看法和态度，即公众的认识。社会舆论可以形成一种强大的精神力量，调整人们的道德行为，指导人们的道德生活，是医学评价中最普遍、最具有影响力的方式。

58. C 正面引导原则是指通过宣传和表彰先进人物和先进事迹，引导医务人员树立正确的医德观念和职业操守，激励他们向优秀的医务人员学习，塑造积极向上的医德风尚。

59. A 医学道德评价一般包括自我评价与非自我评价。自我评价是指医务人员对自己的道德行为进行评价和反思，自觉检视自己的行为是否符合职业道德和伦理要求。非自我评价是指他人对医务人员的道德行为进行评价，包括社会评价、患者评价、同行评价等。这些评价可以通过正式的评估机构、患者满意度调查、同行专家评审等方式进行。

60. E 作为临床医师，其首要的职责是对患者的健康负责。临床医师应当尽最大的努力，提供高质量的医疗服务，保护和促进患者的健康。

61. E 对于"慎独"的最正确的理解，即坚持医德修养的高度自觉性、坚定性、一贯性。"慎独"是指医务人员在无人监督或别人无法监督的情况下，能够自觉遵守医德规范，秉持高度的职业操守和道德标准。这就要求医务人员具备自我约束和自我教育的能力，坚持在任何情况下都不违背医德。其他选项的理解也有一定道理，但并不是对"慎独"最准确的解释。

62. D 评价医德行为善恶的根本标准是有利于患者康复、有利于医学发展、有利于人类生存环境的改善，即选项 D。医德行为的评价应该以其对患者康复和健康的效果为出发点。医务人员的行为应该是能够促进患者的康复和健康，同时也应该符合医学的发展要求和人类生存环境的变化。

二、A2 型题

63. A 正确答案是 A，仅以医学行为后果作为评判行为正当与否的依据，有时难以具有充分的说服力。医学行为的正当性需要综合考虑多个因素，包括医学行为的后果、动机、过程是否符合伦理原则等。仅仅以医学行为后果作为评判的唯一依据可能无法全面评估医学行为的伦理性。

64. C 题干表达的最主要思想是现代医学科学发展需要医学道德的把关。尽管人类基因组序列图的绘制为人类疾病的研究和治疗提供了重要依据，但同时也引发了人们对于基因科学应用的道德问题和潜在风险的担忧。因此，现代医学科学在发展的过程中需要医学道德的把关，以确保科学技术的应用符合伦理原则，并避免可能的危害。

65. C 这种做法违反了正确处理医务人员之间关系的道德原则，即彼此信任、互相协作和监督。医师将患者严格区分为"你的"和"我的"，对其他医生所负责的患者不闻不问，即使同事出现严重失误也不予关注。这种做法缺乏信任、协作和监督的精神，不符合医务人员之间应该建立的合作和监督关系。

66. B 本案例集中体现了尊重患者的知情同意权。知情同意权是指患者有权知道自己的疾病情况、治疗方案以及可能的风险和后果，并自主决定是否接受治疗。在本案例中，患者担心手术后会影响今后生活质量，医生积极解释，消除了患者的心理负担，并征得了患者家属的同意，最终进行了手术。这体现了医生尊重患者的知情同意权，充分尊重患者的自主决策权。

67. B 正确处理医务人员之间关系的道德原则包括：互相尊重、互相支持、互相监督、互相学习。甲医师及时反映乙医师的诊治失误给主管部门，并非出于个人利益的追求，而是为了保护患者的利益和安全。

68. C 医患交往的两种形式：语言形式的交往和非语言形式的交往。前者顾名思义，是用语言传递信息，后者包括语调、表情等。根据题意，这位女医生是非语言形式的沟通技巧做得好。

三、A3/A4 型题

69. A 《中华人民共和国精神卫生法》规定，精神障碍患者的人格尊严、人身和财产安全不受侵犯，受教育、参与劳动等合法权益受法律保护。患者个人隐私及疾病信息应当予以保密。该例患者就诊时，医生未在精神检查之前明确陪伴者身份，同时医生未征得患者本人是否同意其陪伴者在其身边聆听谈话，违背了患者的个人隐私保密原则。

70. C 《中华人民共和国精神卫生法》在自愿原则的基础之上，明确规定了非自愿住院治疗的两个标准：一个标准是患者必须是经过明确诊断且为严重的精神障碍；第二，必须出现伤害自己的行为和危险，或者危害他人安全的行为和危险。这两个条件缺一不可。只有满足了这两个条件，患者才能够被非自愿地予以住院，如果不满足条件，不管是什么类型的精神疾病，都要实行自愿原则。题中并未提及患者满足标准中的两个条件，医生让其母亲签署了入院知情同意书，而且办理了住院手续，违反了自愿原则。

71. B 《中华人民共和国民法通则》第十七条"精神患者的监护人"规定，无民事行为能力或者限制民事行为能力的精神患者，其法定监护人的范围和顺序依次为：配偶、父母、成年子女、其他近亲属、关系密切的亲属或朋友、精神患者所在单位或住所地的居委会、村委会、民政部门。所以选项 B 符合题意。

四、B1 型题

72. B 在指导－合作模式中，患者被看作有意识、有思想的人，具有一定的主动性，能够主动述说病情，反映诊治情况，配合检查和治疗。但对医生的诊治措施既提不出异议，也提不出反对意见，医者仍具有权威性，仍居于主导地位，这种模式适用于大多数患者。它类似于父母与青少年的关系，医生的责任是"告诉患者做什么"。这种模式是目前较普遍采用的一种模式。主要适用于急性疾病和外科手术恢复期。

73. C 在主动－被动模式中，医患双方不是双向作用，而是医生对患者单向发生作用。因此，医生的权威性得到了充分肯定，处于主动地位；患者处于被动地位，并以服从为前提。这种模式适用于昏迷、休克、精神病患者发作期、严重智力低下者以及婴幼儿等一些难以表达主观意志的患者。这种模式类似于父母与婴儿的关系，医生的责任是"为患者做什么"，从而有益于发挥医生的积极性。

74. A 在共同参与模式中，医患双方共同参与医疗方案的讨论、制订与分享。这种模式适用于具有一定医学知识背景或长期的慢性病患者，它类似于成人与成人之间的关系，

医生的责任是"帮助患者自疗"。从理论上讲，这种模式是最理想的，不但可以提高诊治水平，而且有利于建立和谐的医患关系。

75. B 医务人员应有良好的心理素质，包括：崇高理想、稳定情绪、良好性格、敏锐观察、坚强意志、沟通技巧。

76. C 医务人员心理素养培养的原则包括：学校教育与社会教育相结合、规范教育与自我调控相结合、现实形象与理想模式相结合、严于律己与宽以待人相结合。

77. D 心理健康促进原则之一，应树立良好的自我意识，即自知、自爱，能够准确地认识自己。

五、X 型题

78. ABC 当代医学科学的发展具有两个特点：其一是尖端的医疗技术和医学科学知识空前增多，这一点虽然大大提高了医生的诊断与治疗水平，但也使人们过多地把注意力放在技术方面。人们已不像过去那样对医务人员给予十分高的评价与尊敬，涉及治疗不当的"诉讼"和医疗纠纷的数量也随之增多；另外，医生的专门化倾向，使医生在医疗过程中所考虑的往往不是有着丰富躯体和心理活动完整的人，而是患者生病的器官。因此医患交往障碍的原因可能是：（1）医生方面表现为：①医生对患者的病痛缺乏应有的同情和责任感。②以是否有"医疗价值"或"科研价值"为标准去对待患者。③以对方能否带来物质利益而确定关系的好坏。（2）患者方面表现为：①情绪不稳，容易激惹，反应敏感。②过分挑剔或过分冷淡。所以选项 ABC 正确。

79. ABCDE 改善医患关系的措施包括：①医方：提高专业技术、品德修养，尊重患者权利等；②患方：尊重医务人员和医院的规章制度，普及医学伦理法律知识，积极配合治

疗；③加快卫生体制改革：完善医疗制度、规范医院的管理、完善卫生补偿体制；④建立协调医患关系的组织；⑤确立公正的社会舆论导向。

80. ABCD 医学伦理学基本理论不包括选项 E 人权论。医学伦理学关注的是医学实践中的道德问题，包括生命伦理学、职业伦理学等方面。人权论虽然与医学伦理学有关联，但并不是医学伦理学的基本理论之一。其他选项包括选项 A 生命论、选项 B 后果论、选项 C 美德论和选项 D 道义论，都是医学伦理学的基本理论之一。

81. ACDE 《患者权利宣言》规定的患者知情同意权的内容包括：患者对医院和医生的情况有了解的权利，患者对治疗方案有选择和拒绝的权利，患者对医疗费用有审查的权利，医生有就症状、治疗方案等与患者有关的治疗信息对患者进行详细说明的义务。所以选项 ACDE 正确。

82. ABCE 生命神圣论强调选项 A "对人的生命的尊重"、选项 B "推行医学人道主义，反对非人道的医疗行为"、选项 C "反对不平等的医疗制度"、选项 E "实行一视同仁的医德规范"。这些都是生命神圣论的积极意义所涵盖的方面。然而，选项 D 提到的 "合理公正地分配卫生资源" 虽然是一个重要的医疗伦理问题，但并不是生命神圣论的核心内容，属于公正论的内容。

83. ABCD 公益论的内容：兼容观、兼顾观（任何医疗行为都应该兼顾到社会、个人、集体的利益）、社会效益观。公益的核心理念是追求社会的整体利益，而不是个别个体或少数人的利益。公益的目标是为了社会的福祉和公共利益，关注的是广大群众的权益和需求。因此，少数人的利益并不符合公益

的原则。

84. ABCD 公益论就是从社会和全人类的长远利益出发，公正合理地解决医疗活动中出现的各种利益矛盾，使医疗活动不仅有利于患者个体，还有利于群体和后代，有利于社会，有利于人类生存环境的改善，有利于医学科学的发展。

85. BCDE 不伤害原则是医学伦理学中的基本原则之一，要求医生尽可能避免对患者造成身体、生理和心理上的伤害，以及经济上的损失。因此，选项 A "无损伤" 是不正确的表达，因为在实际情况中，无法完全避免对患者造成任何伤害。

86. ABCD 医患沟通的伦理准则：尊重、有利、公正、诚信。强制不是医患沟通的伦理准则之一。医患沟通应该是基于自愿和平等的原则，而不是通过强制或强迫来实施。医患沟通应该建立在尊重、有利和公正的基础上，通过诚信和真实的交流来促进患者的健康和医疗团队的合作。强制性的沟通方式可能会破坏患者的权益和医患之间的信任关系。

87. ABDE 医患沟通的伦理意义：①实践 "人是目的" 的伦理价值；②发挥道德情感的传递作用；③推动人道主义精神的发展；④促进医患双方道德境界的提升。限制医疗资源的分配不是医患沟通的伦理意义之一。医患沟通的伦理意义主要在于实践 "人是目的" 的伦理价值，通过沟通来关注和尊重患者的需求和权益，使医疗服务更加人性化和有利于患者的健康。同时，医患沟通还可以发挥道德情感的传递作用，促进医患双方道德境界的提升，并推动人道主义精神的发展。这些伦理意义都是为了促进医患之间的互信和合作，提高医疗服务的质量和效果。而限制医疗资源的分配并不涉及医患沟通的伦理层面。

88. ABCD 医患纠纷增多的原因：①医疗体制改革相对于市场经济发展的滞后；②医院管理的缺陷；③医务人员的服务态度；④患者缺乏理性态度；⑤媒体的推波助澜。患者缺乏医疗知识并不是医患纠纷增多的主要原因之一。虽然患者缺乏医疗知识可能导致信息不对称和误解，但医患纠纷的增多通常与医疗体制改革相对滞后、医院管理的缺陷、医务人员的服务态度和媒体的推波助澜等因素有关。这些因素可能导致医患之间的沟通不畅、信任缺失、权益受损等问题，从而引发医患纠纷的发生和增多。因此，患者缺乏医疗知识不能作为医患纠纷增多的原因之一。

89. ABCE 良好医患关系的建立，有利于：①增强尊重患者权利的意识，这主要是针对医方而言，因为患方属于弱势群体，其权益更易受到侵害；②建立协调医患关系的组织，如医院伦理委员会可以很好地协调医患关系；③确立公正的社会舆论导向，一种公正的舆论导向对于建设良好的医患关系十分重要，因为公众的行为方式极易受到社会舆论的引导；④普及医学、伦理学、法律知识，患者由于医学知识和伦理、法律的欠缺，容易造成医患关系中的被动，医务人员的伦理、法律知识也很缺乏，从而导致对患者权益的忽视和在一些伦理困境中的不知所措。医学、伦理、法律知识的广泛普及，必定是建立理想医患关系的必由之路。

90. ACDE 医患沟通是为了实现医学目标，包括了解患者的病情、进行疾病诊断、制定治疗方案等。医患沟通是为了进行有效的临床治疗，包括对患者的病情进行解释和教育、传达治疗方案、监督治疗进展等。医患沟通是体现医学人文精神的重要方面，关注患者的情感和需求，尊重患者的权利和尊严。医患沟通是进行医疗诊断的重要环节，通过与患者的交流和了解，医生可以获得更多的病史信息，进一步指导诊断和治疗。B 项不属于医患沟通的意义，医患沟通主要是为了更好地理解患者的需求和提供有效的医疗服务，而不是直接提高医生的技术水平。

91. BCDE 患者的权利包括基本医疗权、疾病认知权、知情同意权、保护隐私权、监督医疗权、免除一定的社会责任权、要求赔偿权。而经济免责权不属于上述范畴。

92. ABDE 在医患关系中，医生应当尊重患者的意见和需求，但并不意味着医生必须对患者所提要求言听计从。医生在提供医疗服务时应当以专业知识和经验为依据，根据患者的实际情况做出合理的医疗决策。医生有义务向患者解释医疗决策的原因和依据，但并不必须完全按照患者的要求行事。选项 C 错误，其余选项均正确。

93. ABCD 医学道德教育的过程包括提高医德认识、培养医德情感、锻炼医德意志、坚定医德信念以及养成医德行为习惯。

94. ABCD 医学道德是医务人员应该遵守的行为准则和道德规范，它的目的是保护患者的利益、维护社会公益和促进医学科学工作的开展。医学道德的重要性在于它有助于培养医务人员的人文素养和道德情操，形成医务人员的内在品质，并将医学道德原则和规范转化为内心信念，从而确保医务人员在职业实践中始终遵循伦理和道德准则，以保证患者的利益和社会的福祉。因此，选项 E 不符合医学道德的意义。

95. BCDE 医德修养的内容包括学习医学伦理学理论，提高医德理论修养；在医疗实践中以医德原则和规范要求自己，提高医德规范认同修养；以正确的医德思想战胜错误的医德思想，提高医德情感和信念修养；实践正确的医德认识，提高医德品质和习惯修养。因此，选项 A 是不正确的，学习医疗卫生体制改革文件，提高政策修养并不是医德修养的内容。医德修养更侧重于医务人员个人的道德修养和职业伦理的培养，而非政策层面的修养。

96. ABCD 医德评价是对医务人员道德行为的评判和认可，以检验其是否符合职业道德和伦理规范。常见的医德评价方式包括正式社会舆论和非正式社会舆论，通过媒体报道、社交网络等渠道传达对医务人员的评价和观点。传统习俗也可能对医德评价产生影响，因为传统习俗和文化价值观念会对医务人员的行为和道德标准产生影响。内心信念是指医务人员内心的道德观念和职业操守，是医德评价的重要依据之一。卫生行政仲裁虽然可以对医务人员的行为进行评判和处理，但它更多的是一种管理和监督手段，不是专门用于医德评价的方式。

第四章　腹部解剖、病理和生理学表现

一、A1 型题

1. D　实际上，肝静脉为离肝血流，门静脉为入肝血流。肝静脉将经过肝脏的血液从肝脏内部排出，而门静脉将含有营养和氧气的血液输送到肝脏。其他选项（剑下纵切面左叶下缘角通常＜45°、右叶下角一般＜60°、肝被膜光滑、呈线样高回声、肝实质回声均匀、细小）都是关于正常肝超声图像的正确说法。因此，选项 D 是错误的。

2. B　横沟为第一肝门所在，内有胆管、门静脉、肝固有动脉、淋巴管和神经通过。

3. E　门静脉左支工字主要指门静脉左支及其分支结构，主要包括门静脉横部、角部、矢状部、囊部、左内叶支、左外叶上支及左外叶下支。

4. A　右膈顶部易被气体干扰致使探查受限，左外叶及右后叶下段易被胃肠气体阻挡，且超声扫查不全时易漏诊。

5. A　第一肝门在肝脏的脏面，H 形的沟，是门静脉、肝管、肝动脉出入肝脏的位置。第二肝门腔静脉沟的上端处，是肝左、中、右静脉出肝后即汇入下腔静脉的位置。第三肝门位于腔静脉窝下段处，为肝短静脉汇入下腔静脉的位置。

6. E　右纵沟由前部的胆囊窝和后部的下腔静脉沟组成。

7. A　肝内管道系统分两个系统，即 Glisson 系统和肝静脉系统，前者包括门静脉、肝动脉和胆管，三者外被结缔组织构成 Glisson 鞘。肝静脉走行与 Glisson 系统呈交叉状。

8. E　肝中裂将肝内部分为左、右两叶，此裂相当于通过胆囊窝中点到第二肝门处下腔静脉左壁之连线。

9. D　国际上较为通用分段方法是库氏法，此种方法根据 Glisson 系统的分布和肝静脉的走行将肝分为八个区，以肝段（S）命名。具体分区方位为：左内叶背侧由静脉韧带，将肝尾状叶（S1）及左内叶（S4）分开，余左外叶、右前叶、右后叶分别分成上下两个区域，故肝可分为八个区域。

10. A　正常肝实质回声均匀、细小，其回声强度多高于肾皮质回声，低于或与胰腺实质回声相似。

11. B　肝脓肿成熟期形成无回声区，壁厚且内壁不光整，周围纤维组织呈强回声带，周边肝细胞炎性水肿形成低回声晕，表现为"环征"。边界模糊低回声为脓肿早期表现，肝内不规则不均质回声可为肝脓肿吸收期表现。

12. D　肝局灶性结节性增生由增生的肝细胞及胆管上皮细胞组成，中心有星形或长条形纤维瘢痕，内有血管及小肝管。超声检查可见部分中心有条形或者星状瘢痕回声。中心若出现强回声伴声影，是较为特异的征象。

13. D　门静脉管壁厚，回声高，肝静脉管壁薄，常以肝实质为其管壁。

14. E　肝中静脉将肝分成左半肝及右半肝，肝右静脉将右半肝分成右前叶、右后叶且近膈面为上段，该肿物位于肝右静脉和肝中静脉之间，故 E 为正确答案。

15. C 肝静脉走行与门静脉呈交叉状，选项 C 错误，其余选项均正确。

16. E 早期肝硬化肝大小正常或轻度肿大。

17. A 肝内血供为双重血供，即：门静脉→小叶间静脉→肝血窦→中央静脉→小叶下静脉→肝静脉；肝动脉→小叶间动脉→肝血窦→中央静脉→小叶下静脉→肝静脉。

18. D 具有以下条件者，应考虑脾大：①成年人脾脏厚径超过 4cm 或长径超过 12cm。②在无脾下垂的情况下，脾下极超过肋下或脾上极达到腹主动脉前缘。③面积测量：最大长径×脾门厚径≥40cm²。

19. B 脂肪肝是由于肥胖、营养过剩、饮酒过度、糖尿病等原因致使肝内脂类代谢失去平衡，脂肪存积于肝细胞内而造成。

20. B 布－加综合征为肝静脉和其开口以上的下腔静脉阻塞性病变引起脏器组织淤血受损的临床症候群。

21. B 肝炎后肝硬化是引起门静脉高压症最主要的病因。

22. A 脾脏是人体最大的淋巴器官。

23. C 胰尾位于脾静脉前方，其末端直达脾门，胰体尾部肿物可使脾静脉后移。

24. E 肝血管瘤是一种常见的肝脏良性血管性肿瘤，其病理分型包括：①海绵状血管瘤：由扩张的血管腔和薄壁的毛细血管组成，血管壁呈海绵状排列。②硬化型血管瘤：血管壁增厚，伴有纤维组织增生，血管内腔狭窄。③血管内皮细胞瘤：由肝内皮细胞增生而成的肿瘤，具有多形性和异型性。④毛细血管瘤：由毛细血管组成的肿瘤，血管腔通常较小。然而，血管内皮细胞肉瘤不属于肝血管瘤的病理分型。血管内皮细胞肉瘤是一种恶性肿瘤，由肝内皮细胞恶性转化而成，具有高度的异型性和侵袭性。

25. C 脾脏为腹膜内器官。腹膜后肉瘤可导致脾脏向前移位。

26. C 脾动脉位于胰体尾部上缘或后方 1/3，在超声扫描时，脾动脉就位于主胰管的前方，在 B 型超声图像上观察到脾动脉埋在胰组织中，有将其误认为扩大主胰管的可能。

27. A 肝血管瘤是肝脏最常见的良性肿瘤，肝血管瘤大多数为海绵状血管瘤，好发于右叶。

28. B 由于转移癌缺乏营养血管，在较大的肿瘤中心部位容易发生坏死液化，即牛眼征；肿块中心出现无回声液性区，肿瘤从中心到边缘形成特有的"无回声－强回声－弱回声"三层同心圆结构。

29. B 原发性肝癌肿块内出现极细的带状分隔，把肿瘤分隔成地图状，此特征反映了癌组织向外浸润性生长与纤维结缔组织增生包绕反复拮抗的病理过程，多个癌结节也可形成这样的图像，镶嵌征是原发性肝癌声像图的重要特征，转移癌则罕见此征象。

30. B 根据大体形态，原发性肝癌通常分为弥漫型、结节型和巨块型。

31. A 小肝癌是指单个癌结节直径在 3cm 以下或结节数目不超过两个，其直径的总和在 3cm 以下，患者常无临床症状，而血清 AFP 阳性的原发性肝癌。

32. D 胆管内出现平行双线状强回声带一般考虑胆道蛔虫症，选项 D 错误，其余选项均是肝外胆管癌的声像图表现。

33. D 胆囊息肉样病变包括肿瘤性息肉（如腺瘤及腺癌）和非肿瘤性息肉（如胆固醇息肉、炎性息肉、腺瘤样增生等）。

34. C 脾脏增大时，各径线测值增加，增大比例可不一致。肋缘下在仰卧位平静吸气或者呼气均可探及脾脏，深吸气时，脾下缘在肋缘下超过 3cm 内，为轻度增大；脾下缘在肋缘下超过 3cm，脾下极不超过脐水平线，脾脏上下极处轮廓圆钝，脾门切迹较浅而模糊，为脾脏中度增大；脾下缘超过脐孔水平，脾门切迹消失，为重度增大。

35. E 脾梗死后增强病灶无强化，但轮廓较平扫时清楚。

36. E 脾转移瘤不属于脾内原发肿瘤。

37. C 脾错构瘤是一种原发于脾脏的良性肿瘤，是一种罕见病，无淋巴结肿大，病变无纤维性包膜，但与周围脾组织分界清，圆形或类圆形，内回声不均。

38. D 无论哪种类型的脾破裂，脾内或周围应当为液性或低、无回声，且形态不规则。

39. D 脾长轴自左后向右前斜行。脏面呈略凹陷状，脏面中央为脾门，其间有数条脾动静脉血管和神经淋巴管出入。

40. A 脾是最大的淋巴器官，具有淋巴细胞和网织内皮细胞系统的功能，在全身发生感染和血液性疾病、肝病变时，其大小形态变化可反映上述病变的程度，并提供相关信息。

41. D 副脾内部回声、强度、密度和分布与脾回声相似。

42. A 胆总管应从胰头背外侧穿过而非前上缘，其余皆正确。

43. C 肝内胆管囊状扩张称为 Caroli 病。

44. A 在急性胰腺炎中，胰腺的间质会出现水肿、充血和炎症细胞浸润。这些病理变化会导致胰腺组织在超声中表现为无回声或低回声，且因为组织的浸润和水肿，超声波的传导受阻，影响了后方结构（如脾静脉和门静脉）的显示。

45. D 实际上，胰腺假性囊肿比真性囊肿更常见。假性囊肿通常与胰腺炎相关，而胰腺炎是一种相对常见的疾病。

46. C "鸟嘴征"是贲门及其周围结构的长轴图像，鸟嘴尖端指向部位为横膈食管裂孔处。

47. B 胃后壁隔着小网膜囊与胰腺、膈脚、左肾、左肾上腺及腹膜后大血管等相邻。

48. A 侧卧位通过侧腰部探查，这种体位可以使患者的肾脏更靠近体表，减少干扰并提供更清晰的视野。侧卧位有利于肾脏下垂，从而使探头更容易贴近肾脏和肾上腺，避开肋骨的阻挡，是进行肾脏和肾上腺超声检查的一个有效体位。

49. D 出入肾门的结构有肾动脉、肾静脉、神经、淋巴管及肾盂，它们为结缔组织包裹，称之为肾蒂。

50. D 肾窦为肾中央呈椭圆形、边缘不甚规则的高回声区，肾窦回声伸向肾门。肾门处动、静脉呈低回声，肾门处肾盂及其周围的脂肪组织呈现高回声。

51. B 肾血管、肾盂、淋巴管和神经进出的部位称为肾门，这些组织共同组成肾蒂。进入肾门，是一个较大的腔，成为肾窦。其间除了动、静脉的主要分支和淋巴管外，大部分为肾盂、肾盏及其周围的脂肪组织。

52. D 采用彩色多普勒诊断仪及 3.5 ～

5MHz 的凸阵或扇扫探头，儿童可采用 5MHz 及以上频率。

53. C　肾皮质和肾锥体之间有时可见短线状或点状高回声代表弓状动脉。

54. E　靠近肾门肾实质内侧缘与外侧缘间的距离为肾宽径。

55. E　肾盂输尿管交界部狭窄会直接阻碍尿液从肾盂流向输尿管，导致尿液在肾盂中积聚，形成肾积水。这是一个直接的结构性梗阻，因而是最明显的肾积水原因之一。

56. A　马蹄肾是较为常见的先天性双肾融合畸形，融合部位多发生在双肾下极，融合部位横跨下腔静脉和腹主动脉的前方，融合部位回声以肾实质结构为主，肾窦结构不明显。

57. C　肾实质不同程度萎缩为重度肾积水的特征。

58. C　肾囊肿是一种常见的肾脏病变，可以按照囊肿的数量、性质和遗传特征进行分类。肾囊肿的分类有助于准确诊断和制定治疗方案。孤立性肾囊肿指单个囊肿，多发性肾囊肿指多个囊肿但不符合多囊肾的遗传病特征，多囊肾则是一种遗传性疾病，表现为大量囊肿覆盖整个肾脏。

59. E　多囊肾是一种先天性发育异常疾病，具有显性遗传倾向，多发性肾囊肿不具此特点。

60. B　肾盂肿瘤 75%～85% 为移行上皮细胞癌，20% 左右为鳞状上皮细胞癌，腺癌更为少见。

61. E　肾实质由肾皮质与肾锥体构成，其中肾锥体回声低于肾皮质回声，青年人和儿童肾锥体回声更低，近似于无回声。

62. C　输尿管位于腹膜后，是一对细长肌性管状结构，上起自肾盂，下终止于膀胱三角区，长 20～34cm，管径平均为 0.5～0.7cm。沿腰大肌内侧的前方垂直下降进入骨盆。输尿管有三个狭窄部：一个在肾盂与输尿管移行处，一个在越过髂血管处，最后一个在膀胱壁内侧，是结石阻塞的常见部位。

63. D　在跨越髂动脉之前的输尿管简称上段输尿管；第二、三狭窄之间的输尿管简称中段输尿管；膀胱壁间段输尿管称为下段输尿管。

64. C　输尿管有三个狭窄部，第一狭窄在肾盂移行于输尿管处；第二狭窄在越过小骨盆入口，相当于髂总和髂外动脉处；第三狭窄位于膀胱壁间段。

二、A3/A4 型题

65. E　"肝内外胆管扩张"表明胆管系统中存在一个阻塞，导致胆汁不能正常流动，使得胆管扩张。肝内外胆管包括肝总管、左右肝管以及胆总管。"胆囊萎缩，内腔变小"表明胆囊长时间未能充分填充胆汁，可能是由于胆管系统下游的阻塞。"扩张的胆总管下端截断"表明胆总管的下端出现了截断现象，暗示这里是阻塞的位置。胆总管的下端通常位于胰头附近，进入十二指肠的部位。结合以上所有信息，可以判断胆总管下端是阻塞的位置。

66. A　胆汁淤积会增加胆囊内压力，使其扩大，故此选项指出胆囊缩小最不可能的原因是胆汁淤积，A 选项是正确答案。

67. C　壶腹周围癌是一种胰头癌的常见类型，它可以侵犯到胆总管导致下端截断，同时如果有结石存在，超声中可见强回声，符合题目描述的超声表现。此外，癌变也可能导致胰管内径增大。因此，综合各项选择和题目描述，C 选项"壶腹周围癌合并结石"最符合超声所见的表现，并且解释了胆总管下端截断和胰头侵犯现象的原因。

三、B1 型题

68. A　孤立性肾囊肿是肾脏中常见的良性病变，典型的超声表现为单个、壁光滑、圆形或椭圆形的无回声区域，由于含有液体，通常会在囊肿后方显示回声增强现象。这种特征是因为液体容易传导超声波，从而在囊后形成亮区。

69. D　在病理上，肾盂旁囊肿是指肾窦内的淋巴管囊肿，但通常把凸入肾窦生长的肾囊肿也称之为肾盂旁囊肿，在声像图上表现为肾窦高回声内出现的边界清楚、圆形无回声液性暗区，酷似肾积水。

70. B　多囊肾（PKD）是一种遗传性疾病，特征为肾脏中形成多个囊肿。这些囊肿通常是边界清楚、壁光滑的圆形无回声液性暗区，相互之间不连通。超声图像中显示的多个独立的囊肿是这种疾病的典型表现。

71. C　输尿管分为几个解剖段，这些段包括肾盂输尿管连接处、输尿管上段（从肾盂至髂血管交叉处）、输尿管中段（交叉髂血管处至骨盆入口）、输尿管下段（从骨盆入口至膀胱）。输尿管下段特别指的是输尿管进入膀胱前的部分，其中包括膀胱壁内段。

72. B　输尿管有三个生理性狭窄部位，这些狭窄处是结石最容易阻塞的地方，通常包括：输尿管与肾盂连接处（输尿管上端）是第一狭窄处，也称为输尿管上段。输尿管跨越髂动脉处是第二狭窄处，位于输尿管中段。输尿管膀胱开口处是第三狭窄处，位于输尿管的最末端，即输尿管进入膀胱的部位。

73. D　输尿管可分为三个主要段：上段、中段和下段。输尿管上段是从肾盂开始到输

尿管越过髂动脉的部分。这一段主要位于腹部，上接肾脏，下至髂血管交叉处。D 选项输尿管跨越髂动脉处以上这个描述涵盖了从肾盂至髂动脉交叉处的整个区域，即输尿管的上段。

74. A　输尿管有三个主要的生理性狭窄点，这些狭窄点形成是因为输尿管在这些部位较窄或有生理性弯曲，导致容易在这些位置发生结石卡阻。输尿管越过髂动脉处是第二狭窄点，位于输尿管中段。

75. E　输尿管可以按其解剖位置分为三个段：上段、中段（盆段）、和下段。输尿管的盆段（中段）是指输尿管从越过髂动脉的位置延伸至膀胱壁的部分。这一段位于骨盆内，负责将尿液从髂动脉交叉处输送到膀胱壁附近。

76. B　肾上腺位于肾的上极，形似三角帽。左肾上腺和右肾上腺的解剖位置有些差异，主要是由于它们周围器官的不同。左肾上腺位于左肾的上极，靠近脾脏和腹主动脉。它位于脾的内侧和腹主动脉的前方，形状类似半月。

77. C　右肾上腺位于右肾的上部，与肝脏相邻，具体位置为：右肾上腺位于肝脏的后方，紧靠肝的右叶。右膈肌脚是膈肌在右侧的部分，肾上腺位于其外侧。虽然右肾上腺靠近下腔静脉，但是位于其后方，这是区别于左肾上腺的重要位置特征。右肾上腺位于右肾的内侧和上方，这与左侧肾上腺相似。

四、X 型题

78. ABCD　肝血管瘤是一种良性肝脏病变，它是由血管组织构成的肿瘤。与其他选项相比，肝血管瘤在肝脏病变中相对较少见。常见的肝弥漫性病变包括病毒性肝炎、脂肪肝、肝淤血以及肝豆状核变性。

79. ABCE 肝弥漫性病变包括脂肪肝、肝硬化、血吸虫肝、肝淤血、布-加综合征。

80. AD 肝内胆管管径约为伴行门静脉的 1/3；门静脉管壁回声强而厚，管径不易随呼吸变化；肝脏横沟主要由第一肝门构成。

81. BCDE 扩张的胆管多位于门静脉的腹侧。

82. ABCDE 肝硬化是以肝细胞变性坏死、肝内纤维组织增生及假小叶形成为病理特点的疾病，可以导致门静脉高压症及侧支循环形成。

83. ABCD 急性梗阻性化脓性胆管炎可出现右上腹疼痛、黄疸、发热，严重者可出现休克。

84. ABCDE 先天性胆囊异常种类繁多，可单独存在，也可数种异常同时并存。①胆囊数目异常，如缺如、双胆囊；②位置异常，如肝内胆囊、肝左叶胆囊、右肝后下胆囊、腹膜后胆囊以及胆囊悬垂位或横位；③形态异常，如小胆囊、皱褶胆囊、间隔胆囊、双房胆囊、多隔胆囊等，其中以皱褶胆囊最为多见；④附着异常，如漂浮性胆囊、胆囊先天粘连；⑤组织结构异常，如胆囊憩室。

85. ABC 胆囊腺肌增生症基本病理特征是局部或弥漫性胆囊壁增厚，胆囊壁内罗-阿窦数量增多，声像图显示增厚胆囊壁内回声不均，散在分布数个小囊性无回声区，囊内可见斑点状强回声伴彗尾征。依据病变部位和范围分为三种类型，局限型、节段型和弥漫型。局限型较多见，多位于胆囊底部。脂餐试验显示胆囊收缩功能亢进。

86. ABDE 化脓性胆管炎是一种严重的胆道感染疾病，其特征包括胆管壁增厚，选项 A 正确、常伴有胆囊肿大，选项 B 正确、胆汁

内可有密集点状回声，选项 D 正确、胆管内可检测到结石，选项 E 正确。化脓性胆管炎的病变会导致胆管的炎症和堵塞，引起胆管壁增厚和胆汁内的异常回声。由于炎症和堵塞的存在，胆管常常会扩张，胆囊常常会肿大。因此，答案为 ABDE。

87. ABCE 萎缩性胆囊炎，充满型胆囊结石这两种情况都可以导致胆囊腔结构改变或被填充，从而阻止造影剂的进入。萎缩性胆囊炎使胆囊壁增厚、硬化，而充满型胆囊结石则可能堵塞胆囊，使造影剂无法填充胆囊。进食后，胆囊收缩以将胆汁排入小肠帮助消化。在这种状态下，胆囊体积减小。如果肿瘤占据了整个胆囊腔，它会阻止造影剂填充胆囊，从而导致胆囊不显像。如果胆囊先天性缺失，自然无法在造影中显像。胆囊颈部嵌顿结石导致胆汁排泄障碍，使胆囊肿大而不是胆囊不显像。

88. ACDE 脾破裂可分为自发性和外伤性，后者常为腹部损伤，且是腹部损伤中最易受损的脏器真性破裂。临床最常见类型为脾实质和包膜同时破裂，轻者呈线样破裂，临床表现为进行性贫血和腹胀，重者呈粉碎破裂，临床表现为腹腔内急性大出血。

89. ACDE 脾大病因多为全身性疾病引起，少有原发疾病引起。病因可分为感染性脾大、充血性脾大、血液病性脾大、结缔组织病所致脾大、网状内皮细胞增多症所致脾大以及脾肿瘤与脾囊肿所致脾大，部分病因可引起脾功能亢进。脾脏内部回声均匀，回声无改变或轻度增强。脾大主要表现为超声测值增加，符合以下之一者可考虑：测值超过正常成人正常值，脾门处脾厚 >4cm，最大长径 >12m；面积指数 >40cm^2；在无脾下垂时，脾下极超过肋下，或脾上极达腹主动脉前缘；仰卧位时脾易显示，且清晰显示 2 个以上切迹。

90. ABDE　圆球状或类圆球状是脾血管瘤常见的形态，因为它们通常是圆形或稍微不规则的球形。脾血管瘤的边界一般比较清晰，这与其良性特性相符。脾血管瘤通常表现为超声上的高回声，即明显比周围组织亮的回声，这是因为肿瘤内部的血管结构导致声波反射增强。瘤体内可有圆点状及细短管状结构。晕征通常是指肿瘤周围出现的一个低回声或无回声带，这在某些恶性肿瘤中较为常见，用以描述周围组织的反应或肿瘤的侵袭性。脾血管瘤作为一种良性肿瘤，通常不具备这种晕征特征。

91. BCE　选项 A、D 为无功能性胰岛细胞瘤的描述。

92. CDE　胰腺是腹膜后位器官，分头、颈、体、尾四部分。胰腺钩突位于肠系膜上静脉的后方。

93. AE　组织学类型以腺癌多见，其次为乳头状癌。癌肿位于扩张的胆总管末端，内以低回声为主，少数表现为高回声或混合回声，部分表现为管壁增厚。

94. ABCDE　肾积水的病因：①上尿路先天性的梗阻，如输尿管节段性的无功能、输尿管狭窄、扭曲、粘连、束带或瓣膜结构、迷走血管压迫、先天性输尿管异位、囊肿、双输尿管等；②上尿路后天性的梗阻，如输尿管结石、肿瘤、疤痕、纤维化、扭转等；③下尿路的各种疾病造成的梗阻，如前列腺增生、膀胱颈部挛缩、尿道狭窄、肿瘤、结石甚至包茎等；④外源性疾病造成的梗阻，如盆腔的肿瘤、炎症、胃肠道病变、腹膜后病变等。

95. ABDE　前列腺增大，前列腺形态变圆、饱满，向膀胱突出，前列腺内出现增生结节，前列腺内外腺比例失调，前列腺内外腺之间出现结石，彩色血流图表现为内腺血流信号增多，后期可出现膀胱小梁小房、膀胱结石、肾积水等并发症。

96. ABCDE　膀胱颈梗阻是指由尿道内口向尿道内延伸 1～2cm 长的一段管状结构发生梗阻。病因分为先天性及后天性。先天性者多由于膀胱颈部肌肉肥厚所致，后天性者男性常由于前列腺增生引起，女性常由局部慢性炎症等导致的膀胱颈部纤维化引起。前列腺手术后膀胱颈狭窄、膀胱颈部肿瘤、膀胱颈部结石、膀胱颈括约肌与逼尿肌共济失调等亦可引起膀胱颈梗阻。

97. ABE　输尿管有三个生理性狭窄：第一狭窄在肾盂输尿管连接部；第二狭窄在输尿管跨越髂血管处；第三狭窄在输尿管膀胱连接部。

98. ABCD　嗜铬细胞瘤可发生在肾上腺外，一般为多发性，位于主动脉两侧交感结节或嗜铬体处，也可见于膀胱壁、卵巢、睾丸等处。

99. ABCDE　肾上腺疾病分为肾上腺皮质疾病和髓质疾病两类，肾上腺皮质疾病包括肾上腺皮质功能亢进症、肾上腺皮质功能不全、肾上腺性征异常症、皮质腺瘤和腺癌。

100. ABDE　肾上腺皮质功能亢进症主要包括皮质醇增多症（库欣综合征）、原发性醛固酮增多症及肾上腺性征异常症。

第五章　浅表器官解剖、病理和生理学表现

一、A1 型题

1. C 甲状腺超声检查不需要加仿生模块。超声检查通常使用高频探头直接在皮肤表面进行，有时候为了改善图像质量会使用适量的耦合剂（如凝胶），但不需要所谓的"仿生模块"。

2. E 甲状旁腺异位比较常见，可见于甲状腺内、颈动脉鞘内、食管后和胸骨上窝等区域，因此检查甲状旁腺时应注意同时观察这些区域。

3. B 颈前正中横切面探查时，正常甲状腺呈马蹄形或蝶形，其两侧叶较厚，分别位于气管的两侧，中间由较薄的峡部连接，后方为气管衰减暗区。甲状腺周围是由甲状腺真被膜和甲状腺假被膜形成的薄层高回声带，光滑且整齐，境界清晰。甲状腺实质的回声分布会因不同的超声仪器和成像频率而略有差异。在高分辨率超声下，甲状腺实质的回声密集并均匀。

4. D 甲状腺下动脉由锁骨下动脉的甲状颈干发出，从后面进入甲状腺后下缘，分布于甲状腺后面和甲状旁腺。

5. E 腮腺位于下颌后窝咀嚼肌部皮下，腮腺纵切或横切的形态呈倒三角形，颌下腺纵切呈椭圆形或哑铃形。舌下腺呈椭圆形，两侧舌下腺相连时，其形态呈马蹄形。腮腺导管开口于口腔，导管长 3~6cm，宽 1~2mm。

6. A 正常乳腺每侧各有 15~20 个腺叶，每一腺叶分成许多小叶，由一小叶由 15 个腺泡组成，每一腺叶有一单独腺管，呈放射状，分别开口于乳头。

7. B 后方回声增强是指超声波穿过某些组织后，在其后方区域显示出比正常组织更强的回声。这种现象通常与被检组织的密度较低或吸声较少有关。脂肪组织的密度相对较低，但其特性使得超声波在穿过脂肪组织时的吸收和散射较多，因此通常不会显示后方回声增强，反而可能出现回声衰减。

8. C 阴囊为一袋状结构，阴囊壁由皮肤、肉膜及肌肉组成，肉膜在阴囊正中线形成阴囊隔，把阴囊分成左右两囊，囊内有睾丸、附睾及精索。睾丸鞘膜腔内通常存在少量液体，有助于润滑，当液体过多时，可能形成鞘膜积液。

9. C 附睾结核是一种由结核杆菌引起的感染，通常会影响到附睾组织。在超声检查中，附睾结核的表现会根据疾病的进展阶段而有所不同。病灶多呈不均匀高回声，可见钙化灶是附睾结核慢性期的典型超声表现。随着疾病的发展，受损组织可能会发生钙化，形成不均匀的高回声区域。

二、A2 型题

10. C 正常腮腺的声像图表现为两侧对称，表面光滑，回声均匀。其中见一管状结构提示腮腺导管扩张。

11. D 患者的主要症状是乳头溢液，这是一个重要的临床表现，常见于导管内的病变。患者乳头状突起形态规则，边界清晰，且内部无血流信号，更倾向于良性病变。虽然导管扩张是乳腺导管扩张症一个特征，但通常不

伴有特定的乳头状充填结构。乳腺导管扩张症更多表现为导管内液体积聚。

三、A3/A4 型题

12. A Ⅳ区分为ⅣA和ⅣB亚区。ⅣA区引流甲状腺、喉的淋巴；ⅣB区为锁骨上内侧淋巴结组，引流颈段食管、腹腔器官的淋巴。

13. D Ⅳ区分为ⅣA和ⅣB亚区。ⅣA区引流甲状腺、喉的淋巴；ⅣB区为锁骨上内侧淋巴结组，引流颈段食管、乳腺的淋巴。淋巴结转移癌，结内回声可呈混合回声、钙化、液化等，血管走向杂乱；淋巴瘤，淋巴结皮质明显增厚，呈低回声，血管分支分布杂乱；淋巴结反应性增生，实质呈均匀低回声，实质与淋巴门部分界清楚，血管走向清晰。鼻咽癌转移多为Ⅱ区及咽后区，且男性多见。

14. D Ⅳ区引流甲状腺、乳腺的淋巴，甲状腺超声检查、乳腺超声检查、乳腺钼靶检查，有助于发现原发肿瘤。在淋巴结超声引导下活检，能够鉴别原发肿瘤的类型。在淋巴结超声引导下细针抽吸洗脱液甲状腺球蛋白检查，能够判别是否来源于甲状腺癌。

四、X 型题

15. ABD 甲状腺乳头状癌的纵横比常 > 1，CDFI一般血流信号不丰富，分布不规则，可见穿支血流。

16. AE 阴茎背动脉有两条，走行于阴茎海绵体背侧沟内、白膜与筋膜之间，阴茎背深静脉仅有一条，走行于阴茎背动脉之间。

17. AB 恶性睾丸肿瘤可分为原发性肿瘤和继发性肿瘤。大多数的睾丸肿瘤为原发性恶性肿瘤，其中以精原细胞瘤最为常见，占35%～71%。胚胎癌和畸胎瘤（癌）好发于青少年，卵黄囊瘤多见于婴幼儿。继发性恶性睾丸肿瘤主要见于白血病睾丸浸润，其他脏器原发癌睾丸转移罕见。

18. ABE 睾丸下降异常是指出生6个月后睾丸仍未降入并固定于同侧的阴囊底部，根据其位置和移动情况，可分为隐睾、滑行睾丸、阴囊高位睾丸、回缩睾丸和异位睾丸。

19. ADE 睾丸囊肿可分为白膜囊肿、单纯性囊肿和睾丸网囊肿。单纯性囊肿主要因曲细精管、直细精管等局部阻塞、扩张而形成的，睾丸网囊肿主要因睾丸网局部扩张而形成的。白膜囊肿来源于睾丸白膜。附睾囊肿，由输出小管、附睾管局部阻塞扩张而形成。精液囊肿，由输出小管、附睾管局部阻塞扩张而形成，囊内含有大量精子。

20. ABDE 大多数淋巴结门位于淋巴结凹陷的一侧，与淋巴门部及包膜相延续。少数淋巴结门位于淋巴结的一端。

第六章 妇产科解剖、病理和生理学表现

一、A1 型题

1. D 盆腔解剖学特点如下：①输卵管四段管腔最窄的是间质部；②子宫颈以阴道为界分为上、下部，上部占2/3，下部为1/3；③孕期拉长的是子宫峡部而非宫颈，子宫峡部在妊娠期由1cm延长至妊娠晚期时的7~10cm；④宫颈外口柱状上皮和鳞状上皮交界处即鳞柱交界，是子宫颈癌的好发部位，故正确答案选D；⑤经产妇的宫颈外口有横裂，未产妇的宫颈外口基本呈圆形，但是部分有过流产或引产史或宫颈发育异常的妇女宫颈可能不一定呈现圆形。

2. A 阔韧带有前后两叶，其上缘游离，内2/3部包绕输卵管（伞部无腹膜遮盖），外1/3部包绕卵巢动静脉，形成骨盆漏斗韧带，又称卵巢悬韧带，内含卵巢动静脉。所以选项A错误。主韧带又称子宫颈横韧带。在阔韧带的下部，横行于子宫颈两侧和骨盆侧壁之间。为一对坚韧的平滑肌和结缔组织纤维束，是固定子宫颈位置、防止子宫脱垂的主要结构。所以选项B正确。圆韧带起自宫角的前面、输卵管近端的稍下方，在阔韧带前叶的覆盖下向前外侧走行，到达两侧骨盆侧壁后，经腹股沟管止于大阴唇前端。有维持子宫前倾位置的作用。所以选项C正确。宫骶韧带短厚有力，向后向上牵引子宫颈，维持子宫前倾位置。所以选项D正确。阔韧带能够限制子宫向两侧倾斜，维持子宫位于盆腔正中。所以选项E正确。因此本题的正确答案为A。

3. A 输卵管的解剖学特点如下：①输卵管蠕动方向由远及近，它的蠕动方向是向宫腔运动，有减少盆腔炎症扩散作用，故选项A正确，排除B选项；②输卵管伞端游离无腹膜覆盖，全长8~14cm，而5~8cm是壶腹部长度，故排除选项C、D；③输卵管内层为单层高柱状上皮，宫颈外口、阴道黏膜等有反复摩擦的是复层鳞状上皮，而宫颈管、输卵管黏膜则是有分泌黏液功能的单层柱状上皮。所以选项E错误。

4. E 在子宫前面，近子宫峡部处的腹膜向前反折覆盖膀胱，形成膀胱子宫陷凹。在子宫后面，腹膜沿子宫壁向下，至子宫颈后方及阴道后穹隆再折向直肠，形成直肠子宫陷凹，也称道格拉斯陷凹。立位时，直肠子宫陷凹是女性腹膜腔的最低部位，与阴道后壁为邻。所以选项E正确。

5. C 子宫动脉发自髂内动脉，选项A正确；脏支，行经子宫阔韧带二层之间，选项B正确；在子宫颈的外侧约2cm处从输尿管的前方跨过，并与其交叉；选项C错误；子宫动脉分支供应子宫、卵巢及输卵管和阴道，选项D正确；并与卵巢动脉末梢吻合，选项E正确。所以本题应选C。

6. C 子宫体壁由3层组织构成：外层为浆膜层，中层为肌层，内层为黏膜层，即子宫内膜。子宫肌层为最厚的一层。所以选项C正确。

7. E 育龄期子宫纵切面呈倒置梨形，宫底横切面近似椭圆形，体部横切面呈椭圆形。子宫体是一个实质均质的结构，轮廓线光滑清晰，肌层呈均匀的中等强度回声，宫腔呈线状

高回声，周围有弱回声的内膜围绕。相比于宫体，宫颈的回声略高且更加致密，通常可以看到带状颈管高回声。纵断面前倾或平位子宫呈倒置梨形，后倾后屈子宫则呈球形。所以选项 E 错误。因此本题应选 E。

8. D　卵巢一般多位于髂内动脉内前方、子宫体部两侧外上方，有较多位置变异。正常位置的卵巢的后外侧可见同侧的输尿管和髂内血管，这可作为卵巢定位的标志。正常卵巢为杏仁形，大小为 4cm×3cm×2cm，呈等至弱回声，卵泡位于其内呈小囊状，生育期妇女卵泡大小随月经周期变化，成熟卵泡排卵前最大直径为 18~25mm，卵泡直径小于 18mm 为未成熟卵泡，多不能排卵，因此小于 25mm 为未成熟卵泡是不正确的。所以选项 D 错误。

9. E　成熟卵泡的持续时间是可变的，通常为 10~14 天。所以选项 A 错误。卵泡成熟度与宫颈黏液分泌量没有直接的平行关系。宫颈黏液分泌量与雌激素水平有关。所以选项 B 错误。整个月经周期中会出现多次雌激素高峰，其中包括排卵前的雌激素高峰和排卵后的黄体期雌激素高峰。所以选项 C 错误。排卵后阴道上皮并不会出现大量角化细胞。排卵后，卵巢会形成黄体，并分泌孕激素，导致子宫内膜增厚，而不是阴道上皮角化。所以选项 D 错误。排卵后，黄体产生的孕激素会兴奋下丘脑体温调节中枢，可使基础体温在排卵后升高 0.3~0.5℃。所以选项 E 正确。因此本题应选 E。

10. B　出生时，约 70 万个初级卵母细胞处于初级卵泡中等待完成减数分裂，发育成有功能的卵母细胞。大约经过 10~14 年，女性青春期开始，每月有少数初级卵母细胞被激活并开始生长，但通常情况下只有一个初级卵母细胞能够继续进行减数分裂，产生第一极体和次级卵母细胞。在卵巢中卵泡的发育、成熟、排放成周期变化，一个周期约 28 天，减数第一次分裂发生在排卵期，一般是第 10~14 天。

11. A　子宫内膜分泌期中期是 28 天周期的 20~23 天。此期子宫内膜较前更厚并呈锯齿状。腺体内的分泌上皮细胞顶端胞膜破裂，细胞内的糖原溢入腺体，称顶浆分泌。内膜的分泌还包括血浆渗出，血液中许多重要的免疫球蛋白与上皮细胞分泌的结合蛋白结合，进入子宫内膜腔。子宫内膜的分泌活动在月经中期 LH 峰后第 7 日达到高峰，恰与囊胚植入同步。此期间质更加疏松、水肿，螺旋小动脉进一步增生并卷曲。所以选项 A 正确。选项 B 为分泌期晚期的镜下特征。选项 C 为增殖期早期的镜下特征。选项 D 为分泌期早期的镜下特征。选项 E 为分泌期晚期的镜下特征。

12. C　月经来潮时体温下降 0.2~0.3℃，到排卵时体温通常又降低 0.2℃，此后则突然升高。所以选项 A 错误。子宫内膜分泌期是指月经周期的第 15~28 天，可以分为分泌早期（月经周期的第 15~19 日）、分泌中期（月经周期的第 20~23 日）和分泌晚期（月经周期的第 24~28 日）。正常月经的第 23 天子宫内膜为分泌中期。故选项 B 错误。排卵多发生在下次月经来潮前 14 日左右，所以选项 C 正确。基底层为靠近子宫肌层的 1/3 内膜，不受卵巢性激素影响，不发生周期变化。所以选项 D 错误。排卵后卵泡消失。闭锁卵泡是指未排卵而进入退化过程的卵泡。所以选项 E 错误。因此本题的正确答案为 C。

13. E　卵巢囊性畸胎瘤因其病理组织的多样性使其声像图表现多样复杂，加之肿瘤成分特殊，因而形成许多特异性的征象，除选项 A、B、C、D 所描述的特征外，还有星花征、多囊征、线条征等。选项 E "卫星结节征"是肝癌伴发的声像图特征。所以本题应选 E。

14. A 卵巢子宫内膜异位囊肿又称巧克力囊肿，典型病例的超声表现为边界尚清楚的附件区囊性包块，包块内充满密集均匀的点状回声（毛玻璃样表现）。部分病例可见分隔或团块状回声，为血凝块回声。个别病例经腹部及经阴道超声均显示内部为完全性无回声，且壁薄而光滑。巧克力囊肿的囊壁常较厚，内部无血流信号，仅可在囊壁上或分隔上见部分环状或条状血流信号。所以选项 A 错误。

15. B 受精卵在子宫腔以外着床称为异位妊娠。输卵管妊娠占 95% 左右。典型的临床表现为停经、腹痛及不规则阴道流血，但约有 25% 患者无明显停经史。胚胎存活或滋养细胞尚有活力时，β－hCG 呈阳性，但异位妊娠时往往低于正常宫内妊娠，选项 B 错误。阔韧带妊娠是一种罕见的异位妊娠，又称为腹膜外妊娠，这种妊娠方式的胎儿或妊娠组织在阔韧带的叶上生长，与正常怀孕不同，受精卵是在腹膜后生长的。

16. E 异位妊娠时，子宫体增大，变软，小于停经月份，子宫体增大是由血供增加所致。所以选项 A 正确。异位妊娠时，滋养细胞分泌的 hCG 刺激子宫内膜发生蜕膜反应。所以选项 B 正确。当胚胎受损或死亡时，滋养细胞活力下降，子宫蜕膜剥离，常表现为停经后不规则阴道流血。所以选项 C 正确。异位妊娠时，子宫内膜有时可见过度分泌反应或 Arias－Stella（A－S）反应。所以选项 D 正确。若在宫内未探及妊娠囊，宫旁探及异常低回声区，且见卵黄囊、胚芽及原始心管搏动，可确诊异位妊娠；若宫旁探及混合回声区，子宫直肠窝有游离暗区，虽未见胚芽及胎心搏动，也应高度怀疑异位妊娠。所以选项 E 错误。

17. B 异位妊娠的典型症状为停经、腹痛与阴道流血，即异位妊娠三联征。常见症状为：①停经。②阴道流血：常表现为不规则阴道流血，量少，一般不超过月经量，少数患者量较多，类似月经。③腹痛：下腹一侧隐痛或胀痛，破裂时突发下腹痛。④晕厥和休克。所以选项 B 错误。

18. E 异位妊娠的检查方法包括 hCG 测定、孕酮测定、B 型超声检查、腹腔镜检查、经阴道后穹隆穿刺、诊断性刮宫。

19. E 输卵管妊娠以壶腹部妊娠最多见，选项 A 正确，其次为峡部、伞部，间质部妊娠较少见。输卵管峡部妊娠破裂多见于妊娠 6 周左右，选项 C 正确。间质部妊娠虽不多见，但由于输卵管间质部管腔周围肌层较厚，血运丰富，因此破裂常发生于妊娠 12～16 周，选项 D 正确。输卵管妊娠流产多见于妊娠 8～12 周的输卵管壶腹部，或伞端妊娠，选项 B 正确。无论输卵管妊娠流产或破裂，胚胎从输卵管排入腹腔内或阔韧带内，多数死亡，偶尔也有存活者。若存活胚胎的绒毛组织附着于原位或排至腹腔后重新种植而获得营养，可继续生长发育，形成继发性腹腔妊娠，选项 E 错误。因此本题的正确答案为 E。

20. D 输卵管妊娠破裂的典型症状为停经、腹痛与阴道流血，即异位妊娠三联征。多数患者有 6～8 周停经史。患者可由于腹腔内急性大量出血而致休克，与阴道出血量不成比例。此时表现为面色苍白，出冷汗，脉微弱而数，血压下降。腹肌一般不紧张，下腹患侧压痛及反跳痛。内出血多时，腹部隆起，移动性浊音阳性。有些患者下腹可触及包块，若反复出血并积聚，包块可不断增大变硬。子宫颈轻度着色，举痛明显。所以选项 ABCE 均正确。输卵管妊娠破裂的尿妊娠试验多为阳性，也可有阴性。所以选项 D 错误。

21. D 宫颈妊娠，宫腔内无妊娠囊，但是宫颈呈梭形增大，与子宫体相连呈葫芦状，宫颈管内可见回声杂乱区或变形的妊娠囊，高回声绒毛附着于宫颈管壁，宫颈内口关闭，宫颈管不与宫腔贯通。所以选项 D 错误。

22. D 经阴道 B 型超声是诊断剖宫产瘢痕部位妊娠的主要手段，其图像为：①宫腔内无妊娠囊；②宫颈管内无妊娠囊；③妊娠囊位于子宫峡部前壁，超声下可见原始心管搏动或者仅见混合性回声包块；④子宫前壁肌层连续性中断，妊娠囊与膀胱壁之间的肌层明显变薄、甚至消失；⑤彩色多普勒血流显像显示妊娠囊周边高速低阻血流信号。所以选项 D 错误。

23. D 由于受到雌激素和孕激素的影响，宫角妊娠患者也会出现子宫内膜增厚。随着孕囊的增大，妊娠囊会突入宫腔，成为正常妊娠。如果绒毛种植面位于输卵管开口处，孕囊则向输卵管间质部方向生长，成为异位妊娠，此时子宫正中矢状切面未见妊娠囊，横切面胎囊偏于宫腔一侧。宫角妊娠的胚囊位于宫角，内侧与子宫内膜相连，周围有完整的肌层回声包绕。因此选项 ABCE 均正确。妊娠囊着床于子宫角时，周边无蜕膜环绕，无双环征。所以选项 D 错误。因此本题应选 D。

24. A 正常妊娠囊位于宫腔中上段的一侧子宫蜕膜内，而假孕囊位于宫腔中央（两侧蜕膜之间）。所以选项 A 错误。正常妊娠囊周边有一完整、厚度均匀的强回声环，厚度≥2mm，由正在发育中的绒毛和蜕膜组成。早期妊娠囊呈无回声区，称为"蜕膜内征"，后期形成特征性的"双绒毛环征"或"双环征"。该征象在妊娠囊平均内径达到 10mm 或以上时恒定显示。因此本题应选 A。

25. C 妊娠龄（天）＝妊娠囊平均内径（mm）＋30。

26. C 妊娠龄（周）＝妊娠囊最大内径（cm）＋3。

27. E 在正常妊娠中，卵黄囊是妊娠囊内超声检查能够观察到的第一个结构。出现了卵黄囊才可以确定是真正的怀孕。卵黄囊通常呈球形，其囊壁较薄，为细线状，中央为无回声区，透声性良好。在妊娠 5～10 周之间，卵黄囊大小稳步增长，最大不超过 8mm，平均大小约为 5mm。到孕 12 周时，卵黄囊渐渐消失。所以选项 E 错误。

28. A 妊娠 7 周时，孕囊约占宫腔 1/3；妊娠 8 周时，约占 1/2，平均内径为 25mm；妊娠 10 周时，孕囊几乎占满宫腔。妊娠 8 周时，胚胎初具人形，可见卵黄囊，可以辨认胎盘。所以选项 A 错误。

29. D 妊娠第 7 周，由于肠的迅速增长和肝、中肾的迅速发育，肠袢突入脐带中而形成生理性中肠疝，并持续存在至第 11 周，第 10 周因腹腔迅速增大，肠开始退回腹腔，第 12 周肠管则完全回复到腹腔内，因此妊娠第 11～12 周生理性中肠疝回复到腹腔内。所以选项 D 错误。

30. D ①来自胎盘的血液进入胎儿体内后分为 3 支：一支直接入肝，一支与门静脉汇合入肝，此两支血液经肝静脉入下腔静脉；另一支经静脉导管直接入下腔静脉。下腔静脉血是混合血，有来自脐静脉含氧量较高的血液，也有来自胎儿身体下半部含氧量较低的血液；②卵圆孔位于左右心房之间，其开口处正对下腔静脉入口，下腔静脉进入右心房的血液绝大部分经卵圆孔进入左心房。上腔静脉进入右心房的血液流向右心室，随后进入肺动脉；③肺循环阻力较大，肺动脉血液绝大部分经动脉导管流入主动脉，仅部分血液经肺静脉进入左心房。左心房血液进入左心室，继而进入主动脉直至全身，然后经腹下动脉再经脐动脉进入胎盘，与母血进行气体及物质交换。脐动脉内的血液为低含氧，脐静脉内的血液为高含氧。所以选项 D 错误。

二、A2 型题

31. C 正常节育器应全部位于宫腔内，且节育器下缘不低于宫颈内口，若不符合上述标准，说明节育器移位。根据声像图可见节育器偏离宫腔中央，嵌入肌层并穿透浆膜层，符合节育器嵌顿伴子宫穿孔表现。节育器外移表现为宫腔内无节育器强回声，在宫旁或腹腔内可见节育器声像。所以选项 C 正确。

32. D 围绝经期是指妇女绝经前后的一段时期（从 45 岁左右开始至停经后 12 个月内的时期），包括从出现与绝经有关的内分泌、生物学和临床特征起至最后 1 次月经后 1 年，即卵巢功能衰退的征兆。是正常的生理变化时期。围绝经期激素水平变化包括：雌、孕激素的减少，产生反馈效应，信息传输给垂体，则促卵泡激素（FSH）、促黄体生成素（LH）水平升高，且升高程度不一，FSH/LH 小于 1。卵巢性腺激素水平下降，月经停止，性欲减退，生育功能消失，引起体内一系列平衡失调，使人体的神经系统功能紊乱，导致人体对环境的适应力下降，以致出现情绪波动，感情多变，并诱发多种疾病。

33. D 若提示宫外孕诊断，刮取子宫内膜可出现蜕膜样改变，蜕膜样改变提示怀孕的可能，建议检查血清 β-hCG 确诊。

34. A 输卵管峡部妊娠多在妊娠 6 周左右破裂，根据题中所述停经时间及妊娠囊大小推断该患者妊娠龄近 8 周。

35. E 输卵管间质部妊娠是一种较特殊的输卵管妊娠。超声表现为输卵管间质部肌层较厚，可以看到增大的子宫，其中一侧宫角向外突出，内部可以观察到妊娠囊和胚胎或胎儿。当胚胎存活时，还可以看到胎心搏动。妊娠囊周围近宫体部分有一薄层子宫肌层围绕，但是在其外上方，该肌层不完整或消失。输卵管间质部妊娠易误诊为宫角妊娠。若妊娠囊周围环绕完整的肌壁，则为宫角妊娠；而输卵管间质部妊娠，妊娠囊周围围绕的肌壁不完全。所以选项 E 错误。

36. A 根据声像图特点，盆腔偏右的实质性占位为凝血块声像图，再根据临床表现及化验结果，异位妊娠破裂的诊断可以成立。

三、A3/A4 型题

37. C 剖宫产切口妊娠指妊娠囊着床种植于既往子宫剖宫产切口处，是剖宫产的远期并发症之一。首选检查为经阴道超声检查。

38. E 剖宫产切口妊娠的主要超声表现为子宫增大，宫腔中上段、宫颈内未见妊娠囊。宫颈形态正常。妊娠囊位于子宫下段瘢痕处，部分囊内可见胎芽或卵黄囊，活胎时可见胎心搏动；妊娠囊较大时可明显向前（膀胱方向）凸出，前方肌层变薄。妊娠囊旁可见丰富低阻血流，彩色多普勒超声显示滋养血管来自切口肌层。或者子宫下段稍膨出，前壁瘢痕处见不均质的混合回声包块，内见无回声、低回声及中等回声区。部分型剖宫产切口妊娠，妊娠囊拉长、可变形，下端可呈锐角，大部分妊娠囊突向宫腔下段或中下段。所以本题应选 E。

39. A 剖宫产切口妊娠需与难免流产、妊娠滋养细胞疾病、宫腔下段妊娠、宫颈妊娠鉴别。

40. D 患者有停经史，突然发作的下腹剧痛，"痛苦面容，脸色苍白，血压 80/50mmHg，脉搏 110 次/分，下腹明显压痛，反跳痛"疑因腹腔内急性大量出血而导致的休克，与阴道出血量不成比例。结合妇科检查结果，提示为异位妊娠——输卵管妊娠的症状表现。

41. E 根据停经、腹痛与阴道流血，患者可初步诊断为输卵管妊娠。阴道后穹隆穿刺是一种简单可靠的诊断方法，适用于疑有腹腔内出血的患者。抽出暗红色不凝血液，说明有腹腔积血。

42. D 患者血压 70/50mmHg，极有可能已经发生失血性休克，应积极抗休克治疗同时剖腹探查。

四、B1 型题

43～45. A、D、B 成熟性囊性畸胎瘤（皮样囊肿）除呈现一般的卵巢囊肿的特征外，尚具有以下几种特异征象，具体表现为：①脂液分层征：肿瘤内有一强回声水平分界线，线上为脂质成分，呈均匀密集小光点，线下为无回声区。②面团征：肿瘤无回声区内的光团回声，边缘较清楚，附于囊肿壁的一侧，为发脂裹成的团块所致。③瀑布征：肿瘤中的毛发与油脂物松散结合未构成团块，声像图呈表面回声强，后方回声渐次减弱，而且反射活跃似瀑布状。④星花征：其黏稠的油脂物呈现密集细小光点，并浮游于无回声中，推动或加压时，弥散分布的光点可随之移动。⑤壁立结节征：肿瘤囊壁可见隆起的结节状强回声，或呈乳头状，其后可伴声影。⑥多囊型：肿瘤的无回声区内可见到小囊，即囊中囊的表现。⑦线条征：肿瘤无回声区内多条短线状强回声，平行排列，浮于其中，可随体位移动。当肿瘤内全为毛发所充满，且油脂物甚少时，则为鸟巢状，声像图表现为仅肿瘤前表面为增强回声或呈弧形强光带，后方伴声影，肿瘤后壁及轮廓不清。⑧杂乱结构型：囊内可含有牙

齿、骨组织、钙化及油脂样物质，声像图于无回声区内可见明显增强的光点、光团、光斑，并伴有声衰减或声影，但肿块仍有完整的包膜回声。

46～48. E、C、B 人胚胎从受精起在母体子宫内发育经历 38 周，可分为 3 个时期。早期妊娠：妊娠 12 周末前；中期妊娠：妊娠第 13 周到第 27 周末；晚期妊娠：妊娠 28 周及其以后的妊娠。

49～51. D、C、B 胎盘分级的声像图特点：0 级：绒毛膜板光滑平整，胎盘实质回声均匀，基底膜未出现，这种级别的胎盘多出现在孕 28 周以前；Ⅰ级：绒毛膜板边缘轻微波浪状，胎盘实质内可见散在点状强回声，基底膜未出现，多出现在孕 29～36 周；Ⅱ级：绒毛膜板出现切迹深入胎盘实质但未达到基底膜，胎盘实质出现逗点状强回声，基底膜出现不规则条状稍强回声，平行靠近子宫肌壁，多出现在孕 36～40 周；Ⅲ级：绒毛膜板切迹深入基底膜，胎盘实质内出现较多不规则强回声团，后方可伴有声影。

五、X 型题

52. ABCE 子宫两侧的附件包括输卵管、阔韧带、输卵管系膜和卵巢等盆腔内生殖器官。所以选项 ABCE 正确。选项 D"子宫骶韧带"不属于子宫两侧的附件，其起自子宫颈后面，向后绕过直肠，止于骶骨前面的筋膜，此韧带向后上方牵引子宫颈，与子宫圆韧带一同维持子宫的前倾、前屈位。因此本题应选 ABCE。

53. BE 非孕期子宫动脉频谱为高阻型，舒张早期可见向下切迹。

54. ABCD 盆腔静脉淤血综合征是妇科较为常见的疾病，是由慢性盆腔静脉淤血所引起的综合征，绝大多数发生在 30～50 岁的经

产妇。盆腔静脉淤血综合征是由多种因素引起的盆腔静脉血管充血、扩张和淤血所致的综合征，是引起妇科慢性疼痛的原因之一。所以选项 ABC 均正确。盆腔静脉淤血综合征彩色多普勒血流图主要表现为子宫旁串珠状或蜂窝状无回声区，呈蓝、红相间的彩色血流信号。所以选项 D 正确。盆腔静脉淤血综合征表现为盆腔静脉迂曲扩张、血流缓慢，频谱形态为连续、低速、无搏动的波形，因此选项 E 错误。因此本题的正确答案为 ABCD。

55. BD 输卵管积水为盆腔炎慢性期的表现，主要超声特征为输卵管扩张、积液。具体超声表现为：①附件区囊性包块，常为双侧性；②包块呈曲颈瓶状、S 形、粗管状或腊肠形，边界清楚，张力较低；③囊壁厚薄不一，囊内见不完整分隔或囊壁上见不规则的串珠状分布的突起（经阴道超声下仔细观察可见分隔呈双层壁结构，即为输卵管皱褶的表现），这是输卵管积水的重要声像图特征；④常可见正常的卵巢回声。⑤输卵管积脓时液体内充满点状回声。所以选项 BD 错误。

56. BC 临近青春期，原始卵泡开始发育，在卵细胞成长的同时，周围的梭形细胞变为方形，并由单层增生成复层，因其细胞浆内含有颗粒，称颗粒细胞。颗粒细胞增生很快，细胞表面的 FSH 受体增多，卵细胞最后被多层无血管的颗粒细胞群所围绕，并可出现含有液体的空腔，这时卵泡周围的间质细胞亦环绕卵泡排列，并逐渐增厚形成两层卵泡膜，即卵泡内膜与卵泡外膜，这时的卵泡称生长卵泡。进入青春期后，卵泡由自主发育推进至发育成熟的过程依赖于促性腺激素的刺激。生育期每月发育一批（3～11 个）卵泡，经过募集、选择，其中一般只有一个优势卵泡可达完全成熟，并排出卵子。其余的卵泡发育到一定程度通过细胞凋亡机制而自行退化。卵泡

的发育始于始基卵泡到初级卵泡的转化，始基卵泡可以在卵巢内处于休眠状态数十年。所以选项 BC 错误。

57. ABCD 根据卵泡的形态、大小、生长速度和组织学特征，可将其生长过程分为始基卵泡、窦前卵泡、窦状卵泡、排卵前卵泡 4 个阶段。

58. ABCD 卵巢瘤样病变主要包括：滤泡囊肿、黄体囊肿、子宫内膜异位囊肿、卵巢冠囊肿、黄素化囊肿和多囊卵巢等，主要发生于育龄期妇女，其病因、病理和临床表现各异。"卵巢良性浆液性肿瘤"属于卵巢上皮性肿瘤。因此本题应选 ABCD。

59. ABDE 卵巢瘤样病变并非卵巢肿瘤，主要包括：滤泡囊肿、黄体囊肿、子宫内膜异位囊肿、卵巢冠囊肿、黄素化囊肿和多囊卵巢等，主要发生于育龄期妇女。滤泡囊肿和黄体囊肿最常见。卵巢瘤样病变中黄体囊肿等生理性囊肿可自行消失，但子宫内膜异位囊肿、卵巢冠囊肿等不会自行消失。所以选项 ABDE 正确。

60. ABCE 胚胎停止发育诊断标准：①孕囊平均直径 >25mm 未见卵黄囊和/或胚胎；②胚胎长 >7mm 未见胎心搏动；③无卵黄囊的孕囊 14 天后复查仍未见伴有胎心的胚胎；④有卵黄囊的孕囊 11 天之后复查超声仍未见有胎心的胚胎；⑤初次超声未见胎心 1 周后复查仍未见胎心；⑥初次超声平均孕囊直径 <12mm，2 周后复查平均孕囊直径未翻倍者；⑦初次超声平均孕囊直径 >12mm，孕周 7 周后复查仍未见胚胎。所以选项 ABCE 均正确。卵黄囊在妊娠 5～10 周之间，卵黄囊大小稳步增长，最大不超过 8mm，平均大小约为 5mm。到孕 12 周时，卵黄囊渐渐消失，这是正常的进展过程，并不代表胚胎停育。所以选项 D 错误。因此本题的正确答案为 ABCE。

第七章 心脏解剖、病理和生理学表现

一、A1 型题

1. C 左心腔超声造影中，通常是从末梢静脉注入造影剂，经过下腔静脉、右心房、右心室、肺动脉、肺毛细血管网从肺静脉回左心房、左心室。

2. C 心脏纤维骨架包括左、右纤维三角、4 个瓣纤维环（肺动脉瓣环、主动脉瓣环、二尖瓣环和三尖瓣环）、圆锥韧带、室间隔膜部和瓣膜间隔等。

3. A 二尖瓣环收缩期位移是反映左心室收缩功能的评价参数。

4. E 三维超声心动图实时显像可实时动态、方便的观察到二尖瓣的立体形态结构，全容积显像可自由切割，旋转，从左心房侧或左心室侧观察二尖瓣的短轴立体剖面图。三维超声对瓣叶的几何形态显示更具优势，有研究显示该方法对二尖瓣口面积测值与解剖二尖瓣口面积相关性更高，更准确。

5. A 左冠状动脉前降支发出左圆锥支、斜角支、左室前支、右室前支和室间隔前支等分支，供血区域有主动脉和肺动脉主干根部、部分左心房壁、左心室前壁、部分右心室前壁、大部分心室间隔（上部和前部）、心尖区和前乳头肌等。

6. E 心包前下窦位于心包腔的前下部，由心包前壁移行至下壁所形成。人体直立时，该处位置最低，心包积液常存于此窦中，是心包穿刺常用部位。

7. D 室上嵴为室间隔上的肌性弓形隆起，位于右房室口与肺动脉口之间。以室上嵴为界，可将右心室分为后下方的流入道（窦部）和前上方的流出道（漏斗部）两部分。

8. B 心脏位于胸腔中纵隔内，两肺之间，周围裹以心包。心脏的 2/3 位于身体中线的左侧，1/3 位于右侧。

9. E 在心房收缩期末，心房收缩使心室充盈量进一步增加，此时心室容积最大。

10. C 右心房腔内有 4 个开口，分别为上、下腔静脉口，右房室口及窦状静脉窦口。

11. A 主动脉瓣由 3 个半月瓣构成，各半月瓣所对应的主动脉壁稍膨出，形成向上开口的袋状小腔，称为主动脉窦，分别为左冠窦、右冠窦、无冠窦。

12. C 肺动脉与右室流出道相连，肺动脉瓣口由瓣环及 3 个半月形瓣叶组成，瓣叶分别为左瓣叶、右瓣叶和前瓣叶。

13. B 卵圆窝位于房间隔中下 1/3 处，此处厚度仅 1mm 左右。

14. B 心底是心脏的上端部分，主要由大部分左心房和小部分右心房的后部组成。心底不涉及心室，而是心房在心脏结构中的相对位置最高的部分。它主要朝向胸腔的右后上方，与出入心脏的大血管干相连，是心脏比较固定的部分。

15. B 冠状沟，也称为房室沟，是心脏表面的一个重要解剖特征，它位于心房和心室之间，环绕心脏近心底处，形成一个几乎是圆形的沟槽。在临床上，观察冠状沟对于评估心脏冠状动脉供血情况非常重要。

16. E 室间隔缺损好发于室间隔膜部。

17. C 左心室壁心肌厚度为：男性 8 ~ 12mm，女性 8 ~ 11mm；右心室壁心肌厚度为 3 ~ 5mm。左心室心肌厚度约为右心室的 3 倍。

18. C 心包是一种包裹心脏及其邻近大血管的结构，其作用是为心脏提供保护和机械支持，并限制其过度扩张。心包分为两层结构：纤维性心包和浆膜性心包。

19. A 右房室口由右房室环、3 个瓣叶（即三尖瓣的前瓣、后瓣及隔瓣）和 3 组乳头肌组成。

20. C 肺动脉瓣由 3 个半月形瓣叶组成，瓣叶分别为左瓣叶、右瓣叶和前瓣叶。

21. E 室间隔缺损一般分为 3 型：膜部型、漏斗部型及肌部型。膜部型室间隔缺损多见。

22. D 心包腔实际上位于浆膜性心包的脏层和壁层之间，而不是位于纤维性心包和浆膜性心包之间。心包腔内含有少量润滑液，这有助于减少心脏活动时的摩擦。

23. C 左心室内壁较光滑，右心室前乳头肌根部有一条肌束横过室腔至室间隔的下部，称隔缘肉柱（节制索），形成右心室流入道的下界，有防止心室过度扩张的功能，是区别左右心室的重要标志。

24. C 心脏的运动方式包括多种复杂的机械动作，以维持有效的血液循环。心脏的 3 种主要运动方式：①心肌的收缩和舒张；②心脏在胸腔内的相对移动；③心脏在其长轴上的旋转运动，这是实现心脏泵血的一个重要组成部分。

25. A 由于左心耳梳状肌发达，导致其内面粗糙不光滑，因此当血流速度缓慢时，血液中的有形成分易附着在左心耳的内面，形成血栓。

26. B 人体血液循环分为体循环和肺循环，左心血液的循环途径是血流从左心室到主动脉再到外周动脉、毛细血管网、静脉系统，最后经腔静脉回右心房。

27. E 冠状静脉窦开口于下腔静脉口与右房室口之间，紧邻房、室间隔与心脏后壁的交接点处。

28. E 胸骨旁左室长轴切面是超声心动图中常用的一种切面，主要用于观察心脏的左侧结构。这个切面可以清晰显示左心房、左心室、二尖瓣和主动脉等结构。三尖瓣位于右心室和右心房之间，通常不在胸骨旁左室长轴切面中显示。这个切面主要集中在心脏的左侧结构，而三尖瓣属于右侧结构。

29. A 左房形成血栓的最常见原因是与左房内血流动力学的改变有关。这些改变通常发生在心脏瓣膜疾病、心房扩大或心房颤动等情况中。风湿性心脏病可导致二尖瓣狭窄，这种状况使得左心房内血流减慢并增加湍流，从而增加了血栓形成的风险。二尖瓣狭窄会导致左心房压力升高和体积增大，进一步加剧血流动力学的异常，最终导致血栓形成。

30. E 左心房血栓主要通过超声心动图进行诊断。血栓的超声表现取决于其成熟程度、组织结构以及与心腔壁的关系，机化血栓回声较强，新鲜血栓回声较弱。

31. D 单心室病理改变主要取决于单心室腔内体循环、肺循环静脉血液混合情况，以及从单心室向主动脉和肺动脉排血阻力大小。无肺动脉狭窄者，血液在单心室腔内混合少，发绀轻，肺循环血流多，易发心力衰竭；肺动脉狭窄重者，血液在单心室腔内混合多，肺循环血流少，发绀重。

32. D　先天性心脏病中，室间隔缺损、动脉导管未闭、房间隔缺损及主动脉窦瘤破入右心室流出道均有血液的左向右分流，可能并发肺动脉高压，而肺动脉口狭窄时，肺动脉瓣口流量减少，肺动脉压力不会增高的。

33. D　风湿性心脏病是一种免疫介导的疾病，通常是由咽喉部链球菌感染引起的风湿热所导致。这种疾病主要影响心脏的瓣膜，其中二尖瓣是最常受累的瓣膜。

34. A　直接描绘法为 ASE 指南分类的一级推荐方法，理论上，直接描绘法无需考虑血流状态，心腔顺应性及其他瓣膜损害状况，在图像质量良好的前提下，是临床首选的二尖瓣口面积评估方法。

35. C　病理分型分为 3 型：隔膜型、漏斗型、瓣膜增厚型，选项 C 错误，其余选项均正确。

36. A　大动脉短轴切面上，主动脉瓣二叶畸形常见右冠瓣和左冠瓣融合，形成大的前瓣和小的后瓣，或右冠瓣和无冠瓣融合，形成大的右瓣和小的左瓣，左冠瓣和无冠瓣融合少见。收缩期瓣叶开放呈鱼口状，闭合时如有融合界嵴存则形似三叶瓣。

37. E　胸骨旁左室长轴切面显示主动脉瓣右冠瓣和无冠瓣。

38. E　急性重症二尖瓣关闭不全指短时间内所发生的重度二尖瓣反流，往往与二尖瓣及其瓣器突然出现的机械性病变有关。二尖瓣装置包括乳头肌、腱索、二尖瓣环及二尖瓣前后叶。若小的腱索断裂，可能只会造成轻度二尖瓣反流，但如果大部分或全部腱索断裂，二尖瓣失去限制，则会导致急性二尖瓣重度反流，往往发生严重的血流动力学改变。

39. D　二尖瓣脱垂综合征是一种先天性结缔组织病，可仅表现为二尖瓣脱垂，也可见于 Marfan 综合征、系统性红斑狼疮和结节性多动脉炎患者。

40. B　原发性瓣叶脱垂主要由于二尖瓣黏液样变性。二尖瓣脱垂亦可为某些疾病的继发性改变，如急性心肌梗死时乳头肌缺血、坏死，各种原因所致的腱索断裂，二尖瓣瓣环改变、过度扩张，肥厚型心肌病，心包积液等疾病导致的腱索乳头肌相对位置变化，均能引起瓣膜脱垂。

41. C　扩张型心肌病因心腔扩大、瓣环扩张，各瓣口不同程度反流，增加了心房的容量负荷，因此两侧心房也是增大的。

42. C　室间隔缺损的类型为：①膜周部：单纯膜部型、嵴下型、隔瓣下型；②漏斗部：嵴内型和干下型；③肌部。

43. B　三尖瓣闭锁时，三尖瓣口处无血流通过，右心房的血流不能直接进入右心室，需通过房间隔缺损进入左心房，再通过室间隔缺损进入右心室及肺动脉系统，部分血流通过室间隔缺损返回左心室。右心室内径变小，因此选项 B 错误。

44. C　鲁登巴赫综合征是指由于先天性心脏发育畸形或后天风湿性炎症、黏液样变性等原因引起的以房间隔缺损合并二尖瓣狭窄为主要特点的临床综合征。

45. E　共同动脉干的解剖改变为肺动脉起源于主动脉，一组半月瓣，瓣叶可分为二叶、三叶或四叶瓣，均合并室间隔缺损。

46. D　主肺动脉间隔缺损可致主动脉与肺动脉之间出现分流，分流的方向与分流量的大小取决于两大动脉之间的压差及缺损的大小，通常表现为以左心容量负荷为主的全心容量负荷增加。由于升主动脉和肺动脉之间的异常连接，血液从左向右分流增加了肺循环的血流量，长期可能导致肺血管床的反应性变化，进而可能引发肺动脉高压。左向右的分流导致左心室接收到来自肺静脉的额外血量，从而可能引起左心室的容量负荷增加和扩张。肺循环中，心室收缩时，血液从右心室进入肺动脉；主肺动脉间隔缺损时不会出现右心室扩张。

47. C 静脉窦型房间隔缺损，可分上腔静脉型及下腔静脉型，常合并肺静脉异位引流。

48. A 三尖瓣闭锁时，三尖瓣呈闭锁状态，无法辨认的三尖瓣组织，代之以条索状强回声组织，但有瓣环样结构。右心房的血流不能直接进入右心室，需通过房间隔缺损进入左心房，再通过室间隔缺损进入右心室及肺动脉系统，部分血流通过室间隔缺损返回左心室。左心室、右心房肥厚扩大，右心室发育差。在三尖瓣闭锁的情况下，通常不会有大量纤维和脂肪组织填充在右侧房室之间。三尖瓣闭锁的主要特征是三尖瓣的缺失或发育不全，而不是被纤维或脂肪组织所取代。

49. D 单纯继发孔房间隔缺损时，无肺动脉高压，左心房收缩压高于右心房收缩压，心房水平的分流为左向右分流，随着病情发展，出现肺动脉高压时，心房水平的分流为双向分流。重度肺动脉高压时，右心房后负荷增加，导致右心房收缩压增加，并高于左心房收缩压，此时心房间出现右向左分流。

50. C 干下型室间隔缺损的上缘由主动脉瓣环和肺动脉瓣环的纤维连接所构成，并非肌性组织。易与流出道肌部室间隔缺损相混淆，后者的缺损上缘及周围均为肌性组织。

51. D 动脉导管未闭是指胎儿时期，位于降主动脉与主、肺动脉之间正常连接的动脉导管未能自然闭合。

52. E 完全型心内膜垫缺损二尖瓣与三尖瓣为共同房室瓣，位于同一水平。

53. B 肺动脉瓣未能发育，是肺动脉闭锁的一种常见形式。涉及主肺动脉（从右心室出发的主要血管）的闭锁。不仅主肺动脉闭锁，其主要分支即左、右肺动脉也发生闭锁。周围肺小动脉通常是指肺部较小的血管，它们在肺动脉闭锁的情况下通常不会直接受到影响。肺动脉闭锁主要影响较大的肺动脉及其主要分支。

54. B 主动脉窦瘤破入心包时，可立即造成心脏压塞，导致猝死。

55. C 室间隔缺损时，主要是左心室增大，左心房也可增大，室壁运动增强；随着病情的发展，右心室也可增大，合并肺动脉高压时，右心室壁肥厚，一般不引起左心室肥厚。

56. A A 型主动脉弓离断：离断位于左锁骨下动脉开口远端，降主动脉与未闭动脉导管相连，常伴有室间隔缺损和严重的肺动脉高压，此型最常见，占 40% ~70%。

57. D 主肺动脉间隔缺损是指胚胎时期动脉干发育过程中，升主动脉及肺动脉之间的分隔出现发育障碍，致使主动脉与肺动脉之间出现间隔缺损。发生的部位为升主动脉与肺动脉之间，分为近端缺损型、远端缺损型和完全缺损型。

58. E 法洛四联症中肺动脉口狭窄的典型改变包括肺动脉瓣膜部狭窄，瓣下狭窄及瓣上狭窄以及肺动脉主干狭窄后扩张。而肺动脉瓣赘生物形成是感染性心内膜炎的特征。

59. C 心脏位于右侧胸腔且心脏长轴指向右下时称为右位心，若不伴内脏反位，则称为单发右位心或右旋心；心脏位于左侧胸腔且心脏长轴指向左下称为左位心，若同时伴有内脏反位则称为左旋心。

二、A2 型题

60. B 患者有静脉注射毒品史，既往无心脏病病史，发生感染性心内膜炎时最常累及三尖瓣。

三、B1 型题

61. A 心脏射血结束后半月瓣关闭，心室开始舒张，舒张伊始由于心室内压力仍然高于心房内的压力，故房室瓣依然未开放，此时，心室内压力迅速下降而容积无变化，故称等容舒张期。当心室内压力继续下降到低于心房内压力时，房室瓣才开放，进入快速充盈期。

62. B 房室瓣开放后，心室继续扩张，容积迅速扩大，导致心室内压力明显低于心房内压力，致使充盈于心房和大静脉的血液被心室"抽吸"而被动快速地流入心室，是心室充盈的主要阶段。

63. B 二尖瓣狭窄时，通过二尖瓣口的血流量减少，EF 斜率减慢，因此 E 峰上升及下降速度均减慢。

64. A 二尖瓣关闭不全时，左心房内血容量增多，通过二尖瓣口的血流量亦增加，因而 E 峰上升及下降速度均增快。

四、X 型题

65. AD 先天性主动脉瓣畸形包括单瓣、二叶瓣、四叶瓣主动脉瓣畸形。

66. ABCDE 主动脉瓣脱垂的常见病因包括高位室间隔缺损、主动脉瓣二瓣化畸形、Marfan 综合征、主动脉夹层、感染性心内膜炎等。

67. ADE 感染性心内膜炎（IE）主要累及主动脉瓣和二尖瓣，尤多见于轻至中度关闭不全者。在先心病中，动脉导管未闭、室间隔缺损、法洛四联症最常发生。在单个瓣膜病变中，二叶式主动脉瓣狭窄最易发生，瓣膜脱垂（主动脉瓣、二尖瓣）者也易患本病。赘生物总是发生在喷射的低压侧，如二尖瓣脱垂的左房面、室间隔缺损的右室面、动脉导管未闭的肺动脉外侧壁。

68. ABCDE 急性重度主动脉瓣关闭不全的临床表现包括脉搏洪大、水冲脉、舒张压降低、脉压差增大、周围动脉枪击音、头部随颈动脉搏动而摆动（点头征）、呼吸困难等。

69. ABDE 肺动脉瓣关闭不全最常见的病因为继发于肺动脉高压，致使肺动脉根部扩张，引起肺动脉瓣环扩大，属于肺动脉瓣功能性关闭不全，但并不是均为功能性关闭不全。原发性肺动脉瓣关闭不全少见。风湿性心脏病往往影响多个心脏瓣膜，包括肺动脉瓣。如果肺动脉瓣受到风湿性疾病的影响，其他瓣膜如二尖瓣和主动脉瓣也可能受累。肺动脉瓣关闭不全时，超声心动图上的反流频谱可以是单峰型或者双峰型，这取决于反流的时相和严重程度。反流速度一般超过 1.5m/s，这是由于舒张期肺动脉压力高于右心室压力。在肺动脉高压的情况下，肺动脉的压力显著增高，这可以导致肺动脉瓣关闭不全时反流速度显著增加，甚至达到 4m/s 或更高。

70. ABDE 主动脉瓣狭窄的病理改变可以包括多种结构异常和病理状态，这些改变可能是先天性的也可能是后天性的。主动脉瓣二瓣化畸形、主动脉瓣单瓣畸形、主动脉瓣粘连钙化、主动脉瓣瓣环发育不良均属于主动脉瓣狭窄的病理改变。主动脉瓣瓣上隔膜可造成主动脉瓣上狭窄，主动脉瓣本身可发育正常，开放、关闭正常。

71. ABCDE 后天性三尖瓣狭窄的主要病因为慢性风湿性心脏病，常常合并有二尖瓣和（或）主动脉瓣病变。少见病因包括类癌综合征（通常伴有大量三尖瓣反流）、瓣膜或起搏器心内膜炎、起搏器引起的粘连、狼疮性瓣膜炎和良、恶性肿瘤导致的机械性梗阻。

72. BCE 生理性三尖瓣反流持续时间较短，多发生于收缩早期，不超过收缩中期，反流束范围局限于瓣环附近，无心脏形态及瓣膜活动的异常。通过三尖瓣反流束测量其跨瓣压差可估测右室收缩压。三尖瓣反流时，收缩期右心室收缩产生从心室进入右心房以及从心房进入肝静脉的反向血流。器质性三尖瓣反流是由于瓣膜本身的病变，如瓣膜增厚、脱垂或赘生物等，这些改变可以直接观察到，是导致反流的直接原因。

73. ABCD 主动脉瘤的临床表现取决于病变部位、病因及合并症情况。动脉瘤较小可无症状，瘤体较大时可压迫周围组织而产生症状：如主动脉瘤压迫气管和支气管可引起咳嗽、气急、肺炎和肺不张；压迫食管引起吞咽困难；压迫胸骨可引起胸痛等。主动脉瘤破裂，也可是该病首发的症状，血液流入纵隔腔、胸膜腔、气管支气管或食管，均可致命。主动脉瘤可能形成血栓，这些血栓可以脱落形成栓子，迁移到远端血管，导致肢体或器官的缺血。腹主动脉瘤还可表现为中上腹或脐周出现搏动性包块，包块处有时可听到收缩期杂音。

74. ABDE 心包为包裹心脏和大血管的圆锥形纤维浆膜囊，为两层，纤维性心包和浆膜性心包，浆膜性心包又分为两层，脏层和壁层心包，正常心包内有少许积液。

第八章　血管解剖和病理学表现

一、A1 型题

1. C 根据世界卫生组织规定，成人主动脉收缩压≤140mmHg 称为正常血压，肺动脉收缩压正常值≤30mmHg。

2. A 腹主动脉超声检查时常规采用仰卧位，必要时选择侧卧位。可选用扇形扫描探头或线阵式探头，如果有气体干扰，则采用扇形扫描探头效果更好。

3. A 腹腔干位于肝尾下方、肠系膜上动脉和胰腺上方，一般与腹主动脉垂直或形成向头侧的夹角。

4. A 肠系膜上动脉从腹主动脉前壁发出，斜向足侧，一般与腹主动脉夹角不超过30°，在胰腺及脾静脉后方通过，继而跨过左肾静脉前方，并走行于胰腺钩突十二指肠水平段及前方。

5. C 腹主动脉是人体主要的供血动脉之一，它在腹部从腹腔大动脉分叉出来。在分叉后，腹主动脉会向下延伸并分支成多个动脉供应不同的腹部器官和组织。其中，肠系膜上动脉是腹主动脉最为稳定的分支之一。肠系膜上动脉是腹主动脉的一个主要分支，它负责供应肠系膜和其内部的多个器官，包括小肠、大肠、升结肠、横结肠等。肠系膜上动脉的血液供应对于肠道的正常功能起着重要作用。

6. B 在肠系膜上动脉与腹主动脉的夹角内走形的有左肾静脉和十二指肠水平部，夹角正常值为30°～50°。某些先天性的原因造成此夹角过小或位置偏低时，就会导致左肾

静脉和/或十二指肠水平部压迫，前者称为"胡桃夹综合征"，后者称为"肠系膜上动脉压迫综合征"。

7. A 腹膜后无回声可能意味着存在腹主动脉的异常，如夹层动脉瘤。夹层动脉瘤是主动脉壁的血液渗入导致壁层分离的病变，可出现腹膜后无回声区域。肾动脉狭窄和淋巴结肿大不会出现无回声；肠管、脾脏位于腹腔内，不属于腹膜后器官。

8. C 胫后动脉为腘动脉的直接延续。在腘肌下缘分出后，向下行于小腿屈肌浅、深两层之间，经内踝后方，通过屈肌支持带深面转入足底，分为足底内侧动脉和足底外侧动脉两个终支。胫后动脉主要营养胫骨和小腿后群肌。

9. A 股动脉是下肢动脉的主干，由髂外动脉延续而来。在腹股沟韧带中点的深面入股三角。在股三角内，股动脉先行于股静脉的外侧，逐渐从外侧跨到股静脉的前方，下行入收肌管，再穿收肌腱裂孔进入腘窝移行为腘动脉。股动脉在腹股沟中点处位置表浅，可触及搏动，是临床上急救压迫止血和进行穿刺的部位。所以选项 A 正确。

10. B 股动脉经腹股沟韧带中点深面穿行于血管腔隙，下行进入股三角，由大腿前面逐渐转到大腿内侧，穿收肌腱裂孔、收肌管至腘窝，移行为腘动脉。

11. B 腘动脉直接分支有胫前动脉、胫腓干（又分叉为胫后动脉和腓动脉）。

12. A 髂静脉位于盆腔内，选择低频探

头穿透力强，易于探查。股血管主干及膝以下血管较表浅，可选用 7.5 ~ 10MHz 频率；下肢股血管以上血管较深，宜选用 5.0MHz 频率。

13. E 足背动脉在踝关节前方延续于胫前动脉，于蹬长伸肌腱和趾长伸肌腱之间前行，位置表浅，其搏动易于触摸。主干继续沿着蹬指伸肌内侧缘和深面前行，沿途发出跗外侧动脉、跗内侧动脉、弓状动脉、足底深支、第一跖背动脉。下肢脉管炎时搏动可以减弱和消失。所以选项 E 错误。

14. E 正常四肢静脉血流具有呼吸期相性，即血流速度和血流量随呼吸运动而变化。而呼吸运动不能影响动脉血流速度。所以选项 E 错误。

15. A 后循环又称椎基底动脉系统，由椎动脉、基底动脉和大脑后动脉及其分支组成，主要供血给脑干、小脑、丘脑、海马、枕叶、部分颞叶及上段脊髓。椎基底动脉狭窄或闭塞性病变均可导致后循环脑血流灌注异常，因局部血管狭窄导致血流增快，出现后循环缺血的临床表现。当患者一侧椎动脉病变，而对侧椎动脉血流代偿，可能不出现脑缺血的表现。

16. C 四肢静脉管腔内有静脉瓣，其主要作用是防止血液逆流，保证血液向心流动。下肢静脉瓣多于上肢静脉瓣。血液回流比较容易部位的静脉一般没有静脉瓣，比如头颈部、胸腔和腹腔内的静脉等。

17. D 全身除内脏、脑和头颈部大多数器官的静脉无静脉瓣膜外，其余各处管径在 2mm 以上的静脉都有瓣膜。静脉瓣膜纤细、柔软，绝大多数呈双瓣型。瓣膜基底附着于静脉壁的部位都有瓣膜凹存在，即瓣膜窦。当血液向心回流时，两瓣膜平整地贴伏于静脉壁的内膜；站立时，两瓣膜张开，游离缘相遇于

管腔中线。静脉瓣的生理功能为防止静脉血倒流。受站立影响较大的四肢静脉瓣膜较多，尤其下肢更发达，且瓣膜的数量不一。所以选项 D 叙述错误。

18. D 超声束与血流方向的夹角在心血管系检查中应限制在 ≤0° ~ 20°，外周血管检测的实际入射应 ≤60°。故应校正入射角度。

19. B 颈总动脉分叉是颈动脉分支的解剖结构特征，70% 的血流进入颈内动脉，30% 的血流进入颈外动脉。颈内动脉起始段管腔相对增宽（颈膨大），导致彩色血流在周边呈低速涡流血流充盈成像特征。所以选项 B 正确。

20. C 颈动脉迂曲是指颈动脉血管过度伸长、弯曲，常呈 "S" 字形或 "C" 字形改变，少数情况下扭曲成锐角，或打圈、成袢。颈动脉迂曲可单独发生于一侧，也可双侧同时发生。多见于颈内动脉近段、椎动脉颈段和颈总动脉。

21. A 目前临床使用最广、最被认可的颈内动脉分段为 Bouthillier 顺血流 7 段法，分别为为 C1 颈段、C2 岩骨段、C3 破裂孔段、C4 海绵窦段、C5 床突段和 C6 眼段、C7 交通段。

22. A 颈内动脉的主要分支眼动脉、后交通动脉、大脑前动脉、大脑中动脉及前交通动脉等支。眼动脉为颈内动脉第一个主要分支，它从颈内动脉的前内面或上内面发出，夹角多呈钝角。

23. C 颈内动脉的分支包括眼动脉、后交通动脉、大脑前动脉、大脑中动脉及前交通动脉等支，属于颈内动脉系统，又称前循环系统。大脑后动脉是基底动脉的终末分支，属于椎 - 基底动脉系统，又称后循环系统。

24. B 颈外动脉是头颈部的主要供血动

脉之一，主要分布于颈前部、面部、颅顶和硬脑膜。它的远端分支包括面动脉、甲状腺上动脉、舌动脉和椎动脉。眼动脉是颈内动脉穿海绵窦以后的分支，不是颈外动脉的远端分支。

25. A　颈内动脉循环阻力小，收缩期加速时间短，频谱陡直上升。而舒张期减速时间较长，频谱下降缓慢，故为低阻力频谱，正向血流速度最大。

26. C　正常肢体动脉腔内可见充盈良好的色彩，通常为红色和蓝色。直行动脉段内的血流呈单一层流，表现为动脉管腔中央流速较快，色彩较为浅亮；管腔边缘流速较慢，色彩较深暗。正常肢体动脉的彩色血流具有搏动性，彩色多普勒可显示为周期性红蓝相间的色彩变化，呈红－蓝－红快速转变。红蓝两色分别代表收缩期的前进血流和舒张期的短暂反流。所以选项 C 正确。

27. B　颈内动脉狭窄，造成颈总动脉前方血流阻力增加，收缩期峰值流速相对增快，舒张期流速减低，根据阻力指数公式 RI =（收缩期峰值流速－舒张末期流速）/收缩期峰值流速，因此阻力指数升高。

28. E　当下肢动脉超声检查发现异常时，应该与正常相同动脉段血管进行二维、彩色及频谱多普勒对比检查，明确血管病变的性质和程度。

29. E　对下肢动脉进行超声检查，扫查目的为：①定位病变；②发现多发病变并确定血流动力学变化最显著处；③鉴别狭窄和闭塞；④对狭窄程度进行分级；⑤测量闭塞动脉的长度。

30. D　穿支静脉也叫交通静脉，是连接深、浅静脉的静脉通道，多数位于大腿下段和小腿。交通静脉内的静脉瓣膜使静脉血流经浅静脉向深静脉方向流动。当交通静脉的瓣膜功能异常时，深静脉内的血流就会逆向流入浅静脉，使浅静脉压力升高，造成下肢静脉曲张、下肢皮肤营养性改变。

31. D　下肢静脉频谱受呼吸运动影响，频谱上出现期相性改变，并随心房压力及腹腔压力变化出现波动性特征。

32. E　下肢静脉血管经常出现变异，而以腘静脉一条变为两条的变异最常见。

33. E　浅静脉不与同名动脉伴行，肘正中静脉属于上肢前臂浅静脉之一，在肘窝处连接贵要静脉和头静脉。

34. A　根据彩色多普勒血流显像可以判断反流及反流时间，从而判断瓣膜功能不全的程度，方法是挤压小腿或做 Valsalva 动作后观察测量静脉管腔内血流的反流时间，其参考标准是：①Ⅰ级：反流时间持续 1~2 秒；②Ⅱ级：反流时间持续 2~3 秒；③Ⅲ级：反流时间持续 4~6 秒；④Ⅳ级：反流时间大于 6 秒。

35. C　四肢大、中静脉血流频谱特点是随呼吸运动变化的自发的单向回心血流。深吸气或进行乏氏试验时，大、中静脉内血流停止；呼气或挤压远端肢体后，血流信号增加。所以选项 C 正确。

36. C　正常肢体静脉的彩色多普勒表现为随呼吸运动变化的单向持续性回心血流信号，当挤压远端肢体静脉时管腔内血流信号增强，放松挤压或进行乏氏试验时，血流信号中断或出现短暂的反流。所以选项 B 错误。一些正常肢体的小静脉（如桡静脉、尺静脉、胫静脉和腓静脉）可无自发性血流，但在人工挤压肢体远端时，管腔内可见血流信号。所以选项 A、D 错误。使用一定的外力加压后静脉管腔被压扁，血流信号也随之消失。所以选项 E 错误。

37. D 五个选项的英文缩写如下：大隐静脉（great saphenous vein，GSV）；股静脉（femoral vein，FV）；腘静脉（popliteal vein，POV）；胫后静脉（posterior tibial vein，PTV）；小隐静脉（small saphenous vein，SSV）。所以选项 D 正确。

二、A2 型题

38. D 使用脉冲多普勒超声检测下肢静脉瓣功能不全时，可根据血流方向确定有无反流。

39. B 由于大、小腿和踝部收缩压与上肢收缩压相比明显降低，整个下肢血压相差不大，说明下肢动脉的近心端血管有狭窄或阻塞的部位。而下肢动脉的血管是由髂血管分支而来，所以应该检查髂血管以上的动脉，行髂血管以上的动脉多普勒显像检查。

三、A3/A4 型题

40 ~ 41. B、C 风湿性二尖瓣狭窄时由于左房大，血流缓慢，容易形成血栓，尤其进行球囊扩张术后，左房内的血栓容易脱落，经过体循环可以造成腹主动脉以下分支血管的栓塞。题中患者表现为下肢剧烈疼痛，不能站立行走，故可初步诊断为下肢动脉栓塞。

42. A 若需要进一步检查，初步进行的首选检查是超声。超声在诊断四肢动脉疾病方面具有很高的特异性和敏感性，加之其具有无创性、可重复性等特点，已经成为四肢动脉疾病的首选检查方法。

43. B 当诊断明确时，宜尽早行血管外科手术或介入性治疗，切开取栓或经血管内导管取栓。

四、B1 型题

44. A 腹主动脉是人体主要的动脉之一，从腹腔中心向下供应腹部和盆腔的器官。肾动脉是腹主动脉的分支之一，供应血液到肾脏。在腹主动脉分叉成两条髂动脉之前，肾动脉从腹主动脉的侧面分离出来，并位于肠系膜上动脉的足侧。

45. C 腹腔干是由腹腔主动脉分出的一条较粗大的动脉分支，其起始部位于肠系膜上动脉起始部上方，即头侧约 1cm。

46 ~ 47. B、C 腹主动脉超声检查时，对于成年人，2.5 ~ 3.5MHz 的频率比较合适；而对于儿童或体型较瘦的成年人，可以使用 5MHz 探头。

48 ~ 50. C、A、B 颈总动脉收缩期可以为双峰或者三峰，第一峰大于第二峰，整个舒张期均有血流显示。颈内动脉血流频谱为低阻型，收缩期曲线上升较慢，舒张期血流速度高于颈外动脉舒张期血流速度。颈外动脉血流频谱为高阻型，收缩期曲线上升速度比较快，峰顶呈尖峰状随之迅速下降，舒张期血流速度低于颈内动脉。椎动脉血流频谱为单向低阻的频谱。

51. D 正常肢体动脉频谱（主要是下肢）呈三相波形，第一个波为陡直的收缩期尖峰（心脏收缩，大量血液进入大动脉，前向血流快速增加，特点：陡直，正向），随之是舒张早期反向血流（舒张期时，血管回缩早期压力较低，并远心端存在较大阻力，特点：反向，低速），第三个波又在舒张中晚期转为较小的正向波（舒张中晚期时，血管回缩产生的压力大于远心端阻力，特点：正向，圆钝、速度低）。

五、X 型题

52. ACDE 正常腹主动脉血流频谱曲线形态呈正向单峰型，频带窄，为层流频谱，收缩期血流加速度及减速度均较快，舒张早期可有较小的负向频谱，舒张期呈正向低速血流。

所以选项 A 正确。禁食时，肠系膜上动脉血流频谱为高阻型，腹腔动脉的舒张期血流较高，这可能是由于肠道等腹部器官在禁食状态下对血液的需求减少。餐后由于肠道蠕动及消化、吸收功能增强，需更多的血供保障肠道消化功能，因此肠系膜上动脉管腔扩张，阻力减低，使肠道血液分流量增加。所以选项 B 错误，选项 C 正确。成人肾动脉内径为 4 ~ 7mm，管腔内血液充盈，血流频谱为低阻型，收缩早期频谱上升陡直，而后缓慢下降，约 50% 的肾动脉存在收缩早期切迹。正常主肾动脉峰值流速 50 ~ 100cm/s，收缩早期加速时间 < 0.07s，收缩早期加速度 > 3m/s^2，阻力指数 0.5 ~ 0.7。肾动脉狭窄部流速 > 150cm/s 可作为判断狭窄 > 50% 的标准，流速 > 180cm/s 可作为判断狭窄 > 60% 的标准。所以选项 D、E 正确。因此本题的正确答案为 ACDE。

53. DE 下腔静脉管腔呈上窄下宽的扁平管状结构，横切时左右径大于前后径，易受压变形，体瘦者可完全压瘪；管壁薄，常与周围组织紧密贴合呈光滑细线，管腔内呈无回声。所以选项 A 错误。吸气时，胸膜腔内压力减低，下腔静脉回心血量增加，管腔变瘪；呼气时相反。所以选项 B、C 错误。下腔静脉近心段及肝静脉频谱通常呈具有时相性的双向波形，其波形与右房内压力波形具有时间相关性。每一心动周期依次由 S 波（收缩早中期，前向波，向心，负向速度）、V 波（收缩后期，反向波，离心，正向速度）、D 波（舒张早中期，前向波，幅度 <S 波）和 A 波（舒张后期，反向波）组成，有时在 A 波之后还有一个 C 波（反向波）。所以选项 D、E 正确。因此本题的正确答案为 DE。

54. AB 大脑中动脉和大脑前动脉是颈内动脉在颅内的最终分支，它们供应大脑大部分区域的血液。颈内动脉的分支包括眼动脉、

后交通动脉、大脑前动脉、大脑中动脉及前交通动脉等支。大脑后动脉起源于基底动脉，不是颈内动脉分支，其是后循环供血动脉。前交通动脉是双侧颈内动脉系之间的交通动脉，后交通动脉是颈内动脉系统与椎基底动脉系统的交通动脉，只有在两个供血系统出现血流灌注压力不对称时，才能检测到前后交通动脉的开放供血。因此本题的正确答案为 AB。

55. ABCD 颈总动脉的管腔通常是稳定的，不会因为呼吸的变化而出现明显的变化。此外，超声探头加压时，颈总动脉的管腔通常不会闭合。所以选项 A 正确。相比于静脉，颈总动脉的管壁较厚。这是因为颈总动脉是动脉，需要承受较高的血压和血流压力。所以选项 B 正确。颈总动脉是从心脏供血到头部和颈部的重要动脉，血流方向是由心脏向远心端供血。所以选项 C 正确，选项 E 错误。颈总动脉的血流通常是搏动性的，与心脏的收缩和舒张有关，可以通过超声来观察血流的搏动特点。所以选项 D 正确。因此本题应选 ABCD。

56. ABDE 阻力指数受收缩期和舒张期血流速度的影响，颈动脉狭窄时，狭窄前血流阻力指数增高，狭窄后血流阻力指数降低，选项 C 错误，为本题正确答案。颈动脉狭窄时，要连续观察和测量 20 个心动周期以上的速度 - 时间曲线，主要观测频谱的形态、测定狭窄处 PSV（收缩期峰值流速）、EDV（舒张期峰值流速）、PSVICA/PSVCCA（收缩期颈内动脉峰值流速/收缩期颈总动脉峰值流速）、EDVICA/EDVCCA（舒张期颈内动脉峰值流速/舒张期颈总动脉峰值流速）等。因此本题应选 ABDE。

57. AC 颈动脉肌纤维发育不良是一种非炎症性、非动脉硬性动脉血管病。即可导致动脉的狭窄和闭塞，也可引起动脉瘤或血管夹层。病变呈节段性，可单发或多发。根据血管

造影分为 4 型：多病灶型表现受累动脉呈"串珠样"改变，血流充盈不全；单病灶型表现为受累动脉仅一处狭窄且长度 <1cm；管状型表现为受累动脉仅一处狭窄且长度 >1cm，呈光滑、向心性狭窄。混合型表现为含至少 2 种以上类型。颈动脉硬化性狭窄是指颈动脉的狭窄和闭塞，主要病因为动脉粥样硬化，多发生于颈动脉分叉处，多累及颈总动脉远端和颈内动脉近端。通常 IMT≥1.0mm 界定为颈动脉内膜中层增厚，IMT≥1.5mm 定义为动脉硬化斑块。所以选项 AC 错误。

58. ABD 椎动脉局限性狭窄诊断要点：①患者可出现眩晕、头痛、耳鸣等临床症状，提示后循环缺血。②超声检查特征：左椎动脉 V_1 段局限性变窄，彩色多普勒显示狭窄处血流呈"五彩镶嵌状"。③狭窄处高速湍流血流频谱，狭窄远段流速减低，两者比值 >4.0，提示重度狭窄。④患者发病前有颈部按摩史，是导致椎动脉夹层病变最常见的原因。⑤右侧椎动脉从 V_1 段至 V_3 段管径为 2.0mm，频谱多普勒检查为高阻力型，流速在正常范围内，为生理型狭窄表现。

59. ABDE 肢体的动脉表现为两侧肢体相应的动脉内径基本相同，并由近至远逐渐变细。动脉壁为 3 层结构，从内至外呈强 - 弱 - 强回声，内膜为光滑、连续的线状强回声，中间为弱回声，外膜为强回声。CDFI（彩色多普勒超声）可以显示血流的方向和速度，正常四肢动脉的血流应该充盈完全，即彩色血流信号在动脉内充满。正常四肢动脉血流频谱为高阻力型，在静息状态下通常呈现三相波，即收缩期的高速正向波、舒张早期的短暂反向波和舒张晚期的低速正向波。正常情况下，动脉与同名静脉是伴行的，即动脉和静脉的走行路径是相似的。所以选项 ABDE 正确，选项 C 错误。因此本题应选 ABDE。

60. ABCE 正常肢体动脉腔内可见充盈良好的色彩，通常为红色和蓝色。直行的动脉段内的血流呈层流，表现为动脉管腔的中央流速较快，色彩较为浅亮，管腔的边缘流速较慢，色彩较深暗。正常肢体动脉的血流具有搏动性，彩色多普勒可显示为与心动周期相一致的周期性红蓝相间的色彩变化。红蓝两色分别代表收缩期的前进血流和舒张期的短暂反流。所以选项 ABCE 正确。

61. ABCE 肢体动脉循环属于高阻循环系统。在静息状态下，正常肢体动脉的典型脉冲多普勒频谱为三相型，即收缩期的高速正向波、舒张早期的短暂反向波和舒张晚期的低速正向波。老年或心脏输出功能较差患者的脉冲多普勒频谱可呈双相型，甚至单相型。当运动、感染或体温升高而出现血管扩张时，外周阻力下降，舒张早期的反向血流消失，在收缩期和舒张期均为正向血流。正常动脉内无湍流，脉冲多普勒频谱波形呈现清晰的频窗。应用脉冲多普勒检测动脉内的血流速度对诊断动脉狭窄甚为重要，临床上一般采用狭窄处收缩期峰值流速以及该值与其相邻的近侧动脉内收缩期峰值流速之比来诊断动脉狭窄的程度。所以选项 ABCE 正确。

62. BCE 大隐静脉为全身最长的静脉，起自足背静脉弓，经内踝前面沿小腿内侧上行，过膝内侧，再沿大腿内侧上行，渐转至前面，穿深筋膜在腹股沟下方注入股静脉，是下肢静脉曲张的好发部位。大隐静脉为浅静脉，不与动脉伴行。所以选项 BCE 正确。

63. ACDE 四肢静脉分为浅、深静脉，浅静脉走行于皮下，不与同名动脉伴行，选项 B 错误，选项 C 正确；深静脉走行在固有筋膜的表面或体腔内，多与同名动脉伴行，下肢深静脉在小腿以下都为两条静脉与一条同名动脉伴行，选项 E 正确；下肢浅静脉分为大隐静脉和小隐静脉，均起自足背静脉弓。足外侧缘为小隐静脉，经外踝后方，沿小腿后面上行，选项 D 正确；经腓肠肌两头之间至腘窝入腘静脉。大隐静脉为全身最长的静脉，选项 A 正确；经内踝前面沿小腿内侧上行，过膝内侧，再沿大腿内侧上行，渐转至前面，穿深筋膜入股静脉。因此本题的正确答案为 ACDE。

64. ABCD 正常四肢静脉的内径大于伴行动脉的内径，且随呼吸运动而变化。管壁较动脉薄，在灰阶超声上表现为细线状；内膜平整且光滑，选项 E 错误；管腔内的血流呈无回声，高分辨力超声仪可见流动的红细胞而呈弱回声；管腔有压缩性，在外力的作用下可被压瘪；有的静脉管腔内可观察到静脉瓣膜结构，以锁骨下静脉、股总静脉及大隐静脉常见。所以选项 ABCD 正确。

第九章　超声影像物理基础

1. B　超声波是指频率超过人耳听觉范围（20～20000Hz）的高频声波，即频率＞20000Hz的机械（振动）波。

2. C　声源（反射体）与接收体做相对运动时，接收体在单位时间内收到的振动次数（频率）会发生改变的现象称为多普勒效应。

3. B　轴向（纵向）分辨力：在声束长轴方向上区分两个细小目标的能力。它与声波频率有密切关系。超声波长（λ）与频率呈反比，即波长愈短，频率愈高，轴向分辨力愈好。相反，超声波长愈长，频率愈低，则轴向分辨力愈差。

4. C　压电效应是指由电场作用下，压电材料产生机械形变的效应。逆压电效应是指由外力作用下，压电材料产生电荷的效应。发射超声波利用了逆压电效应，即通过施加外力使压电材料产生机械振动，进而产生超声波。因此，选项 C 是正确的。选项 A 是错误的，因为压电效应是由电场作用下产生变形，而不是由变形而产生电。选项 B 是错误的，因为逆压电效应是由受力产生变形，而不是由受力产生电。选项 D 是错误的，因为接收超声波利用的是压电效应，即由超声波的机械振动引起压电材料的变形，进而产生电荷。选项 E 是错误的，超声换能器的工作原理是基于压电效应和逆压电效应。

5. B　超声是指频率超过人耳听觉范围（20～20000Hz）的高频声波，即频率＞20000Hz机械波，而诊断最常用的超声频率是 2.5～20MHz。

6. E　声阻抗等于介质密度与介质中声速的乘积，空气、软组织及骨组织的介质密度与声阻抗不同；声速大小主要取决于介质密度；正常肝组织与占位病灶介质密度不同，声阻抗不同，因而二者之间产生的界面反射信号强度与正常肝组织之间的界面反射信号强度不同；硅油填充的眼球玻璃体与正常眼球玻璃体的介质密度不同，超声波在硅油中传播的速度为1480m/s 明显低于正常玻璃体内传播速度1540m/s，所以选项 E 是错误的。

7. B　人体软组织的声速平均为1540m/s。

8. C　速度显示将朝向探头的血流以红色显示，背离探头血流以蓝色显示，以色彩的明暗反应速度的快慢，用于检测中、低速血流；能量显示是以红细胞散射能量的总积分进行编码，用于显示较低速血流；速度－方差显示方式用于检测狭窄处高速血流时，血流由单一色彩变为五彩镶嵌；高脉冲重复频率是在脉冲频谱多普勒基础上的改进，在第一个脉冲回波之前发出新的脉冲波，以提高 Nyquist 极限，适用于探测中高速血流。

9. C　两种介质的声阻抗越接近，则反射能量越少，折射能量越多。

10. B　对于浅表器官及外周血管应采用高频探头（≥7MHz），对于腹部脏器或血管应采用 3.5～5MHz 凸阵探头，对于心脏和大血管应采用 2～3MHz 扇扫探头。

11. C　由于声源和接收者之间的相对运动，使接收的频率较原来频率发生变化，这种

现象称为多普勒效应

12. C 超声波属于声波范畴，它具有声的共同物理性质，必须通过弹性介质进行传播，不能在真空中传播。超声波在固体中有纵波、横波、表面波、瑞利波、板波等多种振态，而在液体和气体中只有纵波振态，在超声诊断中主要应用超声纵波。

13. C 从反射系数得知，反射超声波能量的大小取决于两种介质的声学特性阻抗差。声阻抗差越大，则反射的能量越多，折射的能量越少，这就可解释为什么超声波在固体-气体、液体-气体分界面上成像时反射强的原因。

14. D 在人体组织中对超声敏感者有中枢神经系统、视网膜、视神经、生殖腺、早孕期胚芽及 3 个月内早孕、孕期胎儿颅脑、胎心等，所以只有四肢对超声不敏感。

15. A 声波在不同介质中声速有很大差别，选项 A 错误；医用超声诊断设备均以软组织中的声速作为校正标准，选项 E 正确；骨骼的声速最高，相当于软组织的声速的 2 倍以上，组织密度越大声速越快，选项 B、C、D 均正确。

16. D 空化效应是指在强超声传播，会出现一种类似雾状的气泡。空化效应的产生取决于许多因素，如超声波的压力和频率、声场（聚焦或散焦，脉冲波或连续波）、组织及界面的状态和性质。低频声波的空化阈值低，更容易达到产生空化效应所需的能量阈值。此外，低频时空化泡生长时间长，可增加空化强度。在低频高强度下，声压的作用更明显，更易产生空化效应。

17. B 为了提高侧向分辨力，要在侧向上进行物理聚焦或电子聚焦。

18. E 液体中含蛋白成分愈多，声衰减愈高。组织中含胶原蛋白和钙质愈多，声衰减愈高。例如：瘢痕组织、钙化和结石、骨组织均有显著的声衰减，而且常伴有声影。人体组织中以骨骼和含气肺衰减程度最高，而且均伴有声影（骨骼后方声影边界清晰；含气肺的混响后方声影的边界模糊不清）。

19. B 根据多普勒效应的公式：多普勒频移 $(f_d) = 2Vcos\theta f_0/c$。式中 V 为接收体运动速度，$f_0$ 为振动源发生的振动频率，θ 为振动源发出的振动传播方向与接收体运动方向之间的夹角，c 为振动源发出的振动在介质中的传播速度，所以多普勒频移与以上各物理量有关，而与探头输出功率无关。

20. D 通过调整多普勒基线可以增加正向或负向的最大量程，从而消除多普勒频移信号混叠。

21. B 后方回声增强是声像图伪像之一，是指当超声束通过声衰减甚小的器官组织或病变（如胆囊、膀胱、囊肿）时，其后方回声会超过同深度的邻近组织回声。这是由于距离增益补偿对超声进入很少的液体仍在起作用的缘故。利用显著的后方回声增强，通常可以鉴别液性与实性病变。由于血液蛋白含量比胆汁、囊液、尿液高得多，故声衰减较高，后方回声增强不显著。

22. A 部分容积效应伪像产生原因：超声束形状特殊而且波束较宽，即超声断层扫描时断层较厚引起。例如：肝的小囊肿内可能出现一些点状回声（来自小囊肿旁的部分肝实质）。

23. C 超声的分辨力是指超声波在成像过程中能够分辨出两个相邻结构的能力。在给出的选项中，只有 C 项重复频率的高低对超声的分辨力没有影响。超声频率越高，波长越短，能够更好地分辨小的结构。脉冲宽度决定了超声波在时间上的分辨能力，脉冲宽度越短，时间分辨率越高。重复频率是指超声波发射的频率，通常越高，图像的更新速度越快，对于动态结构的观察更有优势，但并不直接影响分辨力。声束的宽度决定了超声波的聚焦能力，声束宽度越窄，聚焦能力越好，对小结构的分辨能力也更高。声场远近和声能分布影响了超声波的穿透深度和图像的对比度，但并不直接影响分辨力。因此，只有 C 项重复频率的高低对超声的分辨力没有影响。

24. A 镜像伪像是指声束遇到深部的平滑镜面时，镜面把声波反射到与之接近的界面，靶标的反射回声沿原路达镜面再次反射回探头，从而在镜面两侧距离相等显示形态相似的声像图。

25. D 识别混响伪像的方法是：①适当侧动探头，使声束勿垂直于胸壁或腹壁，可减少这种伪像。②加压探测，可见多次反射的间距缩小，减压探测又可见间距加大。总之，将探头适当侧动，并适当加压，观察多次反射有无变化。

26. C 产生混响伪像的必要条件是超声垂直投射到平整的界面上，只有这样超声波在探头和界面之间来回反射所引起多次反射才称为混响。

27. B 镜像伪像是超声波在传播过程中，遇到深部组织器官（如膈肌或肺胸膜等大平滑镜面时），若反射回声传播到离镜面较接近的目标（病灶）后，按入射途径反射折返回探头，从而产生深部为虚像（镜像），浅部为实像。如膈下为肝脏或脾脏实质回声，则膈上出现同样的肝脏或脾脏实质回声伪像，右侧胸腔积液时，肺与膈肌反射切面消失，故镜面伪像消失。

28. C 超声束在若干微气泡包裹的极少量液体中强烈地来回反射，产生很长的条状图像干扰，称为振铃效应，此伪像在含微气泡和黏液的胃肠道内相当多见。

29. A 声像图伪像（伪差）是指超声显示的断层图像与其相应解剖断面图像之间存在的差异。这种差异表现为声像图中回声信息特殊的增添、减少或失真。伪像在声像图中十分常见。理论上讲，几乎任何声像图上都会存在一定的伪像。而且，任何先进的现代超声诊断仪均无例外，只是伪像在声像图上表现的形式和程度上有差别而已。

30. C 在超声扫描成像中，当声束遇到强反射（如含气肺）或声衰减程度很高的物质（如瘢痕、结石、钙化）声束完全被遮挡时，其后方出现条带状无回声区即声影。边界清晰的声影对识别瘢痕、结石、钙化灶和骨骼很有帮助，边缘模糊的声影常是气体反射或彗星尾征的伴随现象。

31. C 部分容积效应是声像图伪像之一，又称为切片（断层）厚度伪像，是由于超声束形状特殊而且波束较宽，即超声断层扫描时断层较厚引起。例如，肝、肾的小囊肿呈低回声，即囊肿内出现许多点状回声（来自小囊肿旁的部分肝实质）。

32. D 这是超声引导穿刺时常见的问题，此伪像是侧边声影或折射伪像，是由于声束斜行（而非垂直）穿过入射针管或塑料管的壁，发生折射（即入射角超过临界角）而产生边缘声影或侧边"回声失落"（全反射）的缘故。另外，此伪像还发生在声束通过囊肿边缘、肾上下极侧边、细小血管和主胰管的横断面时。改变扫描角度有助于识别这种伪像。

33. D 心肌造影经静脉注射可通过肺毛细血管的声学对比增强剂，经过肺循环回到左心系统，经冠状动脉进入心肌冠脉微循环内，因此可以用于检测心肌缺血区域、梗死区域、评价介入治疗血运重建后心肌灌注是否改善、判断存活心肌等；目前临床上使用的超声仪器探头接收的是不同声阻抗的声学界面上产生的散射与反射，不能显示细胞结构。

34. C　微气泡表明与周围介质形成声阻抗界面，可以充当超声造影散射的主要回声信号源。

35. B　超声在人体组织中传播时，在压缩期声速增加，而弛张期声速减低。此即产生声速的非线性效应而可提取其二次谐波。自然组织二次谐波成像具有分辨率高、噪声信号小、信噪比高等特性。

36. D　三维超声成像主要显示方式包括：表面成像、透明成像、结构成像，目前高档彩超三维模式中还包括三维血流显像，例如心内血流的三维显示，可以定量估计分流量、反流量的大小。而宽景成像是利用计算机对连续扫查的范围进行的自动拼接和组合的技术，它不属于三维超声，是一种二维超声新技术，适用于扫查范围大的器官、组织和病变。

37. A　超声造影中的微气泡是造影的散射回声源，散射回声信号强度与微气泡大小、发射超声功率大小成正比，与检测的深度成反比。射频法测定的声强是定量评价造影充盈效果的一种方法。

38. A　心肌造影时，声学对比增强剂微气泡直径要小于红细胞直径（$8\mu m$），这样才能通过肺循环回到左心，使心肌显影。

39. B　心肌造影是利用与红细胞直径（小于$8\mu m$）大小相似的微气泡，随红细胞一起从右心通过肺循环回到左心，进而使心肌显影。临床用途包括：检测心肌梗死的危险区、心梗区、冠心病心绞痛型的心肌缺血区，

心绞痛或心肌梗死侧支循环是否建立，判断心肌存活，测定冠脉血流储备，评价介入治疗效果。

40. D　超声造影是一种医学成像技术，通过注射含有微小气泡的对比增强剂来增强图像对比度。这些微小气泡通常是由稳定的气体包裹而成。微气泡是造影的散射回声源，包括空气、氧、二氧化碳、氟碳类、六氟化硫等。纯氮气体在超声造影中不适用，主要是因为纯氮气体的声阻抗与生物组织的声阻抗相差较大，不易产生良好的声学匹配，从而影响超声波的传播和图像质量。

41. C　由于超声在人体组织中的传播及散射存在非线性效应，可出现两倍于发射波（基频）的反射波频率，即二次谐波，二次谐波的强度比基波低，但频率高，被接收时只反映了造影剂的回声信号，基本不包括基波（解剖结构）回声信号。因此噪声信号少，信噪比高，分辨力高。

42. C　心脏超声造影均从末梢静脉注入，右心造影造影剂微气泡直径大于红细胞直径（大于$8\mu m$），只在右心系统及肺动脉显影，左心造影微气泡直径小于红细胞直径，从右心通过肺循环回到左心，再从主动脉到外周血管。

43. B　间歇式超声成像是一种心肌造影技术，通过注射含有微气泡的造影剂，利用超声波成像观察心脏的运动和血流情况。间歇式超声成像在心肌造影中的主要作用是避免微气泡连续破坏。

44. D　微气泡直径比红细胞小，才能经由肺循环回到左心房。

45. E　心腔超声造影是一种利用超声造影剂观察心腔内结构和功能的技术。心腔超声造影主要是通过注射含有微小气泡的造影剂，

利用超声波成像来显示心腔内的结构和血流情况。与彩色多普勒成像不同，心腔超声造影主要关注心腔内的形态和运动，而不是血流速度和方向。心腔超声造影是与彩色多普勒成像不可以并用的超声技术。

46. D 超声诊断仪的测量标尺是以超声波在人体软组织的平均传播速度 1540m/s 设定，超声波在脂肪内传播的速度低于超声波在人体软组织的传播速度，因此，肥胖症皮下脂肪厚度超声测量误差是由于声速失真伪像又称声速差别过大伪像产生的。

47. B 混响伪像产生的条件是超声垂直投射到平整的界面，如胸壁、腹壁，超声波在探头和界面之间来回反射，引起的多次反射。多次内部混响伪像（振铃伪像）：超声束在器官组织的异物内（如节育器、胆固醇结晶）来回反射直至衰减，产生特征性的彗星尾征。部分容积效应伪像产生的原因为超声束形状特殊而且波束较宽，即超声断层扫描时断层较厚引起的，如小囊肿内部可能出现点状回声。声速失真伪像又称声速差别过大伪像，对于与软组织声速差别过大的组织（如大的脂肪瘤）会产生测量失真。镜像伪像：当肋缘下向上扫查右肝和横膈时，若声束斜射到声阻差很大的膈 - 肺界面时全反射，会产生镜面伪像，通常在声像图中，膈下出现肝实质回声（实像），膈上出现对称性的"肝实质回声"（虚像或伪像）。

48. A 彩色信号闪烁伪像是指在彩色多普勒成像中，血流信号或颜色显示出现快速闪烁的现象。深呼吸会导致膈肌的上下运动，进而影响到心脏和血管的位置和形态。由于彩色多普勒成像是基于血流速度的测量，深呼吸引起的心脏位置和形态的变化会导致测量的不准确，从而引起彩色信号的闪烁伪像。

49. B 旁瓣伪像：由主声束以外的旁瓣反射造成，在结石、肠气等强回声两侧出现"披纱"征或"狗耳"征图像。

50. D 胆囊声像图是通过超声波成像技术对胆囊进行观察和评估的图像。声影是指超声波在遇到高回声结构后的反射，形成的在其后方出现的黑暗区域。在胆囊声像图中，强回声团后方的声影是由于超声波在遇到高回声结构（如结石）后的反射而形成的。

51. E 当超声束在器官组织的异物内（如胆固醇结晶内）来回反射直至衰减，产生特征性的彗星尾征，此现象称内部混响。此伪像还可出现在节育器后方。

52. E 超声诊断仪显示屏上的厘米标志（电子尺），是按人体平均软组织声速 1540m/s 来设定的。通常，对肝、脾、子宫等进行测量不会产生明显的误差。但是，对声速过低的组织（如大的脂肪瘤）就会测值过大；对于声速很高的组织（如胎儿的股骨长径），必须注意正确的超声测量技术（使声束垂直于胎儿股骨，不可使声束平行地穿过股骨长轴测量），否则引起测值过小的误差，但即使如此，测值也偏小。

二、A2 型题

53. D 根据题干描述，此伪像发生在腹部正中线横断面扫查时，纵切面时的一个妊娠囊变成横切面时的双孕囊，此现象系棱镜伪像所致。镜像伪像是指声束遇到深部的平滑镜面时，镜面把声波反射到与之接近的界面，靶标的反射回声沿原路达镜面再次反射回探头，从而在镜面两侧距离相等显示形态相似的声像图。

三、B1 型题

54. B 人体组织内水分愈多，声衰减愈低。血液是人体中含水分最多的组织，比脂肪、肝、肾、肌肉等软组织更少衰减。但是，血液因蛋白含量高，故比尿液、胆汁等衰减程度高，后方回声增强程度远不及尿液、胆汁显著。

55. E 人体软组织的声速平均为1540m/s，与水中的声速相近。骨骼的声速最快，相当于软组织声速的2倍以上，约3680m/s。

56. E 空化效应是在液体中形成气泡的现象。

57. C 横向分辨力定义为在体模的指定深度处，垂直于扫描平面方向上显示声信息的仿组织材料的厚度。即能够分辨同一深度垂直于扫查平面两个相邻回声源最小距离的能力，约等于垂直于扫查方向的声束宽度的1/2。

58. B 与横向分辨力相似的另一维度的分辨力称侧向分辨力。侧向分辨力定义为在体模的指定深度处，扫描平面内垂直于超声波束轴的方向上，能够显示为两个清晰回声源之间的最小间距。即能够分辨扫查方向上平行于扫查平面且与声束垂直的两个回声源最小距离的能力。侧向分辨力也称度分辨力。

59. A 能够分辨沿声束方向上两个相邻回声源最小距离的能力称为轴向分辨力（AR），也称纵向分辨力，主要由空间脉冲长度（SPL）决定。

60. D 超声波在组织中传播时部分声能转化为热能，导致声辐照区域的温度升高。

61～64. B、E、A、D 三维超声结构成像适合于胎儿骨骼的检查。三维超声表面成像能更准确地了解器官或病变的形状、轮廓，并补充二维成像不易显示的病变，适用于膀胱、胆囊、子宫等含液性的空腔和被液体环绕的结构，重建的三维超声图像清晰直观，立体

感强。所谓速度－方差显示是以彩色及其色调表示血流方向及速度。当血流速度超过仪器所能显示的极限和/或血流方向明显紊乱时，在血流的红色或蓝色信号中夹杂其他彩色，如绿色的斑点状信号，这就是速度－方差显示，因为彩色多普勒血流显像是以通过相关技术计算的方差表示取样部位的流速值范围，因此称为方差显式。速度方差值越大，绿色斑点的亮度就越明显，否则，绿色的亮度越小。常用于湍流及高速血流。室间隔缺损的分流速度常超过3m/s，故应选用速度－方差显示。所谓能量显示即能量型朦胧色多普勒显示，彩色信号的明亮度表示血流运动的多普勒振幅（能量）大小，适用于对低速血流的显示。

65. C 在结石、肠气等强回声两侧出现"披纱"征或"狗耳"征图形，即属旁瓣伪像。

66. A 棱镜伪像仅在腹部近正中线横断面扫查时（腹直肌横断）才出现。例如：早孕子宫在下腹部横断面扫查时，宫内的单胎囊可能出现重复胎囊伪像，从而误诊为"双胎妊娠"。

67. D 镜面伪像如膈下肝实质及其内的肿瘤回声以膈肌为对称轴对称地出现在膈上方。

68. B 声波在探头与平滑大界面之间的往复反射造成的伪像称多次反射伪像，也称混响伪像。表现为平滑界面远侧等距离排列的多条回声，其强度依次递减，使原本不该有回声的液体内出现回声，如膀胱、胆囊前壁等，以致误认为病变或掩盖小病变。

69. E 部分容积效应又称为切片（断层）厚度伪像，是由于超声断层扫描时断层较厚引起的。例如，肝、肾的小囊肿呈低回声，即囊肿内出现许多点状回声。

四、X 型题

70. ABCD 由于振动的传播是通过介质中质元间的弹性联系而实现的，故声速必然与介质的性质有关，而与超声波的频率无关。就超声波而言，它在介质中的传播速度除受介质密度和弹性影响外，还与温度有关。

71. BCDE 谐波成像是一种超声成像技术，其基本原理是利用组织对超声波的非线性特性，产生谐波信号来进行成像。谐波成像在临床中常用于增强图像质量和改善诊断准确性。选项 A 中提到的基波成像良好的组织、器官并不是谐波成像的应用范围，因为谐波成像主要是通过检测组织对谐波信号的响应来进行成像，而对于基波信号的成像并没有提到。其他选项 B、C、D、E 都是谐波成像的应用。谐波成像可以增强心肌和心内膜的显示，提高心脏病的诊断准确性；可以增强心腔内声学对比增强剂的回声信号，提高心脏超声造影的效果；可以增强细微病变的分辨力，对于早期病变的检测有较好的效果；同时，谐波成像还可以减少近场伪像及近场混响，提高图像的质量和清晰度。综上所述，选项 A 是不正确的，其他选项 B、C、D、E 是谐波成像在临床中的应用。

72. ABCD 骨组织是一种坚硬而密实的组织，声波在其内部传播时几乎不会发生衰减。因此，骨组织常常用于超声成像中作为声波的传导介质，可以提供清晰的图像。其他选项中的描述是正确的：体液几乎无衰减、肌腱、瘢痕声衰减明显、肝、肾、肌肉属中等、皮下脂肪组织属低衰减。

73. ABCD 影响超声波束射性优劣的指标是近场长度和扩散角。超声频率愈高，波长愈短，则近场愈长，扩散角愈小，声束的束射性愈好。增加探头孔径（直径）也可以改善声束的束射性，但是探头直径的增加会降低横向分辨力。

74. ABDE 人体组织声衰减主要原因：热传导、分子吸收、介质的黏滞、散射、声束扩散、蛋白质含量。不包括声波的传导速度。

75. ABCDE 超声正是利用大界面反射原理，能够清楚显示体表和内部器官的表面形态和轮廓；还利用无数小界面后散射的原理，清楚显示人体表层，以至于内部器官、组织复杂而细微的结构。以上说法均正确，故全选。

76. DE 连续波多普勒和脉冲多普勒都可用来检测血流，故选 DE，彩色多普勒血流成像可以定性反应血流性质及速度，但不能定量检测血流。

77. CE 高脉冲重复频率技术主要包括每秒重复发射超声次数增多、取样线上可有两个以上取样容积和检测高速血流能力提高。这些技术的目的是为了提高超声检测的时间分辨率、空间分辨率和灵敏度，以更好地观察和评估血流情况。

78. ABCDE 当探头发出超声波后，超声波呈狭窄的圆柱形分布，其直径与探头压电晶体之大小相接近，有明显的方向性，这叫超声束。对于在声束轴线上声强分布是不均匀的，近探头表面（近场），声强起伏变化较大；在离开表面一段距离后（远场），随着距离增大，声强起伏变化较小。对于非轴线上的声强，在近场区，声强分布不均匀，声束可能较探头直径小，但声束宽度接近相等且平行。在远场区，声强分布虽然均匀，但因声束的扩散角，声束开始发散，逐渐增宽。声束除了中心的主瓣外，在主瓣旁边还有许多副瓣。通常把主瓣与第一副瓣间没有辐射声波的方向与声束轴线的夹角称为半发射角或扩散角，表示超声束的集中程度。显然，声束的主瓣限定在

20°内，角越大，声束发散越严重；角越小，声束越集中，且方向性越好。

79. BC　组织多普勒成像的原理是以彩色多普勒成像为基础，通过低通滤波技术，滤过高频低振幅的血流信号，保留低频高振幅的组织信号来实现的。

80. AC　彩色多普勒技术与超声造影并用可提高对血流显示的敏感性，有助于显示肿瘤的血流灌注状态。

81. BCDE　①右心造影：识别解剖结构，诊断心腔与大血管的各种右向左分流，诊断右心瓣膜口、肺动脉瓣口的反流，根据负性造影区协助判断心腔与大血管的各种左向右分流。②左心造影：与右心造影相似，但可直观造影剂从左向右心分流，观察左心瓣膜口、主动脉瓣口的血流。③心肌造影：检查心肌梗死的危险区、心梗区、冠心病心绞痛型的心肌缺血区，心绞痛或心肌梗死侧支循环是否建立，判断心肌存活，测定冠脉血流储备，评价介入治疗效果。观察心包积液通常是通过超声心脏检查来完成，而不是通过超声造影。超声心脏检查可以通过超声波对心包进行观察，判断是否有积液。超声心脏检查是一种常用的非侵入性检查方法，可以提供有关心脏结构、功能和血流情况的信息。

第十章　腹部疾病诊断及鉴别诊断

一、A1 型题

1. E　肝炎性假瘤声像图表现为肝实质内直径 1.0~3.0cm 的低、等回声区，分布略欠均匀，边界较模糊，部分结节中可散在强回声点。彩色多普勒超声偶可见点状血流，常在 10 天至 2 个月随访超声复查时自行消失。而答案 E 放射状分布的血流信号是 FNH 的血流特点。

2. C　小肝癌周边多数显示晕环，一般较细且规整，较宽的晕环多见于肝转移癌。

3. E　急性肝炎早期胆囊充盈不佳，体积缩小。

4. E　急性肝炎时肝实质回声较正常减弱，回声点分布稀疏。肝后方回声较正常增强，选项 E 错误，其余选项均正确。

5. D　急性肝炎肝实质回声变化表现为回声均匀，呈透声较好的细小点状弱回声，切面均匀，多与豆腐切面相近；随着病程的进展，回声逐渐增粗、增强。

6. C　由于转移癌缺乏营养血管，较早期的肿瘤仅为 1~2cm 时，即可因肿瘤中心发生坏死表现为"牛眼"征，即肿瘤中心呈强回声，边缘为弱回声。较大的肿瘤中心容易发生坏死液化，肿瘤从中心到边缘形成特有的无回声－强回声－弱回声三层同心圆结构即"同心圆"征；"牛眼"征边缘的肿瘤细胞呈弱回声环状，酷似肝细胞癌周围的纤维结缔组织假包膜"晕征"，但较前者"晕征"较宽，内侧缘不清晰，外侧缘较清晰规整，由密集的癌细胞构成。

7. D　肝局灶性结节性增生可表现为多血流信号，有时可显示从中心供血动脉向周围发出的放射状血流信号，呈低阻力指数的动脉血流频谱。

8. E　肝硬化患者，门静脉高压，肝动脉血供代偿性增加，肝动脉增粗，血流增加。

9. B　局限性脂肪肝是指脂肪沉积在肝脏的局部区域，而非弥漫性分布。其典型超声表现包括无占位效应的片状细密强光点回声，内有正常走行的血管。这些回声点呈现为高回声，类似于点状斑点，而且通常在肝脏的特定区域出现。

10. E　肝硬化时，肝脏内的回声反射增强，呈现出比正常肝脏更明亮、更粗糙的声像。肝硬化导致肝脏组织纤维化和结节形成，使得肝表面变得不平整，可能出现凹凸不平的声像。肝硬化时，肝脏的右叶通常会缩小，而左叶和尾状叶则可能会增大，这种改变可以在声像图上观察到。肝硬化时，肝静脉可能会受到纤维化和瘢痕形成的影响，导致静脉变窄，管壁不平整。然而，晚期肝硬化并不会引起肝脏的弥漫性肿大。相反，晚期肝硬化可能导致肝脏的萎缩体积减小。

11. C　肝硬化时肝实质回声弥漫增强、增粗、不均，可有结节状区域。

12. D　门静脉高压症是由于门静脉血流循环障碍，门静脉及其分支静脉压力增高，引起脾大、脾静脉增宽、门－体侧支循环形成，门静脉内径 >13mm。

13. D　右心功能不全时，静脉回流障碍，使右心室、右心房及下腔静脉压力增高，全身静脉压上升，下腔静脉及肝静脉管径明显增宽。

14. C 脓肿周围呈肉芽组织、纤维结缔组织，所以脓肿壁较厚而不光滑。

15. A 肝囊肿合并感染时，内部透声不好，可出现回声点，与肝脓肿不易鉴别。

16. D 肝脏局部增大或弥漫性肿大，肝内回声增强，膈肌运动受限，右侧胸腔或膈下脓肿均是肝脓肿时可能出现的伴随征象。

17. D 肝囊肿在超声图像上呈现为类圆形的无回声区，即在肝脏中出现一个或多个无回声的囊状结构。肝囊肿的囊壁通常是菲薄、光滑、整齐的，呈现出清晰的界限。肝囊肿的内部通常透声良好，即呈现为无回声区，表示其中没有实质性组织。后壁回声增高，后方回声增强明显。肝囊肿的超声图像中，常伴有侧方声影，即囊壁与周围组织之间的声阻抗差导致声影的形成。

18. D 副脾的位置、大小、数目可以不止一个，CDFI 可显示脾血管的彩色血流进入副脾。脾门淋巴结其内部回声常比正常脾实质回声低，彩色多普勒未能显示脾血管与淋巴结相通。

19. B 先天性肝内胆管扩张表现为囊肿沿左右肝胆管主支或分支分布，发生于三级肝胆管或以上则囊肿分布于全肝，若囊肿与胆管相通，则可以诊断。

20. E 肝囊肿在彩色多普勒上其内部无血流信号，个别可在囊壁上显示有静脉血流。

21. C 在鉴别肝囊性与实性占位性病变时，观察病灶内部的回声特点非常重要。肝囊性病变的内部通常透声良好，呈现无回声区。而实性占位性病变的内部通常存在回声信号，

可以显示为高回声、低回声或混合回声。另外，观察病灶后方回声是否增强也是鉴别的重要因素。肝囊性病变的后方一般表现回声增强效应。而实性占位性病变的后方一般不会显示回声的反射或增强，这是由于实质性组织的存在。

22. C 深吸气后超声加压扫查，血窦受挤压，其与纤维间质之间的声阻抗差降低减少，血管瘤或一部分区域回声会发生由强至等或由强至弱的回声变化，其回声可与肝组织相近而呈全部或部分"消失"；较大的血管瘤经探头加压后，瘤体前后径变小，放松探头则恢复原状。

23. B 肝棘球蚴病肝超声的主要表现是囊中囊结构。

24. C 血管瘤回声的强度与血窦、间质的比例有关；<2cm 的小血管瘤以强回声多见，5cm 大小肿瘤约占半数为强回声，半数为等至弱回声，较大的血管瘤可呈混合型；血管瘤的边界特征为轮廓清晰，有纤细包膜，表面欠平整，呈细毛刺样凹凸状；晕征是肝细胞癌的特征性图像。

25. D 肝血管瘤的边界特征为多数病变轮廓清晰，边缘与肝实质分界明显，呈纤细"包膜"样强回声，尤其弱回声肿块常可更清晰显示此边界特征。

26. E 肝炎性假瘤内部回声以弱回声或不均质回声多见，良性坏死灶多表现为弱回声或中心回声强，边缘回声低。炎性病灶多表现为混合性回声，弱回声中有散在的强回声点。保守治疗或短期内追踪观察，部分病例可见病变缩小或消失，有参考价值。彩色多普勒肿块内一般无血流信号。

27. C 血管瘤体内血流速度较低，彩色多普勒的血流信号显示率低于30%，阳性病

例的彩色多普勒血流也仅见于边缘部。

28. C 肝细胞腺瘤较小时多呈均匀的弱回声，增大后呈等回声或稍强回声。彩超可见肿瘤周边有动、静脉血流，内部血供不丰富，所以肿块较大时内部可见不规则液化坏死区。肿块较大时对其旁肝组织及脉管组织仅有挤压而无浸润及癌栓形成。

29. D 肝局灶性结节性增生 CDFI 显示肿块内部有较粗、欠平整的动脉进入中心部，并在病灶中央分支呈"开花状"或"轮辐状"血流，声像图较典型。

30. E 原发性肝癌的彩色多普勒超声表现：在巨块型和结节型肿瘤内部彩色多普勒血流比较丰富，部分肿瘤周围血流增多，典型的肿瘤周围血管增多环绕的超声表现称为"篮网"征。频谱多普勒检测肿瘤内部有动脉样血流信号，且血管流速一般较快，血管阻力指数（RI）以低阻型为多，但也可见较高或高阻型。单纯胆管细胞肝癌的血流不丰富。

31. C 90% 的小肝癌主要表现为低回声结节，并具有以下特点：形状圆形或椭圆形，有细薄的假包膜，侧壁回声失落，后壁和后方回声轻微增强，内部低回声分布较均匀，其中心部位常出现花蕊样点状增强。选项 C 周边呈较宽的环状弱回声错误，小肝癌周围纤维结缔组织所形成的假包膜，一般较细而规整，而非较宽的弱回声环状，后者多见于肝转移癌。

32. C 无回声型肝转移癌以液性无回声为特征，边界清晰，囊壁可厚薄不均，内壁欠光滑，可见乳头状强回声向囊腔内隆起。多见于卵巢、胰腺等部位的黏液性囊腺癌转移。

33. D 肝血吸虫病是血吸虫侵入肝内门静脉细支，引起栓塞性门静脉炎和门静脉周围炎及纤维化改变的疾病，肝表面多呈龟甲状。超声图像具有典型的特征，肝组织呈网格状、鱼鳞状结构，大量纤维结缔组织增生，形成网格状强回声细带，把肝组织分隔为不规则小区或结节，肝内门静脉分支内腔狭窄，壁增厚，回声增强，细分支常过度显示。肝硬化明显时肝静脉壁细窄，静脉壁模糊不清。

34. D 肝硬化病理特征为肝细胞变性坏死，继之出现肝细胞修复、再生及纤维组织过度增生，形成纤维分隔和再生结节，无包膜，无晕，由于肝纤维化和分隔结节形成而使肝静脉管腔粗细不均。

35. A 脓肿完全液化后呈典型的无回声区，脓液内常有粗细不均的点状或斑片状回声，还可有条索状隔膜或强回声的气体。

36. D 肝内胆管结石的强回声光团形态稳定，后伴干净声影，具有沿肝管走行分布的特点，是和肝内钙化灶和肝管内积气等区别的特征，它可导致阻塞部位近端小胆管扩张，其余说法均正确。

37. D 胆囊结石在声像图上呈现为强回声团是因为固体的结石和周围的液性胆汁两者间声阻抗差特别大，即表现为强回声。但若缺少胆汁的对比条件，如胆囊内充满结石或结石嵌顿于胆囊颈部，则结石并非呈现为强回声团，但仍可通过明显且干净的声影来判断结石的存在。

38. E 胆囊壁呈双层结构是急性胆囊炎或胆囊受累时的常见表现，不是胆囊结石的典型征象。

39. A 化脓性胆管炎时，肝内胆管及肝细胞呈炎性改变，肝大，并可形成多发小脓肿，故肝实质回声粗糙，减低，不均匀。

40. C 胆囊炎反复发作与肝或周围组织广泛粘连，可与邻近胃肠粘连并发生穿孔或内瘘。

41. C　不是所有强回声团后方均可出现声影，许多胆色素结石声影较浅，甚至不明显。

42. D　结石的强回声团形态稳定，与胆管壁之间分界清晰，典型者可见围绕液性暗环。

43. D　化脓性胆囊炎时胆囊积脓，其内可见细小或粗大的斑点充盈，透声不好。

44. B　蕈伞型胆囊癌的特点之一是其基底较宽，这与良性的胆囊息肉（通常基底较窄）形成对比。基底宽广是恶性肿瘤侵犯胆囊壁的表现，而较窄的基底通常见于非恶性（良性）病变。因此，当观察到胆囊内的息肉样病变时，基底宽广的病变应提高警惕，考虑可能的恶性性质。

45. D　增厚胆囊壁内的小囊样结构是胆囊腺肌增生症的一个重要和特征性的声像图表现。这些小囊样结构实际上是由于腺体的增生和胆囊壁内部的小胆管扩张形成的，称为 Rokitansky - Aschoff 窦。这种表现在其他胆囊疾病中不常见，因此是鉴别胆囊腺肌增生症的重要依据。

46. C　有结石的胆管一般都扩张，但扩张程度受结石大小等因素影响而轻重不一，不一定均会发生明显扩张。

47. A　副脾是常见的先天性变异，是正常脾脏以外的正常脾组织，可单发或多发，呈类圆形。副脾可发生于腹腔内的任何部位，多位于脾门处，其次是胰尾周围。超声表现为脾门处一个或多个圆形或类圆形等回声结节，与正常脾脏回声相似，内部回声均匀。CDFI示副脾有来自脾门处动静脉的分支血管。

48. D　脾破裂分3类，真性破裂、中央破裂和包膜下破裂。真性破裂为脾实质和包膜同时破裂，超声表现为脾包膜连续性中断，局部回声不均或呈无回声区，实质内回声呈不均匀增强或减低区。腹腔内见异常无回声区。中央破裂脾外形不同程度增大，轮廓清楚，包膜光整。有血肿形成者，脾实质内可见不规则无声区。包膜下破裂脾包膜完整，包膜下血肿区可见新月形局限性无回声区。

49. E　脾血管瘤回声多样，以高回声多见，极少数呈低回声，内回声均匀或不均，部分内可见无回声区，增强扫描肿块明显增强。

50. A　脾梗死是脾内血管病变引起的脾实质局部缺血坏死，病理上梗死灶先水肿、坏死，后形成纤维化，因瘢痕收缩致脾边缘出现局限性凹陷，较大者中央可形成液化囊腔。根据病理改变可与超声表现相对应。脾梗死的典型超声表现呈楔形或三角形，尖端指向脾门，或不规则的低回声区。

51. A　脾囊肿临床上可分为寄生虫性囊肿和非寄生虫性囊肿，后者包括真性和假性囊肿。真性囊肿多为单发，罕见，因囊壁上覆有一层内皮细胞而区别于假性囊肿，囊液为浆液性。脾囊肿内部回声透声好，当合并出血、感染时内部回声呈低回声或等回声。真性囊肿多为单发，体积较小，假性囊肿体积大者可达20cm。假性囊肿最常见，部分囊壁可见斑块状或弧形强回声。

52. A　脾淋巴瘤超声表现应排除强回声区，脾淋巴瘤声像图表现可呈极低回声型，其后方回声可有增强。肿瘤内部液化坏死时可见无回声区。脾淋巴瘤呈粟粒样病变时，脾实质内可见密布的小弱回声区，间以较厚的高回声分隔，呈筛孔样。

53. E　脾炎性假瘤一般无临床症状和体征，表现为低回声或高回声，内回声不均，较大者如合并出血可见无回声区，肿块内以纤维组织为主时常表现为高回声，以肉芽组织或炎细胞为主时则表现为低回声，多有包膜，包膜钙化时可见弧形强回声，后伴声影。

54. B 真性脾破裂表现为脾轮廓线中断，从表面出现伸入脾实质内的楔形不规则缺口，缺口表面呈锯齿状。缺口部位乃至脾周围出现液性无回声区。出血量较大时在腹腔内可见液体。

55. C 壶腹癌和胰头癌的鉴别要点为解剖部位及胆管、胰管的状态，一般壶腹癌胰头未见明显异常，但肿块发生于临界部位或晚期相互浸润时则无法区别。

56. D 胰腺癌肿块多数后方回声减弱，这是大量纤维结缔组织增生的结果。

57. A 阑尾腔正常时中央部位气体样强回声。

58. B A、C 为肿块型胃癌的声像图特征，D、E 为弥漫浸润型胃癌的特征。

59. E 镶嵌征为肝肿瘤的声像图特征，其余均是胃肠道等空腔脏器壁增厚的声像图表现。

60. C 胃平滑肌瘤虽然易出现溃疡，但溃疡面较平滑，而平滑肌肉瘤的溃疡常较深大且不规则。

61. D 急性阑尾炎时阑尾不易被压缩变形，腔内可出现液体回声，D 项描述的是正常阑尾声像图特征。

62. A 肠梗阻时，有时肠腔扩张可不明显，这与梗阻早期禁食状况或肠管广泛粘连有关。

63. D 肾外伤可分为肾挫伤、肾实质裂伤（包膜破裂）、肾盏（肾盂）撕裂、肾广泛撕裂（全层裂伤、甚至肾蒂断裂）4 型。肾挫伤可发生在肾实质内，也可引起被膜下血肿；肾被膜破裂引起肾周围积血和积液（尿液）。

64. D 肥大肾柱为胚胎期的亚肾发育、融合所致，属肾正常变异。它的回声与正常肾皮质一致，肾内动、静脉血管及分布完全正常、规则，不存在任何占位效应。

65. B 肾发育不全系胚胎期血液供应障碍引起肾未能充分发育所致，其声像图表现为肾体积明显缩小，形态正常，皮质较薄，肾窦回声清晰可见。

66. B 超声诊断轻度肾积水应特别慎重。在尿量增加的情况下（大量饮水或使用利尿剂）及膀胱过度充盈时，肾盂产生较宽的无回声区。肾积水常伴肾小盏扩张，肾乳头变平，排尿后无改变。故可与正常肾盂充盈和生理性扩张区别。

67. C 肾积水是由于尿液排泄受阻，导致肾脏内部尿液积聚，尤其是在肾盂、肾盏和集合系统中。超声检查是诊断肾积水的常用和有效方法，可以直观地显示肾脏的内部结构变化。肾盂、肾盏、集合系统充满无回声区是肾积水最典型的超声表现。由于尿液在肾盂、肾盏和集合系统中积聚，形成了无回声区域（即超声波通过这些液体积聚区域时，不反射任何声波，显示为黑色区域）。这种表现直接反映了尿液积聚的位置和程度。

68. A 结石在肾窦区（肾脏中心部位，包括肾盂、肾盏等结构）引起的点状或团块状强回声，由于结石的密度高于周围组织，因此会阻挡超声波的传播，导致其后方出现无回声区域，即声影。这种特征有助于诊断肾结石。

69. B 婴儿型多囊肾双侧肾脏对称性、均匀性增大，回声增强。为无数微小囊肿，超声下显示不出微小囊肿，或有时可见个别 1~2cm 的囊肿。

70. C　肾结核发展导致整个肾广泛钙化而功能丧失称自截肾，不会导致肾动脉栓塞。

71. E　前列腺增生时可出现前列腺形态异常，内腺结节状增大，前列腺内可出现钙化或结石回声，精囊可能受压变形，但是无浸润破坏征象。前列腺增生导致长期下尿路梗阻时，可出现膀胱壁回声增厚，内壁粗糙不光滑，可能显示增厚的肌小梁及假憩室，膀胱残余尿量增多或尿潴留，双侧肾盂积水征象。

72. E　前列腺癌的诊断过程通常涉及多种检查方法，但最确切的诊断方法是通过组织学活检进行病理学检查。活检可以直接观察到癌细胞，从而确诊是否为前列腺癌。

73. D　前列腺癌的超声特征通常包括前列腺的不对称增大、局部结构的不规则性，以及结节的出现。这些征象反映了癌细胞的不均匀生长和侵袭性，导致前列腺形态和内部结构的改变。

74. D　一侧肾上腺切除后会引起对侧肾上腺代偿性增大。

75. B　腹腔炎性肿大的淋巴结大多呈圆形或椭圆形，被膜清晰，实质多为均匀的低回声，常有清晰的淋巴结门回声，极少发生相互融合的现象。

76. C　超声可显示叶间积液及包裹性积液。

二、A2 型题

77. D　肝棘球蚴病又称肝包虫病，在牧区生活及皮革、毛纺加工者易感染此病。肝内囊肿典型表现为大囊腔内有许多小囊状环及子囊回声，相互紧邻甚至挤压变形，其间无肝实质回声，子囊内还可显示孙囊回声。

78. B　肝血管瘤多表现为边界清晰中强回声结节，探头加压后可见变形具有提示意义，且血管瘤为肝脏最常见的良性肿瘤。肝局灶性结节性增生典型者内部回声欠均，多为低回声，CDFI 可见轮辐状血流信号。肝细胞肝癌通常具有较多的血流信号；肝腺瘤通常是高、低回声或混合性回声，而不是均质的强回声；肝炎性假瘤通常伴有炎症反应，患者可能有相关的病史。

79. D　肝血管瘤常较小，直径一般在 1~3cm，单发的多见，回声偏高，多在体检时发现。

80. D　巨块型肝癌表现为肝内较大的肿块，一般 >5cm，多数呈圆形、椭圆形或分叶状，边界不规则，周边晕征可因肿瘤穿破包膜而显示不完全或不规则，巨块型肿瘤周边晕征不清晰或消失。肿块以高回声多见，呈粗而不均或是其间杂有弱回声区，肿块内可有坏死液化区，"块中块"征是肝癌声像图的重要特征。

81. A　糖尿病患者因身体抵抗力下降，易发生肝脓肿。患者具有肝脓肿的超声图像。肝棘球蚴病通常表现为肝内囊性病灶，但通常没有液性暗区和后方回声增强的特征。结节型肝癌通常表现为单个或多个实性结节，而不是液性暗区。巨块型肝癌伴液化坏死的超声表现通常是囊性病灶，但不会有后方回声增强的特征。肝囊肿合并感染通常表现为囊肿周围的炎症反应，但不会有液性暗区和后方回声增强的特征。

82. A　肝实质回声弥漫性增强为脂肪浸润区域，其内出现的局限性片状弱回声区，为轻度脂肪浸润或相对正常肝残留区。好发于胆囊床、门静脉主干周围，无包膜，对周围胆囊、血管等结构无挤压即无肿瘤征象等超声特征有助于诊断。

83. C 肝脓肿形成早期表现为肝内均质低回声，且脓肿多单发、邻近肝右叶被膜，结合患者典型的感染症状，肝脓肿早期为最佳诊断。

84. D 肝大小形态尚正常时，诊断肝硬化主要依据肝实质回声的变化。回声增强增粗，合并增生结节时，具有诊断价值。肝静脉的内径、管壁及走行改变是肝硬化的灵敏指标，表现为走行弧度不自然、蛇行，管径粗细不均，管壁不平整。

85. B 肝脓肿囊壁一般较厚；肝恶性肿瘤坏死、液化，无回声区常位于强回声肿瘤内，形态不规则，残留的肿瘤组织似不规则增厚的囊壁，有时液性腔内可见强回声结节及分隔。

86. A 根据中年男性患者乙肝病史10余年、超声显示肝实质回声增强、光点粗大、右叶近边缘处有一0.8cm×0.9cm大小的强回声结节，无晕征、无明显包膜，无对周围血管挤压等肿瘤效应的表现，最可能的诊断是肝硬化结节。肝硬化结节是指在肝硬化基础上出现的结节状病灶。在超声图像中，肝硬化结节常表现为实质回声增强、光点粗大，并且常常位于肝脏边缘附近。结节大小可以不同，但通常较小。肝硬化结节通常没有明显的包膜，也不会对周围血管产生明显的挤压或肿瘤效应。

87. B 结节型肝癌肿瘤体呈一个或多个圆球状或椭圆球状，瘤体直径≤5cm，轮廓线整齐，多有边缘弱回声晕，小于3cm的结节以弱回声多见。

88. A 肝硬化或门静脉高压时，由于门静脉血流缓慢及脾大、脾功能亢进以及血小板降低对凝血机制的影响等因素，门静脉易发生血栓。弥漫型肝癌多在肝硬化基础上发

生，由于其癌细胞具有浸润性生长的特点，难以形成结节或肿块，超声检查往往未发现具体肿块而已经直接侵犯门静脉并形成癌栓。

89. A 儿童患者的门静脉海绵样变性以原发性多见，主要是由于门静脉或其主要分支先天畸形，如肝门及其分支结构先天发育异常、门静脉管腔缺失、狭窄或闭塞所致，根据其超声表现提示原发性门静脉海绵样变性。门静脉海绵样变性是一种罕见的先天性或获得性疾病，其特征是门静脉及其分支出现异常扩张和畸形，形成蜂窝状无回声区，同时伴有内栓子回声。腹腔内的其他血管，如食管下端、胃底部、脾门周围和肠系膜小静脉，也可能出现增多和迂曲。

90. E Murphy征对急性胆囊炎的诊断十分重要。

91. D 胆囊结石充满型，胆囊可萎缩，内腔变小，未见胆汁透声，但形态稳定的强回声团和声影依然存在，A、B、C、E可显示胆囊壁增厚，附着强回声或有隆起样病变，但囊腔内可见胆汁透声，A项胆囊壁钙化极为少见，E项后方声影可不明显。

92. E 因胆囊未见显示，肝内外胆管均发育不良，故胆道闭锁的可能性最大。

93. C 胆囊窝探及较大实性肿块，故选项A、B皆可除外，主要鉴别点在于是原发性肝癌还是胆囊癌浸润肝。由于肿块内有强回声团伴声影，这是胆囊结石的特征，结石的长期慢性炎性刺激可导致癌变发生，其后胆囊癌生长将结石包裹于其内。另外，胆囊壁和胆囊肿瘤内可检测到高速动脉样血流信号。

94. B 长期不进食或胃切除术后可造成胆汁淤积，进食后可改善。

95. B 胆道蛔虫表现为扩张的胆管内有

数毫米宽的双线状长条形的平行强回声带，形态自然，边缘光滑，前端圆钝，光带中间可见暗区，是蛔虫的体腔。

96. C　根据超声检查的描述，患者胆囊颈部有一个 10mm 的强光团，伴声影，这是胆囊结石的典型表现。胆囊壁黏膜层连续，说明胆囊壁结构未被破坏。在胆囊腔内还可以见到一个边界尚清、形态不规则的稍低回声团块，该团块随体位改变略有移动，内部未见明显血流信号，这些特征指向非固定性、非血管性的质地。陈旧性胆汁团（胆汁泥球）通常表现为可移动的、形态不规则的低回声团块，符合描述。

97. E　在空腹条件下，超声检查时，正常人的肝外胆管的上段及胆囊均应显示。当肝门部发生梗阻，肝内胆管因胆汁淤积而扩张，而肝外胆管和胆囊因无正常胆汁充盈导致超声难以显示。当然，若肿瘤浸润较广泛，破坏了肝外胆管亦难以显示。

98. A　患者进行性黄疸，肝内外胆管及胆囊均扩张，扩张的胆总管下端呈截断阻塞，局部隐约见一实性结节，主胰管扩张，确切的阻塞部位应是胆总管下段壶腹部。

99. B　基底宽、表面不平、搏动性频谱、胆囊浆膜层连续性欠佳提示该团块可能为恶性，故题干所述的是结节型胆囊癌特征。胆囊胆固醇沉着症常多发，以强回声多见，常不超过 1.0cm，多有蒂；胆囊腺瘤多不超过 1.5cm，恶变时与胆囊癌不好鉴别；胆囊炎性息肉常伴有胆囊炎、胆囊结石声像表现；局限型胆囊腺肌增生症浆膜层的强回声带连续性完好。

100. C　因该囊肿和近端肝管相连，故诊断为先天性胆总管囊肿。

101. C　肝内胆管积气会表现为肝内胆管内的形态不稳定和条索状强回声，紧贴胆管前壁伴多重反射回声带。

102. D　胆囊胆固醇沉着症表现为胆囊壁内有多个小的胆固醇结晶沉积，这些结晶在超声中表现为强回声且通常无声影，这与描述相符。这些沉积物有时形状类似乳头状，且不随体位变化，因此诊断考虑为胆囊胆固醇沉着症。胆囊癌通常表现为胆囊壁的不规则增厚，伴有固定的肿块，可能有声影。胆囊多发附壁结石通常会伴有声影，因为结石是密度较高的物质。胆囊腺肌症病变特征是胆囊壁肌肉层和腺体的增生，可见壁内小囊样结构，但与乳头状结节描述不符。胆囊腺瘤通常表现为局部肿块，可能有基底，但其超声特点与胆固醇结晶的表现不同。

103. D　术后胆道狭窄是一种常见的胆囊切除术后并发症，特别是在术后较长时间内出现的胆管扩张和局部狭窄。这种狭窄可能由术中损伤或术后瘢痕形成引起，符合患者的超声表现和临床症状。

104. D　多普勒超声在胆囊癌和胆泥及血块的鉴别诊断中具有重要意义，胆囊壁和胆囊肿瘤内检测到高速动脉样血流信号，是有价值的诊断指标。

105. B　中年男性因慢性粒细胞性白血病急性期伴脾脏弥漫性肿大入院。根据超声表现诊断为脾梗死，声像图典型表现呈楔形或三角形，尖端指向脾门或不规则回声异常区，边缘清晰，无占位效应。该患者脾下位于脐下 4 横指，属于脾脏重度肿大，可以诊断为巨脾。

106. E　脾门淋巴结其内回声比脾脏低，彩色多普勒未能显示脾血管与淋巴结相通；胰尾部癌可在胰尾部出现低回声肿块，回声不均；脾囊肿及脾皮样囊肿表现为位于脾内无回声区。

107. C 青年患者既往无病史，也无临床症状，超声诊断为副脾。此为正常脾脏以外的正常脾组织，可单发或多发，呈类圆形，多位于脾门处。超声表现为脾门处一个或多个圆形或类圆形等回声结节，与正常脾脏回声相似，内部回声均匀。CDFI 示副脾有来自脾门处动静脉的分支血管。而脾门处淋巴结、肾上腺腺瘤多为低回声，CDFI 无血流信号。肾上腺髓质脂肪瘤声像图多为高回声且内部回声均匀。腹膜后占位一般实验室检查有异常，结合临床可鉴别。

108. B 青年患者左侧肋骨骨折，脾是腹部损伤中最易受损的脏器。真性脾破裂超声表现为脾包膜连续性中断，局部回声不均或呈无回声区，实质内回声呈不均匀增强或减低区。腹腔内见异常无回声区。

109. D 脾是淋巴瘤最易累及的实质脏器，原发脾淋巴瘤分为霍奇金淋巴瘤和非霍奇金淋巴瘤，以后者多见。该患者为多灶病变，脾实质内多发低或极低回声病灶，内部回声均匀，提示为Ⅲ型脾淋巴瘤。CDFI：内未见血流信号，周边见少许血流信号。结合病史不难诊断。

110. B 副脾常位于脾门及胰尾区，单发或多发，回声同脾类似，有与脾动、静脉连通的血管。

111. B 脾炎性假瘤可表现为左上腹不适及疼痛，超声显示脾内单个的圆形或类圆形的低回声或高回声结节，与肿块内纤维组织的多少有关，肿块内以纤维组织为主时常表现为高回声，如果病变以肉芽组织或炎细胞为主时则表现为低回声，边界清晰，内回声不均，多有包膜，包膜钙化时可见弧形强回声，后伴声影。CDFI：肿瘤内可见血流信号。血管瘤一般无明显临床表现。

112. C 由于白血病细胞的异常增生和浸润，常可导致脾大。在脾明显肿大时，可因血管受压和阻塞而引起多发性脾梗死。楔形的不均匀低回声区，尖端指向脾门即为脾梗死典型表现。

113. C 原发脾淋巴瘤以非霍奇淋巴瘤多见。脾实质内见小而弥漫的低回声结节。

114. C 门静脉血栓形成，进一步加重门静脉高压，毛细血管静水压显著增加，液体渗出，产生大量腹水，同时加重脾静脉压，导致脾淤血脾脏增大，C 对。患者无发热，A 错。肝肾综合征不会导致突然的脾大，D 错。肝癌及食管 - 胃底静脉破裂出血不会出现腹水，BE 错。

115. D 该患者临床症状及声像图表现符合慢性胰腺炎改变，这是由于腺泡和胰岛组织萎缩、纤维化、炎性粘连、胰管分泌物淤滞、钙化等所致。胰腺结核时，胰腺稍增大，胰管常不扩张，实质回声强弱不均匀，腹膜后可见多发结核病灶。

116. A 胰腺假性囊肿常见于男性，体积大，有上腹外伤史或急、慢性胰腺炎病史，声像图显示胰周可探及圆形或椭圆形无回声区，边界清晰规则，少数内部可见散在点状回声或不规则低回声。

117. C 胃泌素瘤的诊断依据为：胰腺内大小不等的低回声，边界清晰，内部回声较均匀，血流丰富，有顽固性的上消化道溃疡病史和高胃泌素血症。

118. E 胰腺转移癌是一种较为罕见的病症，但在有已知恶性肿瘤（如胃癌）病史的患者中，出现胰腺区域多发卵圆形低至无回声结节的情况，提示为胰腺转移癌。特别是考虑到胰管穿行于结节之间但仅轻度扩张，这可能表明结节是肿瘤转移的表现，而不是由于胰腺内部的原发性病变。因此，结合患者的胃癌病史和超声中的多发低至无回声结节的表现，最可能的诊断是胰腺转移癌。

119. E 胰岛素瘤通常导致患者出现周期性低血糖症状。这种肿瘤多表现为胰腺内的小型、边界清晰的低回声结节，与本病例描述完全吻合。因此，结合临床症状（周期性低血糖）和超声特征（边界清晰的卵圆形均匀性低回声结节），最可能的诊断是胰岛素瘤。

120. E 胰腺脓肿通常为单室的囊性结构，内含感染性液体，囊壁可能较薄，且不太可能伴有乳头状结节或钙化。胰腺腺瘤通常为实性肿瘤，不表现为多房性囊性结构。胰腺假囊肿通常由胰腺炎引起，是单室的囊性结构，内含胰液或坏死物质，囊壁可能较薄，不具有乳头状结节或钙化。胰腺癌主要表现为实性肿瘤，虽然有时可形成坏死或囊变，但通常不呈现为多房性囊性结构，且癌性结构的分隔通常不表现为高回声光带。胰腺囊腺瘤是一种良性肿瘤，特征是多房性囊性结构，囊壁较厚，可伴有乳头状结节和钙化。这些特征与病例描述的超声图像相符。因此，根据超声图像所显示的特征，最可能的诊断是胰腺囊腺瘤（选项 E）。这种类型的肿瘤通常表现为多房性、囊壁厚、伴有乳头状结节的囊性结构，这与其他选项描述的特征不符。

121. B 胃息肉大小一般不超过 2cm，为自黏膜向腔内隆起性病变；胃平滑肌瘤一般小于 5cm，为边界清晰的均匀的低回声肿块；胃脂肪瘤一般较小，为胃黏膜下类圆形肿块，边界清楚，呈均匀的强回声；胃恶性淋巴瘤探头加压易变形，回声近似无回声；平滑肌肉瘤的体积较大，边界不清且不规则，内部常发生液化及溃疡，彩色多普勒血流信号不明显，符合本题声像图特征。

122. B 虽然肠肿瘤可以导致肠壁增厚和蠕动减弱，但通常不会引起粘连成团块状的表现，且系统性症状如低热和盗汗不是其典型特征。肠结核常导致肠壁增厚、形态僵硬和粘连，并伴有肠周围淋巴结增大和腹水，同时伴有全身症状如低热和盗汗。该患者的临床表现和超声特征相吻合。溃疡性结肠炎通常影响结肠并导致连续性的肠壁炎症和溃疡，超声表现为肠壁增厚，但往往没有肠管粘连成团块状的表现，且更多表现为结肠局部的问题。克罗恩病可以导致肠壁增厚和蠕动减弱，也可能伴有肠管粘连，但其特征性的"跳跃性"病变（受累和正常肠段交替出现）和"鹅卵石"外观超声表现在此案例中未提及。肠憩室是肠壁的局部突出，常见于老年人，通常不会导致肠壁广泛增厚或粘连成团块状。

123. D 肠系膜上静脉内探及的是栓子回声，血栓引起肠管缺血、坏死，肠壁黏膜皱襞隆起，肠壁无血流而腹腔可出现血性渗液。

124. B 肠套叠常见于回盲部，有典型的声像图特征，小儿多见，临床上常有哭闹、腹痛、果酱样便病史。

125. C C 项是胃结石的特征，不是胃溃疡穿孔的声像图表现。

126. A 该患者临床症状及声像图表现符合急性胃肠穿孔，而 A 项是胃潴留的声像图，其余均是胃肠穿孔的声像图征象。

127. A 乳头状瘤是膀胱中最常见的良性肿瘤之一，可以表现为无痛性血尿，膀胱乳头状瘤超声表现多为向膀胱腔内凸出的膀胱壁肿块，呈乳头状或菜花状，中等回声或高回声，肿块基底部与膀胱壁相连，基底部可宽可窄，它们不会随体位改变而移动，故先考虑膀胱乳头状瘤。

128. D 前列腺增生病理表现为腺体组织

与平滑肌组织及纤维组织的增生，形成增生结节，增生的腺体压迫尿道，使尿道阻力增加。超声表现为前列腺内回声不均，可呈结节样改变，增生结节多呈等回声或高回声。尿道受增生结节压迫而其走行扭曲。

129. B 肾结石典型的声像图表现为肾窦内出现点状或团块状强回声，通常有声影，血尿或镜下血尿比较多见。

130. C 肾盂旁囊肿通常单发并突入肾窦内，与肾盂和肾盏不相通。

131. D 肾错构瘤的声像图往往呈现圆形，边界清晰的高回声；肾结核声像图复杂多变，早期无改变或仅表现为局部的均匀性/非均匀性回声减弱，重者出现多发厚壁不同大小的片状透声不良无回声区；多囊肾表现为双肾增大，表面不规则，肾内出现多数大小相差悬殊、囊壁整齐、圆形无回声区，互不连通；肾肿瘤为肾内实质性肿块，较大时内部可有液化坏死，只有肾囊肿符合上述声像图表现。

132. C 肾脓肿可表现为以液性为主的囊性回声，经抗炎治疗后可逐渐消失，结合患者有感染症状和体征可做出诊断。肾结核表现为病肾的广泛破坏，无典型囊性回声，钙化常见。肾癌表现为实性肿块，有占位效应，内部及周边可见血流信号。多囊肾表现为肾脏形态失常，肾实质基本消失，为大小不等囊腔占据，肾窦受压变形。而单纯肾囊肿间可见正常肾实质回声。

133. A 肾脓肿和肾囊肿为肾内囊性肿块；肾结核声像图复杂多变，仅早期局部肿胀时病灶呈实质性，但为局部的均匀性/非均匀性回声减弱，髓质海绵肾又称肾髓质囊肿，是以集合管广泛囊状扩张为特征的先天性疾病，内有小结石形成，超声表现为与肾锥体分布

一致的高回声团呈放射状排列；只有肾错构瘤的声像图往往呈现为圆形，边界清晰的高回声，肿瘤内一般无血流信号。

134. B 当肾结石下移嵌顿于输尿管时会引起尿路梗阻从而继发肾积水，肾窦内出现无回声区，此外结石刺激输尿管平滑肌强烈收缩则产生肾绞痛、血尿或镜下血尿。

135. E 肾母细胞瘤亦称 Wilms 瘤，多见于 2~4 岁儿童。其特点是瘤体大，生长迅速。声像图依肿瘤大小、是否均质、出血坏死以及液化等而有很大不同。

136. E 肾脓肿、多囊肾、肾囊肿为肾内囊性肿块；肾结核声像图复杂多变，仅早期局部肿胀时表现为局部的均匀性/非均匀性回声减弱，酷似肾肿瘤，但内部及周边探及不到较丰富血流信号，因此需要结合患者的临床症状及声像图表现。肾癌的超声表现为肾实质内可见实性占位，边界不清，可呈分叶状，向周边浸润，其内可见血流信号，可见肾静脉癌栓，淋巴结转移等征象。这与患者的超声结果一致。此外，无痛性肉眼血尿也是肾癌的典型症状之一，进一步支持这一诊断。因此，结合这些临床和超声特征，最可能的诊断是肾癌。

137. C 马蹄肾是较为常见的先天性双肾融合畸形，融合部位多发生在双肾下极，融合部位横跨下腔静脉和腹主动脉的前方，融合部位回声以肾实质结构为主，肾窦结构不明显。

138. C 首先患者有明确的外伤史，血红蛋白低于正常表明有失血可能，超声特征则符合肾实质裂伤（包膜破裂）肾周血肿形成的声像图表现。

139. C 肥大肾柱为胚胎期的亚肾发育、融合所致，属肾正常变异。它的回声与正常肾皮质一致，肾内动、静脉血管及分布完全正常、规则，不存在任何占位效应。

140. B 肾母细胞瘤，又称为 Wilms 肿瘤，是儿童时期最常见的恶性肾脏肿瘤，通常发生在3至4岁的儿童身上。该肿瘤的典型表现包括腹部肿块和肾脏的异常影像学表现。根据题干所描述的超声检查结果，患儿左上腹部有一个巨大的实性肿块，其边界尚清晰，回声不均匀，并且内部有不规则的透声区。这些特征与肾母细胞瘤的典型超声表现相符合，通常表现为与肾脏密切相关的大的实性肿块，内部可能有囊性变区域。此外，肿瘤的生长可能导致肾内结构的压迫，从而引起肾积水。

141. D 无痛性血尿常常提示泌尿系统的恶性肿瘤，尤其是膀胱癌。超声检查显示膀胱三角区有乳头状隆起性病灶，基底部较宽，这样的描述也与膀胱癌的典型表现相符。乳头状肿瘤是膀胱癌常见的形态之一。

142. A 膀胱结核早期无明显异常，长期病变表现为整个膀胱壁弥漫性增厚，回声不均匀，表面不光滑，有时可见到钙化形成的斑点状强回声，不随体位移动而改变位置，重者膀胱容量减少；膀胱肿瘤声像图为膀胱内实质性肿块，不随体位移动而改变位置，当蒂较长时，可轻微移动；只有膀胱结石符合题中所述表现。

三、A3/A4 型题

143. D 该患者肝右叶巨大囊性病变伴其内絮状高回声漂浮，为较典型囊肿出血后表现，由于该患者没有感染等病史，不支持其他诊断。

144. C 肝动脉血管造影为有创检查，一般不作为选择。

145. B 肝多发囊肿不属于超声引导下硬化治疗的禁忌证。

146. D 肝被膜增厚，欠光滑，肝实质增粗增强欠均匀，均为肝硬化表现。

147. C 结节型肝癌肿瘤直径 1.0 ~ 5.0cm 不等，癌结节可单发或多发，呈一个或多个球形或椭球形，边界清晰，边缘可见低回声声晕，肿块多呈高回声，也可表现为等回声或不均匀回声，肿块可见"镶嵌样"结构。周围肝实质常伴有肝硬化表现。

148. D 肝内胆管细胞癌是起源于肝内胆管上皮和肝门肝管上的肿瘤，远较肝细胞癌少见，声像图改变与肝细胞癌类似；胆囊、胆总管及肝内胆管均可有相应的增大、增宽或相应改变，仔细探查可见此为被肿瘤压迫或阻塞所致。

149. B 发生于近肝门部的胆管细胞癌，患者早期可出现黄疸症状，胆管细胞癌表现为与肝细胞癌类似的声像图，但少见晕环。患者胆囊萎缩，说明梗阻位于胆总管与胆囊管汇合处之上，为高位梗阻。

150. B 题干明确描述了脾被膜下有少量不规则片状液性暗区，且相邻脾实质可见局限性弱回声区，这表明脾脏受到了损伤，出现了局部破裂和出血。这与脾破裂的超声表现一致。

151. A 因患者活动或用力过度，可再发生被膜破裂出血，临床上称为"迟发性脾破裂"。

152. A 脾破裂分为中央破裂、被膜下血肿、真性脾破裂，真性脾破裂表现为脾轮廓线中断，从表面出现伸入脾实质内的楔形不规则缺口，缺口部位乃至脾周围出现液性无回声区。

153. B 患者有腹痛、发热、白细胞高，胆囊增大，提示为炎症反应，故主要鉴别诊断在A、B、C三项。慢性胆囊炎时胆囊区触痛不明显，胆囊腔内可有炎性沉积物回声，但并非充盈密集细小的斑点回声，故可排除；A 与 B 的差别是急性化脓性胆囊炎胆囊壁增厚明显，并且胆囊腔充盈密集细小的斑点即胆囊积脓。

154. E 急性胆囊炎需与表现为胆囊肿大和胆囊壁增厚的疾病相鉴别，故不包括萎缩性胆囊炎。

155. A 保守治疗后超声复查显示胆囊底部局部缺损，周围形成局限性积液，囊内见气体回声，考虑伴发穿孔，B、C、D 三项胆囊周围均不应该出现积液，瓷器胆囊是慢性胆囊炎后长期慢性刺激所致。

156. A 慢性局限性胰腺炎可能导致胰腺内形成瘢痕组织和钙化，表现为实性肿块，并可能引起胆管扩张和黄疸。

157. C 慢性局限性胰腺炎较典型的声像图表现为胰管穿入肿块内，胆总管轻度或中度扩张，病灶内可见不均质斑块状强回声。

158. B 超声引导下多点穿刺活检是其确诊最佳方法。

159. E A 选项询问是否有下消化道病史，这对于诊断有帮助，因为了解患者的消化道病史可以帮助医生判断腹部不同器官间可能存在的关联，如患有某些消化道疾病可能影响邻近器官。B 选项注意临床症状和体征，这是极为关键的，因为临床症状和体征是与超声影像结果相结合，进行综合诊断的重要依据。C 选项必要时作水灌肠超声检查，这可以帮助区分结肠与其他腹部结构的关系，尤其是在结肠与胆囊或其他器官界限不清时。D 选项探查胆囊壁回声是否缺失或囊内是否积气，这对于评估胆囊的病变非常重要，如胆囊壁的完整性、是否有积气等，这些都是判断胆囊炎症或其他病变的重要超声表现。E 选项需

要膀胱充盈，这在进行盆腔超声检查时是有帮助的，因为充盈的膀胱可以作为一个声学窗口，帮助更好地观察盆腔内的结构，如子宫、卵巢等。然而，在本案例中，主要考虑的是胆囊和结肠右曲位置的病变，与膀胱充盈无直接关联，因此对此次诊断帮助不大。

160. D 结石形态稳定，后方声影整齐，而积气则相反，选项 D 错误。

161. C 胆囊穿孔引起肠瘘患者通常有反复发作的右上腹痛病史，一般不伴有大便习惯改变，由于炎症由肠壁外开始，故包块的肠壁外部分大于肠壁内部分，而结肠肿瘤浸润胆囊则相反。

162. C 中年女性近 3 年偶有右上腹疼痛症状考虑可能存在胆结石，近期急性发作考虑胆源性胰腺炎。肾结石急性发作一般是肾绞痛。溃疡性穿孔查体是板状腹。

163. C 急性胰腺炎实验室检查血清、尿液或腹腔穿刺液淀粉酶含量增加。

164. C 急性胰腺炎时，胰腺多弥漫性肿大，水肿型回声减弱，出血坏死型呈强回声或强弱混合不均。

165. B 急性胰腺炎时，胰腺多弥漫性肿大，水肿型回声减弱，出血坏死型呈强回声或强弱混合不均，选项 B 正确。

166. D 血、尿淀粉酶是急性胰腺炎确诊的首选。

167. E 在超声声像图中，胰腺腺体变薄是胰腺萎缩的直接征象。

168. A 肝右叶肿瘤不会对胃腔产生压迫，其余均有可能。

169. B 根据该患者病史，诊断为胰腺假囊肿可能性最大，胰腺假囊肿是慢性胰腺炎的

常见并发症，通常由于胰腺炎症引起的胰腺液泄漏和局部组织反应形成。囊肿通常表现为边界清晰的囊性结构，内透声可能不佳，与此病例描述相符。C 项中囊腺瘤内应出现实性回声。

170. D　白细胞增高伴发热考虑为炎性病变，转移性右下腹痛是阑尾炎经典的临床表现。发病时间短暂，但病情变化较迅速，致右下腹局部压痛、反跳痛明显，应考虑急性阑尾炎伴发局部腹膜炎可能，目前尚无明确肌紧张，考虑炎症尚处于化脓期可能。

171. A　急性阑尾炎典型超声表现：肿胀阑尾纵断面呈盲管状结构，外径≥7mm，阑尾壁厚≥3mm，加压时管腔不可压缩，局部压痛明显。管壁连续性中断多代表溃疡、坏死以及穿孔。阑尾腔内可伴有粪石样强回声，后方伴声影，还可偶见阑尾腔内积气。

172. D　阑尾炎的间接超声表现：阑尾周围脂肪组织及网膜样组织明显增厚，回声明显增强，且不可压缩并伴有压痛，为感染引起的炎性脂肪组织；阑尾周围常伴有多发肿大淋巴结；相邻回肠/盲肠因炎症波及可导致肠壁增厚；阑尾穿孔或引发腹膜炎导致周围腹腔积液。

173. D　肠梗阻可以由多种原因引起，包括肠壁外的压迫（如肿瘤）、肠壁本身的病变（如炎症、肿瘤）或肠腔内的阻塞（如异物、粪便硬块）。肠梗阻可以根据其原因分为动力性梗阻（由于肠道运动功能障碍）、机械性梗阻（由于肠道内或外的物理阻塞）或血运性梗阻（由于肠道血供不足）。肠梗阻可以根据阻塞的位置分为高位梗阻（小肠）和低位梗阻（大肠）。机械性梗阻通常是由于物理性阻塞，如肠道内的异物、肿瘤、粪便硬块等导致。而神经抑制或毒素刺激引起的肠壁肌肉

运动紊乱属于动力性梗阻，不是机械性梗阻。长期的机械性梗阻如果不解决，可以导致肠道蠕动功能失常，最终可能导致肠道蠕动减弱或完全停止。

174. D　梗阻以上部位的肠管多扩张，选项 D 错误，应当选。

175. B　因有手术史，超声所见切口皮下腹膜连续性中断并形成囊性占位，考虑切口疝形成，肠管被疝入其中，因血供不好导致肠壁增厚。

176. E　由于嵌顿疝的疝环过小，肠管不能回纳腹腔，导致发生绞窄性肠梗阻时，腹腔液体量会逐渐增多并形成血性液体。

177. D　该患者为年轻男性，又有明确的外伤史，左腰部持续性疼痛，肉眼血尿。超声发现左肾下极实质回声不均匀，可见不规则低回声区，肾周围有无回声区包绕。首先就会想到左肾实质裂伤并肾周血肿形成，但当合并有肾疾病（肿瘤、囊肿、结核、肾结石等），肾局部组织较脆弱，受到外伤时，也可导致较为严重的肾创伤，甚至发生自发性破裂。

178. E　诊断性穿刺是判断脏器损伤最有效的方法，尤其在超声引导下更为精准。

179. C　肾挫裂伤时，血液可经肾盂、输尿管流入膀胱形成凝血块，其特点为膀胱内不规则团块状高回声，随体位移动，不与膀胱壁相连，内无血流信号。

180. B　患者的临床表现和超声检查结果为右侧腰痛，尿检有镜下血尿，超声显示右肾盂轻度积水，右输尿管上、中段扩张，膀胱壁输尿管处隆起，局部见强回声团伴声影。这些特征最符合输尿管结石的诊断。结石可导致输尿管阻塞，引起肾盂积水和输尿管扩张。结石在超声中通常表现为强回声团伴随后方声影，

结石引起的腰痛和血尿是典型的临床表现。

181. A 静脉尿路造影（IVU）能了解肾脏、输尿管、膀胱的形态、位置，尿路是否有功能性或器质性异常，还可以判断肾脏的排泄功能，对鉴别肾盂肾炎、肾结核、肾肿瘤有一定的意义。静脉尿路造影在诊断肾盂肿瘤、输尿管肿瘤及膀胱肿瘤方面有特别重要的意义，是以上几种肿瘤诊断的基础性检查之一。

182. A 患者有排尿不尽、尿流中断、尿频、尿痛和肉眼血尿的症状，这些临床表现都可见于膀胱结石。既往有慢性前列腺增生病史，这可能导致尿液滞留，增加了膀胱结石形成的风险。超声所见"内见 2.0cm 弧形强回声光带，后伴声影，可随体位移动"是膀胱结石的典型超声表现。结石的强回声和后方声影是由于结石对超声波的反射和吸收所致，而其可随体位移动的特点也符合结石的物理性质。

183. E 膀胱镜检查是诊断膀胱内疾病，如结石、肿瘤、异物等的最佳方法之一。通过直接观察膀胱内部结构，医生可以直观地看到膀胱内的异物、结石或其他病变，并可以进行活检或取石等操作。

184. B 患者为 65 岁高龄男性，有进行性排尿困难的症状，这是前列腺病变常见的临床表现，尤其是前列腺癌。指检发现前列腺右叶质硬，这是前列腺癌的典型体征之一。前列腺癌往往使得前列腺组织变硬，且边界不规则。PSA（前列腺特异性抗原）值高达 75ng/ml，远高于正常范围。PSA 是前列腺癌的一个重要生物标志物，其水平的显著升高通常提示前列腺癌的可能性。超声显示前列腺内有一低回声灶，累及右侧精囊。低回声灶在超声中往往表示病理性改变，如肿瘤组织，且累及精囊可能表示病变的侵袭性和范围。

185. E 前列腺癌声像图可表现为前列腺边界不整齐，高低不平，甚至包膜不完整，左右不对称，较大病变可向外突出。前列腺内部出现边界不清的低回声，后方常有衰减。前列腺癌好发于外周带，晚期前列腺癌可侵犯精囊、膀胱、直肠等。

186. E 活体组织病理学检查为诊断前列腺癌的金标准。

187. C 本例患者有急性心肌梗死溶栓病史，可能会引发腹膜后血肿。患者出现急性心肌梗死后进行了溶栓治疗，随后突发腹痛、面色苍白和心悸，血压明显下降。这些症状和体征提示可能出现了严重的内出血或血流动力学不稳定的情况。超声检查发现左侧腹膜后有一个大小为 10.2cm × 6.7cm 的边界清楚、形态欠规则的低回声区，内未见明显血流信号。这种超声表现与腹膜后血肿相符。腹膜后血肿通常表现为边界清晰但形态不规则的低回声区域，由于其内容物主要是血液，因此内部往往没有明显的血流信号。

188. B 包块穿刺后取组织做病理诊断最准确，其他选项都是影像学的诊断。

189. E 嗜铬细胞瘤可发生在肾上腺外，一般为多发性，位于主动脉两侧交感结节或嗜铬体处，也可见于膀胱壁、卵巢、睾丸等处。膀胱壁嗜铬细胞瘤患者的高血压多呈间歇性或持续性发作，发病时症状剧烈，血压骤升并伴有头痛、发汗、末梢血管收缩、脉搏加快、血糖增高及基础代谢上升等症状。

190. E 肾上腺嗜铬细胞瘤位于肾上腺髓质，绝大部分为单侧单发性，约 10% 的嗜铬细胞瘤见于双侧，声像图表现为肾上腺区圆形或椭圆形肿块，边界清楚，球体感明显。肿块大小为 4~5cm，也有直径 10cm 的肿瘤。肿块内部多呈中等回声，当肿瘤出血或囊性变时，内部可出现无回声区。CDFI 有时可在肿瘤内发现点状血流信号。

191. B　嗜铬细胞瘤可发生在肾上腺外，一般为多发性，位于主动脉两侧交感结节或嗜铬体处，也可见于膀胱壁、卵巢、睾丸等处，但不发生在骨骼。

192. B　胸壁结核是一种较为罕见的结核病形式，通常发生在有肺结核或其他类型结核病史的患者中。在本病例中，患者有肺结核病史，这提示存在胸壁结核的可能性。关于超声的描述，肋软骨间椭圆形不均匀弱回声，中心部可见无回声区伴其内点状钙化，这些特征提示有慢性感染的可能，尤其是结核感染，因为结核病变常常伴有钙化。而肋骨没有异常进一步支持了感染或病变主要位于软组织，尤其是肋软骨间，而非骨骼。肋软骨炎通常表现为肋软骨的炎症，但在超声中不太可能见到钙化。胸壁软骨肉瘤和肋骨转移瘤通常会有更显著的肋骨破坏或异常，而本病例中肋骨无异常。胸壁脂肪瘤通常表现为均匀的高回声而非不均匀弱回声。故最可能诊断为胸壁结核。

193. E　胸壁结核的疾病蔓延途径通常包括以下几种：①侵入胸骨旁或肋间淋巴结：结核菌可以通过淋巴系统蔓延，影响相邻的淋巴结。②形成脓肿侵入胸壁软组织：结核感染可能导致脓肿形成，并进一步侵入周围软组织。③病灶向胸壁内、外蔓延：结核病灶可以直接从原始感染部位向周围组织蔓延，包括胸壁的内部和外部。④侵蚀、破坏肋骨：虽然在本病例中肋骨没有异常，但结核感染是已知的可能侵蚀骨骼的疾病之一，特别是在长期未治疗或控制不良的情况下。种植转移是指肿瘤细胞从原发肿瘤脱落，通过体液（如腹水或胸水）移动到体内其他部位并在那里形成新的肿瘤。这是恶性肿瘤的一种扩散方

式，而非典型的结核感染扩散方式。结核主要通过淋巴系统或直接侵犯周围组织蔓延。因此，结核感染的蔓延不包括种植转移。

194. B　本病例中，患者的超声表现提示胸壁结核的可能性。结核感染通常不以其血流特征为主要超声表现。在超声检查中，结核病变往往显示为低回声或不均匀回声区，可能伴有钙化，但并不典型地表现出明显的血流信号，尤其是活跃的血流信号。

195. C　胸膜局限性间皮瘤（SFTP）是一种罕见的胸膜肿瘤，通常表现为慢性咳嗽、胸痛和胸部叩诊浊音，这些症状与胸膜积液有关。超声表现中的均匀性实质性弱回声、完整包膜、内部小无回声区及钙化强回声，以及瘤周围胸膜增厚和少量胸腔积液，均与胸膜局限性间皮瘤相符。此外，患者有石棉接触史，这进一步增加了胸膜间皮瘤的可能性，尽管接触石棉更常与胸膜弥漫性恶性间皮瘤相关。选项A，胸膜纤维瘤，通常不具备内部小无回声区及钙化强回声的特征。选项B，胸膜脂肪瘤，通常呈现为高回声而非弱回声。选项D，胸膜弥漫性恶性间皮瘤，多表现为胸膜的广泛增厚和多量胸腔积液，且通常不形成局限性块状结构。选项E，胸膜转移瘤，通常与原发性肿瘤有关，超声表现可能更为不规则。因此，结合患者的临床表现、超声特征和石棉接触史，最可能的诊断是胸膜局限性间皮瘤。

196. D　胸膜弥漫性恶性间皮瘤是一种与石棉暴露历史密切相关的罕见胸膜肿瘤。此病通常呈现为胸膜的广泛增厚，胸膜表面不平整，肿瘤后方衰减，以及胸腔内大量积液，这些特征与超声下的描述相符。胸膜的边界不易分清也是胸膜弥漫性恶性间皮瘤的一个典型特征，表明肿瘤与正常胸膜之间的界限模糊，肿瘤已经广泛侵犯胸膜。选项A，胸膜纤维瘤，通常表现为单一、良性的肿瘤，与此病例

的超声特征不符。选项 B，胸膜脂肪瘤，是一种良性肿瘤，通常呈现为高回声而非低回声。选项 C，胸膜局限性间皮瘤，虽然与胸膜相关，但通常表现为单个或局限性的肿块，与本病例广泛的胸膜受累不符。选项 E，胸膜转移瘤，虽然可能表现为胸膜增厚和积液，但在有明确石棉接触史的情况下，胸膜弥漫性恶性间皮瘤的可能性更高。因此，结合患者的临床表现、超声特征和石棉接触史，最可能的诊断是胸膜弥漫性恶性间皮瘤。

197. A 患者有持续性咳嗽、胸痛，这些症状与胸膜受累相符。胸部叩诊呈浊音，这通常表明胸腔内有异常积液或固体组织。超声显示胸腔积液及脏层和壁层胸膜表面出现均匀的弱回声，这可能是胸膜增厚或肿瘤的表现。患者有肺癌的病史，这极大地增加了胸膜转移性病变的可能性。选项 B 胸膜间皮瘤，虽然也可能导致胸膜增厚和胸腔积液，但在有明确肺癌病史的情况下，转移性胸膜肿瘤的可能性更高。选项 C 包裹性胸腔积液，通常会在超声中显示为局限区域的液体积聚，而不是脏层和壁层胸膜表现出现均匀弱回声。选项 D 恶性淋巴瘤，虽然可以影响胸膜，但在有肺癌病史的患者中，直接考虑肺癌的转移更为合理。选项 E 石棉肺胸膜斑通常与长期石棉暴露相关，表现为非均匀胸膜增厚，与本病例描述不完全吻合。综上所述，根据患者的症状、超声表现以及既往肺癌的病史，最可能的诊断是转移性胸膜肿瘤。这一诊断符合肺癌可能通过淋巴或血液途径转移到胸膜的临床路径。

四、B1 型题

198. B 多囊肝是指肝脏内部存在多个大小不等的囊性病变。声像图上，多囊肝表现为肝内布满大小不等的无回声区呈蜂窝状，囊与囊之间的肝实质回声增强。囊肿本身是无

回声的，而囊与囊之间的肝实质则会呈现增强的回声。

199. A 肝囊肿是指肝脏内部存在单个或多个囊性病变。声像图上，肝囊肿表现为肝内有圆形孤立性薄壁无回声区，后方回声增强。囊肿本身是无回声的，而囊肿的壁较薄，后方的回声增强是由于声束穿透囊壁后在囊肿后方的肝实质产生回声。

200. C 肝棘球蚴囊肿是由棘球蚴寄生引起的肝囊肿。声像图上，肝棘球蚴囊肿表现为肝内有圆形孤立性无回声区，壁呈双层结构，后方回声增强。囊肿本身是无回声，而囊壁分为内壁和外壁，内壁较薄，外壁较厚，后方的回声增强是由于声束在囊壁之间的肝实质产生回声。

201. E 肝脓肿是指肝脏内部的感染性脓肿。声像图上，肝脓肿表现为肝内有不规则形囊性占位，壁较厚，内透声不好，可见较高回声的点状或斑片状回声。脓肿的形态不规则，囊壁较厚，内部的回声不均匀，可见高回声的点状或斑片状回声，代表脓液和坏死组织。

202. B 肝硬化是指肝脏发生进行性纤维化和再生结节形成的疾病。声像图上，肝硬化表现为肝萎缩，即肝体积缩小。肝表面也不再光滑，通常会出现结节状的凸起。肝实质的回声增强和增粗，同时也呈现结节状分布。

203. D 脂肪肝是指肝脏内脂肪堆积过多的疾病。声像图上，脂肪肝表现为肝大，即肝体积增大。肝表面通常是光滑的，没有明显的凸起或结节。肝实质的回声呈现细密的纹理，回声增强，而深部的回声相对减弱。

204. C 急性肝炎的声像图改变通常包括肝大、肝表面光滑以及肝实质回声减弱。

205. A 肝血吸虫病慢性期的声像图改变

通常包括肝左叶增大、右叶缩小、肝表面不光滑、肝实质回声增强、增粗，呈网格状。

206. E Vater 壶腹梗阻，也就是胆总管与胰管汇合处即 Oddi 括约肌区域的梗阻，通常涉及胆管和胰管的同时阻塞或压迫。这种梗阻可能由肿瘤、结石、炎症或其他原因引起。E 选项的"胆管、胰管双扩张"直接涉及 Vater 壶腹的关键结构，即胆总管和胰管。在 Vater 壶腹梗阻的情况下，胆管和胰管都可能因为梗阻而发生扩张。

207. C 胆总管下端梗阻是指胆总管的最下段受到阻塞，这种状况通常会导致胆管系统中胆液回流和胆管扩张。梗阻的原因可能包括胆结石、胆管癌、胰腺疾病等。C 选项的"胆总管扩张"直接反映了胆总管下端梗阻的症状。当胆总管下端发生梗阻时，胆液无法顺畅流入十二指肠，导致胆总管上游的胆液积聚和胆管扩张。

208. B 肝内胆管呈树枝状扩张是肝内胆管重度扩张典型表现的描述，这种扩张模式类似于树枝分布，通常是由于肝内胆管的梗阻导致胆液无法正常流出，从而引起胆管的扩张。

209. D 上端肝门部梗阻通常指的是肝门部（肝脏进出的主要通道）的病变，这种梗阻会影响到肝脏中的主要胆管，即左右肝管。当肝门部发生梗阻时，左右肝管可能会因为胆汁排泄受阻而导致扩张。

210. A "小平行管征"是一种超声图像上的表现，其中肝内胆管与伴行的门静脉在超声图像上呈现平行且略有扩张的状态。这种现象通常见于肝内胆管的轻到中度扩张，尤其是在肝硬化或其他导致肝内压力增高的情况下。

211. E 选项 E 是一种典型的胆囊壁内结石超声表现，常见于胆囊壁内结石或胆泥的情况。在超声影像中，彗星尾征是由小的、强回声的结石或胆泥产生的，这些结石或胆泥后方有一串向胆囊壁延伸的回声阴影，类似于彗星的尾巴。这种表现是由于声波在通过这些高密度物质时产生的声影，从而在超声图像上形成特征性的影像。

212. A 胆囊腺肌增生症是一种良性病变，其中胆囊壁的肌肉层和黏膜层发生过度增生，形成特征性窦道。这些窦道可以表现为壁内的小囊结构，这是由于胆囊壁内黏液的积聚和壁结构的变化。因此，选项 A 描述的"胆囊底部壁增厚，壁内可见小囊结构"，是胆囊腺肌增生症的典型超声表现，特别是局限型增生，它通常局限于胆囊的一个区域（如胆囊底部）。

213. B 胆囊小腺瘤是一种罕见的良性肿瘤，它通常表现为胆囊内的隆起或结节，且这些结节通常是单个存在，可以是球状的，表现为超声图像中的低回声区域。这种结节可能因为含有较多的固体成分而呈现低回声。B 选项描述的"胆囊底部向腔内隆起的球状低回声结节，大小为 15mm"，非常符合胆囊小腺瘤的典型超声特征。这种结节因为它的形状、大小和回声特性，可以在超声检查中被辨识。

214. C 胆囊颈部结石的典型超声表现是在胆囊颈部区域观察到的强回声（即结石），这通常伴随着后方的声影。声影是由于结石对超声波的强烈反射而在其后方形成的"阴影"，这是因为结石后面的组织或液体无法接收到足够的超声波，从而显示为暗区。C 选项描述的"胆囊肿大，颈部见强回声伴后方声影"指示颈部存在结石，而且肿大的胆囊可能是由于胆汁排泄受阻引起的。

215. D 分隔胆囊是一种解剖变异，其中胆囊内部存在一个或多个分隔，这些分隔可以导致胆囊内液体和固体物质（如胆石或胆泥）的积聚。分隔胆囊伴随结石形成时，可以在超声图像中观察到囊腔内部的结构变化和强回声的存在。D 选项描述的"胆囊底部囊腔萎缩，内充满砂粒状强回声，胆囊颈管增大"可能表示由于分隔的存在，胆囊底部的囊腔部分被隔断，导致该部分囊腔萎缩，并在这部分结构内积聚了大量的砂粒状强回声，这些强回声可能是由胆结石或胆泥形成的。同时，胆囊颈管的增大可能是由于胆囊内压力增加导致的，这种压力增加可能是由于结石引起的胆汁流动受阻。

216. C 胆囊癌混合型通常表现为胆囊壁的不均匀增厚，并可以伴有具体的肿块形状，如乳头状或蕈伞状。这些特征反映了肿瘤的侵袭性和生长模式。C 选项的描述"囊壁增厚伴乳头状或蕈伞状肿块"符合胆囊癌混合型的典型超声图像特征。这种肿块的形态表明肿瘤可能在胆囊壁内外同时扩展，显示出明显的体积增大和形态改变。

217. D 胆囊癌实块型是因胆囊壁被肿瘤广泛浸润增厚加之腔内癌肿充填形成实质性肿块，通常会涉及胆囊的大部分或全部，导致胆囊腔的结构变化或消失。D 选项描述的是"胆囊腔消失，胆囊区代之以弱回声不均匀实性肿块"，符合胆囊癌实块型的特征。实块型胆囊癌表现为实性肿块完全或大部分替代了胆囊的正常结构，胆囊腔因此变得不明显或消失。肿块的回声特性通常是不均匀的，因为肿瘤内部可能存在不同程度的坏死或出血。

218. E 胆囊癌壁厚型是指胆囊癌主要表现为胆囊壁的局部或广泛增厚，而不是形成明显的、单独的肿块。这种类型的胆囊癌特征是胆囊壁的不均匀增厚，可能伴有内壁的凹凸不平，这些变化可能是由于癌细胞的浸润

造成的。E 选项描述的是"胆囊壁不均匀增厚，内壁凸凹不平"，这符合胆囊癌壁厚型的典型超声图像特征。不均匀的壁厚和内壁的不规则表面通常是由于肿瘤细胞在胆囊壁内的不均匀生长和扩散。

219. B 胆囊癌蕈伞型是一种特殊形态的胆囊癌，其特征是肿瘤向胆囊腔内生长，形状类似于蕈伞。这种类型的肿瘤通常具有较宽的基底，从胆囊壁突出进入胆囊腔内。选项 B 描述的是"突入胆囊腔内的蕈伞状宽基底弱回声结节"，这与胆囊癌蕈伞型的典型影像学表现一致。在超声图像中，这种肿瘤显示为宽基底的弱回声（即回声较低）结节，这意味着结节比周围组织更少地反射超声波。蕈伞状的形态说明肿瘤在胆囊腔内部有一个较大的展开面，类似于蘑菇的帽子。

220. A 胆囊癌结节型是指胆囊癌的一种形态，其特征是在胆囊内形成一个或多个结节。这些结节可能有不同的大小和形态，通常会影响胆囊的功能和结构。选项 A 描述的是"胆囊颈部一基底较宽表面不平整的较小结节"，这与结节型胆囊癌的典型表现相符。这种类型的肿瘤通常表现为单个或多个局部性的肿块，基底较宽说明肿瘤与胆囊壁较广泛的接触，表面不平整可能表明肿瘤表面生长不均匀。

221. A 胃癌弥漫型是一种较为特殊的胃癌类型，其特点是癌细胞广泛浸润胃壁，导致胃壁明显增厚并丧失正常的层次结构。弥漫型胃癌的超声表现通常包括胃壁的显著增厚，胃壁的正常三层结构消失，胃腔因肿瘤的弥漫性生长而变得狭窄。此外，"假肾"征是指胃壁增厚且呈低回声，类似于肾脏的超声表现。

222. D 胃平滑肌瘤通常表现为单个、均匀的低回声肿瘤，肿瘤从胃壁内部生长，向胃

腔突出，并将黏膜层顶起，形成类似拱桥的外观。D 选项符合胃平滑肌瘤的典型超声表现。

223. C　胃癌的肿块型是指肿瘤主要表现为局部肿块向胃腔内或外突出，具有一定的形态特征。肿块型胃癌通常以单个或多个局部突出的肿块为主要表现，肿块向胃腔内突出，形态不规则，表面黏膜可能出现隆起和不平整，而边界相对清晰。

224. B　胃恶性淋巴瘤是一种相对罕见的胃肿瘤，通常起源于胃黏膜相关淋巴组织。胃恶性淋巴瘤通常会导致胃壁的明显增厚，并表现为低回声或混合回声。由于恶性淋巴瘤的生长特性，内部可能出现不均匀的回声，包括大小不等的结节。此外，由于淋巴瘤通常血供较为丰富，超声中可能观察到血流信号增多。

225. E　胃平滑肌肉瘤，也称为胃肉瘤，是一种罕见的恶性肿瘤，起源于胃的平滑肌细胞。这种肿瘤可以表现为不同的超声特征，具体取决于其大小、位置和生长方式。E 选项描述最符合胃平滑肌肉瘤的情况，特别是在肿瘤较大、恶性程度较高时。分叶状和边界模糊是肿瘤生长快速和侵袭性的表现，而液化坏死区则可能是由于肿瘤内部血供不足造成的。

226. E　在"假肾"征中，由于胃或肠壁的广泛或全周增厚导致胃壁在影像上看起来类似于肾脏的形态。因此，选项 E 确实是描述"假肾"征的最合适选择。这种表现在超声或 CT 影像上可见，有助于诊断相关的胃肠道疾病。

227. A　"新月"征指局限性的胃壁增厚在断面上表现为类似弯月的形状，常见于局部炎症或肿瘤病变。

228. B　"靶环"征在横切面影像中表现为当受影响的胃肠道区域的壁结构出现同心圆层次结构时，就像靶子一样，中间可能是空腔或不同密度的内容物，外围是环状的壁层。在超声或 CT 影像中，受累的胃或肠段在横截面上显示为中心管腔空虚，周围胃肠壁厚度均匀增加，形成类似靶环的外观。这种表现常见于克罗恩病、肿瘤、感染等情况。

229. C　在影像上，溃疡形成一个较低密度或回声区域（中心部分），周围是由炎症或肿瘤引起的组织增厚，形成一个高密度或高回声的环（环堤），整体外观类似炸面包圈。

230. D　肿瘤中心的溃疡类似于火山口的凹陷部分，而周围的肿瘤组织隆起则类似于火山口的边缘，形成一个明显的环状结构，整体外观类似于火山的喷发口。这种征象通常见于胃肠道肿瘤中，尤其是当肿瘤中心区域发生坏死或溃疡时。

231. C　肾缺如是一种先天性疾病，表现为患者其中一侧的肾脏没有发育，即在超声检查中该侧肾区及其他可能的肾脏位置均未见到肾脏的回声。在肾缺如的情况下，另一侧的肾脏通常会出现代偿性增大，以接管原本由两个肾脏共同完成的功能。另外，健侧肾脏通常形态和结构保持正常。

232. A　先天性肾发育不全是一种肾脏因先天性原因未能完全发育到正常大小的情况。在超声检查中，这种情况表现为肾体积明显缩小，但肾脏的形态保持正常。由于发育不全，肾皮质通常较薄，但肾窦的回声保持清晰，表示肾窦结构相对正常，没有明显的结构异常或病变。因此，选项 A 最符合先天性肾发育不全的超声表现。

233. E　异位肾是一种先天性异常，其中一个或两个肾脏并没有在正常的解剖位置发育，而是位于体内的其他位置。"患侧肾区未见肾回声"意味着在肾脏通常应存在的位置（即腰部两侧的后腹膜区域）未检测到肾脏的超声回声。"盆腔内可见肾回声"表明肾脏位于非正常位置，即盆腔内。这是异位肾的一种典型表现。"不能还纳至患侧肾区"表示肾脏不能被移回到它正常的解剖位置。在某些情况下，异位肾可能由于解剖或血管结构的限制而不能被移动。"健侧肾代偿性增大，形态结构正常"说明另一侧的肾脏（如果存在）可能因为要承担更多的功能而体积增大，但其形态和结构保持正常。

234. D 马蹄肾是一种先天性的肾脏结构异常，其中两个肾脏的下极彼此相连，形成类似马蹄形状的结构，并且这个连接的部分横跨在下腔静脉和腹主动脉的前方，这是马蹄肾的一个典型和诊断性特征。

235. B 重复肾是一种先天性解剖变异，其中一个肾脏具有两个分开的肾盂和输尿管。这种情况可以表现为完全重复，其中一个肾脏有两个完全分开的输尿管各自连接到膀胱，或者部分重复，其中两个输尿管在某处合并再进入膀胱。左肾区可见两个肾及两个输尿管回声，且两者密不可分，属于重复肾的特征。

236. E 海绵肾是一种先天性肾脏疾病，其特征是肾髓质内的集合管扩张。这种情况通常会在超声检查中显示为肾锥体区域的高回声区，这些回声区呈放射状排列。这是因为集合管的扩张形成了许多小的囊性扩张，这些囊性扩张积聚了钙盐，从而产生了高回声信号。

237. C 肾错构瘤又称为肾血管平滑肌脂肪瘤，是一种肾脏的良性肿瘤，由血管、平滑肌和脂肪组织混合构成。在超声检查中，肾错构瘤通常表现为边界清晰、高回声的实质性肿块。由于其良性特性，这种肿块内部及周边通常不会探及明显的血流信号，这与恶性肿瘤的血流特征不同。

238. B 膀胱肿瘤在超声检查中的典型表现通常包括膀胱壁上的实质性肿块。这些肿块可能是乳头状、结节状或扁平状，并可能引起膀胱壁的厚度不均或连续性中断。膀胱输尿管开口处实质性肿块，该处膀胱壁回声不清晰，表明膀胱肿瘤可能会导致局部膀胱壁结构改变。

239. C 膀胱内的凝血块在超声检查中通常表现为实质性的回声区域，这些区域可以随体位的改变而移动，因为血块没有固定在膀胱壁上。此外，由于血块是由液体血液凝固形成，其形状通常不规则，可能呈现为扁平状。膀胱壁的回声应该是清晰的，因为血块不会侵入膀胱壁。

240. E 胸壁结核病灶位于胸壁内，形状不规则，胸壁正常结构破坏，常合并干酪样坏死，可见钙化及液性暗区，形成脓肿，内膜面粗糙，不平整。

241. C 胸壁恶性肿瘤病灶位于胸壁软组织或胸骨、肋软骨，向体表隆起或向内侧生长，形状不规则，局部肌层、浅筋膜层结构破坏，显示不清晰或不规则。

242. A 胸壁良性肿瘤病灶多位于胸壁深部软组织层，体表胸壁结构多较清晰规整，一般较局限，呈圆形或椭圆形。

243 ~ 246. C、E、B、A 心包积液、胸腔积液都表现为液性暗区，只是部位不同，心包积液是指心包脏层与壁层之间的液性暗区，胸腔积液是指胸膜脏层与壁层之间的液性暗区。脓胸是指胸腔积液的透声较差的液性暗区内有细点状及斑点状回声。缩窄性心包炎表现为心包增厚、粘连、钙化，有僵硬感，不随心脏一起运动。当伴有包裹性积液时，心包与心脏分离，呈"蛋壳样"改变。

五、X 型题

247. AD　检查前准备：宜空腹，选项 A 正确，选项 B 错误。必要时于检查前排净大便，减少胃肠道气体干扰，选项 D 正确。憋尿通常适用于盆腔超声检查，而不是腹膜后超声检测，选项 C 错误。超声显影剂通常用于某些超声检查，但在腹膜后超声检测中通常不需要服用超声显影剂，选项 E 错误。

248. ABCD　巨块型和结节型肿瘤内部血流比较丰富，部分肿瘤周围血流增多，CDFI 可见肿瘤周围形成了一个环绕性的血流网格状结构。称"篮网"征。肿瘤内部动脉样血流信号，以低阻型为多，血流速度一般较快。

249. ABCE　由于门静脉压力升高，反流的血流可以出现在门静脉中，导致血流呈双向流动。肝静脉的压力增加，可能导致肝静脉扩张，使得肝静脉血流呈现粗细不一的彩色血流。肝动脉和门静脉的血流受到门静脉高压的影响，有时可以在肝门区显示搏动性条状的彩色血流。门静脉高压时，由于门静脉血流阻力增加，可以出现侧支循环的形成，彩色多普勒超声可以显示侧支循环内的血流信号。在肝硬化门静脉高压的情况下，门静脉血流通常会增加而不是变细。

250. ABCD　肝癌可引起肝形态失常，巨块型肝癌可压迫肝门使肝门向健侧移位。肿块挤压及浸润周围血管结构，可使血管绕行、抬高、受压和中断及门静脉癌栓形成。肿块侵及肝内胆管或肝门结构，可引起肝内胆管不同程度扩张。选项 E 为肝癌的直接征象。

251. ABCE　肝转移癌的回声表现多样化，以强回声最为多见，其次为弱回声型、混合回声型、等回声型、钙化型、囊肿型，而子囊孙囊型是肝棘球蚴囊肿特有的超声类型。

252. BCDE　早期肝硬化肝脏大小变化不明显，血管纹理基本正常。典型肝硬化肝脏体积缩小或左叶代偿性增大，肝包膜呈锯齿状，边缘角变钝或不规则，肝区回声增粗增强，分布不均，部分呈颗粒状、结节状，肝内血管粗细不均或纹理紊乱，肝静脉变细，门静脉增宽，肝动脉可代偿性增宽，脾大，胆囊壁增厚，腹水。

253. ABDE　巨块型肝癌表现为肝内较大的肿块，一般 >5cm，呈类圆球状或分叶状，边缘有弱回声带，边界不规则，周边晕可因肿瘤穿破包膜而显示不完全或不规则，巨块型肿瘤周边晕不清晰或消失。肿块以强回声多见，呈粗而不均或是其间杂有弱回声区，肿块内可有坏死液化区，较大瘤体内常见有数个结节融合即"瘤中瘤"表现。

254. ABCDE　原发性肝癌常发生在肝硬化的基础上，因此在超声图像中常常伴有肝硬化的背景。原发性肝癌的超声表现多样，肿瘤可以呈现高回声、等回声或低回声，这取决于肿瘤的组织构成和血流情况。一些原发性肝癌可以侵犯门静脉，形成门静脉内的实性占位。原发性肝癌的血流供应通常来自肝动脉，因此在超声图像中显示为高速低阻的血流信号。一些原发性肝癌在超声图像中可呈现肿瘤周边的晕环，这是由于肿瘤周围的纤维组织增生和血管异常造成的。

255. CD　"水上百合"征为肝棘球蚴病特征表现；"牛眼"征为肝转移瘤特征表现；"马赛克"征为巨块型肝癌特征表现。

256. DE　胆囊癌以混合型最多见，癌肿内常可测及高速低阻的动脉频谱。选项 DE 错误，其余选项均正确。

257. ABCE　胆囊癌局限于胆囊时不引起肝内外胆管扩张。

258. ABDE 急性胆囊炎超声表现为胆囊显著肿大、胆囊壁弥漫性增厚呈"双边征"、胆汁透声性减低呈密集点状或絮状回声。同时合并胆囊穿孔时，声像图表现为扩张的胆囊缩小，胆囊内回声增多，胆囊壁不规则，穿孔处可见胆囊壁连续性中断，胆囊周围出现无回声。"囊壁 – 结石 – 声影三合征"，或简称为 WES 征，为胆囊结石充满型超声表现。

259. AE 先天性胆总管囊状扩张症囊性无回声区与近侧胆管相连通，胆囊大小多正常。先天性胆总管囊状扩张症也称为先天性胆总管囊肿，选项 B 正确，其特征是胆总管内形成囊肿，呈椭圆形或梭形无回声区，选项 C 正确。胆囊常因囊肿向腹前壁推挤移位，选项 D 正确。

260. BCDE 脾梗死的声像图典型表现呈楔形，尖端指向脾门或不规则回声异常区，边缘清晰。早期为均质低回声，病灶边缘可见更低回声晕，随病程进展，内部回声逐渐增强且不均匀，且因纤维化瘢痕形成病灶体积逐渐缩小。少数未液化的坏死区会形成高回声区。部分在梗死区坏死液化出现无回声区，有可能发展为假性囊肿。

261. BCDE 副脾是常见的先天性变异，是正常脾脏以外的正常脾组织，可单发或多发，呈类圆形。副脾可发生于腹腔内的任何部位，多位于脾门处。超声表现为脾门处一个或多个圆形或类圆形等回声结节，与正常脾脏回声相似。CDFI 显示副脾有来自脾门处动静脉的分支血管。

262. ABCDE 脾脓肿引起的炎症反应可以导致脾脏肿大。在早期阶段，脾脓肿的灶体可能较小，因此在超声图像上不容易显示出来。随着脓肿的进展，病灶内部可能出现液化坏死区，呈现为无回声区，具有不规则的形

状。脓肿的壁通常呈现不规则的增厚，这是由于炎症反应引起的。在少数情况下，脓肿的液化坏死区可能出现气体积聚，呈现为强回声。

263. ACD 声像图表现多样，内部回声水平与原发肿瘤的病理结构相关，可单发或多发，大小不等，肿瘤形态不规则，周围水肿或有较多血管者，可出现低回声晕环。

264. ABCD 脾血管瘤回声多样，以高回声多见，极少数呈低回声，内回声均匀或不均，部分内可见无回声区，极少数可见强回声钙化，增强扫描见肿块明显强化。

265. ACE 脾血管瘤是最常见的脾良性肿瘤，脾炎性假瘤可出现包膜钙化，脾炎性假瘤声像图表现为低回声时超声较难与淋巴瘤鉴别，脾血管瘤超声发现率低于肝血管瘤，脾错构瘤表现为稍强回声区，边界清，内回声不均。

266. ABCD 脾淋巴瘤超声表现分为 4 类：①Ⅰ型，脾正常或增大，内部回声减低，无占位性病变特征；②Ⅱ型，粟粒样病变，脾实质内可见密布的小弱回声区，间以较厚的高回声分隔，呈筛孔样；③Ⅲ型，多灶病变，脾实质内多发低或极低回声病灶，无包膜，内部回声均匀。当肿瘤融合时，可呈分叶状；④Ⅳ型，孤立性病变，脾实质内单发低回声肿物，形态不规则，边界清晰，肿瘤内部可见液化坏死，可见无回声区。CDFI：肿块内部少或无血流信号，肿块周边血流信号较多。

267. BC 脾内圆形或类圆形的稍强回声区，边界清，内回声不均。CDFI：肿瘤内血流信号丰富，可探及动静脉血流频谱。

268. CE 硬化性胆管炎一般不伴有胆囊肿大，胆囊结石和胆道蛔虫症梗阻引起黄疸时一般腹痛较明显。

269. ABCD　慢性胰腺炎局限性肿块和胰腺癌肿块声像图很相似，但癌性肿块局部形态明显失常，内为低回声，边界不清晰，胰管扩张均匀，肿块周围可见淋巴结转移。慢性胰腺炎肿块多为高回声，急性发作为低回声，胰管扩张不均匀，呈串珠状，无胰管中断征象，肿块周围无淋巴结转移。

270. AD　选项 B、C 为重型胰腺炎超声表现，选项 E 为慢性胰腺炎超声表现。

271. ABDE　胰腺癌肿块多为低回声，分布不均匀，C 选项为功能型胰岛细胞瘤表现。

272. ABCD　胆固醇结石是最常见的胆囊结石，不是胆囊结石的非典型表现。胆囊结石还有充满型结石（WES 征）、泥沙状结石、胆囊颈部结石、Mirizzi 综合征等非典型表现。

273. BD　典型肠梗阻表现为梗阻近端肠管扩张，蠕动活跃，甚至出现逆蠕动。

274. CDE　胃肠道穿孔可导致胃肠道腔内的气体和内容物流入腹腔，引起气腹、腹腔积液和急性腹膜炎，超声除可探及腹腔积液以外，对腹腔游离气体也具有较高的临床诊断价值，尤其高频超声。

275. ABCDE　前列腺癌 70% 发生于周缘区。早期前列腺癌声像图往往仅显示周缘区的低回声结节或等回声结节。病灶向外生长，可超过包膜，进入前列腺周围脂肪组织。一部分前列腺癌灶内有钙化征象。中、晚期前列腺癌的声像图容易识别，表现为前列腺内部回声不均匀，边界不整齐，高低不平，甚至包膜不完整，左右不对称。晚期前列腺癌可侵犯精囊、膀胱、直肠等。一部分前列腺癌彩色血流图显示低回声结节处彩色血流信号明显增加。

276. ABCE　前列腺增生病理表现为腺体组织与平滑肌组织及纤维组织的增生，形成增生结节，增生的腺体压迫尿道，使尿道阻力增加。超声表现为前列腺内回声不均，可呈结节样改变，增生结节多呈等回声或高回声。尿道受增生结节压迫而其走行扭曲。尿道内口移位：前移或后移或上移。后尿道延长 > 3cm，后尿道曲度改变，排尿期尿道腔变细或不规则状或局部有隆起。

277. AD　原发性醛固酮增多症（原醛症）是由肾上腺的皮质肿瘤或增生引起醛固酮分泌增多所致，原醛症的临床主要表现为高血压、低血钾及碱中毒症状。醛固酮瘤是原醛症最多见的原因，占原醛症的 60% ~ 80%。醛固酮瘤大多数为肾上腺单个腺瘤，患者临床表现、实验室检查符合原醛症，超声检查发现肾上腺实质性肿块，故考虑肾上腺皮质腺瘤、原醛症。

278. ABCDE　弥漫型胸膜间皮瘤的超声表现包括胸膜呈广泛弥漫性增厚，呈多发结节状或不规则的低回声或不均匀中等回声，病变表面不规整，基底较宽，部分增厚的胸膜可合并钙化灶，多数合并胸腔积液，病变进展，可出现肋骨破坏。

279. ABC　脓胸、血胸、浆液性胸腔积液均属于渗出性胸腔积液，而肝硬化及心力衰竭所致胸腔积液均属于漏出性胸腔积液。

280. ABCE　胸壁恶性肿瘤不随呼吸运动而移动，选项 D 错误，其余选项均正确。

第十一章　浅表器官疾病诊断及鉴别诊断

一、A1 型题

1. C　甲状腺腺瘤有真包膜，瘤体边界光滑，呈低回声，选项 C 正确。

2. D　原发性甲亢时，甲状腺多呈弥漫性、对称性、均匀性中度增大，可增大 2 ~ 3 倍，有时在峡部增大明显，增大的甲状腺边缘光滑整齐。彩色多普勒可见血流信号丰富，内径增宽，并有搏动，甲状腺内血流呈五彩相间，称为"火海征"。腺体回声多呈弥漫性低回声，分布均匀或不均匀，或是局限性不规则斑片状减低，或是弥漫性细小减低回声，有时内呈网状低回声区，为小血管扩张所致。脉冲多普勒为高速低阻血流，还可见较高速的静脉宽带频谱。

3. A　亚急性甲状腺炎超声表现为甲状腺肿大，双侧腺体内可见回声减低区，病程初期，低回声区常有压痛，CDFI 示原有甲状腺血管穿行，血流轻度或无明显增加。

4. E　结节性甲状腺肿的结节可以是实性的、囊性的和囊实性的，实性的结节可发生不同的囊性变。

5. B　桥本甲状腺炎一种自身免疫性疾病，超声表现：甲状腺弥漫性轻度肿大，边缘光滑、整齐，峡部明显增厚。实质回声弥散性减弱、增粗，分布不均，可见网格样改变。部分可伴有单个或多个小结节，直径为 0.5 ~ 1.0cm，无包膜。彩色多普勒显示早期血流信号丰富，可呈"火海征"表现，晚期血流可稀疏。甲状腺上动脉流速常增高，但通常不及甲状腺功能亢进流速高。

6. D　腮腺结石较大引起导管阻塞时，导管扩张呈无回声管状结构。

7. D　腮腺混合瘤为无痛性、缓慢生长的肿块，是涎腺良性肿瘤中最常见的类型。瘤体呈圆形或椭圆形，边界清晰，内部低至等回声，可间有小液性暗区，大的瘤体可见有软骨样组织、囊性变、偶见出血灶。恶性混合瘤形态不规则，边界不清晰，瘤内回声不均匀，伴有钙化点。

8. B　乳腺癌中有 3 种癌超声显示有特征性：导管内乳头状瘤、髓样癌、硬癌。

二、A2 型题

9. C　患者无症状，可以排除甲状腺炎及毒性甲状腺肿；超声见囊实性结节，可以排除单纯性甲状腺肿及甲状腺囊肿。超声显示多个囊实性小结节，这是结节性甲状腺肿的典型表现。此外，患者无症状，这也符合结节性甲状腺肿通常无明显症状的特点。

三、A3/A4 型题

10. D　患者患结节性甲状腺肿多年，甲状腺结节恶性病变虽不常见，但如果近期内出现突然快速、无痛地增大，应考虑癌肿的可能。超声表现可见有砂粒样钙化点，同侧颈部淋巴结肿大，说明结节癌变，同时伴有颈部转移。

11. D　甲状腺属浅表器官，超声检查时最适宜用高频线阵探头，频宽通常为 5 ~ 18MHz，其他选项均不全面或根本无关系。高频探头（如 7.5MHz）适用于表浅组织的成像，能提供较高的分辨率，适合用于甲状腺超声检查。高频探头能够清晰显示甲状腺的细微结构，有助于识别结节、囊肿以及其他病变。高频探头的穿透深度虽然较低，但完全足够用于甲状腺这种表浅器官的检查。

12. E　血流的多少和阻力指数的变化对甲状腺良恶性肿瘤的鉴别诊断有一定的帮助，血流丰富，RI > 0.7 时考虑恶性可能性大。

13. D　亚急性甲状腺炎由于炎症累及被膜可造成与颈前肌界限不清，甲状腺癌侵及被膜可造成与颈前肌界限不清。而其他几种疾病不累及被膜，因此不出现此种改变。

14. B　实性和质硬是甲状腺癌的常见特征，尤其是当结节硬度较大时，更应考虑恶性变的可能。声音嘶哑可能是由于甲状腺结节对喉返神经的压迫或侵犯导致，该神经负责控制声带。喉返神经受损是甲状腺癌较为典型的临床表现之一。境界不清晰和低回声是提示甲状腺癌的超声特征，表明结节与周围组织的分界不明显。内有细点状强回声表示微钙化，这是甲状腺癌（特别是乳头状甲状腺癌）的一个常见超声特征。颈部淋巴结肿大通常与甲状腺癌的转移有关，这进一步支持了恶性病变的诊断。

15. D　目前临床检查甲状腺的方法很多，但确诊仍靠组织活检。

16. E　多处骨折伴有关节疼痛提示可能存在骨质疏松或骨代谢异常，这常见于甲状旁腺功能亢进症，由于钙离子过度从骨骼中释放导致。"甲状腺下极背侧大小 1.0cm × 1.5cm 的低回声结节，包膜完整，血流丰富"符合甲状旁腺腺瘤的典型超声表现。甲状旁腺腺瘤通常为单个良性肿块，可以出现在甲状腺附近，血流显示丰富是因为甲状旁腺腺瘤具有较高的血供。甲状旁腺腺瘤导致甲状

旁腺激素过多分泌，进而引起钙代谢紊乱，最终导致骨折和骨痛。甲状旁腺增生血供不如腺瘤丰富，甲状旁腺癌回声不均匀，有钙化灶，侵犯邻近解剖结构。

17. D　医学诊断中任何病变或肿物的性质，最终均以病理诊断为最佳方法，也是最终结果。其他方法如影像、手术均有一定的参考价值，但均不是最后诊断。

18. C　双侧腺体内可见迂曲增宽的管状结构，内部透声差，这表明腮腺导管存在扩张。右侧管腔内可见两个强回声团块，后伴声影，挤压腮腺时部分强回声可轻微移动，这些特征表明存在结石，因此该患者最可能的诊断是双侧腮腺导管扩张伴多发结石。典型的结石，呈强回声，后伴声影，嵌于扩张导管的远端。

19. A　腮腺位于双侧耳垂前下方和颌后窝内，外形呈倒立的锥形，选项 A 错误。以下颌骨表面延长线为标志，可把腺体分为深浅两叶，浅叶边界清晰，深叶后缘不易轻易显示。彩色多普勒多呈散在的点状血流。

20. B　涎腺结石以颌下腺多见，大多数为椭圆形，单发为主。

21. B　患儿年龄 4 岁，出现右侧耳垂周围疼痛、皮肤红肿，并在饮食时疼痛加剧。这些症状通常与腮腺区域的炎症相关。口腔检查显示腮腺导管开口充血肿胀，这是腮腺炎症的特征之一。右侧腮腺中度肿大，包膜不清晰，实质回声不均匀，血供增多。这些超声表现支持腮腺炎症的诊断。儿童中常见病毒性腮腺炎，通常通过飞沫传播。其他几种疾病多见于成年人。

22. E　临床上，流行性腮腺炎常见的并发症为病毒性脑炎、睾丸炎、胰腺炎及卵巢炎，其他疾病少见。

23. C 慢性复发性腮腺炎，以 5 岁以下儿童多见，既往有流行性腮腺炎病史。临床表现，局部肿胀疼痛反复发作，年龄越小，发作次数越频繁，挤压腺体时，口腔内导管口分泌物异常。

24. D CA125 升高，多种影像结果支持恶性肿瘤的诊断，因此右乳肿块首先应该考虑恶性。

25. E 乳腺位置表浅，为了进一步明确诊断，最佳选择应该是穿刺活检。

26. E 导管内乳头状瘤是一种发生在乳腺导管内的恶性肿瘤，可以表现为导管扩张和管内中低回声的团块。此外，从乳头溢出的分泌物中发现异型肿瘤细胞是恶性病变的重要证据，与导管内乳头状瘤的诊断相符。

27. D 钼靶 X 线、CT、MRI 对判断乳腺肿块良恶性有较好的帮助，但确定其来源不如乳腺导管造影。乳腺导管造影可以较清晰显示肿瘤的部位、形态、与周围组织的边界。

28. B 根据患者的症状描述和超声检查结果，此病例最符合的诊断是右侧精索静脉曲张。精索静脉曲张是指精索内的静脉异常扩张和曲张，通常与静脉瓣膜功能不全相关。纤曲状管状回声区表明精索内有扩张且曲折的结构，符合静脉曲张的超声表现。在进行 Valsalva 试验（屏息后用力）时，如果精索内的结构回声增粗，这说明内部压力增高，进一步支持静脉曲张的诊断。彩色多普勒超声能显示血流方向和速度，红蓝相间的信号表示血流及反流的存在，进一步印证了该例为精索静脉曲张。

29. A 精索静脉曲张是一种常见的病症，主要是因精索内静脉瓣缺如或关闭不全，使精索内静脉血液反流而致蔓状静脉丛迂曲扩张、血液淤滞。因此，选项 A 的说法是错误

的，因为精索静脉曲张通常与静脉瓣膜的异常或静脉本身的病变有关。

30. B 急性淋巴结炎，淋巴结内血供明显增多，沿门部、实质呈放射状分布。多普勒检测，动脉血流收缩期峰值流速加快，RI 常偏低。

31. B 卵黄囊瘤多见于婴幼儿，以实性为主，回声不均匀，可含有少量液性区，境界清楚或不清楚。"肿块内见一不均匀回声"：卵黄囊瘤通常在超声上显示为回声不均匀的肿块。"境界清楚"：卵黄囊瘤虽然生长迅速，但常呈现出边界清晰的特点。"大小约 2.4cm × 1.9cm × 1.7cm"符合儿童期常见的肿瘤大小。"肿块内部有少量液性区"：卵黄囊瘤有时会在肿块内部表现出含液性区域。"实性区域血供较丰富"：卵黄囊瘤的另一个特点是实性区域内的血供通常较为丰富，这在彩色多普勒超声中可以看到。

32. A 生殖性细胞肿瘤发生于曲细精管的生殖上皮，包括精原细胞瘤、混合性生殖细胞瘤、胚胎癌、畸胎瘤（成熟型、未成熟型）、卵黄囊瘤、绒毛膜上皮癌等。非生殖性肿瘤发生于睾丸的间质细胞、支持细胞、纤维组织、平滑肌、血管和淋巴组织等。

33. C 卵黄囊瘤患者血清 a - FP 升高。

34. C 阴囊剧痛可见于睾丸扭转或急性睾丸炎。排尿后疼痛明显缓解可见于睾丸扭转自行松解。这是因为排尿时体位改变、用力，可能使扭转的精索松解，而致睾丸血供增多，急性睾丸炎不存在排尿时疼痛明显缓解的症状。

35. D 睾丸扭转自行松解时，缺血的睾丸组织血氧突然增多、血管扩张、血流量增多，此现象为缺血组织血流再灌注的"反跳效应"。

四、B1 型题

36 ~ 39. A、C、D、E　常见砂粒样钙化是甲状腺癌和乳腺癌。带有晕环者常见于甲状腺腺瘤，乳腺增生包括瘤样增生。囊肿特征是无回声，后方回声增强。桥本甲状腺炎进行甲状腺超声时，往往显示甲状腺体积增大，呈弥漫性不均匀的低回声改变，有时可以显示出较丰富的血流信号，部分患者在甲状腺的低回声内还可以见到网格样条索状强回声改变。

40. E　腮腺囊肿超声显示肿块内部为无回声，后方回声增强，内部无血流信号。

41. A　腮腺弥漫性增大，急性腮腺炎腺体内部回声减低、不均匀，并伴有增多的内部血流。慢性腮腺炎腺体回声弥漫性增粗、不均匀，内部血流轻至中度增多。

42. B　腮腺癌在超声图像中通常表现为不均质的回声。提示肿瘤内部的结构复杂，含有不同密度和组成的区域，因此显示出低回声和高回声区域。形状多为不规则，恶性肿瘤通常伴有显著的新血管生成（血管增生），这些新生成的血管结构通常不规则且易于在 CD-FI 上检测到。

43. D　腮腺腺体呈局限性增大，腺体内可见一椭圆形或圆形低回声，边界光滑，比周围正常腺体回声低，病灶与周围组织分界清楚，可合并囊性变。

44. D　乳腺囊肿超声表现：①囊肿边界清楚，壁光滑整齐，呈圆形或者椭圆形，常为单发；②内部为均质的无回声区；③囊肿后方回声增强，两侧有侧方声影征。

45. A　乳腺炎中的炎症反应通常导致局部组织的水肿和充血，或因乳汁淤积，使得乳腺内的回声增强或减低，分布不均。此外，由于炎症液体的积聚和细胞浸润，导致组织结构的界限变得模糊。

46. C　乳腺癌可见肿块边缘不规则，多呈蟹足样向外延伸，无清晰包膜，但与周边正常结构的界限清楚；肿块内部表现为低回声，向组织及皮肤浸润。

47. B　乳腺纤维瘤是一种常见的良性乳腺肿瘤，通常在年轻女性中发现。乳腺纤维瘤通常表现为边缘非常光滑和规则，这有助于与其他乳腺病变（特别是恶性肿瘤）区分。乳腺纤维瘤通常被一层薄薄的包膜所包围，这在超声图像上可见，有助于进一步证实肿瘤的良性特性。肿瘤内部的回声通常比较均匀，没有显著的内部结构或复杂的回声模式。由于纤维瘤的组织结构较为均一，超声波能较好地通过，部分会在肿瘤后方看到声波的增强现象。

五、X 型题

48. ABE　软组织肿物的超声检查需要对比扫查和动态观察。软组织肿物通常较浅，使用高频探头可以提供更好的分辨率和图像清晰度，有助于检测和评估肿物的特征。适当的加压可以帮助区分肿物的性质，例如压迫肿物可能导致其变形或减小，有助于判断是否为囊性或实体性肿物。结合 CDFI 检查可以评估肿物内部的血流情况，有助于鉴别囊性和实性肿物，以及评估肿物的血流供应情况。

49. DE　甲状腺腺瘤常为单发。结节性甲状腺肿常为多发结节，但也可为单发。

50. BC　外渗性黏液囊肿，亦称假性囊肿，腺导管破裂、黏液外漏入组织间隙而形成此类囊肿。淋巴上皮囊肿，其组织发生来源尚不明确。舌下腺囊肿可呈哑铃形，部分突入口底，因而要注意与口底皮样囊肿区别。第一鳃裂位于腮腺周围，因而第一鳃裂囊肿要注意与腮腺囊肿区别。

51. ACDE 乳腺癌时由于肿瘤细胞的浸润性生长，往往导致病灶形态不规则，边缘呈分叶状或毛刺状或模糊，可表现为非肿块性的簇状钙化，由于肿瘤细胞的快速生长，需要大量血液供应，故血流信号丰富。

52. ABCD 睾丸扭转表现为患侧睾丸肿大，实质回声不均匀，呈放射状，小片状低回声区，睾丸内血流信号明显减少或无血流信号，扭转的精索呈"线团"征，可伴有睾丸鞘膜积液。

53. ACE 睾丸扭转时，睾丸肿大，实质回声不均匀，内出现小片状低回声区，或放射状低回声，但不会出现液性区。睾丸不完全扭转中期，睾丸内血流信号明显减少，睾丸内动

脉的血流阻力指数增高。晚期，睾丸内无血流信号显示。只有在扭转松解时，睾丸内血供才增多。

54. ACD 附睾结核多表现为附睾尾部肿大，睾丸结核病灶呈单发块状或散在结节分布，阴囊壁结核，多为阴囊壁局部增厚。

55. ACDE 淋巴结结核的超声表现包括多个淋巴结肿大，形态多呈椭圆形，L/S < 2，多个淋巴结或融合成串珠状。皮质回声不均匀，以低回声为主，淋巴门部偏心、变形或显示不清，或可见到斑片状强回声灶。脓肿破溃，淋巴结与周围组织融合。急性期，淋巴结内血流信号增多，分布杂乱。

第十二章　妇产科疾病诊断及鉴别诊断

一、A1 型题

1. E　子宫平滑肌瘤边界清楚，有假包膜，其周边有环状或半环状血流信号；子宫腺肌瘤边界模糊，无包膜，其周边无环状或半环状血流信号。

2. C　子宫腺肌症多表现为子宫增大，子宫肌层不对称性增厚、肌层回声明显不均，可见散在的小无回声，后方伴有栅栏样淡声影。子宫肌腺症的 CDFI 表现为血流走行与正常肌层血流走行相似。所以选项 C 错误。

3. B　子宫平滑肌瘤表面并无包膜，但有肌瘤压迫周围肌纤维所形成的假包膜，选项 A 错误，故与正常肌层分界清楚；肌瘤内部回声多样，多数为低回声，少数为等回声或中强回声，选项 B 正确；肌瘤发生玻璃样变时，变性区漩涡状结构消失，瘤内回声减低或呈弱回声区，呈边界模糊的低回声区，选项 C 错误；较大的黏膜下肌瘤可压迫或推挤宫腔，使内膜移位或显示不清，选项 D 错误；带蒂的黏膜下肌瘤可以突入宫颈管内，仔细扫查可见蒂与子宫肌层相连，而不是内膜相连，选项 E 错误。因此本题的正确答案为 B。

4. C　子宫黏膜下肌瘤 FIGO 分型：0 型为有蒂黏膜下肌瘤，瘤体完全位于宫腔内；1 型为无蒂，瘤体大部分位于宫腔内，瘤体向肌层扩展≤50%；2 型无蒂，瘤体小部分位于宫腔内，瘤体向肌层扩展 >50%。黏膜下肌瘤向宫腔内突入，因此造成内膜移位或变形。黏膜下肌瘤以低回声型最常见，其回声低于肌壁回声。黏膜下肌瘤蒂较长时，可突入宫颈管或

阴道内，但其蒂与子宫肌壁相连，而不是与内膜相连，蒂内有供血血管，以此可判断肌瘤附着处。所以选项 C 错误。

5. A　子宫内膜癌病灶回声表现为局灶性或弥漫性不均匀中强回声或低回声。子宫内膜息肉亦表现为中高回声，因此病灶的回声类型不能作为两者的鉴别要点。所以本题应选 A。

6. D　发生子宫内膜息肉时，子宫内膜基底层与肌层分界清楚，无变形。所以选项 D 错误。而子宫内膜癌癌组织侵犯子宫肌层，可见内膜与肌层界限不清，或内膜边缘不整齐、连续性中断。

7. A　先天性无子宫是因双侧副中肾管未发育所致的畸形，常合并无阴道。双侧卵巢发育正常。所以选项 A 错误。始基子宫和幼稚子宫都是双侧副中肾管融合后或融合后不久即停止发育所致，不同的是始基子宫无子宫内膜，而幼稚子宫有子宫内膜。纵隔子宫：双侧副中肾管融合后，中隔吸收不全，在宫腔内形成纵隔。根据纵隔是否达到宫颈内口分为完全和不全纵隔子宫。若纵隔延续至宫颈，宫腔内膜呈很深的"V"形或彼此平行，为完全纵隔子宫；若纵隔回声止于宫腔中部，内膜回声在宫腔中下部汇合，即子宫腔在中下部相通，宫腔形态则呈"Y"形，两内膜所成夹角常 <90°，此为不全纵隔子宫。弓形子宫为子宫外形基本正常，宫底外形无切迹，宫腔底部内膜呈弧形内凹，内凹深度一般 <1cm，两侧内膜夹角 >90°。患者通常没有任何临床症状。

8. B 双角子宫超声表现为宫底部浆膜层凹陷 > 1cm，宫底部横切面呈蝶状或分叶状；两个子宫角分别可见单角状子宫内膜回声，宫底部内膜分开距离 > 4cm；宫体下段、宫颈水平横切面无明显异常。ESHRE 定义的双角子宫是宫底浆膜层内陷 > 宫壁厚度的 50%。此题考虑诊断为双角子宫。

9. E 具有生长功能的子宫内膜组织（腺体和间质）出现在子宫腔被覆内膜及宫体肌层以外的其他部位称为子宫内膜异位症。异位子宫内膜可以侵犯全身任何部位，但绝大多数位于盆腔内，其中卵巢、子宫骶韧带、直肠子宫陷凹为最常见的侵犯部位，其次为子宫浆膜、输卵管、乙状结肠、腹膜脏层、直肠阴道隔亦常见。所以选项 E 正确。

10. D 子宫内膜异位症是激素依赖性疾病，因此多见于生育年龄妇女，以 25 ~ 45 岁妇女多见。子宫内膜异位症的基本病理变化为异位子宫内膜随卵巢激素变化而发生周期性出血，导致周围纤维组织增生和囊肿、粘连形成，在病变区出现紫褐色斑点或小泡，最终发展为大小不等的紫褐色实质性结节或包块。疼痛是子宫内膜异位症的主要症状，典型症状为继发性痛经、进行性加重。具有浸润、转移及复发等恶性行为。子宫内膜异位症的病灶小者仅数毫米，呈斑点状或小囊状，影像学检查无法显示，因此腹腔镜检查是目前国际公认的子宫内膜异位症诊断的最佳方法。诊断的通行手段是腹腔镜下对病灶形态的观察，术中要仔细观察盆腔，特别是宫骶韧带、卵巢窝这些部位。确诊需要病理检查，组织病理学结果是子宫内膜异位确诊的基本证据（但临床上有一定病例的确诊未能找到组织病理学证据）；病理诊断标准：病灶中可见子宫内膜腺体和间质，伴有炎症反应及纤维化。超声检查主要对卵巢子宫内膜异位囊肿的诊断有价

值。所以选项 D 错误。

11. D 黏膜下肌瘤和大的肌壁间肌瘤最常见症状为月经改变，常造成经量增多，经期延长。浆膜下肌瘤和肌壁间小肌瘤常无明显月经改变。

12. C 早期的子宫内膜癌仅表现为轻度增厚，但随着病情进展，内膜增厚明显。在育龄期，内膜厚度 > 12mm，在绝经后则 > 5mm。内膜呈局灶性或弥漫性不均匀混合性回声，增厚的病灶区域可呈低回声或高低不均的杂乱回声，也可能是不均匀的高回声。患者也可能同时出现宫腔积液，宫腔内见液性暗区及散在低回声。当病变累及肌层时，病灶处内膜基底层与肌层界限不清，局部肌层呈低而不均匀回声。所以选项 C 错误。

13. C 单纯型增生的内膜回声常呈均匀高回声；复杂型增生内膜内可见散在小囊状或筛孔状无回声暗区；不典型增生型内膜增厚，回声不均，可有斑状增强回声和低回声相间。内膜基底层与子宫肌层分界清晰，内膜外形轮廓规整。所以选项 C 错误。

14. C 卵巢浆液性囊腺瘤是最常见的卵巢良性上皮性肿瘤，多为单侧发生，直径 1 ~ 20cm 不等，分为单纯性及乳头状两种。单纯性浆液性囊腺瘤囊壁薄而光滑，多为单房，多房者内部分隔纤细，肿瘤内部呈液性无回声，后方回声增强。乳头性浆液性囊腺瘤可有多房或单房，内壁不平整，内壁及间隔上可见大小不一的乳头状突起，突起之间可有砂粒样钙化小体。所以选项 C 错误。

15. D 卵巢黏液性囊腺瘤多为单侧性，囊肿常较大，直径可达 15 ~ 30cm，呈多房状，内含透明黏液，有时可见胶冻体。囊内呈无回声，可伴有细弱光点及光带回声，囊壁隔增厚，光滑而均匀，房腔大小不一。少数肿瘤附

壁可见乳头状物生长，向囊内或囊外突出。所以选项 D 错误。

16. D　滤泡囊肿是卵巢的生理性囊肿。它通常发生在不成熟或成熟后未排卵的卵泡中，由于卵泡未能破裂或闭锁，因此会持续增大，导致卵泡液潴留并形成囊肿。这种囊肿通常直径为 1～3cm，少数情况下可超过 5cm，通常是单个发生的。滤泡囊肿增大时，可有患侧不适感，或发生扭转甚至破裂发生内出血而引起急腹症，此时声像图不易与异位妊娠破裂区别。所以选项 D 错误。

17. C　黄体囊肿是由于黄体形成过程中，黄体血肿液化所致的一种囊肿。在妊娠期间，黄体囊肿也可能因妊娠黄体增大而形成。通常在妊娠 3 个月左右可以自然消失。有时，黄体囊肿或出血性黄体囊肿的大小可能会达到 8cm 甚至更大，较大的黄体囊肿可能会自发破裂并引起急腹症。黄体血肿或囊肿 CDFI 显示囊肿周围环状血流信号，呈高速低阻的血流频谱，RI 值在 0.5 左右。所以选项 C 错误。

18. E　多囊卵巢综合征在声像图上表现为：双侧卵巢均匀增大，轮廓清晰，包膜回声增强；切面内可见卵泡数 ≥12 个，直径 <10mm 的小囊泡状结构，在卵巢皮质呈车轮状分布；卵巢中部髓质区增大、回声增强；卵巢无优势卵泡生长及排卵征象。多囊卵巢综合征是一种常见的生殖内分泌代谢性疾病，超声检查只能提示双侧卵巢增大、呈多发小囊状改变的形态学表现，需结合临床症状和内分泌检查结果诊断。所以选项 E 错误。

19. B　黄素囊肿是一种在病理情况下发生的卵巢囊肿，通常与滋养层细胞伴发。由于绒毛膜促性腺激素刺激卵泡使之过度黄素化所致。声像图表现为卵巢增大，内多发大小不一、圆形或椭圆形无回声区，壁薄、边界清晰，内有多发纤细光带分隔，呈多房性改变。这种囊肿通常是双侧性的。在进行滋养细胞肿瘤治疗后，黄素囊肿可以自行消退。所以选项 B 错误。

20. E　卵巢成熟畸胎瘤可以发生在任何年龄，但 80%～90% 发生在生育年龄的妇女。其多发生于单侧，双侧性占 8%～24%。成熟畸胎瘤由两个或三个胚层的多种成熟组织构成，主要含外胚层组织，包括皮肤、皮脂腺、毛发、牙齿及神经组织等，也可见中胚层组织，如脂肪、软骨等，极少有内胚层组织。所以选项 E 错误。

21. A　卵巢浆液性囊腺癌约 1/2 为双侧发生，呈囊实混合性肿块，囊壁较厚而不均匀，并有多发弥漫性乳头状或块状实性回声。由于其生长迅速，常伴有出血坏死。当肿瘤伴有出血或不规则坏死脱落物时，囊液较浑浊，囊内出现无回声区，可见光点、光团回声并且可以随体位改变移动。CDFI 于囊壁、分隔及肿瘤实性部分均可探及较丰富的血流信号，血流频谱呈低阻型，血流频谱 RI 值常 <0.4。所以选项 A 错误。

22. A　卵巢浆液性囊腺癌占卵巢恶性肿瘤的 40%～50%，而黏液性囊腺癌占卵巢恶性肿瘤的 10%。卵巢黏液性癌是卵巢上皮性癌中一种相对罕见的病理学亚型，约占所有卵巢上皮性癌的 3%，具有独特的发生、发展过程、病理组织学特征及临床特点，发病率远低于卵巢浆液性囊腺癌。因此选项 A 错误。卵巢黏液性囊腺癌通常局限于一侧，并且多由黏液性囊腺瘤恶变而来。声像图表现为：肿瘤呈椭圆形或分叶状无回声区，边界增厚不规则；囊腔内有较多的光带间隔，呈不均匀性增厚，并且有散在的光点和光团；增厚的囊壁可以向周围浸润，有局限性向外伸展的光团，轮廓不规则，多伴腹水。所以本题应选 A。

23. D 卵巢转移性瘤常有卵巢以外部位的原发肿瘤病史，多由消化道如胃和大肠等部位的恶性肿瘤转移而来，称为库肯勃瘤（Krukenberg 瘤）。卵巢转移性瘤常表现为双侧不对称增大的卵巢，肿块边界清楚，有假包膜呈肾形，可见多发实性或囊实性包块，边界清晰，常伴腹水。CDFI 显示瘤内血流信号丰富。1896 年 Krukenberg 描述了疾病特点：明显的纤维结缔组织增生伴有黏液合成细胞（印戒细胞）的肿瘤，在年轻女性中常见，临床表现为腹水，病理卵巢表面凹凸不平及淋巴结受累等。库肯勃瘤能够分泌黏液，形成黏液样囊性区。所以选项 D 错误。

24. C 双顶径测量的标准切面是丘脑水平横切面。标准平面需要清楚显示透明隔腔、两侧丘脑对称及丘脑之间的裂隙样第三脑室。观察颅骨强回声环呈椭圆形且左右对称，大脑镰居中，两侧丘脑呈对称状态，第三脑室位于丘脑之间。测量自近侧颅骨环外缘至远侧颅骨环内缘，与脑中线垂直的最大距离。所以选项 C 错误。

25. C ALARA 原则：早孕期（受孕至 10^{+6} 周）不建议常规使用多普勒超声检查，如有临床适应证，则检查时间应尽可能控制到最短，在 $11 \sim 13^{+6}$ 周，热能指数（TI）$\leqslant 1.0$，检查时间尽可能控制在最短，通常不超过 $5 \sim 10$ 分钟。中晚孕期采用脉冲多普勒获取脐动脉频谱。妊娠超声检查时，应尽量选择低声能输出，缩短对妊娠囊或胎儿同一位置的检查时间，同时减少妊娠期内超声检查的次数。所以选项 C 错误。

26. B 侧脑室水平横切面为测量侧脑室内径的标准切面，其位于丘脑水平横切面与颅顶之间。丘脑水平横切面为头颅最大横切面，侧脑室水平横切面较丘脑平面接近颅顶，故较之略小，颅骨光环呈椭圆形，选项 B 错

误。侧脑室后角清晰可见，呈无回声区，内有强回声的脉络丛，但未完全充满后角。整个妊娠期间，胎儿侧脑室枕角内径应 < 10mm。所以本题应选 B。

27. B 正常孕 35 周前，腹围小于头围；孕 35 周左右，两者基本相等；孕 35 周后，因胎儿肝增长迅速，皮下脂肪积累，腹围大于头围。所以选项 B 错误。

28. B 测量股骨标准切面时，显示股骨长轴切面。放大图像，要求目标切面结构最大径占据图像上下径的 1/3 以上，标准切面：声束与股骨长轴垂直，从股骨外侧扫查，完全显示股骨，且股骨两端呈平行的斜面。测量要求：测量一侧骨化的股骨干两端斜面中点之间的距离，测量时不包含骨骺和股骨头。若从股骨内侧扫查，可见股骨有些弯曲，不能完全显示股骨。所以选项 B 错误。

29. C 胎儿的顶臀长也称为顶臀径、头臀长（CRL），指的是胎儿从头颅顶部到臀部外缘的距离，通常在怀孕 $8 \sim 13^{+6}$ 周左右测量。孕 8 周以前，由于头部明显屈曲，故所测得的 CRL 实际是颈臀长，胚胎发育到胚胎期末，头逐渐伸展，尾逐渐退化，此时测量才是真正的 CRL。头臀长应在胚胎最大长轴切面测量或在胎儿正中矢状面测量，此时胎儿为自然伸展姿势，无过伸或过屈，选项 C 错误。测量 CRL 时，不能包括胎儿肢体或卵黄囊。因此本题应选 C。

30. D 超声测量胎儿肾脏肾盂宽度的标准测量切面及径线为胎儿肾脏横断面前后径。

31. D 孕 33 周以前肾盂前后径正常值小于 4mm，孕 33 周以后肾盂前后径小于 7mm，如有异常需在 $3 \sim 4$ 周后复查。

32. A 脐带横切面上可显示两条脐动脉和一条脐静脉呈"品"字形排列，纵切面上

表现为两条脐动脉围绕脐静脉呈螺旋状排列。

33. D　测量羊水深度时，探头应垂直于水平面，而不是垂直于孕妇的腹壁。

34. D　脊柱横切面检查：脊柱横切面最能显示出脊椎的解剖结构，在横切面上脊柱呈现三个分离的圆形或者短棒状强回声，两个后骨化中心较小且向后逐渐靠拢，呈 "∧" 字形排列，前方较大者为椎体骨化中心。所以选项 A 错误。脊柱冠状切面检查：在近腹侧的冠状切面上，可以看到三条排列整齐的平行强回声带，中间一条反射回声来自椎体骨化中心，两侧的回声来自椎弓骨化中心。所以选项 B 错误。在妊娠中期时，羊水适中，胎动活跃，四肢显像较好，是检查胎儿四肢畸形的理想时期。晚孕期由于胎儿较大，宫腔空间相对较小，胎儿肢体常受到其他结构遮挡，此时期不是检查胎儿四肢畸形的最好时期。所以选项 C 错误。胎儿颈项透明层（NT）是早孕期尤其在早孕晚期，所有胎儿均可出现的一种超声征象。NT 增厚与唐氏综合征、先天性心脏病等风险增加有关。大多数胎儿的 NT 增厚会在孕中期恢复正常。所以颈项透明层（NT）增厚的胎儿可能是正常胎儿。NT 正常只是唐氏综合征的一个初步筛查，胎儿也有可能畸形。所以选项 D 正确。早孕期或中孕早期（而不是中晚孕期）才是判断双胎妊娠的绒毛膜囊及羊膜囊数目的最佳时间。所以选项 E 错误。因此本题的正确答案为 D。

35. C　难免流产的声像图可见妊娠囊位置下移变形，边缘失去连续性，胚胎形态可辨，内部胚胎可存活或死亡。晚期难免流产可显示宫颈内口开大，宫颈管缩短，胎儿或妊娠囊突入宫颈管内。所以选项 C 错误。

36. B　难免流产超声表现：宫颈内口已开，妊娠囊可部分下移至宫颈内口或宫颈管，妊娠囊变形呈 "葫芦状"。所以选项 A 正确。选项 B 是不全流产的超声表现，而非稽留流产。稽留流产是指胚胎或胎儿已死亡未及时排出而长时间存在于子宫腔内。多数胚胎已枯萎，其超声表现：子宫颈口关闭，子宫小于相应停经孕周，宫腔内可见孕囊变形、不规则，囊内无正常胚胎，残存的胚胎呈一高回声团，位于囊内一侧，有时妊娠囊不清，仅残存胎盘绒毛，合并宫腔积液。完全流产超声表现：妊娠物已全部排出，子宫内膜呈线状，宫腔内可有少许积血声像，无斑状或团块状回声。所以选项 C 正确。先兆流产在超声上常无异常表现，子宫、妊娠囊、囊内胚芽或胎儿大小与停经孕周相符，有胎心搏动，宫颈内口紧闭。所以选项 D 正确。宫颈妊娠时，子宫体内无妊娠囊。宫颈增大，宫颈和宫体呈 "葫芦样" 改变，妊娠囊着床在宫颈管内。所以选项 E 正确。因此本题的正确答案为 B。

37. C　从胚胎发生学角度不可能存在 C 选项所述类型双胎。

38. B　随胎儿死亡时间的推移，因羊水吸收，羊水量逐渐减少，透声差。所以选项 B 错误。

39. D　IUGR 是指由于某些病理过程阻碍胎儿生长达到其应有的生长潜力，可同时伴有胎儿多普勒血流异常。分为匀称型和非匀称型，匀称型约占 30%，预后较严重，考虑为不良因素作用于受精卵或妊娠早期所致。其原因包括遗传性的低生长潜力、宫内感染、孕妇严重营养不良、胎儿酒精综合征、胎儿染色体异常或严重的先天性异常。非匀称型 IUGR 临床比较常见，占 70% 左右，不良因素主要作用在妊娠中、晚期，多伴有子宫胎盘功能不足。通常考虑为胎盘疾病、母体疾病所致。所以选项 D 错误。

40. A 分娩 24 小时后，在产褥期内发生的子宫大量出血，称晚期产后出血。主要原因有胎盘残留、胎膜残留、蜕膜残留、胎盘附着部位子宫复旧不全或子宫内膜修复不全、剖宫产术后子宫切口裂开和肿瘤等。胎盘等组织残留时，超声表现为子宫明显增大，宫腔线显示不清，宫腔内混合性团块。子宫复旧不全或子宫内膜修复不全时，超声表现为子宫明显增大，子宫腔及宫颈管内可见混合性团块回声。剖宫产术后晚期产后出血应重点观察子宫切口处是否开裂和血肿回声。所以选项 A 错误。

41. C 胎儿双侧囊性发育不良肾，双肾因无功能而无法产生尿液。选项 A、B、D、E 常合并羊水过多。

42. A 妊娠 20 周后胎儿在子宫内死亡，称为死胎。胎儿在分娩过程中死亡，称为死产，也是死胎的一种。所以选项 A 错误。胎儿宫内死亡常见原因包括胎儿严重畸形、脐带打结和胎盘早剥等。所以选项 B 正确。胎死宫内时间较短者，胎儿形态结构无明显变化，实时二维超声、M 型超声、多普勒超声均显示胎儿无胎心搏动和胎动征象，CDFI 检测胎体、胎心均无血流信号，羊水、胎盘无明显变化。所以选项 C、E 正确。但如果时间较长，除了无胎心搏动和胎动外，还可能出现明显的形态学异常，如胎儿形态结构变形。所以选项 D 正确。因此本题的正确答案为 A。

43. B 胎盘囊肿是一类良性的继发性胎盘肿瘤，较为常见。胎盘囊肿根据起源及部位可分为羊膜囊肿和绒毛囊肿两类。羊膜囊肿，位于胎盘胎儿面的羊膜和绒毛膜血管下，可靠近脐带附着处，常因羊膜皱褶粘连所形成。绒毛囊肿，常位于母体叶间隔绒毛膜端，故又称间隔囊肿，是胎盘组织中常见的小囊肿，多见于水肿的胎盘、糖尿病或母胎 Rh 型血型不

合的胎盘，可能为胎盘叶间隔顶端缺血后液化囊性变形成。产前超声胎盘羊膜囊肿有时很难与脐带胎盘插入口处脐带囊肿相鉴别。大多胎盘囊肿较小又多突向羊膜腔，故对胎盘无明显压迫，胎盘功能不受影响，不需做特殊处理。胎盘囊肿产前超声主要表现为胎盘胎儿面或胎盘实质的无回声区。

44. E 胎盘绒毛膜血管瘤是一种原发性良性非滋养层肿瘤，较少见。主要超声表现为边界清楚的圆形或类圆形团块，位置常邻近脐带入口，靠近绒毛膜表面，内部以低回声多见，肿瘤内部血流较丰富。CDFI 可显示肿瘤内高速或低速血流。肿瘤直径 >5cm 者，易发生母胎并发症，尤其肿瘤接近脐带胎盘入口处时，母胎并发症更易发生，产前应每 2~3 周对肿瘤及胎儿观察 1 次，加强胎儿监护。

45. B 开放性脊柱裂胎儿的头部表现：小脑下陷呈"香蕉状"，紧贴颅后窝，后颅窝池消失，两侧颞部内陷，颅骨光环呈现"柠檬征"，侧脑室扩大。

46. B Dandy – Walker 畸形超声表现：在小脑水平横切面上，两侧小脑半球分开，中间无联系，蚓部完全缺如，后颅窝池明显增大，第四脑室增大，两者相互连通。在颅脑正中矢状切面上，小脑蚓部完全缺失或蚓部面积缩小，面积缩小一般超过 50%。24 孕周之后原裂、次裂及第四脑室顶部显示不清或不显示。9 个蚓部分叶的强回声较相同孕周正常胎儿变少或显示不清；小脑蚓部重度向上方旋转，即逆时针旋转，窦汇明显上移。图 1、图 2 声像图特征符合 Dandy – Walker 畸形超声表现。

47. E 在孕 12 周后，无脑畸形不见胎头颅骨强回声光环。头部纵切面在眼眶与后枕部以上胎头光环消失，不见颅内正常结构，仅见眼眶。无颅盖，无大脑，仅见颅底及颅底部分

的脑组织，胎儿头部横切时，不能显示椭圆形的颅骨强回声环；沿后颈部脊柱方向纵切时，脊柱头侧不能显示颅骨强回声环及大脑，仅显示颅底部强回声的骨化结构及脑干与中脑组织，有人称之为"瘤结"。从面部做正中矢状切面，可显示顶颌径明显缩短。通常伴有羊水过多，选项 E 错误。无脑儿最常伴有脊柱裂，其他并发畸形包括唇腭裂、脐疝、马蹄内翻足等。因此本题应选 E。

48. E　单心房是一种罕见的先天性心脏病，是由于单房心系胚胎发育期，房间隔的第 1 隔和第 2 隔均未发育而导致形成一个共同心房，故又称二室三腔心或单心房三腔心。所以选项 A 正确。单心室类型较多，其共同特征是四腔心切面上"十"字交叉消失，室间隔不显示，仅显示一个心室腔。所以选项 B 正确。完全型心内膜垫缺损在胎儿四腔心切面可显示房间隔下部与室间隔上部连续性中断，仅见一组共同房室瓣启闭，共同房室瓣横穿于房室间隔缺损处，正常心脏房室间的"十"字交叉结构消失，4 个心腔相互交通。所以选项 C 正确。部分型心内膜垫缺损超声表现为，在四腔心切面上，卵圆孔下方的房间隔下部连续性中断，二、三尖瓣在室间隔的附着点在同一水平上。所以选项 D 正确。完全型大动脉转位是指房室连接一致，大动脉与心室不一致。所以选项 E 错误。

49. A　腹裂是腹壁全层完全性缺陷，在晚期妊娠缺陷直径常为 2 ~ 2.5cm。在大多数情况下，缺陷位于脐带的右侧（在远离胎儿胃的脐带的一侧），少数可位于左侧。所以选项 A 错误。腹裂畸形的胃、肠等腹腔内脏器外翻至胎儿腹腔外，其表面无膜覆盖，在羊水中自由漂浮。脐膨出是先天性前腹壁发育不全，在正中线处脐带周围肌肉、皮肤缺损，致使腹膜及腹腔内器官一起膨出体外，疝出内

容物的表面覆盖一层很薄的膜，为部分羊膜和腹膜，在两层膜之间有华腾胶。脐带入口往往位于包块的表面，可以是中央顶端，也可以偏于一侧。孕 11 周前不要轻易诊断胎儿脐膨出，因易把生理性中肠疝误诊为脐膨出。

50. A　可诊断的疾病是多囊性发育不良肾。Potter 分类法将肾囊性疾病分为以下 4 大类型：Ⅰ型：常染色体隐性遗传性多囊肾（婴儿型）；Ⅱ型：多囊性发育不良肾；Ⅲ型：常染色体显性遗传性多囊肾（成人型）；Ⅳ型：梗阻性囊性发育不良肾。其中Ⅱ型多囊性发育不良肾主要超声表现为病变侧无正常形态的肾脏图像，代之为一多房性囊性包块，包块可大可小，位于脊柱的前方，内部囊肿大小不等，形态各异，囊与囊之间互不相通，随机分布，周边较大的囊可使肾轮廓扭曲变形为葡萄串样。如为双侧多囊性发育不良肾，则常有羊水过少及膀胱不显示等特征。图 1、图 2 声像图特征符合双侧多囊性发育不良肾的超声表现。

51. B　羊膜带综合征也称羊膜带破裂并发症，是指早、中期妊娠时羊膜发生破裂、羊水外流至羊膜囊外，致使羊膜部分或全部回缩，形成带状羊膜。由于羊膜带缠绕或粘连胎儿某一部分，引起胎儿变形畸形或肢体截断的一组复合畸形。现代畸形学家也将其命名为 ADAM 复合畸形，即羊膜变形、粘连、肢体残缺复合畸形。声像图特点：①有羊水中可见一漂浮的带状回声，或由绒毛板发生或黏附于胎儿；②羊膜带粘连处的胎儿身体部分可出现畸形，胎头、躯干、肢体可单独受累或合并受累，其特征主要为多发性、不对称形、不规则畸形；③胎动多受限制；④常合并羊水过少。所以选项 B 错误。

52. A　血管瘤是一种良性的血管内皮增

生性改变，在全身的皮肤、颅内、纵隔、心脏、肝脏、肠、膀胱等部位均可发生。血管瘤病理改变多样，有毛细血管瘤、海绵状血管瘤、淋巴血管瘤、纤维血管瘤、毛细血管海绵状血管瘤等。许多血管瘤不能被产前超声发现。产前超声发现的血管瘤多为海绵状血管瘤，瘤体可深达皮肤深层及皮下组织。本病预后良好，但如果肿瘤较大，彩色多普勒检出明显的动静脉瘘时，可引起心衰而死亡，应进行严密产前及新生儿检测。所以选项 A 错误。

53. C 恶性滋养细胞疾病侵犯肌层，常常伴有动静脉瘘形成，故血流频谱多为高速低阻型。

54. C 选项 ABDE 均为葡萄胎的声像图表现，选项 C 为侵袭性葡萄胎声像图表现，为滋养细胞侵蚀子宫肌层后坏死出血表现。

二、A2 型题

55. D 图中显示宫腔内中高回声占位，形态规则，边界清晰，内部回声均匀，可见条状血流伸入其内部，符合子宫内膜息肉。

56. C 子宫内膜息肉与正常内膜分界清楚，而内膜癌明显界限不清，内膜息肉的供养血管自蒂处伸入病灶中心，子宫内膜癌可见子宫内膜内或内膜基底部可显示局灶性较丰富彩色血流信号，有肌层侵犯时，局部肌层血流信号增多。可检测到异常低阻力型动脉血流频谱，阻力指数常低至 0.4 以下。

57. D 外凸于宫旁的浆膜下肌瘤需要与卵巢来源实性肿瘤相鉴别。上述选项中，卵巢纤维瘤常表现为低回声的实性包块，形态规则，边界清晰，内部回声均匀，伴后方衰减，与浆膜下子宫平滑肌瘤的声像图表现有相似之处，鉴别要点是观察卵巢情况。卵巢纤维瘤彩色多普勒检查主要表现为无血流信号或少血流信号。有时在瘤内可探及钙化的强回声

斑点或囊性变时的液性暗区。合并 Meigs 综合征时，可探及胸、腹腔积液。

58. C 子宫腺肌症的典型特征为：子宫体增大，前后壁不对称性增厚，受累肌层回声不均匀，多有痛经、经量多等病史。

59. E 绝经后出血是子宫内膜癌患者最重要的主诉之一，表现为子宫内膜增厚，宫腔内局灶性或弥漫性不均匀中强回声或低回声占位性病变，CDFI 病灶内可显示丰富血流信号，与正常内膜和肌层分界不清。所以本题可能的诊断是子宫内膜癌。

60. C 声像图显示卵巢形态饱满，卵巢内见多个小卵泡，沿卵巢周边呈车轮状排列，该切面内卵泡数目≥10 个，未见优势卵泡，卵巢中央的髓质回声增强，再结合患者临床表现考虑为多囊卵巢综合征。

61. A 多囊卵巢综合征多见于 17~30 岁妇女，常见的症状有多毛、肥胖、月经稀少、月经过少甚至闭经，也有表现为月经过多和不孕。妇科检查子宫多为正常大小，双侧卵巢增大。题中患者表现符合多囊卵巢综合征的症状。故本题应选 A。

62. E 声像图显示盆腔低回声包块，实性为主，边界尚清，包块周边可见少量游离积液，结合病史考虑为卵巢恶性肿瘤。

63. A 根据灰阶声像图表现，患者最可能的诊断是卵巢过度刺激综合征。卵巢过度刺激综合征为体外受孕辅助生育的主要并发症之一，多见于促性腺激素（hCG）治疗期间，表现为恶心、呕吐、腹部不适、卵巢增大、胸腹腔积液、少尿、水电解质平衡紊乱、肾衰竭、血栓等。超声检查可见卵巢增大，轻度卵巢增大 5~7cm，中度为 7~10cm，重度为 10cm 以上，同时可见腹腔积液、胸腔积液或心包积液。

64. A 卵巢黄素囊肿主要是由于高浓度hCG刺激卵巢皮质的闭锁卵泡内颗粒细胞与卵泡膜细胞发生黄素化反应并扩大形成肿瘤，临床上多发生于滋养细胞疾病，如葡萄胎、多胎妊娠、用促性腺激素排卵时。声像图表现为卵巢内出现圆形或椭圆形无回声区，壁薄、边界清晰。所以本题应选A。

65. B 患者hCG阳性，可诊断为妊娠，超声见宫腔内椭圆形孕囊回声及卵黄囊，故考虑为宫内妊娠。

66. E 胎儿生长受限（FGR）是指经超声评估的胎儿体重低于相应孕周应有胎儿体重的第10百分位数，低于第3百分位数属于严重FGR。题中无此提示。所以排除选项A。若妊娠28周后，胎盘附着于子宫下段，下缘达到或覆盖子宫颈内口，称为前置胎盘。题中患者胎盘位于子宫前壁，无前置胎盘征象。所以排除选项C。羊水暗区最大深度30mm为正常。所以排除选项D。胎儿颈后透明层厚度（NT）是指胎儿颈后皮下组织内液体积聚的厚度，正常值≤2.5mm。患者NT 1.4mm，位于正常范围，可考虑染色体异常概率低。故可排除选项B，选项E正确。

三、A3/A4型题

67. B 超声为妇科影像检查的首选检查手段，经阴道超声观察内膜较经腹部超声更为清晰。

68. A 子宫内膜息肉的超声通常表现为宫腔内的中高回声病灶，边界清晰，呈卵圆形；有时内部可出现散在小无回声（常见于绝经后的患者）。宫腔内膜线局部变形、分开。CDFI表现为自息肉蒂部伸入病灶内的条状血流信号（中央型供血）。题干中宫腔病变的超声表现符合子宫内膜息肉的声像图表现。所以选项A正确。

69. D 根据上题解析可知，选项ABCE均为内膜息肉典型声像图表现。选项D不是子宫内膜息肉的声像图表现，而是子宫内膜癌的声像图表现。因此本题应选D。

70. A 患者既往月经周期规律，清宫术后月经未复潮，首先需行阴道超声检查了解子宫内膜及宫腔情况，当然测定血人绒毛膜促性腺激素（hCG）排除妊娠或术后残留也是需要的，但相较血hCG，首选阴道超声，因其无创且能更直接了解宫腔情况。E_2为雌二醇、FSH为卵泡刺激素、LH为黄体生成素、PRL为催乳素、T为睾酮。所以本题应选A。

71. A 患者为年轻女性，术后无潮热、盗汗，因清宫术后闭经，首先考虑宫腔粘连，所以选择A正确，可排除选项B。患者手术过程顺利，无大出血病史，因此排除垂体性闭经。患者清宫术后生活如常，术后体重无明显变化，因此排除下丘脑性闭经。患者术后否认周期性下腹痛，不符合宫颈管粘连诊断。因此本题应选A。

72. A 患者清宫术后闭经，无周期性下腹痛，因此排除出口梗阻宫颈管粘连可能，首先考虑子宫内膜受损，故排除选项E。子宫内膜分为3层：致密层、海绵层和基底层，内膜表面的2/3层为致密层和海绵层，统称为功能层，受性激素影响，发生周期变化而脱落；基底层是靠近子宫肌层的1/3层内膜，不受性激素影响，不发生周期变化，若基底层过度损伤，患者可出现月经减少甚至不孕现象。该患者清宫术后闭经，因此考虑子宫内膜基底层受损可能性大，因此应选A，排除选项B、C、D。

73. D 绝经后妇女阴道不规则出血，同时伴有内膜增厚，血流增加，高度怀疑子宫内膜癌可能。选项E"宫腔内血凝块"无血流信号。

74. B 宫腔诊刮的组织学活检病理为子宫内膜病变诊断的金标准。

75. C 超声检查简便、易行、无创、无放射性，为妇科疾病的首选影像检查方法。

76. C 选项 ABDE 为子宫腺肌症的典型声像图表现，为异位内膜在子宫肌层弥漫性生长伴出血所致。

77. D 卵巢内的子宫内膜异位病灶因反复出血形成囊肿，成为卵巢子宫内膜异位囊肿，因囊内含陈旧性血液，似巧克力液，又称巧克力囊肿。

78 ~ 79. B、C 子宫腺肌症的典型征象为子宫增大，外形尚规则；子宫内膜线向前移位；子宫肌层回声粗糙、不均匀，可见散在的低回声或无回声，无明显包膜。子宫腺肌症的内膜回声无特异超声表现，选项 C 描述的内膜特点为功能失调性子宫出血的内膜声像图表现。所以本题应选 C。

80. D 子宫腺肌病彩色多普勒血流显像显示病灶肌层内有丰富的点、条状动脉血流信号，伴有子宫腺肌瘤时结节周围有环状或半环状血流环绕。

81. B 超声检查为妇科影像检查的首选检查方法。

82. A 子宫黏膜下肌瘤是指子宫平滑肌瘤大部分或全部突向宫腔内，其超声特点是宫腔内见低回声或中等回声区，边界清晰，呈类圆形，宫腔内膜回声受压移位，可提示肌瘤突向宫腔部分的比例，为手术决策提供参考。黏膜下肌瘤可显示与子宫相连通的供血血管。瘤体内部及周边可探及动脉和静脉血流频谱，动脉血流阻力指数在 0.50 左右，当肌瘤较大或合并感染时，瘤体血供丰富，RI 值可 < 0.40。肌瘤发生囊性变、脂肪样变及钙化时，

血流减少，血流频谱呈高阻型，肉瘤样变时，血流异常丰富，RI 值 < 0.40。所以选项 A 错误。

83. E 子宫黏膜下肌瘤通常表现为阴道流血伴白带增多；浆膜下肌瘤蒂扭转可有急性腹痛。所以选项 A、B 均正确。压迫症状：子宫前壁下段肌瘤可压迫膀胱引起尿频；宫颈肌瘤可引起排尿困难、尿潴留；子宫后壁肌瘤可引起便秘等症状。所以选项 C 正确。子宫平滑肌瘤多无明显症状，仅在体检时发现。症状与肌瘤部位、大小和有无变性相关，而与肌瘤数目关系不大。所以选项 E 错误。子宫平滑肌瘤体征与肌瘤大小、位置、数目及有无变性相关。较大肌瘤可在下腹部扪及实质性肿块。妇科检查扪及子宫增大，表面不规则单个或多个结节状突起。所以选项 D 正确。因此本题应选 E。

84. B 超声检查是妇产科首选检查方法，尤其是经阴道超声检查，远比经腹部超声检查显示清晰。

85. B 超声图像为低回声，提示子宫平滑肌瘤可能性大，宫腔线移位，考虑黏膜下型，CDFI 帮助诊断。黏膜下肌瘤的血流相对较丰富，周边可见抱球状的血流；内膜息肉的血流相对稀少，可见条状或者星点状血流信号。

86. D 宫腔镜下取活检是病理学诊断，是明确诊断的首选检查方法。

87. E 题干中 CDFI 宫颈水平可见 45mm × 30mm 低回声，慢性宫颈炎不会表现为宫颈膨大。

88. A 选项 BCDE 均有助于宫颈占位的鉴别诊断，选项 A 与题干中的问题无关。

89. C 宫颈肌瘤病灶边界较清，其内回声有不同程度衰减，其边缘可探及环状血流信号。所以本题应选 C。宫颈癌病灶边界不清，形状不规则，宫颈管结构模糊，其内血流呈散在条状、分枝状，可记录到低阻力血流频谱。子宫浆膜下肌瘤探头加压时常常与子宫产生相对移动，可探及来自子宫侧壁的供血血管。子宫黏膜下肌瘤脱入宫颈管内常常表现为宫颈管内低回声，可见瘤蒂供血血管来自子宫内膜。慢性宫颈炎不会形成宫颈占位，为干扰项。因此本题应选 C。

90. B 接触性阴道出血（即性生活或妇科检查后阴道流血）为宫颈癌常见的临床表现。

91. A 宫颈癌早期，超声检查可能没有异常发现。随着病变的进展，宫颈会增大并且形态异常。外生型宫颈癌通常表现为宫颈外口处实质性不均质低回声肿块，宫颈管结构可存在；内生型宫颈癌则导致宫颈管结构消失，宫颈呈不均质实性低回声，也可能因癌肿弥漫性生长而表现为宫颈管内膜弥漫性增厚，可伴宫腔积液；宫颈癌继续进展时可累及子宫体，此时子宫下段肌层回声不均，内膜和肌层结构难辨。当肿瘤向宫旁组织生长时，会导致宫颈形态异常，与周围组织分界不清。如果膀胱受到侵犯，则可以看到膀胱后壁连续性中断，低回声肿块向膀胱内凸出，肿块压迫或侵犯输尿管时可导致输尿管梗阻、输尿管扩张及肾盂积水。当直肠受到侵犯时，可以看到低回声肿块凸向直肠。多普勒超声可见宫颈肿块内血流信号增多，呈散在条状、分支状，可记录到低阻力型动脉频谱，阻力指数 < 0.40。所以选项 A 错误。

92. D 人工流产术后反复阴道流血 1 个多月，且血 β – hCG 1334.3mIU/ml，可考虑为流产、异位妊娠、胎盘部位滋养细胞肿瘤、葡萄胎、绒毛膜癌、产后胎盘部分残留和子宫复旧不全等引起的阴道出血。宫颈癌为接触性出血，不伴血 β – hCG 的升高，故选项 D 符合题意。

93. C 双肺 CT 能排除肺部有无滋养细胞肿瘤转移灶，经阴道超声能分辨子宫宫腔或肌层有无异常，清宫后组织病理学检查有助于疾病鉴别诊断分析，以上三项检查对明确诊断最有帮助。宫腔镜对鉴别诊断也有帮助，但不作为首选检查方式。所以选项 ABDE 正确。TCT 对鉴别诊断没有帮助。TCT 是新柏氏液基细胞学检测的简称，主要用于宫颈癌及癌前病变的筛查。因此本题应选 C。

94. E 患者人工流产术后反复阴道出血，hCG 水平升高，阴道超声检查宫腔底部偏右可见病灶，血流较丰富且低阻，首先考虑为妊娠物残留。

95. D 当存在大量妊娠物残留时，超声检查可发现局部内膜下肌层有不均匀高回声区，并显示出聚集的彩色血流信号，周围血流频谱呈低阻力型。当只有少量绒毛组织残留时，内膜不均匀回声处可见灶性血流信号，仍显示上述特征的频谱。所以选项 D 错误。

96. A 根据病史及超声表现，最可能的诊断为卵巢畸胎瘤。卵巢畸胎瘤以皮脂和毛发为主要成分者表现为强回声区间以少部分无回声，或无回声区内团块状强回声，或整个肿物完全呈强回声。

97. E 卵巢囊性畸胎瘤可表现为脂液分层征、面团征、瀑布征或垂柳征、星花征、线条征、壁立结节征、多囊型、杂乱结构征 8 种特异性声像图。不包括多发网格样回声。

98. B 畸胎瘤可通过手术切除治疗痊愈。

99～100. B、A 根据病史及超声表现，首先考虑右附件区占位为凝血块。在超声引导下对腹腔积液进行诊断性穿刺，若穿刺液为不凝血，则可明确诊断。因超声引导下腹腔穿刺具有安全、简便易行的特点，且可根据穿刺液性状做出快速、正确的诊断。

101. D 根据血 hCG 或尿妊娠试验结果，可判断该患者为黄体破裂出血还是宫外孕破裂出血。

102. E 活动后突发一侧腹痛，伴恶心呕吐，子宫右侧可及直径约 10cm 肿块，活动、触痛，根部压痛尤为明显，以上均为卵巢肿瘤蒂扭转表现。所以选项 E 正确。

103. E 超声检查可以看到肿物来源，且可根据图像尤其是血流情况协助诊断为卵巢肿瘤蒂扭转。所以选项 E 正确。卵巢肿瘤蒂扭转声像特征：包括原发病灶的瘤体特征加上肿瘤与子宫之间的扭转蒂部的"麻绳状"低回声。瘤体为囊性时，可见囊壁水肿，均匀增厚；瘤体为实性者，其内回声减低或因伴有缺血坏死，透声性增加。扭转程度不同"麻绳"的螺旋数量不同，横切面呈一低回声多层同心圆状结构。血流信号可反映扭转程度轻重，扭转初期或较松时，蒂部尚可见同心圆状血流信号；扭转圈数多、时间较长时，原发病灶的肿瘤内出现坏死、出血，使得内部回声杂乱，其内部、包膜及扭转的蒂部均无血流信号。

104. C 卵巢囊肿蒂扭转属于急腹症，应立即手术治疗。所以选项 C 正确。

105. C 育龄期妇女出现左下腹疼痛，首先考虑黄体破裂、宫外孕、卵巢囊肿蒂扭转。黄体破裂和宫外孕均伴有腹腔出血，而该患者移动性浊音（－），且血 hCG 正常，故考虑卵巢囊肿蒂扭转。

106. E 超声表现为典型的卵巢囊性畸胎瘤。卵巢囊性畸胎瘤囊实性包块内见附壁高强回声结节、面团征、飘雪征、脂液分层征等，是成熟性畸胎瘤的特征性超声表现。囊实性包块，无回声区内可见呈"云雾样"或"破絮状"实性中等回声，有时可见伴声影的团块状强回声（钙化）。畸胎瘤的活动性较好，而巧克力囊肿常见粘连、活动度差。结合病史，不难判断选项 E 为正确答案。

107. D 成熟性畸胎瘤可表现为肿物完全呈高回声，后方伴衰减。

108. E 由于病灶位置较高，经阴道超声检查时可造成漏诊，必要时应辅以经腹超声检查。

109. A 患者为育龄女性，突发左下腹疼痛，肝肾间隙积液说明腹腔出血量较大，首先考虑宫外孕破裂或卵巢囊肿破裂。

110. E 询问月经情况及检测血 hCG 有助于鉴别诊断异位妊娠；经阴道超声检查能观察有无妊娠囊及具体位置，有无附件包块；血常规能辅助诊断有无内出血。立位腹部 X 线检查对明确诊断无帮助。因此本题应选 E。

111. E 图像显示宫内可见妊娠囊，左侧卵巢内有一环状血流的低回声包块，结合临床，考虑可能为妊娠合并卵巢黄体囊肿破裂。

112. A 子宫及双附件区、右下腹阑尾区、右侧肾脏及输尿管疾病是引起右下腹痛的常见原因，故上述部位应重点检查。肝脏疾病不会引起右下腹疼痛。所以肝脏不需要重点检查。因此本题应选 A。

113. E 子宫右前方囊性包块较大，壁薄，形态不规则，张力不高，透声尚可，内见纤细分隔，符合盆腔包裹性积液的超声表现；包块旁有部分卵巢样结构，且患者有手术史，符合盆腔包裹性积液发生于术后的特点。

114. D　子宫左侧囊性包块形态不规则，壁稍厚，其内充满均匀弱光点，符合卵巢巧克力囊肿、黏液性囊腺瘤以及黄体囊肿的超声表现。因此本题应选 D。

115. B　巧克力囊肿及黏液性囊腺瘤的血清 CA125 均可能升高，超声引导下穿刺有助于两者的诊断，腹腔镜手术则有助于两者的确诊；随诊观察，于月经后复查超声有助于黄体囊肿的诊断。血常规对诊断无帮助。所以本题应选 B。

116. A　左附件区囊性包块的囊壁稍厚、内透声差，结合患者痛经、手术史，以及 CA125 轻度升高，可诊断为卵巢巧克力囊肿。

117. D　卵巢黄素囊肿通常出现在滋养细胞肿瘤患者和促排卵治疗患者中，内可见多发囊肿，具有典型卵巢单纯性囊肿的特点，即圆形或椭圆形无回声区、壁薄、光滑、边界清。因此根据题中超声表现，诊断可排除左卵巢黄素囊肿。

118. C　卵巢黄体囊肿彩色多普勒显示：囊肿周边（壁）可见环状血流信号（即有环绕血流），频谱呈低阻型；而囊内无血流信号。根据患者的月经周期及囊肿的彩超表现，诊断可考虑为左卵巢黄体血肿。

119. A　卵巢黄体囊肿是一种潴留性囊肿，可以自行吸收，因此建议临床观察。

120. B　女性患者绝经后检查，首选超声检查，费用低，方便，尤其是经阴道超声检查，远比经腹部超声检查显示清晰。

121. B　绝经期女性，腹水，超声显示，囊性、实性成分夹杂，以实性为主，血流多符合卵巢恶性肿瘤的特点。五个选项中，只有"卵巢浆液性囊腺癌"属于恶性肿瘤。因此本题应选 B。

122. D　CT、MRI 可以进一步判断周围侵袭的关系，周围淋巴结情况；PET/CT 有助于判断转移的位置，使分期更准确；血清 CA125 的增高帮助诊断。宫腔镜取活检在这个疾病里不能帮助诊断。所以本题应选 D。

123. D　患者最可能的诊断为卵巢癌。卵巢癌常表现为囊性为主的囊实性肿块，囊性部分常呈多房、囊壁厚薄不均，实质部分回声不均，外形不规则，边界清晰或欠清晰，应用彩色多普勒显示，可发现肿块内实性部分血流分布紊乱，可探及低阻力型动脉频谱，卵巢肿瘤阻力指数 <0.40 提示恶性可能性大，在肿块边缘部分血流信号较明亮处可记录到较高速血流。卵巢恶性肿瘤常合并腹水征。

124. A　经腹或经阴道超声检查价廉、简便、无辐射，是卵巢癌的首选筛查方法。CA125 为最常用的卵巢癌肿瘤标志物，尤其是浆液性癌的首选肿瘤标志物。CA125 的阳性率与肿瘤分期、组织学类型有关，晚期、浆液性癌患者的阳性率显著高于早期及非浆液性癌患者。早期卵巢癌的阳性率约 43.5% ~ 65.7%，晚期卵巢癌的阳性率约 84.1% ~ 92.4%。将超声检查和 CA125 检测联合可作为卵巢恶性肿瘤的常规筛查方法，并可提高诊断率。

125. C　卵巢肿瘤常并发蒂扭转、肿瘤破裂、感染及恶变。不包括坏死。

126 ~ 128. C、B、D　先兆流产一般均有蜕膜后出血，出血量多少不同，轻者见胎囊周围有液性暗区围绕，重者可有较多量出血积聚于子宫下段。此时宫颈口未开，妊娠囊内可见胚胎或胎儿，大小符合孕周，有胎心搏动，胚囊与子宫壁之间可见云雾状液性暗区，为绒毛膜从宫壁剥离，局部积血表现。当妊娠囊下移至宫颈管内时则已演变为难免流产，此时胚胎多已死亡。妊娠时，卵巢妊娠黄体可增大形成黄体囊肿，超声表现为卵巢内无回声区，内部可能有分隔的光带或片状的高回声区。一般在妊娠 3 个月左右可自然消失。

129. D 羊水过多常合并神经管缺陷（无脑儿、脊柱裂）、消化系统畸形（食管及十二指肠闭锁）、膈疝以及影响吞咽的颌面部畸形等，肾发育不良（婴儿型多囊肾）和尿路梗阻则合并羊水过少。

130. C 胎儿脊柱裂的脑部特征包括小脑异常（香蕉小脑征或小脑消失）、颅后窝池消失、柠檬头征、脑室扩大等。香蕉小脑征对于诊断 Chiari II 畸形的敏感性达 99%，几乎所有的开放性脊柱裂都表现为小脑异常，且小脑声像改变与孕周关系不密切。因此，颅后窝池消失与小脑异常强烈提示开放性脊柱裂的存在。

131. A 胎儿侧脑室宽径大于 10mm、小于 15mm 可诊断为轻度脑室扩张，而大于 15mm 诊断为脑积水或明显脑室扩张。

132. E 该孕妇有典型的胎盘早剥的临床表现（疼痛能耐受，自觉胎动略少，有敏感宫缩，胎心率不稳等），再结合超声表现，诊断为胎盘早剥。

133. A 对于妊娠 ≥34 周的急性胎盘早剥，不论轻度或重度，当孕妇情况稳定时，建议终止妊娠，以减少持续阴道出血和潜在的母胎风险。如果剥离出血广泛，母体可能发生休克和 DIC，胎儿可能出现宫内缺氧或胎死

宫内。

134. A 图 1 超声主要表现为椎弓裂开并膨出一囊性包块，可以判定为脊柱裂，因此排除选项 C、D、E。根据病变部位皮肤无缺损、完整连续，诊断为闭合性脊柱裂；再结合图 2 超声表现，颅后窝池存在、小脑正常和实验室检查无明显异常，进一步验证确诊为闭合性脊柱裂。所以 A 正确。闭合性脊柱裂是指病变部位皮肤无缺损、完整连续，椎管内成分部分或全部经过脊柱缺损处向后膨出或不膨出，可伴或不伴背部包块，脑脊液不能通过缺损处漏出椎管。根据有无背部包块，闭合性脊柱裂分为有包块型和无包块型；此例为有包块型。而开放性脊柱裂是指病变部位皮肤连续性中断，椎管内成分部分或全部经过脊柱缺损处向后膨出，常伴有背部肿块，脑脊液通过缺损处漏出，好发于腰段或骶尾段水平。

135. C 闭合性脊柱裂常常会导致脊髓圆锥、马尾神经丛和椎管后壁的粘连，使脊髓圆锥位置不能随发育而向头侧位移，被粘连部位或者异常神经终丝牵拉缺血，导致脊髓栓系综合征。所以选项 C 正确。

136. C 绒毛膜癌滋养细胞增生产生大量 hCG，较相应月份的正常妊娠为高。因此本题应选 C。

137. B 绒毛膜癌滋养细胞侵犯子宫肌层，破坏血管，导致血管构筑异常，子宫肌层内血流异常丰富紊乱，形成动静脉瘘，可探及动静脉瘘样频谱，为其特征性表现。所以选项 B 正确。选项 A、E 均可见于葡萄胎、绒毛膜癌与侵蚀性葡萄胎。选项 D 为葡萄胎典型的声像图表现。因此本题应选 B。绒毛膜癌来源于细胞滋养层细胞和合体滋养层细胞病变，异型性明显，常伴有远处转移。滋养细胞高度增

生并大片侵犯子宫肌层和血管，伴有明显和广泛的出血坏死。显微镜下见不到绒毛结构。

138. A 滋养细胞疾病可见卵巢呈黄素化表现，为 hCG 过度刺激所致。卵巢黄素化囊肿通常出现在滋养细胞肿瘤患者和促排卵治疗患者中，卵巢体积增大，内可见多发囊肿，具有典型卵巢单纯性囊肿的特点，即圆形或椭圆形无回声区、壁薄、光滑、边界清。可表现为单侧或双侧。

四、B1 型题

139. D 纵隔子宫为最常见的子宫发育异常。子宫外形、轮廓正常，有时宫底横径略宽。子宫横径增宽时，内膜回声分左右两部分，双侧内膜回声在在宫腔中下部汇合，即子宫腔在中下部相通，宫腔形态则呈"Y"形，且两侧内膜之间有低回声带，此为不完全性纵隔子宫。

140. A 在盆腔连续纵切面扫查时，可能会观察到两个独立不相连的宫体。而在横行扫查时，可以在同一切面上显示双宫体的横切面，两个子宫体大小相近或其中之一较大，分别呈现单角子宫的声像图表现。此外，在向下扫查时，还可以探测到一个横径较宽的宫颈以及两个宫颈管结构，此为双子宫。

141. C 双角单颈子宫是指宫底增宽，中央有明显切迹，左右双角把宫底部宫腔分为左右两个，一个宫体，一个宫颈；双角双颈子宫是指宫底增宽，中央有明显切迹，左右双角把宫底部宫腔分左右两个，并向下延续成两个子宫体，两个子宫颈。

142. D 胎儿头围测量的标准切面是丘脑水平横切面，在此切面上能够显示中线两侧对称的丘脑，两侧丘脑之间的缝隙为第三脑室。

143. C 胎儿侧脑室标准测量切面是侧脑室枕角横断面，通过脉络丛测量。

144. A 胎儿小脑横切面的标准平面要求同时清晰显示左右对称的小脑半球和前方的透明隔腔。小脑半球呈对称的球形结构，最初呈低回声，随着妊娠进展其内部回声逐渐增强。在孕晚期，小脑裂呈现出一条条排列整齐的强回声线，并有两侧小脑中间强回声的蚓部相连。蚓部前方是第四脑室，后方是后颅窝池。小脑横径会随着孕周的增加而增大。

145. B 稽留流产表现为子宫增大但小于孕周，子宫腔内回声杂乱，分辨不出胎囊及胎儿结构，取而代之的是点状，团状或片状回声。

146. A 不全流产表现为子宫小于孕周，胎囊形态不整，无胎儿结构。完全流产，子宫正常或稍大，宫腔内未见胎囊胎芽等，宫腔回声呈线状。

147. D 子宫腺肌症的典型征象为子宫增大，外形尚规则；子宫内膜线向前移位；子宫肌层回声粗糙、不均匀，可见散在的低回声或无回声，无明显包膜。彩色多普勒血流显像显示病灶肌层内有丰富的点、条状动脉血流信号。

五、X 型题

148. ACDE 子宫平滑肌瘤由平滑肌细胞增生而成，其中含少量纤维结缔组织。子宫平滑肌瘤外表有一层假包膜，由肌瘤周围被压缩的肌纤维束和结缔组织束构成，该包膜与肌瘤间连接疏松，手术时易剥出。肌瘤可单发，也可多发，当肌瘤长大或多个融合时呈不规则形状。子宫平滑肌瘤的切面呈灰白色，可见游涡状或编织状结构。肌瘤可恶变为肉瘤，发生率仅为 0.426% ~ 0.8%。所以选项 B 错误。本题的正确答案为 ACDE。

149. ABCE 子宫平滑肌瘤原发于子宫肌层，根据发展的过程与子宫肌壁的关系分为肌壁间肌瘤、浆膜下肌瘤、黏膜下肌瘤。肌壁间肌瘤最为多见，超声表现为子宫增大，宫壁表面可以凹凸不平。如果肌瘤压迫宫腔可以看到宫腔线偏移或者消失，彩色多普勒超声在瘤周可以显示较丰富的环状或半环状的血流信号，可以呈分支状进入瘤体的内部。所以选项 A 正确。浆膜下肌瘤常常与肌壁间肌瘤同时存在，超声表现为子宫形态的不规则，也可见异常回声结节突出于子宫表面，结节边界比较清楚呈低回声或中等回声，加压扫查时瘤体与子宫没有分离现象，完全突出于子宫浆膜下，肌瘤与子宫仅可以一个蒂相连；彩色多普勒超声浆膜下肌瘤可显示瘤蒂内血流来自子宫的供血血管，所以选项 B 正确。黏膜下肌瘤位于子宫腔内的黏膜下，肌瘤可显示宫腔分离，其内有中等或低回声团块。所以选项 C 正确。子宫平滑肌瘤内部血流阻力略低，RI 在 0.50 左右，当发生肉瘤样变时，瘤内血流异常丰富，峰值流速增加（30cm/s 以上），阻力下降，RI < 0.40。所以选项 D 错误，选项 E 正确。

150. ABDE 子宫平滑肌瘤超声表现为子宫增大，子宫增大的程度差异很大。较小的肌瘤时，子宫大小仍在正常范围内；巨大的、多个较大的肌瘤时，子宫明显增大，甚至可超出真骨盆抵达腹腔。所以选项 A 正确。多数子宫平滑肌瘤的内部回声呈低回声，边界清晰，形态多呈类圆形。所以选项 B 正确。肌瘤变性是肌瘤失去了原有的典型结构，最常见的是玻璃样变，又称透明变性，肌瘤剖面漩涡状结构消失为均匀透明样物质取代。因此声像图表现为变性区漩涡状结构消失，瘤体内部回声减低，呈边界模糊的低回声区。

所以选项 C 错误。体积较大的肌壁间肌瘤可使子宫体积增大，宫腔内膜面积增大，当肌壁间肌瘤向宫腔内部分突出时，宫腔线可因肌瘤受压移位、变形。所以选项 D 正确。阔韧带肌瘤常位于子宫一侧的阔韧带内，因此易与卵巢肿瘤、子宫畸形等相混淆。所以选项 E 正确。

151. ABCE 肌瘤变性是肌瘤失去原有的典型结构。常见的变性有玻璃样变（透明变性）、囊性变、红色变性、肉瘤样变、钙化。选项 D "纤维变"不属于子宫平滑肌瘤常见的变性。

152. ABE 当超声检查显示育龄期妇女内膜厚度 >15mm，绝经后妇女内膜厚度 ≥5mm 时，可提示子宫内膜增厚。子宫内膜增厚一般为弥漫性，宫腔线居中；也可以局灶性或不对称性增厚。内膜增生常呈偏高回声，回声尚均匀。CDFI 示其内可见散在条状血流信号。所以选项 ABE 正确。

153. ACDE 子宫内膜息肉通常表现为宫腔内的中高回声病灶，边界清晰，呈卵圆形；有时内部可出现散在小无回声（常见于绝经后的患者）。宫腔内膜线局部变形、分开。CDFI 表现为自息肉蒂部伸入病灶内的条状血流信号（中央型供血）。子宫内膜息肉不影响内膜基底层，因此不会致内膜基底线变形或中断。所以选项 B 错误。

154. BCDE 子宫内膜分为内膜表面的功能层和靠近肌层的基底层。子宫腺肌症是子宫内膜腺体和间质侵入子宫肌层形成弥漫或局限性的病变。子宫腺肌症病因至今不明。目前的共识是因为子宫缺乏黏膜下层，因此子宫内膜的基底层细胞增生、侵袭到子宫肌层，并伴周围的肌层细胞代偿性肥大增生而形成病变。

所以选项 A 错误。子宫腺肌症多发生于 30~50 岁经产妇，约 15% 同时合并内异症，约半数合并子宫平滑肌瘤。所以选项 B、D 正确。子宫腺肌症与子宫内膜异位症病因不同，但均受雌激素的调节。所以选项 C 正确。子宫腺肌症的主要症状是经量过多、经期延长和逐渐加重的进行性痛经。所以选项 E 正确。因此本题的正确答案为 BCDE。

155. ABDE　宫颈癌是最常见的妇科恶性肿瘤。宫颈癌的好发部位是女性子宫颈的鳞状上皮和柱状上皮的转化地区，称为移行带。浸润癌的症状主要是接触性阴道流血及阴道排液。宫颈癌早期病灶较小，宫颈形态、宫颈管梭形结构仍正常，无论经腹部还是阴道超声检查都难以诊断，临床需结合宫颈细胞学检查、组织活检诊断。所以选项 C 错误。彩色多普勒血流图显示宫颈肿块内可见丰富血流信号，呈散在点、条状或不规则状，可探及低阻型动脉频谱。因此选项 ABDE 正确。

156. ABCE　子宫内膜癌可以观察到子宫内膜内或内膜基底部局灶性血流信号丰富的区域。如果肌层受到侵犯，那么局部肌层血流信号会增多。此外，还可以检测到异常的低阻力型动脉血流频谱，其阻力指数通常 <0.40。子宫平滑肌瘤以周边型供血为主，CDFI 信号多分布在子宫平滑肌瘤病灶周围，肌瘤周边假包膜内可见环状或半环状血流信号。选项 D 错误。因此本题的正确答案为 ABCE。

157. ABDE　多囊卵巢综合征（PCOS）在临床上以雄激素过高的临床或生化表现、持续无排卵、卵巢多囊改变为特征，常伴有胰岛素抵抗和肥胖。影像学诊断：①双侧卵巢增大（但约 30% 多囊卵巢患者卵巢体积可正常）；②双侧卵巢内见多个小卵泡，沿卵巢周边分布，单个卵泡大小 0.2~0.8cm，每侧卵

巢最大切面卵泡数目 ≥12 个；③卵巢表面包膜增厚，回声增强。④卵巢中央的卵巢髓质回声增强。所以选项 ABDE 正确。

158. BD　卵巢转移瘤常表现为双侧卵巢增大，见实性或囊实性包块，边界清晰。常伴腹水。CDFI 显示瘤内血流信号丰富。所以选项 BD 错误。因此本题应选 BD。

159. AB　卵巢浆液性囊腺癌占卵巢恶性肿瘤的 40%~50%，黏液性囊腺癌占卵巢恶性肿瘤的 10%~15%，两者在声像图上存在交叉，不能完全区别。所以选项 AB 错误。卵巢浆液性囊腺癌超声上常表现为多房囊实性混合回声肿块，囊壁及分隔形态不规则或厚薄不均；内部回声多样，实性成分不均质、不规则，囊内壁或隔上可见较大乳头状或不规则的实性回声。CDFI 于囊壁、分隔及肿瘤实性部分均可探及较丰富的血流信号，血流频谱 RI 值常 <0.5。所以选项 CDE 均正确。因此本题应选 AB。

160. ABCD　腹围的标准切面应显示脊柱、胃泡、肝和脐静脉腹内段、门静脉窦，并可见门脉左、右支。

161. ACDE　在孕 14 周后，胎儿开始出现舒张期血流，通常在晚孕期，S/D 比值会 <3.0。所以选项 A 正确。羊水指数测量是以母体脐部为中心，将腹部划分为左上、左下、右上、右下四个象限，声束平面垂直于水平面（不是垂直于母体肚皮），在每个象限内测量羊水池的最大深度，四个测值之和即为羊水指数（AFI）。所以选项 B 叙述错误。在目前国内最新的妇产科学教材中，羊水指数 >25cm 被定义为羊水过多的标准，羊水指数 <5cm 为羊水过少。所以选项 C 正确。胎儿生物物理评分（BPP）是综合电子胎心监护及超声检查所示某些生理活动，以判断胎儿有无急、慢性

缺氧的一种产前监护方法,可供临床参考。所以选项 D 正确。胎头检查应观察颅骨、大脑、大脑镰、透明隔腔、丘脑、第三脑室、侧脑室、小脑半球、小脑蚓部和颅后窝池。丘脑水平横切面、侧脑室水平横切面和小脑水平横切面对这些内容的显示与观察尤为重要。所以选项 E 正确。

162. ACDE 颈项透明层的测量:测量胎儿 NT 建议在头臀长为 45~84mm 时测量,相当于 11~13 孕周进行,选项 A 正确。标准测量平面是胎儿正中矢状切面,此切面亦是测量头臀长的标准切面,小脑水平横切面不是测量 NT 的标准切面,而是测量 NF 的标准切面。所以选项 B 错误。应尽可能放大图像至只显示胎儿头颈部及上胸部,令测量游标轻微移动只能改变测量结果 0.1 mm,选项 E 正确。与测量胎儿头臀长时一样,测量 NT 应先取得良好的胎儿正中矢切面图、并在胎儿在自然姿势,无过度后仰及前屈下进行,选项 C 正确。应在皮肤与颈椎上的软组织之间距离最阔的透明地带测量。在扫描过程中,必须进行多次测量(至少 3 次),并且记录最大测量值,选项 D 正确。

163. ABCD 双胎妊娠常见的并发症有双胎输血综合征(TTTS)、无心畸胎序列征(TRAPS)、双胎选择性生长受限(sIUGR)、双胎贫血-多血序列征(TAPS)、联体双胎、双胎之一死亡、双胎之一畸形。所以选项 ABCD 正确。选项 E "双胎均畸形"不是双胎妊娠常见的并发症。

164. ABDE 胎儿生长受限是指胎儿因病理性因素无法达到其应有的生长潜能,它的发生发展是一个由多因素、多系统和多机制参与的复杂过程。FGR 分为早发型 FGR(<32 周)和晚发型 FGR(≥32 周)。早发型 FGR 的诊断标准:方法一:满足以下任一条件即可诊断:①腹围或估测胎儿体重(EFW)<3th;②脐动脉舒张末期血流消失。方法二:腹围或 EFW<10th 且满足以下至少一个血流指标的异常,UtA-PI>95th 或者 UA-PI>95th。晚发型 FGR 的诊断标准为:方法一:腹围或 EFW<3th。方法二:满足以下至少两个条件,可诊断:①腹围或 EFW<10th;②胎儿生长速度下降:在生长曲线上,腹围或 EFW 百分位数下降>50th(例如从第 70 百分位数下降至第 20 百分位数以下);③脑胎盘比值(CPR)<5th 或 UA-PI>95th。FGR 临床表现为孕妇子宫大小与孕周不符,宫高低于正常宫高平均值两个标准差,孕妇体重增加缓慢或停滞。胎儿可分为匀称和非匀称型 FGR,非匀称型 FGR 临床预后比匀称型更好。怀疑 FGR 者应进行羊水或脐血管穿刺染色体核型分析及基因测序,排除胎儿染色体和基因异常。

165. BCDE 完全性前置胎盘是指宫颈内口完全被胎盘组织覆盖;边缘性前置胎盘是指胎盘下缘紧贴宫颈内口边缘,但未完全覆盖。所以选项 A 错误。胎盘下缘与宫颈内口的关系,随诊断孕周时期不同可能会有变化。所以选项 B 正确。既往有剖宫产史或子宫平滑肌瘤剔除术史,此次妊娠为前置胎盘,胎盘附着于原手术瘢痕部位者,发生胎盘粘连、植入和致命性大出血的风险高。所以选项 C 正确。子宫下段局限性收缩时,该部位子宫肌壁增厚或隆起,局部回声增强,其声像图酷似胎盘,可误诊为低位胎盘或前置胎盘,因此应待子宫松弛后再复查。所以选项 D 正确。当膀胱过度充盈时,宫颈被拉长,子宫下段受压而向后方移位,使子宫前后壁相互靠近而构成类似前置胎盘的假阳性声像图。所以选项 E 正确。

166. AD　羊水过多的相关因素有：任何导致胎儿尿液生成过多、吞咽受阻（消化道闭锁、神经管缺陷、颈部肿物、膈疝、多发性关节挛缩）、胎儿染色体异常（18 - 三体、21 - 三体、13 - 三体）、腹壁缺陷、羊膜与绒毛膜电解质转运异常（糖尿病、感染）、遗传性假性醛固酮症、双胎异常（双胎输血综合征、动脉反向血流灌注综合征）、胎盘因素（胎盘增大、直径 >5cm 的胎盘绒毛血管瘤）。胎盘绒毛膜血管瘤的肿瘤较大（直径 >5cm）或出现在脐带附近时，可能会压迫脐静脉，导致羊水过多。所以选项 AD 正确。双肾缺如、双肾发育不全、多囊肾、双侧多囊性肾发育不良、尿道梗阻、严重胎儿生长受限、先兆子痫、胎膜早破、胎儿过熟等可导致羊水过少。

167. ACDE　小头畸形，顾名思义，即头颅小，其诊断不是根据头颅的形态结构异常作出的，而是由生物统计学数据得出。超声诊断小头畸形主要根据生物学测量数据来判断，因此，在诊断小头畸形时应注意除外胎儿宫内发育迟缓，腹围与头围的比值在区别两者时很重要。超声诊断：胎儿头围测值低于同龄胎儿的 3 倍标准差以上，是诊断小头畸形最可靠的指标之一。胎儿小头畸形的胎儿双顶径低于同龄胎儿的 3 倍标准差以上，但其假阳性率较高，选项 B 错误。许多假阳性病例是由于胎头入盆后头受压变长所致，出生后正常。而头围测量可不受此影响，较双顶径更准确。其他生长参数如胎儿腹围、股骨长、肱骨长等可在正常范围内。头围/腹围，双顶径/腹围、双顶径/股骨长比值明显小于正常，这些参数在诊断小头畸形时有重要意义。所以本题应选 ACDE。

168. ABCD　较常见的致死性骨发育不良

包括致死性侏儒、软骨发育不全和成骨不全Ⅱ型等。少见的致死性骨发育不良包括先天性低磷酸酶征、肢体屈曲症、骨骺点状发育不良和短肋多指综合征等。所以选项 ABCD 正确。选项 E "软骨外胚层发育不良" 为非致死性骨发育不良。

169. ABCD　产前超声可以发现非致死性骨发育不良，但很难对它们的具体类型——作出诊断。所以选项 A 正确。窄胸一般为轻 - 中度，且不是渐进性的，没达到致死性标准。所以选项 B 正确。杂合子软骨发育不良在 27 周之前不出现短肢，晚孕期才出现短肢，骨回声强度正常，无骨弯曲表现，头颅大，鞍鼻、前额凸起，三叉手畸形。所以选项 C 正确。杂合子软骨发育不良，斑点状软骨发育不良均属于非致死性骨发育不良。所以选项 D 正确。非致死性骨发育不良可见胎儿肢体轻至中度缩短，部分明显的肢体缩短在中孕晚期或者晚孕期才出现。所以选项 E 错误。因此本题的正确答案为 ABCD。

170. ABD　脐膨出的脐带腹壁入口往往位于包块的表面。脐膨出包块表面有包膜，而腹裂包块表面无包膜。腹裂是腹壁全层完全性缺陷，在大多数情况下，缺陷位于脐带的右侧（在远离胎儿胃的脐带的一侧），少数可位于左侧。所以选项 C、E 错误。因此本题应选 ABD。

171. ABC　根据部位，唇裂伴完全腭裂分类为：单侧完全唇腭裂、双侧完全唇腭裂、正中完全唇腭裂。所以选项 ABC 正确。而单纯唇裂可分为单侧唇裂和双侧唇裂。根据唇裂的程度可分为：Ⅰ 度唇裂、Ⅱ 度唇裂、Ⅲ 度唇裂。

172. DE　Meckel - Gruber 综合征是一种

少见的致命性常染色体隐性遗传性疾病，与MSK1 基因缺陷有关。表现为合并肾囊性发育不良、中枢神经系统异常（脑膨出）、肝管发育异常、肾囊肿和多指（趾）畸形等。脑膨出

及脑膜膨出不是 21－三体综合征和 13－三体综合征的畸形谱，两者很少合并脑膨出及脑膜膨出。所以选项 DE 符合题意。

第十三章 心脏疾病诊断及鉴别诊断

一、A1 型题

1. E McGoon 比值（左、右肺动脉直径之和，降主动脉穿膈肌处直径）有助于评价远端肺动脉发育情况，当 McGoon 比值≥1.5 时说明肺动脉远端发育良好；McGoon 比值<1.2，为肺动脉严重发育不良的标准，不宜行根治手术。

2. E 永存动脉干的形成是由于胚胎发育时期，原始动脉干未能完全分隔形成主、肺动脉而残留单一动脉干；该畸形多数房室连接关系一致，仅有一组半月瓣，数目 1~6 个瓣叶不等，常为三叶瓣，常合并干下型大室间隔缺损；血流动力学改变与肺动脉的有无、肺动脉狭窄程度和肺动脉血管床阻力有关。

3. C 心脏脂肪瘤为良性肿瘤，但较少见，最常发生于房间隔。心脏脂肪瘤起源于心外膜或心包的脂肪，并含有周围结缔组织成分，可以生长到相当大，但心肌内的脂肪瘤常较小且有完整包膜，也有生长在二尖瓣或三尖瓣上。发生于心室者，在心室内可见回声稍强的团块，呈圆形或椭圆形，与室壁的附着面较大，活动度较小；位于流出道附近的脂肪瘤可造成流出道的梗阻，利用彩色多普勒和频谱多普勒可观察脂肪瘤对流出道的梗阻程度。

4. E 二尖瓣中度关闭不全，反流束容积 30~59ml。

5. D 在二尖瓣狭窄时，由于舒张期经过二尖瓣口的血流受阻，左房压升高，通过二尖瓣口血流速度加快，彩色多普勒显示左室流入道血流经过二尖瓣狭窄口时形成红色明亮细窄的射流束。

6. B 主动脉瓣狭窄的超声表现：①主动脉右冠瓣和无冠瓣开放间距<15mm，瓣口面积小于 2.0cm^2。②瓣膜增厚、钙化，开放受限。③彩色多普勒血流显像可见收缩期五彩镶嵌射流束经主动脉瓣射向主动脉。④主动脉瓣口血流速度：轻度 2.0~3.5m/s；中度3.5~4.0m/s；重度>4.0m/s。⑤左室壁继发性肥厚。

7. D 主动脉瓣瓣下隔膜性狭窄的超声心动图改变是主动脉瓣下探及隔膜样回声，主动脉瓣下左室流出道探及五彩镶嵌高速血流，左心室壁普遍增厚，而主动脉瓣无明显增厚粘连。

8. B 赘生物通常附着在心脏瓣膜的低压腔侧，随着心脏的跳动和血流动力学而移动。主动脉瓣赘生物好发于主动脉的左室流出道侧，故选项 B 错误。瓣膜赘生物形成是感染性心内膜炎最突出的特征之一。赘生物的直接征象有：①赘生物呈团块状、息肉状或绒毛絮状中等强度回声，直接附着于瓣膜上、室壁上、室间隔残端上、动脉壁上或有蒂相连。随血流漂浮于心腔内或大动脉内；②赘生物有"外来植入物"感，多突出于心脏正常结构的轮廓之外；③早期出现的赘生物回声较弱，比较均匀，陈旧的或有钙化的赘生物回声较强，后方可伴声影，赘生物的形态在不同切面或不同的时期差异较大；④赘生物可单发或多发，可同时出现在两个以上瓣膜，也可一处出现多个赘生物；⑤赘生物大小不等，大的直径为 20~30mm、小的直径为 1~2mm，边缘多模糊，呈蓬草样或毛刺状改变，内部回声多不均匀。

9. A 扩张型心肌病时心肌收缩无力，弥漫性室壁运动减弱，心腔内血流速度减低，彩色明度应暗淡，而不是明亮。

10. D 扩张型心肌病的二维超声表现包括：以左心室扩大最为明显的全心扩大；弥漫性室壁运动幅度减低，收缩期增厚率降低；室壁相对变薄；瓣膜开放幅度减低，心内可出现血栓，多发生在左室心尖部。

11. B 在肥厚型心肌病中，出现的是主动脉瓣收缩中期提前关闭。

12. D 肥厚型心肌病梗阻者左室流出道流速增快，频谱为负向高速充填状射流。形态为曲线逐渐下降，收缩晚期达高峰，呈匕首样。

13. B 心内膜弹力纤维增生症是指心内膜出现弥漫性胶原和弹力纤维组织增生，心内膜增厚僵硬，造成全心扩大和心力衰竭改变。心室顺应性明显降低，舒张和收缩功能均受损。

14. C 心房血栓常发生于二尖瓣狭窄以及房颤时，由于左房内的血液流至左心室受阻，导致血液在左房内淤滞，反复涡流，进而形成血栓。

15. A 限制型心肌病超声表现：双房明显增大，双室不大或减小，二尖瓣开放受限，关闭不严，心室内膜增厚，可达数毫米，回声增强，致室壁僵硬，运动受限。缩窄性心包炎时，室间隔受左右心室内压力变化可出现室间隔跳跃征。

16. D 胸骨旁左室长轴切面仅显示前间隔和左室后壁，不显示左室前壁。

17. C 法洛四联症、法洛三联症、单心

室、三尖瓣闭锁均存在不同程度的右向左分流，临床可出现发绀。而三尖瓣下移畸形属于无分流型，故不会出现发绀。

18. B 室间隔缺损患者心室间形成左向右分流，使得左心室容量负荷增加，导致左心室增大。主动脉窦瘤破裂患者根据窦瘤破裂部位，可形成主动脉窦瘤与不同房室腔间的左向右分流，均可导致左心室容量负荷增加，左心室增大。因此，左室增大是两者的共同点。

19. D 升主动脉与主肺动脉之间的回声中断，即连续中断，称为主肺动脉间隔缺损。而动脉导管未闭是发生于降主动脉与肺动脉之间的异常通道。肺动脉分叉处或左肺动脉起始部与降主动脉之间异常管样结构是动脉导管未闭二维超声心动图直接征象，由于动脉导管未闭导致额外的血液经肺循环血液回流至左心系统，因而肺动脉扩张、左心室容量负荷增加，随着时间推移可能导致左心室扩大。由于左心室前负荷增大，导致舒张末期容量增多；根据 Frank - Starling 定律，左心室收缩力增强，表现为室间隔与左室后壁运动幅度增大，心室代偿性做功增加，以保证心搏量。

20. A 右心造影在左向右分流时可出现负性造影区，主肺动脉间隔缺损及部分卵圆孔未闭均可存在不同程度的左向右分流，但是卵圆孔未闭往往分流量极小，负性显影不明显；而主肺动脉间隔缺损往往缺损口较大，压差亦较大，分流量大，故负性显影区明显。而先天性主动脉瓣狭窄、肺动脉瓣狭窄和三尖瓣下移畸形由于不存在左向右分流，因此不存在负性显影。

21. D 由于左心房和右心房之间压差较小，房间隔缺损一般分流速度较慢，一般仅为 $1 \sim 2m/s$。

22. B 肺动脉闭锁合并室间隔缺损是一

种严重的先天性心脏病，其中肺动脉从右心室出口完全或部分闭锁，同时心室之间存在缺损。心室水平出现双向分流，右心室的血液不能进入肺动脉内，左右心室的血流均进入主动脉内，部分血流通过动脉导管进入肺动脉内，肺部的血流通过动脉导管及体肺侧支供给。表现为全心扩大，以右心房室为著，右室壁增厚。

23. C　动脉导管未闭（PDA）是指胎儿时期主动脉与肺动脉之间正常连接的动脉导管，在出生后仍未自然闭合，保持主动脉与肺动脉间血管相通、持续分流的病变。早产儿发病率较高。

24. E　室间隔回声中断是永存动脉干常见的伴随异常，在永存动脉干的情况下，由于肺动脉和主动脉未分开，形成一个宽大的动脉干。这个大动脉干的前壁与室间隔之间的连续性中断。由于心脏需要承担额外的工作负荷，以及血液在体循环和肺循环之间的异常混合，可能导致心脏各腔室的扩大。在永存动脉干中，仅存在一组半月瓣，位于共同动脉干的起始部。这与正常情况下肺动脉和主动脉各有一组半月瓣不同。

二、A2 型题

25. E　当主动脉瓣关闭不全时，其舒张期反流的血流束击打在开放的二尖瓣前叶上，才出现二尖瓣前叶舒张期的细震颤波。

26. B　下腔静脉与腹主动脉同位于脊柱右侧，提示右房异构；心尖指向左下，右心室位于右前方，提示心室右袢；左房异构时，静脉与腹主动脉位于脊柱左侧，常伴下腔静脉肝段缺如，下腔静脉通过奇静脉与上腔静脉相连。

27. C　心尖部全收缩期吹风样杂音是二尖瓣关闭不全的听诊特点；彩色多普勒亦提示该患者为二尖瓣反流。根据反流面积及缩流颈宽度，提示该患者二尖瓣反流为重度。年龄大的患者，触诊一般出现收缩期震颤。

28. A　二尖瓣狭窄常导致右心衰竭，体征为呼吸困难，下肢水肿。二尖瓣增厚钙化，回声增强，开放受限，舒张期前叶呈气球样突向左室是二尖瓣狭窄的二维声像图特征。

29. B　二尖瓣脱垂的主要征象是收缩期二尖瓣体及对合缘突入左房侧，超过瓣环平面，从胸骨旁左室长轴切面可见收缩期脱垂的二尖瓣叶突向左房，越过瓣环水平。二尖瓣脱垂可导致二尖瓣大量反流，"活动后心悸、气短 2 年"提示患者由于二尖瓣大量反流导致左房压增高，肺循环淤血，表现为劳力性呼吸困难等左心衰症状。

30. E　风湿性主动脉瓣狭窄是由于瓣膜交界处粘连、增厚，瓣口变小开放受限所致。常合并二尖瓣病变。而且瓣膜有增厚、钙化，瓣膜连接处融合。而先天性主动脉病狭窄常见于瓣膜发育畸形，可为单叶、二叶、四叶畸形。

31. B　主动脉瓣关闭不全即主动脉瓣反流，其彩色多普勒表现是左室流出道内舒张期可探及源于主动脉瓣口的以红色为主花彩血流束。

32. C　题干所述心脏扩大、左室球形扩大、室壁运动普遍减低和心尖部可见附壁血栓等症状符合扩张型心肌病的超声特点，尤其是左心室明显扩大呈球形是其重要的诊断依据之一。此外，扩张型心肌常无器质性瓣膜病变。冠心病合并左心衰竭，甲亢性及尿毒症性心肌病早期时其超声表现与扩张型心肌病不同，虽然晚期有很多相似点，但均应有相应的病史。

33. D　主动脉瓣提前关闭现象是梗阻性肥厚型心肌病的特征性诊断标准之一，不会出现在扩张型心肌病中，其形成机制为：左室流出道梗阻时，主动脉瓣会由于流出道压差的存在，收缩中期提前关闭，收缩晚期再次开放。主动脉瓣 M 型曲线显示右冠瓣呈"M"形，无冠瓣呈"W"形。扩张型心肌病的基本表现是心室尺寸增大，包括左心室和右心室。由于心肌病变，心室壁的运动会呈现弥漫性减弱，这表明心肌的收缩功能全面下降。由于心室扩大，而瓣膜的大小相对正常，因此在超声心动图上会看到"大心腔、小瓣口"。随着左心室扩大，心内结构的相对位置改变，二尖瓣的 E 点到室间隔的距离会增加，这是由于心腔扩大和心室功能减退造成的。

34. C 室间隔明显增厚且与左室后壁之比 > 1.3 ~ 1.5 是诊断肥厚型心肌病的依据之一；若室间隔明显增厚，造成左室流出道狭窄，则诊断为梗阻性肥厚型心肌病。左房增大，二尖瓣反流均是其间接征象。

35. D 二维超声心动图能比较直观地显示本病的病理解剖改变，四腔心切面观察可显示双房明显扩大，双室相对较小，心包膜明显增厚，尤以房室瓣环部位为著。患者可有不同程度的心包积液，可有包裹性心包积液，多数是少量心包积液，但一般不会伴有大量的心包积液存在。

36. B 缩窄性心包炎的征象包括心包增厚，脏壁两层互相粘连、纤维化、钙化，尤其房室瓣环处明显，运动受限，双室正常或缩小，双房明显增大，下腔静脉扩张且深吸气时不能明显减小。

37. B 心电图 ST 段弓背向下抬高是心包炎的特征表现，超声心动图显示左室后壁后及心尖部液性暗区，是心包积液的表现。所以诊断为急性心包炎并心包积液。

38. D 左房黏液瘤二维超声特点包括左房内见大小不等、形态各异的异常回声团，柔

顺度大，活动度大，随血流而动。黏液瘤蒂粗细不等，蒂的长度亦有很大差别，但一般都有蒂附着于房间隔、房壁或房室瓣上。

39. E 根据左房内略高回声团，随心动周期往返于二尖瓣口与左心房之间，可初步诊断为左房黏液瘤，黏液瘤造成二尖瓣口机械性梗阻，故于瓣口可观察到舒张期高速射流。

40. B 剑突下两心房切面下腔静脉入口处房间隔回声中断，为下腔型房间隔缺损。

三、A3/A4 型题

41. D 左房内血栓形成通常与左房的结构异常或功能障碍有关，特别是在心脏疾病如风湿性心脏病中，二尖瓣狭窄导致左房压力增高和血流缓慢，从而增加血栓形成的风险。血栓的形态和位置是其重要的超声特征之一。左房血栓更多地位于左心耳或附着于左房的后壁及顶部，而不是附着于房间隔或卵圆窝的周边。

42. A 左心房血栓通常发生在风湿性二尖瓣狭窄左心房增大时。

43. B 左心室血栓常见于扩张型心肌病及冠心病、心肌梗死，尤其是前壁心肌梗死，选项 B 错误。右心血栓多数为迁移性的，起源于下肢静脉系统，在经右心入肺、引起肺栓塞的过程中暂时停留在右心腔，血栓停留在右心腔可能影响瓣膜的正常功能，导致狭窄或关闭不全。

44. B 风湿性心脏病二尖瓣狭窄的 M 型超声表现是诊断标准之一，即二尖瓣前叶 EF 斜率减慢，呈"城墙样"改变，二尖瓣前后叶同向运动。二维超声表现为二尖瓣前后叶增厚、粘连、钙化，开放受限。

45. C 风湿性心脏病是一种可以影响多个心脏瓣膜的疾病。此患者已经诊断出二尖瓣

狭窄，并发现超声检查中主动脉瓣口存在高速射流，流速达到 4.0m/s，这表明主动脉瓣也可能受到影响。

46. B　在风湿性心脏病中，二尖瓣狭窄会导致左房压力增高，这种情况下，左房扩大是常见的。左房的压力增高和扩大可以促进心房颤动的发生。心房颤动是一种常见的心律失常，特征是心房电活动快速而无规律，导致心脏的收缩也变得不规律。心房颤动在二尖瓣狭窄的患者中非常常见，因为左房扩大和高压增加了心房颤动的风险。

47. A　由于二尖瓣口狭窄，血流从左房进入左室受阻，随着时间的推移，左房内血液呈高凝状态，呈现红细胞云雾样自发显影，最后形成左房血栓。

48. B　风湿性二尖瓣狭窄时，由于二尖瓣前后叶增厚、交界融合粘连，二尖瓣前后叶呈同向运动，由于瓣口狭窄，舒张期左心房血液通过二尖瓣口进入左心室受阻，左心室充盈缓慢，左房左室压差持续存在，二尖瓣整个舒张期均保持开放状态，因此，EF 斜率下降缓慢，严重者 E、A 峰之间呈平顶状，类似"城墙样"改变。B 项为风湿性二尖瓣狭窄的 M 型超声心动图表现；C 项在冠心病、高血压心脏病、心肌病患者中可见，左室顺应性降低时，EF 斜率都会下降；D 项为梗阻性肥厚型心肌病的特征性改变；E 项为二尖瓣脱垂的特征表现。

49. E　二尖瓣狭窄首先导致左房的血液流出受限，故最先出现左房扩大、左心室偏小；左房扩大后左房压力增高，肺静脉压力增高，进而肺动脉压力增高，引起右心血流回流至肺动脉受阻，故右心室、右心房开始扩张。

50. C　风湿性心脏病最常累及的瓣膜是二尖瓣和主动脉瓣，其次为三尖瓣，故联合瓣膜病多数为二尖瓣和主动脉瓣联合病变。

51. D　主动脉瓣狭窄时可在胸骨右缘第二肋间听到粗糙响亮的喷射性收缩期杂音，向颈总动脉传导；二尖瓣狭窄时可在心尖区闻及隆隆样舒张中晚期杂音，常可触及震颤；主动脉瓣关闭不全时可在主动脉瓣区闻及舒张期杂音；二尖瓣关闭不全时可在心尖区闻及全收缩期吹风样杂音；三尖瓣关闭不全时可在胸骨左下缘闻及全收缩期杂音。"胸闷气促"通常提示心脏功能受到影响，可能是由于心脏瓣膜疾病或其他心脏结构异常导致的血流动力学改变。"心尖区收缩中晚期非喷射样喀喇音"是二尖瓣脱垂的典型征象。在二尖瓣脱垂中，因瓣叶在收缩期向左房脱垂，导致心尖部可听到特有的"喀喇"或"咔嗒"音。"胸部 X 线片提示左房明显增大"通常与左心血流异常有关，可能是由于二尖瓣脱垂导致的二尖瓣反流，使得左房负荷增加而扩大。

52. D　二尖瓣瓣膜瘤较为罕见，是二尖瓣瓣叶组织向左房的袋状突起，通过瓣叶上的开口与左心室交通，收缩期因充盈而膨起，舒张期稍塌陷。绝大多数见于前叶，发病机制不明，目前二尖瓣瓣膜瘤的主要诊断依靠超声心动图。表现为二尖瓣瓣叶向左房的局部囊袋状凸起，如有破口，表现为收缩期膨隆，舒张期塌陷，CDFI 可见收缩期瘤体内血流充盈，舒张期血流回流入左室。如果瓣膜瘤破裂，出现关闭不全，可能会造成结构的持续存在并加剧的反流。

53. A　二尖瓣腱索断裂是一种常见二尖瓣退行性病变，断裂腱索所附着的瓣叶在心脏收缩期突出到左房中，导致前后瓣叶无法对合，出现瓣膜反流。二尖瓣腱索断裂的超声心动图表现为收缩期二尖瓣脱向左房内，瓣缘可见断裂腱索甩动。

54. B　"城墙样"改变和"鱼口样"改变为二尖瓣狭窄的超声表现，SAM 征为左室流出道梗阻的超声表现，"钻石样"改变为扩张型心肌病的超声表现。二尖瓣腱索断裂时因为收缩期二尖瓣局部瓣叶失去腱索牵拉，导致瓣叶翻入左房内，瓣叶与其表面附着的断裂腱索在收缩期呈"挥鞭样"运动，被称为"连枷样"改变。

55. A 二尖瓣腱索断裂时的反流束常为偏心性反流，二尖瓣前叶腱索断裂反流束沿后叶走行，二尖瓣后叶腱索断裂反流束沿前叶走行。

56. C 胸骨右缘第 2、3 肋间为主动脉瓣听诊区，该听诊区的收缩期喷射样杂音说明存在主动脉瓣的狭窄。

57. E 主动脉瓣狭窄多由于老年退行性改变所致，超声表现为主动脉瓣增厚、钙化，开放受限，彩色多普勒可见主动脉内收缩期充满五色花彩血流束，连续多普勒探及主动脉瓣内的高速湍流频谱，由于后负荷的增加，常引起左室壁的继发性对称性肥厚。

58. D 当患者 EF 为 38%，由于左室收缩功能的降低，所以引起主动脉瓣内的流速降低，可导致对主动脉瓣口流速和瓣口面积的低估，应进行负荷超声心动图检查，探查 EF 上升至正常水平时的主动脉瓣口流速。

59. E 患者被诊断为感染性心内膜炎，其超声心动图通常显示主动脉瓣上有赘生物的存在。左室壁对称性增厚常继发于高血压或主动脉瓣狭窄，是后负荷长期持续增高所引起的心脏改变，而不是感染性心内膜炎的典型表现。感染性心内膜炎可能导致心室壁局部或不规则增厚，但不会导致对称性增厚。

60. B 经食管超声心动图可清晰显示主动脉瓣的数目、结构、瓣叶异常团块附着情况，有助于确定诊断。

61. B 根据题干信息，患者为年轻男性，无冠心病史，而且左室呈球形扩大，心功能减低，EF 为 35%，首先考虑是扩张型心肌病。

62. E EPSS 的减小通常与心室收缩功能增强相关，而在扩张型心肌病中，由于心室收缩功能减弱，心脏扩大，EPSS 通常会增大而不是减小。

63. B 该病的超声特征有扩大的心腔，以左心室扩张最为明显，室壁运动幅度明显减低，瓣膜开放幅度减小，各瓣口彩色血流暗淡，且有不同程度反流，常合并有左心室血栓。

64. D 梗阻性肥厚型心肌病的超声表现：多见室间隔增厚，回声增粗增强，与左室后壁厚度比值 > 1.3 ~ 1.5。

65. D 肥厚型心肌病的典型特点是心肌的增厚，特别是室间隔和左室壁，而不是左室的明显扩大。实际上，左室腔体在肥厚型心肌病中往往是正常大小或较小，因为心肌的厚度增加导致腔体相对缩小。

66. E 左室流出道梗阻时见左室流出道狭窄，其内收缩期可见五彩镶嵌的花彩血流信号，频谱表现为收缩期、负向、高速、宽频带的湍流。有无左心室流出道狭窄是区分梗阻性肥厚型和非梗阻性心肌病的主要和关键标准。梗阻性肥厚型心肌病（HOCM）的定义特征就是在安静状态下或者运动后出现左室流出道的梗阻，而肥厚型非梗阻性心肌病则没有。

67. A 该患者为老年男性，吸烟史，心前区疼痛，心电图改变，心功能减低等，首先考虑为冠心病心衰。扩张型心肌病表现为心脏的扩大和泵血功能下降，室壁运动幅度呈弥漫性减低。

68. E 节段性室壁运动异常是冠心病的

典型超声表现，而"大心腔，小开口"、室壁运动幅度弥漫性减低，各瓣口可见反流信号、M型超声示二尖瓣呈"钻石样"改变均为扩张型心肌病的超声表现。

69. B 扩张型心肌病室壁运动幅度明显减低，瓣膜开放幅度减小，各瓣口血流缓慢，心尖部易发生血流淤滞，常合并左心室血栓形成。

70. A 少量心包积液（<100ml）时：无回声区通常仅局限于左心室室沟和左心室后壁的后方，宽度为0.5~0.8cm，心脏的前方、侧方以及心尖部一般不出现无回声区。

71. B 大量心包积液（>500ml）时：心脏四周均可出现较宽的无回声区，宽度>2.0cm，心尖部也可见较多的无回声区。整个心脏在心包腔内明显摆动，似"蛙泳状"，室壁搏动受限。

72. D 二尖瓣脱垂是指二尖瓣的一个或多个瓣叶在心脏收缩期向左心房突出的情况。这通常在超声心动图中表现为瓣叶的异常运动。在二尖瓣脱垂中，最典型的超声心动图表现是二尖瓣后叶在收缩期向左心房的突出，形成所谓的"吊床征"。这是由于受累的瓣叶组织松弛，导致在心脏收缩时不能有效地关闭。

73. A 在二尖瓣脱垂的情况下，二尖瓣的关闭不全会导致心室收缩期时部分血液反流进左房。彩色多普勒血流显像中，这种血流动向通常表现为从二尖瓣向左房的方向，且颜色为蓝色（在彩色多普勒中，蓝色通常表示血流远离探头的方向）。偏心性反流亦是该病的特征之一，即二尖瓣前叶脱垂，反流束沿着左房后壁走行，若后叶脱垂，反流束则沿着前叶走行。

74. B 患者在胸骨左缘2、3肋间闻及较

柔和的2~3/6级收缩期杂音。这种杂音的特点可能与血流异常有关。发现房间隔中段连续性中断，间距约12mm，CDFI显示心房水平左向右过隔血流束。这表明心房之间存在一个开口，允许血液从左心房流向右心房，这是房间隔缺损的典型表现。

75. B 房间隔中段连续性中断，为房间隔缺损继发孔型。

76. A 房缺合并二尖瓣狭窄时称为鲁登巴赫综合征

77. E 当CDFI显示降主动脉血流经动脉导管进入肺动脉的连续五彩镶嵌血流信号时表明，可能合并存在动脉导管未闭。

四、B1型题

78. D 主动脉瓣反流，也称为主动脉瓣关闭不全，是指主动脉瓣在心脏舒张期未能完全关闭，导致血液从主动脉回流到左心室。这种情况可以通过多种超声心动图征象来观察，特别是那些能显示二尖瓣运动和功能的征象。二尖瓣舒张期震颤波是主动脉瓣反流最典型的超声心动图表现之一。由于主动脉瓣关闭不全，血液在舒张期回流到左心室，导致高速血流冲击二尖瓣产生震颤。这种震颤在超声下表现为二尖瓣舒张期的震动波动。

79. A 二尖瓣狭窄时由于二尖瓣叶纤维化、钙化，交界粘连融合，瓣口开放受限，导致血液从左心房流向左心室时受阻，左室压上升缓慢，左房、左室之间的压差使二尖瓣处于持续开放状态，因此M型超声表现为舒张期二尖瓣EF斜率缓慢，EA峰之间呈平顶状，类似于城墙的结构而命名。

80. C 二尖瓣脱垂的超声心动图特征是：二尖瓣运动幅度增强，舒张期往往撞及室间隔，如为连枷样二尖瓣，则可见"挥鞭样"

运动；二尖瓣体于收缩期突入左房，超过二尖瓣前后附着点的连线，前后叶闭合点向左房移位；M 型二尖瓣波群有时可见收缩 CD 段呈"吊床样"改变；部分可伴有二尖瓣关闭不全。

81. E 扩张型心肌病的二维超声表现为左室扩大，室间隔以及左室的后壁相对变薄，运动的幅度有弥漫性的减低，二尖瓣波群可以看到二尖瓣开放幅度减低，呈现钻石样的改变，而且二尖瓣的 E 点与室间隔距离（EPSS）增大。

82. B 肥厚型心肌病（HCM）是一种遗传性心脏病，其主要特征是心肌的非对称性肥厚，特别是室间隔的肥厚，这可能导致流出道的狭窄。这种病态改变会影响心脏功能，特别是在心脏的收缩和舒张功能上。二尖瓣 SAM 现象是当左室流出道流速较高时，由于文丘里效应，二尖瓣前叶在收缩期向左室流出道移动的现象。这在肥厚型心肌病中较为常见，因为心室的肥厚和室间隔的异常形态可以导致心脏结构和功能的改变，从而影响二尖瓣的运动。SAM 现象可加重左室流出道的阻塞，加剧病情。

83. E 左房血栓显示为在增大左心房腔内的形状不规则、不活动和层积状的回声团块，通常附着在左心房后壁，基底较宽，心脏收缩与舒张时形状几乎无改变。

84. C 左室血栓在整个心动周期中始终存在，随着心室壁同步运动，新近形成的血栓回声较弱，机化血栓回声较强，绝大多数位于心尖部。

85. A 黏液瘤多位于左房腔内，显示为边界清楚的活动性团块，通常有蒂，多附着于房间隔卵圆窝的附近。

五、X 型题

86. ABCD 左心房黏液瘤二维超声特点包括左心房内大小不等、形态各异的异常回声团，柔顺度大，活动度大，随血流而动。黏液瘤蒂粗细不等，蒂的长度亦有很大差别，但一般都有蒂附着于房间隔上、房壁或房室瓣上。

87. ABDE 主动脉瓣瓣下隔膜可造成主动脉瓣下狭窄，主动脉瓣本身可发育正常，开放、关闭正常，需要通过观察主动脉瓣结构与开放活动，以及五彩镶嵌射流束的起源来鉴别。

88. CDE 超声诊断标准为收缩期二尖瓣瓣叶脱向左心房侧，超过瓣环连线水平 2mm 以上；超过瓣环最高平面；由于后叶存在解剖切迹，因此后叶脱垂的发生率较高，且以 P2 脱垂为主。原发性二尖瓣脱垂主要是二尖瓣瓣叶、腱索或瓣环等发生黏液样变性，导致瓣叶增厚或冗长、腱索过长或断裂，瓣环扩张等引起的脱垂。

89. ABDE 二尖瓣重度关闭不全包括左心增大、二尖瓣反流达左房顶部、二尖瓣反流束宽度 $\geq 0.7cm$、反流束面积 $> 10cm^2$ 或左心房面积的 40%、肺静脉收缩期逆流、反流束容积 $\geq 60ml$、反流分数 $\geq 50\%$。

90. ACDE 临床上常用反流束长度法评估反流程度，但是通过反流束长度法评估反流程度容易受彩色增益等因素影响，所以选项 A 正确。反流束偏心时，可能低估反流程度，所以选项 B 错误。轻度主动脉瓣反流束为细条状，局限于主动脉瓣下，所以选项 C 正确；中度反流束长度超过二尖瓣前叶瓣尖水平，所以选项 D 正确；重度反流束可填充整个左室流出道，长度可达心尖部，所以选项 E 正确。

91. ABCDE 反流束是二尖瓣关闭不全的特征性表现。临床常用反流束长度分级法评估反流程度，即反流束局限在二尖瓣环附近为轻度，达左心房中部为中度，达左心房顶部为重度。频谱多普勒见收缩期二尖瓣瓣口左心房侧出现高速宽频带湍流；左心增大，晚期患者左心功能不同程度减低；重度二尖瓣反流时肺静脉血流频谱出现收缩期负向倒流波。

92. ABCD　主动脉瓣狭窄时，主动脉根部短轴切面见瓣口开放面积减小；主动脉根部内径增宽，病程长、狭窄重者升主动脉可呈囊状扩张；主动脉瓣在先天性或后天性条件下可能表现为二叶瓣，主动脉瓣二瓣化畸形是主动脉瓣狭窄的最常见病因；风湿性瓣膜病及瓣膜退行性病变所致的主动脉瓣狭窄均可出现主动脉瓣钙化；主动脉瓣舒张期脱向左室流出道侧为主动脉瓣脱垂的典型声像图。

93. ABCD　主动脉瓣脱垂时，M 型曲线显示左心室内径增大，选项 A 正确，主动脉增宽，选项 B 正确，主动脉瓣关闭线往往偏心，选项 C 正确，主动脉瓣关闭不全时，M 型曲线主动脉瓣关闭呈双线，选项 D 正确，主动脉瓣狭窄时，M 型曲线显示菱形六角盒前后径缩小，选项 E 错误。

94. ABCDE　二尖瓣狭窄程度定量分析包括二尖瓣跨瓣压差、直接描绘法、压差减半时间法、连续方程法、PISA 法。

95. ABCDE　二尖瓣脱垂患者并发症包括心律失常、二尖瓣反流、心力衰竭、感染性心内膜炎、腱索断裂、脑血管栓塞、猝死。

96. ABE　主动脉瓣关闭不全的超声心动图表现包括多种特征，这些特征与主动脉瓣无法在心脏舒张期完全关闭，导致血液从主动脉逆流回左室有关。舒张期左室流出道侧可见五彩镶嵌状反流束是主动脉瓣关闭不全的典型超声心动图表现之一。五彩镶嵌状反流束是由于血流逆向流动造成的，超声中显

示为彩色多普勒流速图中的混杂色彩，反映了逆流的湍流性质。主动脉瓣关闭不全时，由于逆流的血液增多导致左室充盈压增高，这可以在二尖瓣处观察到舒张期震颤波，这是由于血流冲击二尖瓣叶片而产生的。由于逆流血液的增加，左室在舒张期需要容纳更多的血液，长期会导致左室腔的逐渐增大，这是为了适应增加的容量负荷。

97. ACDE　赘生物呈团块状、息肉状或绒毛絮状中等强度回声，直接附着于瓣膜上、室壁上、室间隔残端上、动脉壁上或有蒂相连。赘生物多突出于心脏正常结构的轮廓之外，随血流飘摆于心腔内或大动脉内；早期出现的赘生物回声较弱，比较均匀，陈旧的或有钙化的赘生物回声较强，后方可伴声影；赘生物的形态在不同切面或不同的时期差异较大；赘生物可单发或多发，可同时出现在两个以上瓣膜，也可一处出现多个赘生物；赘生物大小不等，大的直径为 20～30mm，小的直径 1～2mm，边缘多模糊，呈蓬草状或小毛刺状改变，内部回声多不均匀。感染性心内膜炎的赘生物往往具有较高的活动度，这是因为它们附着在心脏内膜或瓣膜上，随着心脏的跳动和血流的冲击而移动，有时这种活动可以导致赘生物断裂，形成栓子，因此选项 B 错误。

98. BCD　二尖瓣狭窄主要病因为风湿性损害所致的二尖瓣瓣膜病变。正常二尖瓣瓣口面积为 $4～6cm^2$，由于反复的风湿性瓣膜炎症改变，瓣叶交界处粘连、融合、瓣叶增厚、畸形，瓣膜开放面积缩小而形成狭窄，其病变亦可累及腱索及乳头肌。E 属于二尖瓣脱垂的原因，A 不属于风湿性二尖瓣狭窄的病理改变。

99. ABCDE　主动脉缩窄是由于胚胎期大动脉的发育异常导致的，可能与第四个胚胎期心脏的发育不良有关，这通常涉及主动脉峡部

的局部狭窄。主动脉缩窄最常见的位置是左锁骨下动脉远端，紧邻动脉韧带（即鸭嘴状韧带）附近的主动脉峡部。这是胸主动脉从胸部向腹部过渡的区域。超声心动图（尤其是经胸心脏超声）可以显示胸主动脉的长轴切面，其中可以观察到局限性或弥漫性的狭窄。彩色多普勒超声是评估血流特征的重要工具。在主动脉缩窄的区域，由于狭窄导致的高速血流会在彩色多普勒上呈现为色彩变化明显的血流图像（五彩镶嵌状），这反映了通过狭窄区的血流速度显著增加。主动脉缩窄导致远端血流动力学改变，特别是在腹主动脉。这可以通过多普勒超声评估，显示为血流速度上升缓慢，峰值减低并后移，以及持续时间延长，表现为收缩期和舒张期的血流异常，这反映了下游组织的血供不足。

100. ACDE 致心律失常性右心室心肌病，又称"羊皮纸心"，是一种原因不明的心肌疾病，病变主要累及右心室，是一种常染色体显性遗传的家族性疾病。超声心动图表现有右心室弥漫性或局限性增大，严重者局部瘤样膨出，右心室流出道增宽；受累右心室壁明显变薄，运动减弱，肌小梁排列紊乱或消失，右心室调节束异常，构成"发育不良三角区"，未受累心肌的厚度正常。部分病例右心室心尖可见附壁血栓形成。右心室收缩功能减低，以射血分数减低为著，左心功能可正常。右心房常明显扩大。多数患者会出现三尖瓣不同程度反流。

101. ABCD 肺静脉畸形引流系指肺静脉血不进入左房而引流入体循环的静脉系统，包括部分型和完全型。完全型肺静脉畸形引流根据引流部位不同，分为 4 型：①心上型，肺静脉总干经垂直静脉，左无名静脉进入右上腔静脉，入右心房，此型最常见；②心内型，肺静脉总干与冠状静脉窦相连，开口于右心房；③心下型，肺静脉总干下行穿膈肌与下腔静脉或门静脉相连，回流入右心房；④混合型，两侧肺静脉分别通过不同部位引流入右心房，此型最少见。

102. ABCE 室间隔缺损的类型包括：①膜周部：单纯膜部型、嵴下型、隔瓣下型；②漏斗部：嵴内型和干下型；③肌部。

103. BCDE 梗阻性肥厚型心肌病的超声诊断标准：①室间隔明显增厚，左心室后壁亦增厚，呈非对称性。室间隔与左心室后壁之比 > 1.3 ~ 1.5；②室间隔内见强弱不均的点片状回声，运动幅度减低，收缩期增厚率亦减低；③SAM征（＋），即二尖瓣前叶收缩期前向运动，致左室流出道内径变窄（< 20mm）；④主动脉瓣收缩中期部分关闭；⑤左心室流出道血流速度明显增快，频谱峰值后移，呈匕首样；⑥左心房常增大，左心室腔内径减小；⑦常伴有二尖瓣反流。

104. BCE 非梗阻性肥厚型心肌病超声心动图表现：①室间隔增厚，左室后壁亦增厚；②室间隔回声不均匀，内见点片状回声，运动幅度减低；③左室流出道内径正常（> 20mm）；④左房常增大，常伴有二尖瓣反流。

105. ACDE 心内膜弹力纤维增生症是指心内膜出现弥漫性胶原和弹力纤维组织增生，心内膜增厚僵硬，造成全心扩大和心力衰竭改变。心室顺应性明显降低，舒张和收缩功能均受损。

106. ABCE 主动脉瓣提前关闭现象是梗阻性肥厚型心肌病的特征性诊断标准之一，不会出现在扩张型心肌病中。其形成机理为左心室流出道梗阻时，左室加强收缩，主动脉瓣会由于流出道压差的存在，收缩中期血流在左心室流出道受阻，主动脉瓣提前关闭，收缩晚期再次开放。

107. ABCD　EPSS 增大是左心室明显扩大，扩张型心肌病的 M 型超声心动图表现，在肥厚型心肌病中不应出现，其余选项为梗阻性肥厚型心肌病超声表现。

108. ADE　缺血性心肌病为心肌长期供血不足，组织发生营养障碍和萎缩，纤维组织增生所致。与扩张型心肌病共同点为两者临床特点均表现为心力衰竭，超声均表现为心脏扩大，心肌收缩运动减弱。左心室明显扩大时，可使二尖瓣环扩张和乳头肌侧移，影响瓣叶闭合发生二尖瓣反流。但是缺血性心肌病室壁运动为节段性减弱，而扩张型心肌病室壁运动为弥漫性减弱。

109. CD　缺血性心肌病有心绞痛和心肌梗死病史，超声表现为心脏增大多，以左心室、左心房增大为主，室壁有节段性运动异常，急性梗死区回声减低，陈旧性梗死区纤维化回声增强。

110. ABCD　本病起病缓慢，早期无任何症状，或仅在体力负荷时出现气促、乏力。

111. ABCD　缩窄性心包炎可见心包增厚、粘连、纤维化和钙化，可呈"三明治"样改变。尤以房室瓣环部位为著。二维超声图像特点主要有：①直接征象：心包不同程度增厚、回声增强、尤以房室瓣环部位为著；心包厚度多在 3~10mm，严重者可超过 10mm；可有不同程度的心包积液，多数为少量。②间接征象：双房增大，双室腔多缩小；室间隔呈抖动；下腔静脉及肝静脉增宽。部分患者可有局限性包裹性心包积液或少量心包积液，但不会伴有大量的心包积液。

112. ABCE　心包分为纤维性心包和浆膜性心包，纤维性心包在心包的最外层，较厚，由致密而坚韧的结缔组织构成，伸缩性较小。浆膜性心包分为脏层和壁层，壁层心包紧贴纤维性心包的内面，脏层衬于心脏表面，又称心外膜，壁层心包与脏层心包之间有一腔隙，称为心包腔。

113. ABCDE　主动脉夹层 Stanford A 型破口位于升主动脉，可伴有升主动脉扩张，升主动脉内可见撕裂内膜组织飘动，将升主动脉分为真、假两腔，真腔内血流速度较快，色彩明亮，假腔内有时可表现为血流缓慢瘀滞，夹层累及主动脉窦部，可导致主动脉瓣脱垂并反流，当升主动脉假腔张力较大，可出现心包填塞，表现为心包腔内无回声伴有中等回声光团（血块）。

第十四章　血管疾病诊断及鉴别诊断

一、A1 型题

1. C 假性主动脉瘤是指因创伤等因素引起的动脉壁全层破裂出血，形成动脉旁血肿，血肿外可仅有外膜层甚至仅为血管周围组织包绕，形成瘤壁，在动脉搏动产生的持续冲击力的作用下，血管破口与血肿相通，形成搏动性血肿。所以假性主动脉瘤没有完整的动脉壁。因此选项 A 错误。真性主动脉瘤是指当动脉管壁薄弱时，动脉管腔扩张超出正常限度所形成的动脉瘤状改变，各层结构是完整的。真性动脉瘤壁变薄以后是容易破裂的。所以选项 B 错误。高血压是主动脉夹层最常见的病因。所以选项 C 正确。主动脉夹层的发生既有一些是先天性的因素，也有一些是后天性的疾病所引起的。整体来说，后天性的疾病占有主要的原因。所以选项 D 错误。假性动脉瘤的形成原因是外伤、感染或者其他因素所造成的动脉壁全层破裂出血，形成动脉旁血肿。所以选项 E 错误。因此本题的正确答案为 C。

2. D 真性主动脉瘤的诊断标准：①最大外径 >3.0cm；②腹主动脉最宽处外径是相邻正常段外径的 1.5 倍及以上。符合两者之一即可诊断。

3. B 真性动脉瘤的超声表现：①二维表现：病变段腹主动脉局限性扩张，多呈梭状或纺锤形，瘤壁仍表现为动脉壁的各层结构，瘤体内常见附壁血栓。②彩色多普勒表现：瘤腔内收缩期呈现流速缓慢暗红色或暗蓝色，瘤体较大时，显示瘤体内有红、蓝相间的涡流或漩流。③频谱多普勒表现：动脉瘤内呈低速涡

流，狭窄处呈高速血流。选项 B "动脉旁出现无回声包块"是假性动脉瘤的超声特点。所以本题应选 B。

4. B 假性动脉瘤超声特点：①二维表现：动脉旁显示无回声结构，呈类圆形或不规则形，为假性动脉瘤的瘤腔；无明确的动脉三层结构。瘤腔内壁可见厚薄不均的低或中等回声，为瘤内血栓形成；瘤腔内血流呈"云雾状"流动；动脉壁与瘤腔间存在异常通路——破裂口，即瘤颈。②彩色多普勒：瘤腔内血流紊乱或呈涡流状；瘤颈处可见收缩期血流由动脉"喷射"入瘤体内，舒张期瘤体内的血液反流回动脉腔，呈双向血流；瘤体内有血栓形成时，彩色血流呈现局限性充盈缺损。③频谱多普勒：于瘤颈处可探及双向血流频谱，即收缩期由动脉流入瘤体的高速射流频谱，舒张期瘤体内的血流反流入动脉腔的低速血流频谱。在瘤腔内血流紊乱，不同位置探及的血流频谱形态不同。所以选项 B 错误。

5. C 主动脉夹层的多个切面均可显示受累主动脉增宽，其内膜撕裂，呈线状或条索状回声，随心动周期过程有明显的摆动。主动脉腔内的剥脱样内膜回声可将主动脉腔分成两个腔，真正的主动脉腔称真腔，血肿腔称为假腔。真腔小，假腔大。CDFI 可见真腔内血流速度较高，假腔内血流速度较低。收缩期血流经破口从真腔进入假腔，速度较高，舒张期血流从假腔进入真腔，速度较低。当伴有主动脉瓣关闭不全时，可探及主动脉瓣反流。所以选项 C 错误。

6. D 马方综合征为多系统结缔组织疾

病，是一种常染色体显性遗传疾病，可引起骨骼系统［肢体过长、蜘蛛指（趾）、脊柱后凸及漏斗胸等］、眼部（视网膜剥离、晶状体异位等）及心血管系统异常。心血管病变主要表现为主动脉根部中层弹力组织明显断裂、消失、中层囊性坏死、平滑肌破坏和胶原纤维增生。

7. E　马方综合征可引起主动脉根部内径增宽，三个窦明显扩张，向外膨出，主动脉壁变薄形成升主动脉瘤，内径＞42mm，常可达60～100mm。动脉瘤多累及瓣环使其扩大，最常见的还是主动脉瓣发生黏液样变性，瓣叶变薄、过长、松弛，导致瓣膜脱垂，继而发生主动脉瓣反流，而不会引起主动脉瓣狭窄。由于存在瓣叶反流，左心室会有不同程度的扩大，严重者发生左心衰竭。所以选项E错误。

8. B　主动脉缩窄患者的腹主动脉呈现缺血频谱：加速支上升缓慢，峰值减低并后移，持续时间长，持续整个心动周期。

9. B　主动脉缩窄可发生在主动脉的任何位置，但大多数情况出现在主动脉峡部、动脉导管之前或之后。

10. A　血栓闭塞性脉管炎的病理基础为非化脓性全层血管炎症、内膜增生、血栓形成导致血管腔闭塞，主要累及下肢的中小动脉及其伴行静脉。

11. C　静脉血栓是一种常见的静脉阻塞性疾病，可发生于深、浅静脉，多发生于下肢深静脉。

12. E　肢体静脉血栓的种类按时间分为急性、亚急性和慢性。（1）急性血栓是指发生在2周以内的血栓，为新鲜的血栓，超声特点包括：①血栓处静脉管径明显扩张，显著大于伴行动脉，除非血栓很小、非阻塞性或静

脉壁瘢痕形成而不能扩张；②血栓形成后数小时到数天之内表现为无回声，1周后逐渐呈低回声；③静脉管腔不能被压瘪；④急性血栓的近心端往往未附着于静脉壁，自由漂浮在管腔中。（2）亚急性血栓是指发生在2周至6个月的血栓，超声特点包括：①血栓回声较急性阶段逐渐增高；②血栓逐渐溶解和收缩，血栓变小、固定，静脉内径内缩；③静脉管腔不能完全被压瘪；④血栓黏附于静脉壁，不再自由浮动。（3）慢性血栓是指发生在6个月以上的血栓，超声特点包括：①管壁不规则增厚；②管径可以明显小于正常，部分静脉变为闭塞的纤维条索状结构或显示不清；③静脉瓣膜增厚、回声增强。所以"血栓回声强弱和管腔有无扩张"是急、慢性血栓的主要区别。故本题应选E。

13. B　超声检查是诊断四肢静脉血栓的常用方法。在超声图像上，四肢静脉血栓的直接征象之一就是管腔内实性回声，即血栓在静脉内形成的回声区。所以选项B正确。其他选项中，乏氏反应消失或减弱是指血管内血流信号的缺失或减弱，是间接征象；管腔内血流信号充盈缺损是指血栓阻塞了血流信号的通道，也是间接征象；血流频谱失去期相性改变是在多普勒超声中的特征，不是直接征象；管腔不能被压闭是指血管腔内存在血栓导致其压闭困难，也是间接征象。因此本题应选B。

14. B　布-加综合征是指肝脏与右心房之间的肝静脉或/和下腔静脉发生阻塞而引起肝静脉回流受阻，由此产生一系列症候群。充血性心力衰竭所致的功能性肝静脉流出道梗阻不属于布-加综合征的范畴。所以选项B错误。

15. D　在Valsalva试验或远端挤压试验时，根据下肢深静脉是否存在反流及持续时间

判断有无深静脉瓣膜功能不全，反流持续时间 <1s 为可疑瓣膜功能不全，反流时间 >1s 可诊断为瓣膜功能不全。

16. D 静脉瓣膜功能不全多发生在下肢静脉。彩色多普勒检查时应适当降低平均速度，观察下肢静脉血流方向、血流充盈情况及色彩明暗。在 Valsalva 试验或远端加压试验时，根据下肢静脉是否存在反流及持续时间判断有无静脉瓣膜功能不全，反流持续时间小于 1s 为可疑瓣膜功能不全，反流时间大于 1s 即可诊断为静脉瓣膜功能不全。

17. B 下肢静脉瓣膜功能不全的灰阶超声表现：①静脉管腔正常或增宽；②较大静脉或浅表静脉，可观察到瓣膜关闭不全或瓣膜增厚；③管腔内为无回声。彩色多普勒超声表现：①下肢静脉管腔内血流充盈好，只有当出现血栓时会出现充盈缺损；②Valsalva 试验或挤压小腿放松后，可见病变段静脉瓣膜处线样或束状反向血流信号；③继发性下肢静脉瓣膜功能不全的血流形态视血栓分期而定。Valsalva 试验或挤压小腿放松后，病变段静脉可出现明显反流。所以选项 B 错误。

18. D 颈动脉海绵窦瘘是颈动脉与颅底海绵窦之间发生动-静脉交通，使颈动脉血流流入海绵窦，流入眼上静脉，导致海绵窦及眼上静脉血流动脉化，这是眶尖肿瘤及海绵窦血栓形成等需与之鉴别的疾病绝不会出现的。

二、A2 型题

19. B 患者发病年龄 <40 岁，有全身症状（低热、乏力）、肢体缺血（间歇性跛行）、血管搏动减弱及血管杂音等表现，符合多发性大动脉炎的诊断标准。声像图显示腹主动脉近心段管壁长节段性增厚，伴有管腔狭窄，因此考虑多发性大动脉炎累及腹主动脉。所

以选项 B 正确。本例腹主动脉没有管腔扩张，不符合动脉瘤表现，故排除选项 A；临床症状及声像图不支持腹主动脉夹层，故排除选项 C；患者为年轻女性，且声像图不支持动脉粥样硬化表现，排除选项 E；腹膜后纤维化表现为腹主动脉周围的低回声区包绕，与本例声像图不符，故排除选项 D。因此本题应选 B。

20. A 根据提供的临床表现和超声检查结果，最可能的诊断是肠系膜血管缺血性疾病。急性腹痛、小肠壁弥漫性增厚、回声减低、肠壁内无血流信号以及肠系膜上静脉内不均匀实性回声等特点提示可能存在肠系膜血管缺血。肠系膜血管缺血是指由于肠系膜血管的急性或慢性阻塞导致肠道血液供应不足，进而引发肠道组织缺血和坏死。

21. C 继发性静脉瓣功能不全的常见原因有妊娠、深静脉血栓后遗症和肿瘤等。故本题的主要诊断依据是静脉腔内有明显的实质性血栓回声。

22. D 动脉粥样硬化、大动脉炎等原因造成锁骨下动脉或无名动脉发生重度狭窄或闭塞后，导致患侧锁骨下动脉向上肢动脉供血减低，同时通过患侧椎动脉血流逆向供应上肢，继发患侧椎动脉供血区域血流方向反向，灌注下降。

23. D 根据题目描述，患者临床怀疑椎基底动脉供血不足，超声检查发现右侧椎动脉起始段病变。椎动脉起始段内膜毛糙增厚，管径变细是椎动脉起始段病变的一种表现，符合题目描述。椎动脉起始段管腔内低回声充填，血流充盈不完全是椎动脉起始段病变的一种表现，符合题目描述。选项 D 与题目描述相反，椎动脉起始段病变通常会导致血流速度增加。椎动脉椎间段血流频谱呈狭窄后改变是椎动脉病变的另一种表现。

24. E　多发性大动脉炎主要影响大中动脉，特别是主动脉及其分支。颈动脉大动脉炎的病理基础是病变累及的颈总动脉管壁，受非特异性炎症的侵袭，动脉壁全程弥漫性、不规则增厚，血管腔呈向心性狭窄以至闭塞。因此选项 E 符合题意。颈总动脉探及多发性动脉粥样硬化斑块不是多发性大动脉炎的特征。虽然动脉瘤可见于多发性大动脉炎，但不是其最典型的特征。锁骨下动脉增宽也不是多发性大动脉炎的特征。虽然动脉壁增厚可见于多发性大动脉炎，但颈外动脉扩张不是其典型特征。因此本题应选 E。

25. D　颈静脉扩张症的超声表现包括：颈静脉呈局限性扩张或弥漫性梭形或囊状扩张。颈静脉内膜光滑，管壁境界清晰，管腔内为无回声。当增加胸腔内压时，管径明显扩张，扩张的内径大于邻近病变部位正常血管内径的 1.5 倍以上。彩色多普勒血流显像为低流速、涡流血流成像特征。所以选项 D 错误。

26. D　患者为老年男性，有糖尿病史，超声显示右侧股浅动脉管腔内见中等回声，CDFI 显示右侧股浅动脉中等回声处及远心段血流信号中断，管腔内无血流信号，因此可诊断为右侧股浅动脉闭塞。所以选项 D 正确。右侧股浅静脉血栓通常表现为血栓内回声增强，而非透声不佳。右侧股浅动静脉瘘通常表现为动脉和静脉之间的异常血流连接，而非血流信号中断。大动脉炎通常表现为血管壁的异常增厚和回声增强，而非透声不佳和血流信号中断。右侧股浅动脉真性动脉瘤通常表现为动脉腔内的异常扩张和血流信号，而非透声不佳和血流信号中断。因此本题应选 D。

27. C　股静脉完全栓塞的表现为血栓处静脉管径通常明显扩张，内可见低回声，显著大于相邻动脉，管腔不能被压闭。侧支循环可

位于血栓的附近或较远部位，一般较正常静脉细且多数走行迂曲或交错排列。血栓段静脉内完全无血流信号或探及少量血流信号，远段血流速度缓慢。所以选项 C 错误。

28. E　颈动脉体瘤是发生于颈动脉体的肿瘤，体积较小时位于颈总动脉分叉处的外鞘内，体积较大时围绕于颈总、颈内与颈外动脉周围，为实性包块，它明显不同于其他血管性疾病表现的血管壁膨出、血管内膜分离和血管本身扭曲。所以选项 E 符合题意。颈神经纤维瘤通常与神经组织相关，瘤体无或少量血流信号。颈神经鞘瘤是围绕神经纤维的鞘发展出的肿瘤，通常也不表现为有丰富的血流供应。颈交感神经鞘瘤也是发展于神经鞘，与颈动脉分界清楚，肿瘤两端与周围神经相连，增粗的神经与瘤体间形似"鼠尾征"。颈动脉瘤是血管壁的局部扩张，通常会在超声图像中显示为血管的局限性扩张，而不是一个有明显边界的包块。因此本题应选 E。

三、A3/A4 型题

29. A　患者的症状和超声心动图的结果表明，该患者最有可能患有升主动脉瘤。患者超声心动图显示升主动脉内径明显扩张至 54mm，正常成人的主动脉直径通常在 3 ~ 4cm 左右，超过这一范围通常可以考虑为主动脉瘤。患者的瘦长体形和其他相关症状（如指征、腕征、眼高度近视、晶状体脱位）可能与马方综合征相关，这是一种与结缔组织疾病相关的遗传性疾病，常见的心血管并发症为升主动脉瘤。所以选项 A 正确。主动脉夹层通常表现为主动脉内膜撕裂，导致血液进入主动脉壁层之间形成假腔。患者超声图像中未见明显的夹层分离，故可以排除选项 B。主动脉窦瘤通常指的是主动脉根部即主动脉瓣上方的主动脉窦部位的瘤状扩张，与本病例描述的升主动脉扩张不完全相符。故可以排除选项 C。

假性主动脉瘤通常是由于主动脉壁的完整性被破坏（如创伤或手术后），血液渗出而形成动脉旁血肿。患者的情况没有提及有此类情况的发生。故可以排除选项 D。降主动脉瘤指的是在降主动脉部位的动脉瘤。患者的降主动脉直径为 30mm，未提及异常扩张，因此不符合这个诊断。故可以排除选项 E。因此本题的正确答案为 A。

30. B 在描述的超声心动图中，提到"二尖瓣前叶收缩期突向左房"，这是二尖瓣前叶脱垂的典型表现。二尖瓣脱垂中，一个或两个二尖瓣叶在心脏收缩期间会异常突入（脱垂）到左房中。这种情况可以导致血液从左心室逆流回左房，即二尖瓣反流，但如果没有明确提到有显著的反流或只是轻微的反流，可以先不考虑严重的反流问题。所以选项 B 正确。二尖瓣狭窄是指二尖瓣开放不全，通常由于瓣膜变厚、变硬或粘连而导致开口面积减小。这与"二尖瓣前叶脱垂"描述不符。故可以排除选项 A。二尖瓣腱索断裂会导致二尖瓣叶片的严重脱垂甚至瓣叶部分脱离，通常会见到更为剧烈的二尖瓣反流和心脏功能显著受影响。超声报告中没有提到腱索断裂的直接证据。故可以排除选项 C。文中未提及二尖瓣狭窄，仅有脱垂的描述。故可以排除选项 D、E。因此本题的正确答案为 B。

31. C 马方综合征是一种遗传性结缔组织疾病，特征是身体各部分结缔组织的异常，常见表现包括骨骼系统异常［身高较高、四肢瘦长、指趾异常延长（指征、腕征）］、眼部异常（如晶状体脱位）及心血管系统异常（特别是主动脉瘤和瓣膜疾病）。患者的超声心动图显示升主动脉明显扩张和二尖瓣前叶脱垂，符合马方综合征的典型心脏表现。所以选项 C 正确。鲁登巴赫综合征是一种罕见的血管畸形，通常涉及皮肤和软组织，与此病例

的心脏症状和超声心动图表现无直接关联。故可以排除选项 A。埃布斯坦畸形是一种先天性心脏病，其中三尖瓣的瓣叶异常地附着在心室壁上，本病例未提及三尖瓣问题，故可以排除选项 B。房室管畸形，又称为心内膜垫缺损，是由于连接房室间隔的中心组织，即心内膜垫组织发育不全，造成四腔房室左右相通、上下共道，包括原发孔型房间隔缺损、流入道型室间隔缺损以及房室发育异常的一组畸形。病例中未提及这类缺损。故可以排除选项 D、E。综上所述，最合适的诊断是选项 C。

32. C 根据剧烈而持续前胸和后背疼痛，可考虑为急性主动脉夹层。急性主动脉夹层伴瘤体破裂可导致休克和猝死，是最凶险性急诊疾病之一。需与急性心肌梗死、肺栓塞、急性心包炎等具有相同临床症状的疾病相鉴别。主动脉瓣退行性变伴轻度反流的症状有疲劳、乏力、体位性头晕、活动后气促等。所以不需要考虑此疾病。故本题应选 C。

33. E 主动脉夹层 Debakey Ⅰ 型的超声表现为：内膜破口位于升主动脉近端；夹层可累及升主动脉、主动脉弓、降主动脉、腹主动脉及其分支，亦可累及冠状动脉和主动脉瓣。所以选项 E 正确。

34. C 主动脉夹层的内膜撕裂，呈线状或条索状回声，随心动周期过程有明显的摆动。主动脉腔内的剥脱样内膜回声可将主动脉腔分成真腔与假腔。真腔小，假腔大。部分患者的假腔内可有不同程度的血栓形成，或由于血流淤滞而出现云雾样的自主回声反射，伴有血栓的假腔形态多不规则。CDFI 可见真腔内血流速度较高，假腔内血流速度较低。当伴有主动脉瓣关闭不全时，可探及主动脉瓣反流。所以选项 C 错误，符合题意。

35. B 主动脉夹层 Debakey Ⅱ 型破口位于

升主动脉，且仅局限于升主动脉，主动脉管腔内可见剥脱的内膜回声，选项A正确，选项B错误。剥脱的内膜回声将管腔分为真腔与假腔，真腔内血流明亮，选项D正确，假腔内血流暗淡。CDFI可见真腔内血流速度较高，假腔内血流速度较低。收缩期血流经破口从真腔进入假腔，速度较高，舒张期血流从假腔进入真腔，速度较低。部分患者可有多个破口处的血流沟通。当伴有主动脉瓣关闭不全时，可探及主动脉瓣反流，选项C正确。部分患者的假腔内可有不同程度的血栓形成，选项E正确。所以本题应选B。

36. D 超声心动图检查可以从以下几个方面区别主动脉夹层的真腔与假腔：①记录M型曲线，收缩期扩张者为真腔，另一个为假腔；②较宽的一侧为假腔，较窄的一侧为真腔，真腔形态相对较规则，常呈环形或椭圆形；③收缩期血流速度快者为真腔，血流速度慢或无血流者为假腔；④入口处收缩期血流由真腔流入假腔。所以选项D错误。

37. E 该患者有糖尿病病史，摔倒后出现剧烈腹痛，并伴有高血压。超声检查发现脐水平腹主动脉左旁可见类圆形厚壁无回声区。这些表现与腹主动脉瘤和腹膜后血肿相符。腹主动脉瘤可见腹主动脉壁的局部膨胀和扩张，破裂后可出现突然剧烈腹痛，常见于腹主动脉的下部。腹膜后血肿是指血液在腹腔后部积聚形成的血肿。因此，根据症状和超声表现，腹主动脉瘤和腹膜后血肿是最可能的诊断。所以选项E正确。脾血肿通常不会导致剧烈腹痛和高血压。脾脓肿通常不会出现在脐水平腹主动脉左旁。淋巴结肿大和椎旁脓肿与患者的症状和超声表现也不符合。

38. E 超声检查显示腹主动脉旁可见类圆形厚壁无回声区，这可能是腹主动脉瘤的表现。启动CDFI后，无回声区内显示彩色血

流信号，血流束来自腹主动脉，起始部细窄，进入无回声区内增宽，呈多色分散，这进一步支持了腹主动脉瘤的诊断。腹主动脉瘤表现为腹主动脉壁的局部扩张和薄弱，常见于老年人和有高血压、动脉粥样硬化等危险因素的患者。突然腹部剧烈疼痛可能是腹主动脉瘤破裂的表现。其他选项如脾血肿、左肾上腺血肿、腹膜后血肿和椎旁脓肿的可能性较低。

39. D 腹主动脉旁的无回声区内显示彩色血流信号，多断面扫查可见血流束来自腹主动脉，起始部细窄，进入无回声区内增宽，呈多色分散。这些特征表明血流在狭窄处经历了加速和湍流，因此可探及的血流频谱应为高速湍流。

40. A 动脉硬化性闭塞症的病变常位于大、中肌性动脉，多见于男性，发病年龄多在45岁以上，高血压、高脂血症、吸烟、糖尿病、肥胖和高密度脂蛋白低是高危因素，一般无血栓性浅静脉炎病史。所以选项A错误。

41. B 动脉硬化性闭塞症病理分期分为4期，一期：脂纹，最早期的病变，在动脉内膜面可见黄色针头帽大小的斑点，再发展可出现宽1~2mm条纹，镜下见主要由吞噬脂质的泡沫细胞聚集形成。二期：纤维斑块，动脉内膜面可见散在的不规则、表面隆起的斑块，由大量胶原纤维、弹力纤维、蛋白聚糖以及成纤维细胞聚集形成纤维帽，在纤维帽的下方有泡沫细胞、平滑肌细胞、细胞外基质以及淋巴细胞。三期：粥样斑块，肉眼观内膜面有明显的隆起灰黄色斑块，镜下表面为玻璃样变的纤维帽，深层为坏死物质，可见胆固醇结晶和钙盐。斑块底部边缘可见肉芽组织和泡沫细胞、淋巴细胞，中膜变薄。四期：继发性的改变，有斑块破裂、钙化和血栓形成。所以选项B不包括在此范围内。

42. C 早期颈动脉硬化性闭塞症二维超声成像显示颈动脉内-中膜融合，局限性或弥漫性增厚，IMT≥1.0mm 定义为内-中膜增厚。斑块呈均质性回声或不均质性回声，致管腔狭窄或闭塞。CDFI 显示斑块处管腔充盈缺损，狭窄处呈五彩镶嵌样血流。中度以上的狭窄者，频谱多普勒超声检测可显示颈动脉高速湍流频谱。所以选项 C 正确。

43. B 患者自述右足部皮肤温度减低，脚趾变形发黑溃烂 2 个月余。查体见右足背动脉及右胫后动脉搏动消失，超声显示右胫后动脉管腔可见中等回声，CDFI 见右胫后动脉中等回声处呈杂色血流，其远心段血流中断，管腔内无血流信号，符合动脉硬化性闭塞症的临床及超声表现。右胫后动脉闭塞导致了患者足部的严重缺血和坏死。超声检查显示右胫后动脉管腔透声差，可见中等回声充填，远心段血流中断，管腔内无血流信号，这些都是闭塞的表现。

44. D 在下肢动脉闭塞的情况下，为了对比血流情况，常常需要对照对侧下肢动脉进行检查。对侧下肢动脉通常是未受影响的，可以显示正常的血流信号，用于与闭塞的动脉进行对比。其他选项中的肱动脉、颈动脉与下肢动脉无关。主动脉是体循环的主要动脉，不是用于对照下肢动脉闭塞的常用动脉。

45. A 动脉硬化性闭塞症的灰阶超声表现：①管壁增厚，回声增高，血管呈不规则扭曲；②血管内膜粗糙、增厚，有粥样硬化斑块形成；③管腔呈不规则狭窄、局部扩张，可有血栓形成。所以选项 A 错误。

46. D 锁骨下动脉盗血综合征是由于锁骨下动脉或无名动脉近端狭窄或闭塞，出现同侧椎动脉压力下降，血液反流，灌注患侧上肢，引起后循环和上肢动脉缺血的一组临床

综合征。临床表现为患侧上肢无力、无脉、脉搏弱以及眩晕、头痛、视物不清等。体检上肢血压低或测不到，颈部闻及血管杂音。

47. E 动脉粥样硬化、多发性大动脉炎、瘤体压迫等原因导致锁骨下动脉或无名动脉狭窄或闭塞，引起椎动脉与锁骨下动脉之间压力差发生变化，使同侧椎动脉血流部分或全部反向流入锁骨下动脉远端。"夹层动脉瘤"与本疾病的发生无关。所以本题应选 E。

48. D 锁骨下动脉盗血综合征的超声表现：锁骨下动脉狭窄＞50%，但＜70%时，椎动脉血流方向正常，收缩期达峰时间相对延长，伴收缩峰的"顿挫""切迹"特征。锁骨下动脉狭窄≥70%，但＜90%，患侧椎动脉收缩期血流方向与同侧颈动脉血流相反，舒张期与同侧颈动脉相同的双相血流频谱。锁骨下动脉狭窄≥90%或闭塞，患侧椎动脉血流方向与同侧颈总动脉血流方向完全相反。锁骨下动脉不完全阻塞时，腔内彩色血流变细，狭窄处血流呈五彩镶嵌、颜色变亮，狭窄远端血流颜色变暗、血流充盈欠佳，当锁骨下动脉完全阻塞时，测不到血流频谱。所以选项 D 错误。

49. A 从题中描述可以看出，患者出现了新鲜血栓。二维超声提示患侧静脉血管腔内实性低回声改变，在管腔内呈游离状态。新鲜血栓未完全附着于血管壁。

50. B 静脉血栓分为：①急性血栓：是指 2 周以内的血栓，为新鲜的血栓；②亚急性血栓：发生在 2 周至 6 个月的血栓；③慢性血栓：发生在 6 个月以上的血栓。

51. A 新鲜血栓最易发生肺动脉栓塞。超声检查是早期发现颈内静脉血栓形成的重要手段，但操作要特别小心，不应做常规的静脉加压检查。

52. D 题中的超声检查提示大隐静脉曲

张。大隐静脉曲张表现为病变处静脉扩张、走行迂曲。Valsalva 动作或挤压小腿放松后，可见病变段静脉瓣膜处显示线样或束状反向血流信号，其持续时间的长短与瓣膜功能不全的程度相关。

53. E　根据患者下肢静脉超声检查表现可得到以下提示：右侧股浅静脉血栓形成、右侧大隐静脉曲张、股浅静脉血栓继发大隐静脉曲张；检查时需注意不能用力压血栓头部，并观察有无穿支静脉，穿支静脉内有无反流。所以选项 E 错误。

54. E　患者突然出现呼吸困难、胸痛，高度怀疑肺动脉栓塞，应进行 CT 肺动脉造影检查、超声心动图检查、D - 二聚体检查等，并积极治疗。其治疗方法包括改善血流动力学及呼吸支持、抗凝、溶栓、取栓、放置静脉滤网等。观察随访的治疗是不正确的。所以本题应选 E。

55. D　结节性多动脉炎常累及中、小肌性动脉，如肾动脉、肝动脉等，因血管壁内弹力层破坏，血管扩张形成动脉瘤，病变向外膜和内膜蔓延而致管壁全层坏死，引起血管内膜增生、管腔内血栓形成，重者可使血管腔闭塞。本例患者有全身炎症反应，腹腔多处血管动脉瘤形成，符合结节性多动脉炎表现。

56. E　该患者 2 年前右肾动脉正常，现右肾动脉频谱呈高速低阻改变，RI 仅为 0.30，只有选项 E 最可能出现这种频谱，而本例肾动静脉瘘产生的原因可能是结节性多动脉炎侵蚀肾动脉壁及相邻的肾静脉所致。

57. E　本例患者为结节性多动脉炎，可出现炎性指标异常，如血沉增快、C 反应蛋白增高。肾动静脉病变可导致肾功异常，引起高血压、蛋白尿，继而导致左心室肌肥厚、内径增大；肠系膜动静脉病变可导致餐后腹痛、腹

胀和腹泻等症状。腹腔干的动脉瘤不至于导致肝动脉供血异常，更不至于出现肝功能异常改变。所以选项 E 符合题意。

四、B1 型题

58. D　主动脉夹层为动脉内膜撕裂，夹层血肿形成，将主动脉分为真、假两腔。多数可显示主动脉内膜的连续性中断以及剥脱的内膜片回声，部分患者在夹层远端还可显示夹层的出口。

59. B　真性主动脉瘤是指主动脉壁薄弱所引起的主动脉局限性管腔显著扩张或膨胀。病理表现为在动脉腔内高压力的持续作用下，组织薄弱或弹性丧失的局部主动脉壁向外扩张和突出，随着扩张局部张力增加，促进瘤体进一步突出。

60. E　假性主动脉瘤是动脉壁部分破裂，血液溢至血管外，局部被周围纤维组织包裹形成的囊性搏动性血肿。彩色多普勒显示假性主动脉瘤破口处血流往返于动脉与瘤体之间。

61 ~ 63. C、B、D　主动脉夹层常根据内膜撕裂的部位和夹层血肿所波及范围进行分型，临床常用 DeBakey 分 3 型。DeBakey Ⅰ 型：内膜破口位于升主动脉近端；夹层可累及升主动脉、主动脉弓、降主动脉、腹主动脉及其分支，亦可累及冠状动脉和主动脉瓣。DeBakey Ⅱ 型：内膜破口位于升主动脉近端；夹层局限于升主动脉，亦可累及冠状动脉和主动脉瓣。DeBakey Ⅲ 型：内膜破口位于左锁骨下动脉远端；夹层常向下扩展至胸降主动脉或腹主动脉。

五、X 型题

64. ABC　真性主动脉瘤根据解剖部位可分为升主动脉瘤、主动脉弓动脉瘤和降主动脉瘤。根据形态可分为梭形或纺锤形、囊状和混

合型 3 种。所以本题应选 ABC。

65. ABCE 主动脉夹层是指主动脉内膜层断裂，血流进入变性的中膜层，导致内膜层、中膜层分离，并沿动脉壁进一步延伸，将主动脉腔形成真腔和假腔两部分，选项 D 错误。剧烈而持续的前胸和后背疼痛是急性主动脉夹层的最主要症状，慢性主动脉夹层的患者疼痛可能不明显或不剧烈。高血压病伴主动脉粥样硬化是最常见的病因。超声表现为：累及主动脉根部的夹层常同时伴有主动脉瓣环扩张和主动脉瓣形态和功能的异常，导致主动脉瓣脱垂及关闭不全。主动脉夹层的多个切面均可显示受累主动脉增宽，其内膜撕裂，呈线状或条索状回声，随心动周期过程有明显的摆动。所以选项 ABCE 均正确，为本题的正确答案。

66. BCD 真正的主动脉腔称真腔，血肿腔称为假腔。在超声心动图中，有几个特征可以帮助分辨真腔和假腔。收缩期真腔扩大，内膜片移向假腔，舒张期则相反。有自发性云雾状低回声或血栓回声出现是假腔的特征之一。假腔中的血液流动较为缓慢，可能会形成云雾状低回声或血栓回声。血流速度快的为真腔，收缩期血流由真腔流向假腔，舒张期由假腔流向真腔。

67. ACD 主动脉缩窄可发生在主动脉的任何位置，但大多数情况出现在主动脉峡部、动脉导管之前或之后，选项 B 错误。胸骨上窝主动脉弓长轴切面为诊断主动脉缩窄的重要切面，该切面能够显示主动脉弓和降主动脉起始处是否存在缩窄，并明确缩窄的部位、范围、程度及类型（如管型缩窄或膜性狭窄），同时可测量其内径。在缩窄近端主动脉及分支处会出现扩张和搏动增强的情况，而在远端降主动脉则可能出现狭窄后扩张和搏动减弱的情况。彩色血流显像显示缩窄段血

流束变细，选项 E 错误，可见缩窄部位五彩高速血流信号及狭窄远端的血流汇聚。所以选项 ACD 正确，为本题的正确答案。

68. BCD 腹主动脉夹层为内膜撕裂，纵切面腹主动脉内出现细条带状内膜回声，将腹主动脉分为真、假两腔。所以选项 A 正确。收缩期假腔膨胀挤压真腔，分离的内膜向真腔摆动。所以选项 B 错误。真假腔内的血流速度取决于两腔的相对大小，当真腔狭窄时，流速可明显高于假腔。所以选项 C 错误。由于斑块位于内膜的内表面，因此内膜撕裂后斑块位于真腔侧。所以选项 D 错误，选项 E 正确。因此本题的正确答案为 BCD。

69. ADE 如果出现单侧肾萎缩，可能是由于肾动脉狭窄导致单侧肾脏供血不足，进而出现萎缩，此时有必要切除单侧肾脏，以免导致健康受到影响。所以选项 A 正确。肾叶间动脉出现小慢波，并非均为肾动脉主干狭窄所致，腹主动脉狭窄等也可导致肾叶间动脉的小慢波改变，所以选项 B 错误。当肾动脉重度狭窄时，狭窄段的 PSV 可在正常范围内，所以选项 C 错误。动脉粥样硬化引起的肾动脉狭窄较常见于中老年男性，发生于肾动脉主干起始部。所以选项 D 正确。多发性大动脉炎引起的肾动脉狭窄以青年女性为主，主要累及肾动脉主干起始段，但中远段也会受累。所以选项 E 正确。因此本题的正确答案为 ADE。

70. BCDE 血栓闭塞性脉管炎的病变主要发生于中、小型动脉及与其伴行的静脉，好发于下肢，是外周中、小动脉的节段性、非化脓性炎症、周期性发作的慢性闭塞性疾病，主要病理改变是非化脓性全层血管炎症、内膜增厚伴血栓形成。早期病变主要为血管内膜增厚，继而血栓形成，以致血管完全闭塞；晚期动、静脉周围显著纤维化，伴侧支循环形成。病变呈节段性，节段之间有未闭塞、内膜正常

的部分存在，在病变节段与正常部分之间有明显的边界。所以选项 A 错误。因此本题的正确答案为 BCDE。

71. ACDE　动脉硬化性闭塞症常累及大、中动脉，而血栓性脉管炎最常累及中、小动脉。这是两种疾病的典型特点。所以选项 A 正确。动脉硬化性闭塞症病变分布一般局限、散在；血栓性脉管炎病变分布一般广泛、弥漫。所以选项 B 错误。动脉硬化性闭塞症通常与其他慢性疾病，如糖尿病、高血压有关联，而血栓性脉管炎通常是一种原发性疾病，不伴有糖尿病、高血压等疾病。所以选项 C 正确。血栓性脉管炎通常发生在年轻人，而动脉硬化性闭塞症更常见于中老年人。所以选项 D 正确。动脉硬化性闭塞症的彩色血流充盈存在缺损，而血栓性脉管炎的彩色血流呈节段性变细，这是两种疾病在彩色多普勒超声检查中的典型表现。所以选项 E 正确。因此本题的正确答案为 ACDE。

72. ACDE　急性血栓是指发生在 2 周以内的血栓，为新鲜的血栓，超声表现为血栓处静脉管径明显增宽，显著大于伴行动脉；血栓形成后数小时到数天之内表现为无回声，以后逐渐呈低回声；静脉管腔不能被压瘪；彩色多普勒表现为血流信号消失或血流充盈极差，血栓形成时间较长时，腔内出现弥散点状、条索状或斑片状较强回声。所以选项 B 错误。本题的正确答案为 ACDE。

73. ABCD　慢性血栓是指发生在 6 个月以上的血栓，血栓已机化、钙化和纤维化，管腔有不同程度的血流再通。超声特点包括：①管壁不规则增厚；②管径可以明显小于正常，部分静脉变为闭塞的纤维条索状结构或显示不清；③静脉瓣膜增厚、回声增强。彩色多普勒显示正常静脉腔内单一、边缘光滑、饱满完整的血流束变得宽窄不一、边缘不整、形

态不规则、色彩不均，还可出现红蓝相间血流信号，腔内色彩缺失处往往是栓子存在的部位。所以选项 ABCD 正确，选项 E 错误。因此本题应选 ABCD。

74. ACDE　下肢深静脉血栓的临床表现包括血栓水平以下肢体持续肿胀、站立时肿胀加重，形成"非凹陷性水肿"；出现疼痛和压痛，并且伴有皮肤温度升高和浅静脉曲张。在下肢静脉血栓中，"股青肿"是最为严重的一种情况，当整个下肢静脉系统回流严重受阻时，组织张力极度增高，导致下肢动脉痉挛，肢体缺血甚至坏死。血栓脱落可造成肺栓塞。所以选项 ACDE 正确。

75. ABDE　动静脉瘘是指动脉与静脉之间存在异常通道，使得血液可以直接从动脉流入静脉，绕过了毛细血管床的循环。动静脉间有异常通道是动静脉瘘的基本特征。动静脉瘘分为先天性、后天性和人工动静脉瘘。先天性是由于先天血管发育异常引起的动脉和静脉之间有异常相通；后天性大都是由于外伤、感染、恶性肿瘤或医源性等原因，使动脉与静脉直接沟通。先天因素所致瘘口常为多发，后天因素所致瘘口常为单发。所以选项 ABDE 正确，选项 C 错误。因此本题应选 ABDE。

76. BDE　动静脉瘘表现为较小、搏动不明显的肿块，可闻及持续性、收缩期增强的杂音，局部浅静脉明显曲张，动静脉之间有异常通道，为高速动脉样血流信号。瘘口近端动脉高速低阻血流，很少合并瘤样扩张。瘘口远端动脉血流频谱基本正常，受累静脉扩张、血栓形成和血流动脉化。动脉瘤呈囊状，借瘤颈与动脉相通，可闻及收缩期杂音，局部浅静脉无变化或轻度曲张，动静脉之间无异常通道，受累动脉局限性明显扩张或通过瘤颈部与邻近的搏动性肿物血流交通，一般不累及静脉。所以选项 BDE 错误，为本题的应选答案。

第十五章 介入超声

1. D　根据肿瘤大小、与周围重要脏器、血管以及神经的毗邻关系位置及形状设计消融方案，消融范围应包括肿瘤及周围约 1.0cm 安全范围，但要注意的是，如果肿瘤位置距离皮肤较近，要兼顾皮肤可能被烫伤的风险，可以进行适当的"打水"隔离等方法以达到消融范围。

2. C　在超声引导穿刺前用水槽实验证实探头引导穿刺的准确性时，应注意观察以下几点：①针尖呈清晰强回声：针尖应该在超声图像中呈现出清晰的强回声，以确保针尖的位置可以清晰地被观察到。②针尖正好沿穿刺引导线推进：针尖应该沿着穿刺引导线的方向推进，以确保针尖能够准确地指向目标位置。③穿刺者刺中目标后停针不动，仅观察荧屏，助手观察针尖是否刺中目标：穿刺者在刺中目标后应该停止进一步推进针头，仅通过观察超声荧屏来确定针尖是否准确地刺中目标。

3. A　在超声引导下行颈内静脉穿刺时，静脉壁恢复平整、平面外法看见高回声点状影在血管内、回抽血液通畅、平面内法看见针尖位于血管内，都是针尖已经进入血管的标志。只有针尖顶住静脉壁向内凹陷形成切迹不是针尖已经进入血管的标志。当针尖进入血管时，静脉壁会恢复平整，超声图像中会出现强回声点状影在血管内，可以回抽血液并且针尖可见于血管内。

4. D　选项 A 错，在一些情况下，可以选择不使用穿刺架进行穿刺活检。选项 B 错，现在多数情况下，由于引导线可能会限制操作者操作过程的灵活性，反而限制了准确性。选项 C 错，使用穿刺架可能需要额外的准备和操作步骤，并非在所有情况下都比徒手穿刺更方便。选项 D 对，相比使用穿刺架，徒手穿刺可以更灵活地调整进针角度。选项 E 错，使用穿刺架并不能完全消除误差，但可以提供更稳定和准确的引导。

5. D　腹部穿刺一般需要使用操作灵活的小凸阵探头。因为腹部穿刺通常需要在较深的组织中进行，而操作灵活的小凸阵探头可以提供更好的穿透深度和图像分辨率。

6. B　在超声引导下进行浅表淋巴结活检时，为了实现穿刺进针过程的可视化是超声引导下穿刺最主要的目的，正确的操作是穿刺针在探头一端沿探头长轴方向进针，并尽可能保持与超声束方向垂直。这样可以确保穿刺针在超声图像中清晰可见，并减少误差。因此，选项 B 正确。选项 A 错，穿刺针进针方向与超声束方向平行，可能导致穿刺针在超声图像中不明确，难以准确引导。选项 C 错，穿刺针进针方向与探头长轴垂直，并尽可能保持与超声束方向垂直，可以保持穿刺的准确性和安全性，但与实现穿刺过程可视化无关。选项 D 错，不宜采用自由式超声引导活检，可能是因为自由式超声引导的穿刺方式相对困难，不够稳定，难以保持穿刺的准确性。选项 E 错，不宜采用 FNA（细针穿刺活检）方式，可能是因为细针穿刺活检在浅表淋巴结活检中可能无法获得足够的组织样本，不利于准确的病理诊断。D、E 选项均与操作过程无关。

7. A 由于甲状腺组织血运丰富，而且周围毗邻重要大血管、神经、脏器，穿刺一定要选择损伤较小的细针脱落细胞穿刺，而且穿刺完一定要压迫止血。甲状腺结节穿刺最常用的活检方式是细针（22G）穿刺活检（FNA）。FNA 是一种常规的甲状腺结节穿刺活检方式，通过细针穿刺结节，获取细胞样本进行细胞学检查和病理诊断。

8. A 目前对于肝肾囊肿的治疗最为简便快捷、微创的治疗方法是超声引导下囊肿穿刺抽液硬化治疗。超声引导下囊肿穿刺抽液硬化治疗是一种常用的治疗肝肾囊肿的方法。在超声引导下，通过穿刺囊肿并抽出囊液，然后注射硬化剂（如无水乙醇）来引起囊肿内壁的炎症和纤维化反应，从而使囊肿缩小和硬化。

9. E 肾弥漫性病变穿刺活检是一种获取肾脏组织样本的方法，用于诊断肾脏病变的病理类型和病因。选项 A 错，肾包膜是肾脏的外层结缔组织包裹，穿刺针达到肾包膜并不能激发活检，需要将穿刺针进一步推进到肾实质内才能获得有效的活检样本。选项 B 错，肾脏病灶穿刺的位置通常是根据具体病变的位置和大小来确定，不一定要经过较多的肾髓质。选项 C 错，活检针的选择通常根据具体情况来确定，不仅仅取决于病变的弥漫性程度，主要取决于是否有穿刺路径以及是否引起并发症。选项 D 错，选择穿刺的肾脏和穿刺的位置应根据病变分布和具体情况来确定，没有固定的规定。选项 E 对，为了获得有效的肾脏组织样本，穿刺针需要推进到肾实质内，以确保活检样本能够包含病变组织。

10. D 超声引导下射频消融技术治疗肾

癌作为一种姑息方法，适用于不能手术、不能耐受手术或拒绝手术的肾癌患者。应用情况包括：①肾癌同时伴有其他严重疾病：如冠状动脉疾病、周围血管疾病、糖尿病。这些患者可能由于其他疾病的原因不能进行手术或耐受手术，因此超声引导下射频消融技术可以作为姑息治疗的选择。②肾功能不全：肾功能不全的患者可能不能耐受手术，因此超声引导下射频消融技术可以作为姑息治疗的选择。③孤立肾：曾行单侧性根治性肾切除术，现对侧转移患者。这些患者已经进行了一侧肾切除手术，现在对侧有转移，可能不能再次手术，因此超声引导下射频消融技术可以作为姑息治疗的选择。④双侧多发肾肿瘤：双侧多发肾肿瘤的患者可能需要进行多次手术，但手术风险较高，因此超声引导下射频消融技术可以作为姑息治疗的选择。⑤有家族遗传趋势肾多发肿瘤综合征的患者：这些患者由于遗传因素，可能存在多发肾肿瘤的风险，因此超声引导下射频消融技术可以作为姑息治疗的选择。

11. C 高浓度乙醇（无水乙醇）是一种常用的硬化剂，通过注射乙醇进入囊肿内部，引起囊肿壁的炎症和纤维化，从而达到硬化囊肿的目的。磷酸铋是一种常用的硬化剂，通过注射磷酸铋溶液进入囊肿内部，刺激囊肿壁的纤维增生和硬化，从而达到治疗效果。青霉素不是肾囊肿穿刺硬化治疗常用的硬化剂。50%葡萄糖是一种常用的硬化剂，通过注射葡萄糖溶液进入囊肿内部，引起囊肿壁的炎症和纤维化，从而达到硬化囊肿的目的。25%高渗盐水是一种常用的硬化剂，通过注射高渗盐水进入囊肿内部，刺激囊肿壁的纤维增生和硬化，从而达到治疗效果。

12. A 经皮射频消融是一种非手术治疗肾癌的方法，通过超声引导将高频电能传递到肿瘤组织，使其产生热能，从而达到破坏肿瘤的目的。尽管这种治疗方法相对安全，但仍然存在一些并发症。最常见的并发症是出血、镜下及肉眼血尿、肾周血肿。这些并发症通常是自限性的，不需要特殊治疗，会在数天到数周内自行缓解。在治疗过程中，由于射频电能的传递，肿瘤组织会受到破坏，导致出血和血尿。此外，由于治疗过程中的热能作用，周围组织也可能受到损伤，导致肾周血肿。其他并发症如出血破入集合系统、血块持续阻塞集合系统引起尿路梗阻、输尿管狭窄、尿瘘、肠道损伤以及皮肤针道转移等发生的频率较低。冠状动脉疾病不是超声引导下经皮射频消融治疗肾癌的常见并发症，因为这种治疗方法与冠状动脉无关。

13. D 射频消融治疗肝癌是一种常见的治疗方法，但也存在一些并发症：①术后出血：射频消融治疗后可能会出现术后出血的情况，因为消融过程中可能会损伤血管。②疼痛：射频消融治疗后，患者可能会出现疼痛的症状，这是由消融过程中的热能对周围组织的刺激引起的。③肝功能损害：射频消融治疗可能会对肝脏造成损伤，导致肝功能受损。④气胸、血胸：射频消融治疗时，可能会发生肺组织损伤，导致气胸或血胸的并发症。⑤发热：射频消融治疗后，患者可能会出现发热的症状，这是由于治疗过程中产生的热能对身体的影响。⑥胆囊、胃肠道穿孔：射频消融过程中，可能会损伤胆囊或胃肠道，导致穿孔的并发症。⑦皮肤烧伤：射频消融治疗时，可能会导致皮肤烧伤的并发症。综上所述，射频消融治疗肝癌的并发症包括术后出血；疼痛；肝功能损害；气胸；血胸；发热；胆囊、胃肠道穿孔和皮肤烧伤。

14. D 射频消融治疗肝癌的禁忌证有以下几点：①严重肝、肾功能不全，全身循环衰竭，有活动性感染者。②有黄疸、大量腹水合

并癌栓者。③凝血酶原时间明显延长，有严重出血倾向，不可纠正的凝血功能障碍者。④巨大肝癌或弥漫型肝癌、肝硬化门静脉高压症食管–胃底静脉曲张者。⑤已有远处转移者，但患者和/或家属强烈要求姑息治疗的。⑥植入心脏起搏器，有严重的大动脉瘤者。

15. C 目前已用于临床的超声引导下肝癌介入性治疗方法包括：①肝动脉栓塞治疗：通过导管插入肝动脉，将栓塞剂直接注入肝动脉，阻断肝癌的血液供应，达到治疗的效果。②超声引导经皮穿刺瘤内注射治疗：通过超声引导，将药物直接注射到肝癌病灶内，实现局部治疗。③微波凝固治疗：通过导管插入肝癌病灶内，利用微波产生的高温热凝固肿瘤组织，达到治疗的效果。④冷冻治疗：通过导管插入肝癌病灶内，利用低温冷冻肿瘤组织，达到治疗的效果。⑤射频消融治疗：通过导管插入肝癌病灶内，利用射频电流产生的高温热凝固肿瘤组织，达到治疗的效果。⑥激光凝固治疗：通过导管插入肝癌病灶内，利用激光产生的高温热凝固肿瘤组织，达到治疗的效果。⑦毫微粒栓塞化疗：通过导管插入肝动脉，将微粒化的化疗药物直接注入肝动脉，实现局部化疗的效果。

16. D 穿刺硬化治疗是一种常用的治疗方法，适用于一些囊性肾病类型，但有一些囊性肾病类型不适合进行穿刺硬化治疗。单纯性肾囊肿是一种常见的囊性肾病类型，适合进行穿刺硬化治疗。肾盂旁囊肿是一种囊性肾病类型，适合进行穿刺硬化治疗。多囊肾是一种囊性肾病类型，适合进行穿刺硬化治疗。囊性肾癌是一种恶性肿瘤，不适合进行穿刺硬化治疗，需要采取其他治疗方法。肾包虫囊肿是一种囊性肾病类型，适合进行穿刺硬化治疗。

17. C 一般情况下，常规探头在普通的

介入超声操作中是可以应用的，但在术中超声中不推荐使用。术中超声操作可能需要专门设计的探头或者特殊的设备来满足手术需求。

18. A 肾脏穿刺后最常见的并发症有血尿、肾周血肿、腰痛、动静脉瘘、感染等，但最常见的并发症是血尿。

19. E 直肠指诊是前列腺癌筛查的常规方法之一。如果在直肠指诊中发现前列腺上有硬结或不规则结节，这可能是前列腺癌的体征，因此建议进行穿刺活检，A对。超声检查中发现前列腺低回声区域可能提示有异常生长，这是建议进行穿刺活检的另一个理由，以排除或确认前列腺癌，B对。如果MRI中发现异常信号，如可疑的病变区域，这通常会提示需要进行进一步的活检以确定是否为恶性，C对。PSA（前列腺特异性抗原）是前列腺癌筛查中的一个重要指标。当PSA值超过10ng/ml时，前列腺癌的可能性增加，通常会考虑进行穿刺活检。f-PSA/t-PSA比值有助于进一步判断是否需要活检，但高PSA值本身已是一个强烈的活检指征，D对。虽然较低的PSA值（小于4ng/ml）通常表明较低的前列腺癌风险，但并不意味着可以完全排除前列腺癌。如果有其他可疑症状或体征（如直肠指诊发现异常结节，或影像学检查提示可疑病变），即使PSA低于4ng/ml，或者患者心理负担较重，强烈要求明确诊断者也可能需要进行穿刺活检以排除癌症的可能，E错。

20. C 选项A对，肝脓肿穿刺置管引流术后，拔管的指征需要综合考虑多个因素，包括超声检查结果、引流量、临床症状和实验室检查等。超声检查脓腔消失是拔管的重要指征之一。当超声检查显示脓腔已经完全消失，说明脓肿已经有效引流，可以考虑拔管；选项B对，引流量的减少也是拔管的一个指征。当

每日引流量小于10ml，说明脓肿已经明显减少，可以考虑拔管；选项C错，发热停止1天并不是拔管的指征。虽然发热的停止可能意味着感染已经得到控制，但仍需要综合考虑其他因素来确定是否拔管；选项D对，血白细胞恢复正常也是拔管的一个指征。当血白细胞恢复正常，说明感染已经得到控制，可以考虑拔管；选项E对，夹管2~3天后临床症状无反复也是拔管的一个指征。当夹管一定时间后，临床症状没有反复，说明脓肿已经得到控制，可以考虑拔管。

二、A2型题

21. C 选项A，CT检查可以提供更详细的肿瘤形态和密度信息，但对于确诊来说，CT检查的灵敏度和特异性可能相对较低，因此不是最有帮助的检查；选项B，PET检查可以提供关于肿瘤代谢活性的信息，但对于确诊来说，PET检查的特异性较低，可能无法明确肿瘤的性质，因此不是最有帮助的检查。选项C，超声引导下穿刺活检是通过将穿刺针引导到肿瘤部位进行组织采样，能够提供明确的组织学证据，是最可靠的确诊方法，病理是"金标准"；选项D，MRI检查可以提供更详细的肿瘤形态和组织结构信息，但对于确诊来说，MRI检查的特异性可能相对较低，因此不是最有帮助的检查；选项E，超声造影检查可以提供关于肿瘤血供情况的信息，但对于确诊来说，超声造影检查的特异性较低，可能无法明确肿瘤的性质，因此不是最有帮助的检查。

22. C 根据患者描述的症状和超声检查结果表明可能存在肝脏病变，特别是考虑到有长期糖尿病史和最近出现的症状，需要排除肝脓肿或其他肝部病变如肝癌等。超声造影检查，可以提供更多关于血流动态和肝脏结构的细节，有助于区分良恶性肝脏病变，但不能提

供直接的组织学证据；肝动脉造影检查，通常用于评估肝脏的血管结构，特别是在考虑肝脏肿瘤的情况下，但对于确定具体病理类型提供的信息有限；超声引导下穿刺活检，通过穿刺活检可以获取肝左叶低回声区的组织样本，以确定病变的性质和诊断是否为肝癌等，对确诊最有帮助；超声弹性成像，这是一种评估组织硬度的技术，对区分肝脏病变的性质有一定帮助，但不如活检直接和确切；血液生化检查，虽然可以提供关于肝功能的信息和一些炎症指标，但不能直接诊断肝脏的具体病变类型。

23. E 经直肠超声引导下前列腺组织学穿刺活检是目前最可靠的确诊前列腺癌的方法。通过穿刺取得前列腺组织样本，进行组织学检查，能够明确是否存在癌细胞，以及确定其分级和分期，从而进行进一步的治疗规划。其他选项如经直肠前列腺超声检查、前列腺增强超声造影、MRI 检查和前列腺超声弹性成像检查等，虽然可以提供有关前列腺的影像信息，但不能直接确诊前列腺癌，需要通过组织学检查来确定诊断。因此，最可靠的诊断方法是经直肠超声引导下前列腺组织学穿刺活检。

24. C 患儿可能存在胸腔积液引起的胸腔积液感染或脓胸，需要进行胸腔引流以排除积液和脓液，减轻症状，防止感染的进一步扩散。超声引导胸腔置管引流可以准确定位和引导胸腔导管的放置，以确保有效引流和治疗。因此，选项 C 正确。全身抗生素治疗也是必要的，但主要治疗方法是通过胸腔引流进行排脓。全身支持疗法可辅助治疗，但并不是主要治疗方法。胸腔穿刺排脓是一种治疗方法，但穿刺排脓不可持续引流。在这种情况下，超声引导胸腔置管引流更为合适。胸腔内注入抗生素通常不是首选治疗方法，而是通过胸腔引流进行药物输送。

25. D 当在进行胸腔穿刺时，如果发生胸膜反应（如咳嗽、呼吸困难、剧痛等），应立即停止穿刺，以避免进一步损伤和并发症的发生。胸膜反应可能是由于穿刺针触及胸膜或刺激胸膜引起的。在出现胸膜反应时，应停止穿刺，待患者生命体征平稳后重新评估穿刺位置和角度，确保正确的穿刺技术。因此，选项 D 错误。选项 A，抽液时应注意控制速度和量，避免快速抽液和过多抽液，以减少胸腔压力变化和可能的并发症。选项 B，在进行胸腔穿刺引流时，应严格遵守无菌操作规范，以减少感染的风险。选项 C，穿刺位置应选择在肋骨上缘，以避免损伤肋骨和周围结构。选项 E，超声引导胸腔置管引流时，穿刺点应选择在胸腔积液最低点，以确保有效引流。

26. E 选项 A 对，在进行肝组织穿刺活检术前，如果患者的转氨酶水平较高，建议先进行治疗以降低转氨酶水平。这是因为高转氨酶水平可能提示肝脏炎症活动性较高，进行肝组织穿刺活检可能会增加并发症的风险；选项 B 对，超声检查可以了解有关肝脏的一般情况，提供包括大小、形态和纤维化情况的信息，有助于指导肝组织穿刺活检的实施；选项 C 对，肝组织穿刺活检的主要目的是评估慢性乙型肝炎的炎症分级和纤维化程度，以指导后续的治疗和管理；选项 D 对，在肝硬化情况严重且伴有大量腹水的患者中，肝组织穿刺活检可能存在较高的风险，因此可能无法进行。在这种情况下，可能需要采取其他的评估方法来评估肝脏病变；选项 E 错，在进行肝组织穿刺活检前，应该进行血常规和凝血功能的检查。这是为了评估患者的出血风险。肝组织穿刺活检是一项侵入性的操作，可能会导致出血，因此需要确保患者的凝血功能正常，以减少并发症的风险。

27. E　根据患者的既往胰腺炎反复发作的病史，腹痛腹胀的症状及超声检查显示右上腹部存在液性暗区，形态不规则，可见少量分隔，考虑为胰腺炎并发胰周脓肿，最可能的引流液颜色性状是褐色浑浊液。在胰腺炎的病程中，由于胰腺组织的炎症和坏死，液体可能积聚在腹腔或胰腺周围的囊肿中。这种囊肿液一般是褐色浑浊液，其中可能含有坏死组织和感染物质。胰腺假性囊肿穿刺引流后一般为淡黄色清亮液，而且一般治疗后不会反复发作。而胰周脓肿会反复发作。

28. D　根据超声检查结果，患者右肾实质内存在一个直径约6cm的无回声区，囊壁薄而光滑，后壁有回声增强效应，不与肾盏或肾盂相通。这种表现考虑为单纯性肾囊肿。对于这种肾囊肿（一般单纯性肾囊肿 d > 5cm，可选择超声引导下肾囊肿硬化治疗），较理想的处理方法是穿刺硬化治疗。穿刺硬化治疗是通过将硬化剂注入囊肿内部，使其囊壁粘连，达到缩小或消失的效果。这种治疗方法对于囊肿较小、囊壁薄而光滑的患者效果较好。其他选项的处理方法不适用于这种肾囊肿，如手术切除适用于症状明显或合并并发症的囊肿，射频消融适用于较大的囊肿，单纯穿刺抽吸可能导致囊肿复发，暂不处理可能无法解决患者的症状。

29. D　彩色多普勒超声可测量各瓣口血流速度及反流情况，选项A不符合。多普勒组织成像是采用低通滤波器，显示速度低、能量高的组织如心肌室壁、瓣环结构，而不是显示血流，选项B不符合。二次谐波技术中二次谐波的强度比基波低，但频率高，噪音信号少，信噪比高，分辨率高，可用于评价血流动力学，选项C不符合。心肌造影可检测心肌梗死的危险区、心肌梗死区、冠心病心绞痛的心肌缺血区及心绞痛或心肌梗死侧支循环是

否建立，判断心肌是否存活，测定冠状动脉血流储备，评价介入治疗效果，选项D符合。三维超声可从不同的视角观察解剖结构，能更准确地了解器官或病变的形状、轮廓、大小等，选项E不符合。

30. A　实时三维超声心动图能在同一个心动周期内同时显示左心室各节段容积的变化规律。其他选项的超声技术，如M型超声心动图、目测法、组织多普勒和辛普森法，虽然也可以提供一些心脏运动的信息，但相比于实时三维超声，它们的评估范围更有限，无法全面准确地评价心脏的运动同步性。

31. B　本例为老年患者，有冠心病、心绞痛病史，胸痛伴血清酶水平增高，心电图异常，警惕心肌梗死是必要的。急性胰腺炎与急性心肌梗死血清酶变化规律不同，前者的血清肌酶水平升高是短暂的，治疗3~4天可恢复正常，而血清淀粉酶则需1~2周逐渐降至正常，而后者血清肌酶恢复需数周，但不伴血清淀粉酶水平升高。患者血清酶水平短暂升高，4天后降至正常，所以不考虑急性心肌梗死，而是原有的疾病。急性胰腺炎只有少数伴有心电图异常，以ST-T段改变为主，以应激性心肌损伤为主，较少有类似心肌梗死的图形，待病情好转时可恢复，而心肌梗死患者多有典型的心电图演变过程。本例患者胸部疼痛，左中上腹有压痛，血淀粉酶水平明显升高，超声显示胰腺明显肿大，可明确诊断急性胰腺炎，而且超声引导下置管引流出脓血性液体，也可以考虑胰腺炎，排除心脏方面的疾病。

32. C　超声检查可以提供实时的、无创的、较为准确的肝脓肿的大小、位置和周围结构的信息。通过超声检查，可以确定最佳的穿刺点和穿刺路径，要将引流管摆放在液化较好的区域内，以确保引流的准确性和安全性。超

声还可以指导穿刺过程中的实时监控，以避免损伤周围重要结构。腹部平片对于肝脓肿的诊断和定位不够敏感和准确。CT 已经用于肝脓肿的初步诊断，但在确定穿刺点和穿刺路径方面，超声更加精准。MRI 和放射性核素显像在肝脓肿的定位和引流中的应用相对较少，且超声更为经济、快速和便捷。

33. E 患者的症状包括长期饮酒史、右上腹疼痛、乏力、腹胀，以及超声检查发现的肝脏回声增粗、脾大和腹水，这都是肝硬化可能的临床表现。肝硬化是长期肝脏疾病进展的终末阶段，其特点是正常肝组织被纤维组织所替代，形成瘢痕和结节，导致肝功能障碍。选项 A，虽然肝硬化患者的肝脏确实会变硬，但这一症状常见于多种肝脏疾病，不足以确诊肝硬化；选项 B，丙种球蛋白水平升高可以见于慢性肝病，特别是肝硬化，但也不是肝硬化的特异性指标；选项 C，CA19 - 9 是一种肿瘤标志物，主要用于胰腺癌和胆道癌的监测，其水平升高并不能直接用于肝硬化的诊断；选项 D，这一检查结果可能提示食管癌或其他食管疾病，与肝硬化诊断无直接关联；选项 E，肝脏活检是肝硬化诊断的金标准。活检样本显示假小叶形成是指正常的肝小叶结构被破坏，形成由纤维组织包围的肝细胞再生结节，这是肝硬化的典型病理变化。

34. B 患者的临床表现和超声检查结果提示可能有乳腺肿瘤。具体来说，超声检查显示的低回声结节、边界不清、边缘成角、点状强回声以及丰富的血流信号，这些都是恶性肿瘤的潜在征兆。此外，左侧腋窝的肿大淋巴结增强了恶性病变的可能性。选项 A，虽然有时有助于监测治疗效果和复发情况，但肿瘤标志物不能用作乳腺癌的确诊工具；选项 B，这是最直接和有效的确认乳腺肿块的性质的方法，可以获得组织样本进行病理学检查，是

确定是否为恶性肿瘤的金标准；而且可同时对同侧肿大的腋窝淋巴结进行穿刺活检，为手术方式的选择等方面提供依据。选项 C，虽然钼靶 X 线检查（乳腺 X 线摄影）是乳腺癌筛查中的常规方法，有助于显示乳腺内的微钙化和肿块，但对于已经通过超声显示具有恶性征兆的结节，不如直接进行活检来得确诊快速和准确；选项 D，CT 可以提供更多关于肿瘤大小、形态及其与周围组织的关系的信息，但不是诊断乳腺癌的首选方法；选项 E，乳腺 MRI 对于评估乳腺病变提供了更高的敏感性，特别是在乳腺密度较高的女性中，但同样，对于已经高度怀疑恶性的情况，活检仍然是最直接和确定的方法。

35. A 选项 A，肝硬化引起的腹水主要是门静脉高压和低白蛋白血症共同作用的结果。这种类型的腹水一般属于漏出液。选项 B，通常与炎症、感染或恶性病变有关，蛋白质含量较高，比重通常高于 1.020；选项 C，乳糜性腹水通常与淋巴系统的异常有关，如淋巴管阻塞，腹水呈乳白色；选项 D，血性腹水表明腹腔内有出血，颜色为红色或血色；选项 E，脓性腹水通常与腹腔内的感染有关，液体为浑浊的脓液。

36. D 患者有 2 周前感冒的病史为诱因出现双足踝部、眼睑水肿，还有肾脏功能损害的症状，结合症状及超声检查提示：患者急性肾小球肾炎可能性大。明确病因首选超声引导下肾穿刺活检。

37. D 患者是一名 58 岁女性，发现颈部肿物 2 个月，超声检查发现右侧甲状腺内有一个大小为 13mm×25mm 的低回声结节，其边界不清，形态不规则，纵横比大于 1，结节周围可见较多粗大的强回声，后伴声影，结节内部显示欠清。这些超声表现提示该结节可能具有恶性的特征。选项 A，用于评估甲状腺功能

状态和分辨热结节与冷结节，对于已经表现出超声恶性征象的结节，核素显像不是首选；选项 B，细针穿刺抽吸（FNA）是甲状腺结节恶性风险评估的金标准。然而，考虑到患者长期使用华法林（抗凝药物），进行 FNA 需要特别注意可能的出血风险。在没有适当的准备和调整抗凝治疗的情况下，不应立即进行 FNA，因为马上进行穿刺出血风险大；选项 C，CT 可以提供更多结构细节，有助于了解结节与周围结构的关系，但对结节性质的直接鉴别有限；选项 D，超声造影提高了甲状腺结节超声诊断的灵敏度和特异性，特别是在评估结节的血流情况时更为敏感，通过超声检查可以初步判断结节的良恶性。选项 E，弹性成像可以评估结节的硬度，硬度增加通常与甲状腺癌相关，但其单独应用较难明确结节性质。

38. C 患者肝癌术后复发，发现多个复发灶，数目少于 5 个，且最大肿瘤直径小于 $3\sim4cm$，可以考虑射频消融术进行治疗，但由于患者严重感染，且血小板降低，不应行超声引导下射频消融，应该先稳定患者病情，控制感染后再行射频消融治疗。

39. C 在超声检查中，不同组织的回声表现依赖于组织对超声波的吸收和反射能力，这主要由声阻抗决定。声阻抗是描述组织对声波传播阻力的物理量，它取决于组织的密度和声波在该组织中的传播速度。选项 A，密度是影响声阻抗的因素之一，但单独的密度不完全决定超声图像中的回声差异；选项 B，波速也是影响声阻抗的因素之一，但同样，它并非是决定回声不同的唯一因素；选项 C，声阻抗是最直接影响超声回声的因素。不同的组织（如膀胱和前列腺）具有不同的声阻抗值，这导致超声波在两者之间的反射和传播不同，从而在超声图像上形成不同的回声表

现；选项 D，虽然入射角会影响超声波的反射，但这并不是膀胱与前列腺回声不同的主要原因。入射角更多地影响反射信号的强度，而不是组织本身回声的性质；选项 E，传播路径会影响超声波的衰减，但这与膀胱和前列腺之间的回声差异关系不大。

三、A3/A4 型题

40. D 根据该患者的超声检查结果，肝右叶巨大囊性病变伴其内絮状高回声漂浮，CDFI 未见明显血流信号，为较典型囊肿出血后表现。在超声检查中，肝囊肿通常呈现为囊性肿物，壁厚薄，内部回声均匀。当囊肿内发生出血时，超声图像可能显示囊肿壁稍毛糙，内部可见絮状高回声漂浮，这是由于出血引起的囊内凝血物。肝结核通常表现为多发囊性病变，囊壁厚薄均匀，内部可见分隔和结节。肝脓肿通常表现为低回声囊肿，囊壁厚薄不均，内部可以有液－液平面和内部回声不均匀。肝棘球蚴病是由棘球蚴引起的肝脏寄生虫病，通常表现为多发囊性病变，囊壁厚薄不均，内部可见分隔和囊内蚴体。肝胆管囊腺瘤是一种罕见的肝脏良性肿瘤，通常表现为囊性病变，囊壁厚薄均匀，内部可见分隔和囊内壁结石。

41. C 肝动脉血管造影为有创检查，通过将造影剂注入肝动脉，然后进行血管成像，以评估肝脏的血供情况。主要用于评估占位性病变血供情况。在这种患者的情况下，超声检查显示肝右叶有巨大囊性肿物，内部有高回声漂浮，CDFI 未见明显血流信号，这些结果已经提供了有关肿物的一些信息。因此，对于进一步明确诊断，肝动脉血管造影并不是必需的。肝 MRI（磁共振成像）可以提供更详细的肝脏图像，有助于确定囊肿的性质以及与周围组织的关系。超声造影可以使用造影剂来改善超声图像的质量，提供更多的血流信息。平扫＋增强 CT（计算机断层扫描）可以提供更

多的肝脏结构和血流方面的信息，有助于明确肿物的性质。PET – CT（正电子发射计算机断层扫描）可以用于评估肿瘤的代谢活性和分布情况，对于某些恶性肿瘤的诊断和定位有帮助。

42. E 肝囊肿超声引导下穿刺硬化治疗是一种常用的治疗囊肿的方法。选项 A，如果囊肿位置高、紧邻膈顶部，可能会增加穿刺操作的风险，因为膈肌是一个重要的解剖结构，可能会受到损伤。因此，囊肿位置高、紧邻膈顶部是穿刺硬化治疗的禁忌证之一。选项 B，如果囊肿与胆道相通，穿刺硬化治疗会造成胆管壁的破坏造成胆瘘及感染性腹膜炎，危及生命，引起胆囊炎或胆管炎等并发症。因此，囊肿与胆道相通是穿刺硬化治疗的禁忌证之一。选项 C，硬化剂是用于囊肿硬化治疗的药物，如果患者对硬化剂存在过敏反应，那么穿刺硬化治疗就是禁忌的。选项 D，穿刺硬化治疗可能会导致囊肿内出血，因此对于有出血倾向的患者，穿刺硬化治疗是禁忌的。选项 E，肝多发囊肿是一种常见的肝脏疾病，不属于超声引导下硬化治疗的禁忌证，而且为延缓病情进展，应进行保护性穿刺抽吸。

43. B 根据超声检查结果，患者肝内外胆管轻中度扩张，胰头区可见低回声实性肿块，内可见斑点状钙化，后方回声增强，其余腺体组织表面不光滑，回声粗糙，这些表现符合慢性局限性胰腺炎的特征。

44. A 选项 A 可以帮助区分肿块的性质，如胰腺腺瘤或胰腺癌通常会截断胰管，而慢性胰腺炎通常不会。

45. C 超声引导下多点穿刺活检可以获取组织样本进行病理学检查，从而确诊。其他选项，血管造影、ERCP、增强 CT 和磁共振成像也可以提供有关患者病情的信息，但在这

种情况下，多点穿刺活检是最具确诊意义的检查方法。

46. D 机械性梗阻是由于肠道腔内或腔外的机械性阻塞引起的，而不是神经抑制或毒素刺激导致肠壁肌肉运动紊乱。机械性梗阻可以由多种原因引起，如肿瘤、粘连、疝等。长时间的机械性梗阻可以导致肠管蠕动减弱或消失，这是因为肠道长时间的阻塞会导致肠道壁的水肿和炎症，进而影响肠道的正常蠕动。其他选项中的叙述是正确的，机械性梗阻可以由肠壁外病变、肠壁本身病变或肠腔内病变引起，病变类型可以是动力性、机械性或血运性的，病变部位可分为高位和低位。动力性肠梗阻是由于神经抑制或毒素刺激导致肠壁肌肉运动紊乱所致。

47. D 根据题干描述，患者出现阵发性腹痛、腹胀、呕吐、肠鸣音亢进，超声检查显示肠管扩张、肠腔内充满液体，逆蠕动出现，肠间可见少量条状无回声。梗阻处肠黏膜皱襞可发生水肿，这是由于梗阻导致肠腔内积聚液体引起的。梗阻的肠内容物出现逆蠕动，这是由于梗阻上方肠段的蠕动推动肠内容物逆行。肠蠕动可增强、减弱或消失，这是因为梗阻导致肠蠕动受到影响。在肠梗阻的情况下，梗阻以上部位的肠管多扩张。合并穿孔时可有腹腔积液，穿孔导致肠内容物进入腹腔引起腹腔积液。

48. B 根据患者的临床症状和超声检查结果，最可能的梗阻原因是嵌顿疝。嵌顿疝是指腹腔内脏器通过腹膜缺损进入腹壁肌肉层并被困住，导致肠道扭曲或被压迫，引起肠梗阻。超声检查显示肠管扩张、肠腔充满液体、逆蠕动出现以及肠间可见少量条状无回声，这些都是嵌顿疝的典型超声表现。其他选项如肠粘连、肠道肿瘤一般为实性占位，肠穿孔和肠扭转在临床上也可能引起肠梗阻，但根据给定

的症状和超声表现，嵌顿疝是最可能的原因。

49. E 患者出现阵发性腹痛、腹胀、呕吐和肠鸣音亢进等症状，与肠梗阻的典型症状相符。超声检查显示肠管扩张、肠腔内充满液体、逆蠕动出现以及少量条状无回声，这些都是肠梗阻的超声表现。腹腔积液的渐进性增多以及穿刺抽出血性液体也支持肠梗阻的可能性。选项 A，穿刺抽出的血性液体不符合肠内容物的特点。选项 B，腹腔积液的渐进性增多以及超声检查的肠管扩张等表现不支持刺破小毛细血管的可能性。选项 C，超声检查显示的肠管扩张和逆蠕动以及穿刺抽出的血性液体不符合肠管出血性炎性改变的特点。选项 D，虽然肠肿瘤破裂出血也可以引起腹腔积液的增多，但超声检查没有明确显示肠肿瘤的存在。

50. A 根据患者的临床情况，首先需要完成腹部超声检查。超声检查可以提供关于肝占位的详细信息，确定穿刺的靶目标。

51. B 根据超声检查显示的肝内多发占位，首先选择位于肝右叶作为穿刺的靶目标。根据肝脏的解剖结构，肝右叶是最常见的肝占位发生区域。

52. E 穿刺是直接针对肝组织进行的，因此不需要避开肝组织。

53. D 超声引导下的穿刺通常是直接针对病灶内部的实性部分进行的，以获取病理样本进行进一步的诊断和评估。

54. E 穿刺病理可以帮助明确诊断、判断原发还是转移、确定组织类型和分化程度，但并不能直接提高疗效。

55. A 移植肾急性排斥反应多发生在术后早期。主要表现为发热，尿量逐渐减少，体重增加，移植肾区肿胀和压痛，腹胀，血压升

高，血肌酐水平上升，出现蛋白尿等。患者术后出现少尿和进行性升高的血肌酐水平，这是移植肾受到排斥反应的典型表现。感染、慢性排斥反应、移植肾失功能和原有肾病复发也可能导致类似的临床表现，但在术后短时间内出现，急性排斥反应是最常见的原因。

56. D 在移植肾排斥反应的情况下，肾体积通常会增大，而不是迅速缩小。排斥反应导致肾脏充血和水肿，使得肾脏体积增大。因此，肾体积迅速缩小是不可能出现的。肾窦回声减低可能是由于排斥反应导致的肾脏水肿和炎症。肾彩色血流明显减少可能是由于血管内炎症和损伤导致的血流减少。肾内动脉阻力指数 ≥0.85 可能是血管内炎症和收缩引起的血流受阻。肾体积迅速增大可能是由于排斥反应引起的肾脏充血和水肿。

57. B 移植肾穿刺活检病理结果是诊断移植肾急性排斥反应的金标准。

58. E 多数肝脓肿患者合并血糖异常，穿刺引流是较有效的方法，穿刺后常出现寒战、高热等现象，常为脓液随穿刺针道等部位血管入血引起的脓毒血症。

59. D 正确的处理为保持引流管通畅，有效引流，持续降低脓腔内压力，减少脓液入血，并给予相应的对症处理。

60. C 甲状腺癌的典型超声表现为低回声、微钙化、纵横比 >1、形态不规则、边界不清，常伴有淋巴结转移。良性甲状腺结节不会有淋巴结转移、形态多规则，边界清楚，回声多为等、高及混合回声。甲状腺腺瘤、甲状腺囊肿、亚急性甲状腺炎及结节性甲状腺肿均为良性甲状腺结节。

61. B 目前术前明确诊断甲状腺结节最常用的是超声引导下细针抽吸活检。CT/MRI主要观察甲状腺与周围软组织的分界；弹性成

像是通过结节的软硬程度进行良恶性鉴别；很多甲状腺癌的患者实验室检查结果可正常。

62. A 该病例为老年患者，PSA 水平明显升高，前列腺质硬结节首先考虑为前列腺癌。

63. E 临床发现前列腺癌主要依靠直肠指诊、血清 PSA、经直肠前列腺超声和盆腔 MRI 检查，CT 对发现早期前列腺癌的敏感性低于 MRI。因前列腺癌骨转移率较高，在决定治疗方案前通常还要进行核素骨扫描检查。确诊前列腺癌需要通过前列腺穿刺活检进行病理检查。

64. C 根据患者的年龄、症状（右上腹疼痛伴发热），以及超声检查的结果，最可能的诊断是肝脓肿。肝脓肿是肝脏内的局部性感染，通常由细菌、真菌或寄生虫引起，有典型的影像学特点。该患者右叶见一大小 7cm×8cm 的低回声区：肝脓肿通常表现为超声中的低回声区域，大小可变；边缘厚而不齐，边界模糊：这是由于炎症和脓液积聚导致的局部组织结构不规则；后方增强效应：液性或半液性内容物（如脓液）可能会导致超声波在肿块后方的增强；膈肌运动减弱：脓肿可能导致局部疼痛和炎症，影响附近肌肉的运动；右侧胸腔见新月状无回声区：这可能表明有胸腔积液，这是肝脓肿可能的并发症。故该患者的超声检查结果符合典型的肝脓肿的表现。选项 A，虽然肝结核也可以表现为肝内低回声区，但其临床表现和超声特征与肝脓肿不完全一致；选项 B，肝囊肿通常表现为清晰的边界和均匀的回声，出血可能导致回声变化，但通常不会伴有发热；选项 D，虽然肝棘球蚴病可以形成肝内囊性病变，但通常有特定的流行病学背景和影像学特征，与本案例不完全符合；选项 E，血肿通常与创伤有关，且不常

伴有发热等炎症症状。

65. B 肝脓肿囊壁多数较厚，内缘不整齐。

66. D 肝脓肿穿刺引流时针道应通过适量正常肝脏组织，可起到压迫止血及防止感染扩散的作用。

67. D 脓肿穿刺抽吸和置管引流的目的主要是为了脓腔减压、解除肠梗阻、有效控制感染以及进行局部冲洗和用药。引流脓液、细菌培养及药敏试验是为了了解感染的病原体以及其对抗生素的敏感性，不是穿刺抽吸和置管引流的直接目的。

68. E 脓肿穿刺抽吸和置管引流的禁忌证包括穿刺针道无法避开大血管、肠管及其他重要脏器、有严重出血倾向、脓肿早期、脓肿尚未液化，以实性炎症包块为主和不能排除动脉瘤或血管瘤合并感染。脓肿范围较大并不是禁忌证，但可能需要更大的穿刺针或更长的引流管来进行有效的引流。

69. A 较大肝囊肿硬化治疗术后 24h 复查会发现部分囊液依旧存在，此囊液为囊壁细胞经硬化剂化学消融坏死后的渗出液，如硬化治疗彻底，超声可见囊内条状分隔，该囊液通常经过 1~6 个月完全吸收、消失，故对于肝囊肿硬化治疗效果的评价需在 1 个月后进行，并且在 3 个月、6 个月分别进行复查。

70. C 部分较大囊肿硬化治疗后，患者会出现低热，常为吸收热，但应与术后囊内出血合并感染相鉴别。囊内出血时超声可探及囊内透声差并可见实性稍低回声团，血常规有助于判断发热原因。体温大于 38.5℃需给予积极处理。

71. B 经皮经肝穿刺胆囊引流术后可能出现胆汁瘘、出血等并发症，需进行鉴别。若

为胆汁瘘，患者会有明显胆汁性腹膜炎引起的腹痛、腹胀等症状。

72. C 需进行右上腹积液穿刺引流，以明确诊断，并可达到一定的治疗目的，减少胆汁对腹腔脏器的腐蚀。

73. A 糖尿病患者出现肝区疼痛、高热等症状首先考虑肝脓肿，需进行肝脏超声检查。

74. E 超声引导下肝脓肿穿刺置管引流术是一个较为常见且有效的治疗方法，特别是对于较大或有感染风险的肝脓肿。通过超声引导，医生能够精确地定位脓肿，然后通过穿刺抽吸并置入引流管来排出脓液，这有助于快速减轻症状并促进恢复。

四、X 型题

75. ABDE 肝脓肿穿刺置管引流术后，拔管的指征需要综合考虑多个因素，包括超声检查结果、引流量、临床症状和实验室检查等。选项 A 对，超声检查脓腔消失是拔管的重要指征之一。当超声检查显示脓腔已经完全消失，说明脓肿已经有效引流，可以考虑拔管；选项 B 对，引流量的减少也是拔管的一个指征。当每日引流量小于 10ml，说明脓肿已经明显减少，可以考虑拔管；选项 C 错，发热停止 1 天并不是拔管的指征。虽然发热停止可能意味着感染已经得到控制，但仍需要综合考虑其他因素来确定是否拔管；选项 D 对，血白细胞恢复正常也是拔管的一个指征。当血白细胞恢复正常，说明感染已经得到控制，可以考虑拔管；选项 E 对，夹管 2~3 天后临床症状无反复也是拔管的一个指征。当夹管一定时间后，临床症状没有反复，说明脓肿已经得到控制，可以考虑拔管。

76. ABCE 选项 A 对，在进行上腹部病变穿刺时，需要避免穿刺进入心包腔和胸膜

腔，以防止出血、感染等并发症的发生；选项 B 对，在进行经皮胰腺假性囊肿穿刺置管引流时，需要避免穿刺经过胃肠道，以防止感染和其他并发症的发生；选项 C 对，在进行肝右后叶病变穿刺时，通常进针点应在肋膈角以下 3~4cm 的位置，以避免胸腔脏器的损伤；选项 D 错，在进行肾感染性病变穿刺时，通常选择经皮肾穿刺，而不是经腹腔或腹膜后方式进行，以减少腹腔感染机率；选项 E 对，在进行肝右后叶病变穿刺时，需要注意避开肺组织下缘，以防止肺组织的损伤。

77. ABCE 介入性操作是指在影像引导下进行的穿刺、置管、抽取等治疗或诊断性操作。选项 A 对，在进行介入性操作之前，应确保仪器的正常运行，并进行调试和校正，以确保穿刺针的准确显示和操作；选项 B 对，对于浅表组织器官的穿刺操作，通常选择高频线阵探头，以获得更高的分辨率和更清晰的图像；选项 C 对，在超声引导下进行穿刺操作时，应尽可能使穿刺针的针杆和针尖在超声图像中显示出来，以确保准确穿刺目标；选项 D 错，在进行肿瘤穿刺时，有时可能需要经过正常组织来达到压迫止血等目标；选项 E 对，穿刺路径的选择应根据具体情况综合考虑，以确保准确穿刺。在进行穿刺操作时，应避开重要脏器和结构，选择安全的穿刺路径，以最短距离进入目标区域。

78. ABCDE 术中超声（IOUS）在肝脏病变中的应用有：①排除术前影像学怀疑的病变及术中检出新病变，并且判断病变的性质。②进一步明确病变的部位、范围以及与周围血管等组织的解剖关系及解剖变异，为术式的选择提供依据。③判断肿瘤分期。④指导和纠正手术离断面。⑤手术结束时，确认手术效果，判定有无残留病变及损伤。

79. ABDE 超声引导下肿瘤消融术具体

消融方法：①对照 CT 再次明确肿瘤位置、数目及其与邻近结构的关系。②根据肿瘤大小、位置及形状设计消融方案，消融范围应包括肿瘤及周围约 1.0cm 安全范围。③粘贴皮肤电极。④1% 利多卡因局部麻醉穿刺路径。⑤超声引导下，按设计方案消融；要求每一电极都要达到消融的温度，通常在 70℃ 以上即可缓慢拔针。⑥多方位扫查，确定肿瘤及安全范围的整体消融情况，必要时通过超声造影观测消融范围，对残留部分进行补充消融。⑦治疗完毕后常规超声扫查，观察肝周及腹腔内有无积液、积血，以便及时发现并发症。

80. ABC 超声介入治疗是利用超声波技术进行治疗的一种方法，可以在无创伤的情况下直接作用于病变组织。乙醇溶液注射、射频消融和微波消融都属于超声介入治疗领域，而经导管栓塞（属介入治疗范畴）和全身化学治疗不属于超声介入治疗领域。

81. ABCD 通过超声引导穿刺抽取体液样本进行化验，以获得相关的诊断信息。通过超声引导下的穿刺抽取细胞样本进行细胞学检查，以评估细胞的形态和结构，进而进行疾病的诊断。通过超声引导下的穿刺切割组织样本进行病理学检查，以评估组织的病理学特征，进一步确定疾病的性质和严重程度。在超声引导下进行穿刺或置管后，通过注入药物并进行 X 线检查，以评估治疗效果或诊断结果。药物注入不属于诊断性介入性超声，它更多是一种治疗手段，通过超声引导下的药物注射来治疗疾病。

82. ABDE 介入性超声需要明确和稳定的目标或病灶来进行引导和操作，如果目标不明确或不稳定，可能会增加操作的风险，因此是禁忌证之一。介入性超声涉及穿刺和切割等操作，对于严重出血倾向的患者（血小板 < $50 × 10^{12}$），可能会加重出血风险，因此是禁忌证之一。选项 C，伴少量腹水者与介入性超声的禁忌证无关。介入性超声需要选择适当的穿刺途径，以避开大血管和重要器官，如果无法避开，可能会增加操作的风险，因此是禁忌证之一。化脓性感染病灶可能因穿刺途径而污染胸腔或腹腔，因此属于介入性超声的禁忌证之一。

83. ABCDE 选项 A，调节超声波的频率可以影响图像的分辨率和穿透深度。较高的频率可以提高分辨率，但穿透深度较浅；较低的频率可以增加穿透深度，但分辨率可能降低。选项 B，调节增益可以改变图像的亮度和对比度，以优化图像的显示。增益可以用于增强弱回声信号，但过高的增益可能导致图像过度增亮或噪声增加。选项 C，调节扫描深度可以改变超声波的穿透深度，以适应不同深度的结构。较浅的深度设置可以提高分辨率，但穿透深度较浅；较深的深度设置可以增加穿透深度，但分辨率可能降低。选项 D，调节聚焦可以改变超声波束的聚焦点，以获得更清晰的图像。聚焦可以在特定结构处提高分辨率，但在其他区域可能降低分辨率。选项 E，如果需要评估血流情况，调节彩色多普勒参数可以优化血流显示，包括调整血流灵敏度、滤波器和彩色增益等。综上所述，调节频率、增益、深度、聚焦和彩色多普勒等常用参数可以帮助获得最佳的介入超声图像。

84. ABDE 选项 A，在进行介入性超声穿刺操作之前，应对患者进行血小板计数和凝血功能的检查，以评估出血风险。选项 B，在选择穿刺路径时，应使用彩色多普勒技术来识别和避开血管，以减少出血风险。选项 C，在穿刺过程中，患者屏气和缓慢进针并不能有效防止针尖对脏器包膜的切割损伤。相反，应在穿刺过程中应保持适当的呼吸运动，以减少脏器运动的干扰。选项 D，在对波动性肿块进行穿刺时，应使用彩色多普勒观察肿瘤与周围动脉的关系，以避免穿刺引起大血管的损伤。选项 E，在介入性超声穿刺操作中，应尽量减少粗针穿刺。

85. BCE 穿刺活检后是否需要留观取决于多个因素，如活检部位、活检针的尺寸和患者的病情等。一般来说，细针活检后无需留观，因为细针活检通常是一个较小的创伤，出血和并发症的风险较低。如果使用的是较大尺寸的针（如18G 或更大），可能需要留观 2 小时左右，以观察是否有出血、血肿或其他并发症的发生。这种情况下，患者通常可以在留观期间接受监测和评估，并在没有并发症的情况下安全离开。如果使用的是更大尺寸的针（>18G），且患者的病情较为严重或存在其他高风险因素，可能需要住院留观以进行更长时间的监测和护理。

86. ACDE 对于肝右后叶直径 8cm 的脓肿进行超声介入治疗时，可能用到以下器具：①穿刺架：用于固定穿刺器具并提供稳定的引导。②导丝：用于在穿刺过程中引导和定位（一般两步法需要导丝）。③引流管：用于引导引流，以便排出脓液。④套管针：用于引导和固定穿刺器具，确保准确的穿刺位置。选项 B"定位针"在这种情况下并不适用。

87. BCE 对于乳腺纤维腺瘤，如果随访期间没有明显的变化，通常可以选择继续随访而不进行活检。在乳腺超声检查中，实性结节的变化需要进一步评估，活检可以提供更准确的诊断信息。在乳腺钙化灶的评估中，超声引导下的组织活检可以提供更准确的诊断和进一步评估。对于乳腺囊肿，通常不需要进行组织活检，可以通过超声或其他影像学检查进行评估。在术后对对侧乳腺新发结节的评估中，可以考虑进行超声引导下的组织活检，以评估结节的性质和确定是否为恶性。

88. ABCD 一步法经皮穿刺置管引流适用于较大脓肿、囊肿等需要引流的情况。一步法经皮穿刺置管引流通常不适用于胆道穿刺置管引流，因为胆道具有较小的孔径和复杂的解剖结构。一步法经皮穿刺置管引流可以使用不同尺寸的引流管，包括 6~8F 孔径的引流管。一步法经皮穿刺置管引流的步骤相对简单，并且具有较高的成功率。它的应用范围广泛，可以用于许多部位和疾病的治疗。一步法经皮穿刺置管引流通常不适用于肾盂造瘘术，因为肾盂造瘘术通常需要进行更复杂的手术操作。

89. ABCDE 穿刺过程中可能会引起出血，尤其是在囊肿壁较薄或血管丰富的情况下。在注射硬化剂（如酒精）后，有可能发生酒精吸收反应，包括恶心、呕吐、头晕等症状。穿刺过程中，有可能引入细菌导致囊肿感染。在穿刺过程中，如果操作不当，可能会损伤到周围的胆管或肾盏。穿刺后可能出现发热，这是由于穿刺引起的局部感染或炎症反应所致。因此，选项 A、B、C、D、E 都属于肝肾囊肿穿刺抽液硬化治疗的并发症。

90. ABCD 囊肿硬化治疗的目的是通过注射硬化剂来使囊肿内壁发生炎症和纤维化反应，促使囊肿缩小和硬化。常用的硬化剂包括无水乙醇、高渗葡萄糖、高渗盐水和聚桂醇。这些硬化剂在注射过程中会刺激囊肿内壁，引起炎症反应，促使囊肿内壁纤维化和硬化，从而达到治疗的效果。在选择硬化剂时，需要考虑囊肿的性质和大小，以及患者的具体情况。鱼肝油酸钠不是常用的囊肿硬化治疗的硬化剂。

91. AB 在注射乙醇时，患者可能会感觉到一定程度的疼痛或不适。无水乙醇外渗到腹腔内，引发疼痛，置管引流可以尽量缓解由于外渗到周围组织而引起的疼痛。部分患者在治疗后可能会出现发热反应，这是由于酒精引起的炎症反应所致。尽管酒精注射治疗通常被认为是相对安全的，但在一些情况下，酒精注射可能会对肝功能产生一定的损害。然而，与射频和冷冻治疗相比，酒精注射通常不会导致更严重的肝功能损害。昏迷是一种非常罕见的并发症，通常与酒精注射的过度使用或误用有关，但在正常治疗过程中极少发生。

92. BCDE 选项 A 对，在进行超声引导下肝囊肿穿刺硬化治疗时，通常建议单次注入无水乙醇的量占囊液量的 1/4 ~ 1/3，且不超过 50ml，注入量过大，会引起腹腔渗漏，引起患者不适。这样的注入量可以有效地硬化囊肿壁，达到治疗的效果。选项 B 错，肿瘤性囊肿通常指囊肿内部有实质性肿瘤，如肿瘤性囊腺瘤。这种情况下，超声引导下穿刺硬化治疗并不适用，需要采取根治性治疗手段，防止复发与转移。选项 C 错，肝囊肿的大小通常不是决定是否进行超声引导下穿刺硬化治疗的主要因素。对于较大的囊肿（如 10cm 以上），可行超声引导下穿刺抽液及硬化治疗。选项 D 错，囊液蛋白凝固试验阳性可能提示囊肿与胆道相通，但并不是绝对的判断标准。其他检查方法如影像学检查能更准确地判断囊肿与胆道是否相通。选项 E 错，多囊肝是肝内有多个囊肿，并且囊肿较多、较大的情况。属于超声引导下穿刺硬化治疗的适应证。

第十六章　心肺复苏

一、A1 型题

1. E　心搏骤停的预后受多种因素影响，但开始心肺复苏（CPR）的时间是决定患者生存率和神经功能恢复程度的最关键因素之一。及时的心肺复苏可以大大增加生存率并改善长期预后。

2. B　在心肺复苏过程中，使用药物是为了增强心脏的自主活动和改善血液循环。肾上腺素是心肺复苏中首选的药物，因为它可以增加心脏的收缩力和心率，提高心脏输出量，同时引起周围血管收缩，提升冠状动脉和大脑的血流。

3. B　2023 年心肺复苏与心血管急救国际共识与治疗建议中的心肺复苏操作顺序为 C－A－B，即：胸外按压（C）－开放气道（A）－人工呼吸（B）。只要推断心搏骤停，应马上进行胸外按压，以维持重要脏器的功能。

4. A　2023 年心肺复苏指南规定正确的按压部位是胸骨中下 1/3 处或双乳头与前正中线交界处。

5. E　2023 年心肺复苏与心血管急救国际共识与治疗建议中的心肺复苏操作顺序为 C－A－B，即：胸外按压（C）－开放气道（A）－人工呼吸（B）。

6. C　2023 年心肺复苏指南建议成人胸外按压按压频率至少 100 次/分，按压深度 5～6cm。

7. A　成人心肺复苏时打开气道的最常用方式是仰头－抬颏法。操作时用一只手按压

伤者的前额，使头部后仰，同时另一只手的食指及中指置于下颌骨骨性局部向上抬颏。使下颌尖、耳垂连线与地面垂直。

8. E　胸外按压时尽可能削减中断：每次更换按压者应在 5 秒内完成，在实施保持气道通畅措施或除颤时中断时间应不超过 10 秒。

9. C　觉察患者心搏骤停时，应马上进行心肺复苏，如果是可除颤心律，应尽早电除颤。要求院内早期除颤在 3 分钟内完成，院前早期除颤在 5 分钟内完成，并且在等待除颤器就绪时应进行心肺复苏。

10. B　为保证心脏按压的有效性，按压后胸廓应充分回弹，心脏按压的深度至少 5cm 或胸廓前后径的 1/3，压下与松开的时间基本相等。

11. C　除颤器一个电极板置于右锁骨内侧正下方，另一电极板放在左乳头的左下方（心尖部），两个电极的距离至少在 10cm 以上。

12. E　在心肺复苏时，在第一次电击之后马上做 2 分钟 CPR，并建立静脉通道，如仍为室颤，则进行第 2 次除颤，之后马上做 2 分钟 CPR，每 3～5 分钟应用肾上腺素 1mg 并考虑气管插管，如仍为室颤，进行第 3 次除颤，之后马上做 2 分钟 CPR，开始考虑使用胺碘酮或治疗可逆病因。

13. A　电击次数一般是 1 次，无论是否复律，均应立即进行心脏按压，不用立即再重复电击。

361

14. B 心室颤动、心室扑动以及无脉性室性心动过速是电除颤最主要的适应证。

15. C 在心肺复苏（CPR）中，保持高质量的心脏按压对于维持有效的血液循环至关重要。尽可能避免中断按压，若必须中断则中断时间应小于 10 秒。

16. C 对于序贯应用 CPR - 电除颤 - CPR - 肾上腺素治疗无效的室颤或无脉性室速患者应首选胺碘酮，初始量为 300mg 快速静推，随后电除颤 1 次，如仍未恢复，10 ～ 15 分钟后可再推注 150mg，如需要可以重复 6 ～ 8 次。在首个 24 小时内使用维持剂量，先 1mg/min 持续 6 小时，之后 0.5mg/min 持续 18 小时。每日最大剂量不超过 2g。

17. E 单人心肺复苏时，胸外按压和通气的比例为 30：2，即 30 次胸外按压后给予 2 次人工呼吸。

18. A 心肺复苏时，给予婴儿经血管或骨髓通路的肾上腺素的剂量为 1：10000 浓度，0.1ml/kg。这是根据儿童心肺复苏指南推荐的剂量。

二、A2 型题

19. B 肾上腺素是抢救心搏骤停的首选药，能提高冠状动脉和脑灌注压，并可以转细室颤为粗室颤，增加复苏成功率。

20. C 对心搏骤停的诊断依据为清醒患者意识突然丧失和大动脉搏动消失，其中大动脉搏动消失是最重要的判断指标。大动脉常用颈动脉和股动脉。切不可因反复测血压、听心音、观察瞳孔变化及等待心电图检查等而延误了抢救时机。

21. C 对于心搏骤停和呼吸停止的患者，紧急进行心肺复苏（CPR）是维持患者生命至关重要的步骤。

22. D 用食指及中指指尖先触及气管正中部位，然后向旁滑移 2 ～ 3cm，在胸锁乳突肌内侧触摸颈动脉是否有搏动。

23. D 本题主要考查了急性胸痛和突然昏倒的紧急处理措施，特别是在可能存在心搏骤停的情况下的处理步骤。心搏骤停是威胁生命的紧急情况，需要立即采取抢救措施。首先应评估患者是否有意识和呼吸，然后立即触诊大动脉判断是否存在心搏骤停。如果确认心搏骤停，应立即开始心肺复苏（CPR）并寻求专业医疗援助。选项 A，在这种急性情况下，做心脏彩超不是首选的紧急处理措施；选项 B，虽然瞳孔反应可提供神经系统状态信息，但在此情况下也不是最优先的处理措施；选项 C，在未了解患者具体状况前，盲目送抢救室可能会延误治疗；选项 D，此情况下，首先应判断是否存在心搏骤停，触诊大动脉是最快速、直接的方式；选项 E，虽然心电图能提供心脏活动信息，但在此情况下不是最优先的处理措施。

24. A 心室颤动患者在除颤后，需先行胸外按压，在 5 组心肺复苏（CPR）后再检查心跳或脉搏。这一做法符合 2023 年心肺复苏指南的推荐，旨在最大限度地提高患者的生存率。

25. B 高质量的心肺复苏（CPR）：按压频率至少 100 次/分，选项 A 错；胸外按压时尽可能减少中断，避免过度通气，选项 B 对；2023 年指南心肺复苏操作顺序发生了变化，改为胸外按压 - 开放气道 - 人工呼吸，选项 C 错；按压深度至少 5cm 或胸廓前后径的 1/3，选项 D 错；每次更换按压者应在 5 秒内完成，在实施保持气道通畅措施或除颤时中断时间应不超过 10 秒，选项 E 错。

26. C 对于难以纠正的心室颤动、室性心动过速，可以给予胺碘酮治疗，首剂300mg，第二剂150mg。

27. C 在心肺复苏开放气道时，对于怀疑颈椎受伤者应当采用双下颌上提法开放气道，即将肘部支撑在患者所处的平面上，双手放置在患者头部两侧并握紧下颌角，同时用力向上托起下颌，避免搬动颈部。

28. B 2023年心肺复苏指南推荐儿童在未建立高级气道时，按压/通气比为1名施救者是30：2；两名施救者是15：2。

29. A 对于非颈椎损伤患者，在心肺复苏时开放气道应当采取仰头抬颏法。

30. B 根据2023年心肺复苏指南，电击除颤后应立即继续进行约2分钟（5个30：2的周期）的CPR，然后再检查心律和脉搏。这有助于保证即使电击成功，心脏也有足够的时间以及血液循环支持来恢复有效的泵血功能。

三、A3/A4型题

31. D 体温升高、抽搐及惊厥都是脑缺氧性损伤的体征。心脏停搏时脑血管自动调节功能丧失，经心肺复苏循环恢复后，脑血管被动扩张，微循环淤血，微血管壁通透性增高，体液渗出可导致脑间质水肿。

32. B 脑复苏时的脱水治疗一般以渗透性利尿为主，甘露醇是最常用的渗透性利尿药，成人每次可滴注20%的溶液200ml，每日4～6次，直到脑水肿消除为止。尿素液的渗透性利尿作用虽比甘露醇强，但易发生"反跳"，现已很少使用。

33. E 发现患者倒地无反应，进一步评估是否心搏骤停，应当在10秒之内判断有无呼吸和脉搏（一般在5～10秒）。

34. A 电除颤的适应证为心室颤动和无脉性室性心动过速。

35. A 在建立人工气道前，成人单人CPR或双人CPR，按压-通气比例均为30：2。

36. E 心肺复苏常见并发症有：肋骨骨折、胸骨骨折、血胸、肺损伤、气胸、肝脾撕裂伤以及脂肪栓塞等。

37. A 心室颤动是恶性心律失常，一旦发生，需要立即进行电除颤。

38. A 多巴胺有正性肌力及促进外周血管收缩作用，是纠正低血压休克常用药物。多巴酚丁胺的正性肌力作用优于多巴胺，心力衰竭患者合并低血压时十分适用。硝酸甘油为硝酸酯类药物，能松弛血管平滑肌，尤其是小血管平滑肌，使全身血管扩张，外周阻力减少，静脉回流减少，使心脏前后负荷减轻，降低心肌耗氧量及解除心肌缺氧，用于心绞痛急性发作，也用于急性左心衰竭。阿托品和异丙肾上腺素多用于缓慢性心律失常。

39. C 溺水导致的呼吸、心搏骤停主要是由于血液缺氧所致。对于非专业人员第一步仍然是胸外按压，对于专业救援人员第一步应是开放气道进行通气。

40. D 心搏骤停的判断时间不能超过10秒，包括医务人员触摸大动脉搏动在内的总时间，用最短时间快速心肺复苏，能够提高抢救成功率及存活率。

41. C 由于各种原因所造成的呼吸、循环骤停（包括心搏骤停、心室颤动等）都需及时进行心肺复苏。

42. E 患者出现突然跌倒、无法响应呼唤、心音消失以及无法测量血压的症状，这些都是心搏骤停的典型迹象。在心搏骤停的情况下，立即开始心肺复苏（CPR）是挽救生命的首要和最紧急的措施。心肺复苏可以帮助维持重要器官的血液循环，直到可以进行更高级的复苏措施。

43. A 导致心搏骤停的心律失常有：①快速性心律失常：如频发性室性期前收缩，尤其是 RonT 现象的室性期前收缩，室性心动过速，心室颤动以及心室扑动等；②缓慢性心律失常：严重的房室传导阻滞，造成心房心室电活动分离等。

44. B 患者出现心搏骤停，心电图正常形态消失，显示大小不等及形态各异的颤动波，为心室颤动。

45. D 在心搏骤停的情况下，心肺复苏的顺序是 C－A－B，即：胸外按压（C）－开放气道（A）－人工呼吸（B），大声呼救他人准备除颤仪并在必要时进行电除颤。

46. C 脑复苏是在心搏骤停后心跳和呼吸恢复的患者中进行的一系列治疗措施，旨在最大限度地减少脑损伤并优化神经功能恢复。低温治疗可以在心搏骤停后有助于保护脑组织，减少永久性脑损伤，为脑复苏的关键。

47. C 颈部有外伤者不宜采用仰头抬颏法和仰头抬颈法，以避免进一步的脊髓损伤，应使用双手推举下颌法，即患者平卧，抢救者用双手从两侧抓紧患者的双下颌并托起，使头后仰，下颌骨前移，开放气道。注意，此法以下颌上提为主，不能将患者头部后仰及左右转动。

48. E 在建立人工气道前，成人单人或双人 CPR，按压/通气比例均是 30∶2。胸外按压的频率需要达到 100～120 次/分。

49. D 进行 5 个循环心肺复苏后判断复苏效果：即颈动脉有搏动，胸廓有起伏（此过程＜10 秒）。

50. E 患者出现突然跌倒、呼之不应、心音消失的症状，这些都是心搏骤停的典型表现。在这种情况下，立即采取行动是至关重要的，以最大限度地增加生存机会和减少潜在的脑损伤。心肺复苏是最紧急和最关键的初级处理，应立即执行，无需等待进一步的医疗指示或设备。

51. C 选项 A，乳头肌断裂通常会导致急性二尖瓣反流，可能会出现杂音，但更多是在心尖部而非胸骨左缘；选项 B，心室膨胀瘤发生在心肌梗死后，心肌组织变薄并向外膨出形成瘤状结构。这种情况下的杂音不太可能是收缩期震颤，而更多是因为心室形态改变引起的功能性杂音；选项 C，室间隔破裂是心肌梗死的严重并发症，由于室间隔的破裂，血液在左、右心室之间非正常流动，产生响亮的收缩期杂音和震颤；选项 D，心房破裂通常会导致急性心包填塞，而不是在特定位置产生响亮的收缩期杂音；选项 E，左室游离壁破裂是一种致命的心肌梗死并发症，通常会迅速导致心包填塞和死亡，而不是特定的收缩期杂音。

52. C 此患者出现了神志不清、抽搐，听诊心音消失，且血压测不出，提示突然的心搏骤停。这种情况下，需要立即采取紧急措施以尽可能恢复患者的生命体征。选项 A，虽然保持患者平卧是心搏骤停时进行心肺复苏的前提，但仅仅平卧保暖不足以处理当前紧急情况；选项 B，在心搏骤停情况下，建立静脉通路是为了后续给予药物和液体复苏，但它不是最首要的急救措施；选项 C，在心搏骤停的情况下，立即进行心肺复苏（CPR）是最关键的救命措施；选项 D，虽然在许多急救情况下提供氧气是有益的，但在心搏完全停止的情况下，单独的氧气吸入无法提供足够的帮助，除非与心肺复苏结合使用；选项 E，虽然在处理医疗紧急情况时通知医生是必要的，但不应该延迟实施紧急救治措施，如心肺复苏。

53. A 选项 A，洋地黄是一种用于治疗心力衰竭和控制心律失常的药物。洋地黄有正性肌力作用，但其副作用包括引起或加重心律失常，特别是在洋地黄中毒时。严重的洋地黄中毒可以导致心脏传导系统的多种异常，包括房室传导阻滞和室性期前收缩；选项 B，利尿剂主要通过促进尿液排出以减轻体内液体积聚，用于治疗心力衰竭。虽然它们可能导致电解质失衡（如低钾血症），从而间接影响心律，但通常不直接引起三度房室阻滞或室性期前收缩；选项 C，扩血管药物主要作用是降低血管阻力和血压，改善心脏的前后负荷。这类药物通常不直接引起房室阻滞或室性期前收缩；选项 D，心力衰竭的加重可以导致心脏电生理的改变，但更多是通过心脏结构和功能恶化间接影响，而不是直接导致三度房室阻滞或室性期前收缩；选项 E，疾病的进展确实可以导致心脏电生理的变化，但这通常是一个慢性过程，不太可能突然表现为急性的三度房室传导阻滞和室性期前收缩。

54. B 双相波形除颤器常用能量为 150～200J。

55. E 心肺复苏时胸外按压的部位通常是在乳头连线中点或胸骨中下 1/3 处。

56. D 心肺复苏时胸外按压的频率应为 100～120 次/分。

57. E 成人心肺复苏时胸外按压的幅度应为 5～6cm。

58. B 现场判断患者溺水后呼吸骤停，此时应立即实施心肺复苏初级生命支持治疗。

59. C AED 示波为规整的正弦波，频率 200 次/分，表明患者可能处于快速性心律失

常状态，如室速，应当使用非同步电除颤。选项 A，通常用于控制较慢的室上性心律失常（例如房颤），而非快速性室性心律失常；选项 B，同步电除颤（同步心律转复）通常用于治疗有脉搏的室上性心律失常或室速，但是在患者无脉搏的情况下，此方法不适用；选项 C，非同步电除颤适用于治疗无脉搏的室颤或无脉搏室速；选项 D，药物转复心律通常用于有脉搏的稳定室上性或室性心律失常，不适用于紧急无脉搏情况；选项 E，如果患者仍然无脉搏，应继续进行 CPR 并根据需要进行电除颤。如果 AED 显示的是治疗性的节律（如室速），而患者无脉搏，应立即进行非同步电除颤。

60. B 选项 A，房颤患者有较高的血栓形成风险，因此抗凝治疗是重要的一环。低分子肝素是一种常用的抗凝药物，可以减少血栓和中风的风险，但并不直接治疗房颤；选项 B，同步电除颤是治疗有脉搏的房颤患者的一种方法，特别是当药物治疗无效时。它通过释放电击与心电图上的 R 波同步，以尝试将心率恢复到正常节律；该患者心肺复苏后脉搏恢复，应行同步电除颤；选项 C，非同步电除颤用于治疗无脉搏的心律失常，如室颤或无脉搏室速，不适用于有脉搏的房颤患者；选项 D，双抗血小板治疗主要用于冠状动脉疾病患者，用以预防血栓形成，但并非房颤的直接治疗选择；选项 E，华法林是一种长期口服抗凝药物，用于防治房颤患者的血栓形成和中风，但同样不是直接纠正心律的方法。

四、B1 型题

61. A 心肺复苏后，患者可能会出现一定程度的脑缺氧，这主要是由于心跳停止期间脑组织未能得到足够的血液供应。复苏后早期减轻脑缺氧的措施中，降低体温（降温治疗）是一种有效的方法，可以降低脑组织的代谢需

求，减少脑损伤。脱水（尤其是使用渗透性利尿剂如甘露醇）可以帮助减轻脑水肿，从而降低颅内压，有助于保护脑组织。

62. B 心肺复苏后，尤其在成功复苏心跳后，维持和稳定循环功能是至关重要的。当循环功能不足时，重点在于保证足够的血压和心输出量，以确保重要器官和组织得到充足的氧和营养供应。纠正低血压和使用强心药物能够直接提升心脏的泵血功能，增加心输出量，是心肺复苏后确保循环稳定的关键措施。

63. D 在心肺复苏后，尤其是在时间跨度达到几个月时，促进脑细胞的恢复和修复是治疗的一个重要方向。高压氧治疗是通过在高压环境中吸入纯氧，增加体内氧的溶解度和输送量，从而提高血液和组织中的氧含量。这种治疗可以显著增加受损脑细胞的氧供应，促进其恢复功能和减少长期损伤。

五、X 型题

64. ABCE 心搏骤停的临床表现为三无：①无意识：患者意识突然丧失，对刺激无反应，可伴四肢抽搐；②无脉搏：心音及大动脉搏动消失，血压测不出；③无呼吸：面色苍白或发绀，呼吸停顿或濒死叹息样呼吸。

65. ACDE 《2023 心肺复苏与心血管急救国际共识与治疗建议》中心搏骤停患者的生存链为 5 个链环：早期识别与启动 EMS，早期心肺复苏，早期除颤/复律，早期有效的高级生命支持，心搏骤停后的综合治理。

66. ABDE 检查有无脉搏时间不要超过 10 秒，如 10 秒内不能明确感觉到脉搏应开始胸外按压。

67. ABDE 按压时上半身前倾，双肩正对患者胸骨上方，一只手的掌根放在患者胸骨中下部，然后两手重叠，手指离开胸壁，双臂绷直，以髋关节为轴，借助上半身的重力垂直向下按压。每次抬起时掌根不要离开胸壁，并应随时留意有无肋骨或胸骨骨折。

68. BCDE 不建议连续除颤，第 1 次除颤后马上做 2 分钟 CPR，并建立静脉通道，如仍为室颤，则进行第 2 次除颤，之后马上做 2 分钟 CPR，每 3～5 分钟应用肾上腺素 1mg 并考虑气管插管，如仍为室颤，进行第 3 次除颤，之后马上做 2 分钟 CPR，开始考虑使用胺碘酮或治疗可逆病因。

69. ABCD 通气的目的是为了维持充分的氧合和充分排出二氧化碳。由于心肺复苏期间肺处于低灌注状态，人工通气时应避免过度通气，以免通气血流比例失调。气管内插管可有效地保证呼吸道通畅并防止呕吐物误吸，必要时可以连接呼吸机予以机械通气及供氧。气管插管后通气频率 8～10 次/分，每次通气 6～7.5 秒以上，通气时不需停顿胸外按压。

70. ABCD 2023 年心肺复苏指南不建议在治疗无脉性心电活动/心搏骤停时常规性使用阿托品，并已将其从高级生命支持中去掉。

71. ABCE 心肺复苏的有效指标：①自主呼吸及心跳恢复：可听到心音，触及大动脉搏动，心电图示窦性、房性（房颤、房扑）或交界性心律；②瞳孔变化：散大的瞳孔回缩变小，对光反射恢复；③按压时可扪及大动脉搏动（颈动脉、股动脉）；④收缩压达 60mmHg 左右；⑤发绀的面色、口唇、指甲转为红润；⑥脑功能好转：肌张力增高，有自主呼吸、吞咽动作，昏迷变浅。

72. ACD 心搏骤停后的综合治理是指自主循环和呼吸恢复后连续实行一系列措施，确保脑功能的恢复，同时持续维护其他器官的功能。初期目的是：①使心肺功能及维持生命器官的血流灌注到达最合适状态；②转送患者至可供给心搏骤停复苏后的综合治疗的重症监护病室中；③确定并治疗心搏骤停的诱因，并预防复发。后续目的是：①将体温维持在可使患者存活及神经功能恢复的最合适状态；②确定并治疗急性冠脉综合征；③妥当使用机械通气，尽量减少肺损伤；④降低多器官损伤的风险，支持器官功能；⑤客观地评估患者预后；⑥给予存活患者各种康复性治疗。

73. ABC　成人心肺复苏时，常用的打开气道的方式有：①仰头举颏法：将患者的头部向后仰，同时举起下颌，以确保气道畅通。②双手推举下颌法：将双手的手指放在下颌骨上，轻轻向上推举下颌，使气道打开。③托颏法：用手的掌部托住患者的下颌，向上托起下颌，使气道保持开放。

74. ACD　心肺复苏后的稳定措施包括：①确保患者的氧合状态良好，维持适当的脉氧饱和度。②保持血压在同龄儿童的正常范

围之上，以保证足够的灌注。③监测和维持适当的二氧化碳分压，以确保正常的呼吸代谢。

75. ABCDE　选项 A，按压力度要适当，应该足够将胸廓向下压缩 5~6cm，但不能超过 6cm。选项 B，按压速度应该在 100~120 次/分之间，每次按压时间约为 1 秒。选项 C，在每次按压后应该松手，让胸壁充分弹回。选项 D，在进行心肺复苏时，应该尽量减少停顿时间，确保心脏得到持续的灌注。选项 E，对于长时间进行心肺复苏的情况，一名操作者可能会疲劳，此时需要及时交替操作者，以保证按压质量。故 ABCDE 正确。

76. ABCDE　高质量心肺复苏的具体要求包括：①按压频率至少 100 次/分；②按压深度至少 5cm 或胸廓前后径的 1/3；③每次按压后保证胸廓充分回弹；④胸外按压时尽可能削减中断：每次更换按压者应在 5 秒内完成，在实施保持气道通畅措施或除颤时中断时间应不超过 10 秒；⑤避免过度通气。

第十七章　休克抢救措施

一、A1 型题

1. A　轻度休克尿量略减；中度休克尿量 <17ml/h；重度休克尿量明显减少或无尿；极重度休克无尿。

2. E　休克患者预防急性肾衰竭应在补充容量的前提下使用利尿剂，呋塞米 40～120mg 或布美他尼 1～4mg 静脉注射，无效可重复。

3. C　除心源性休克外，补液是抗休克的基本治疗。

4. D　休克监测中最常用的项目是中心静脉压，有助于鉴别休克病因，低血容量性休克时 CVP 降低，心源性休克时通常是增高的。

5. C　通常认为收缩压 <90mmHg、脉压 <20mmHg 是休克存在的表现，但血压并不是反映休克程度的唯一指标，还应兼顾其他的参数进行综合分析。

6. D　有心衰或肺水肿休克患者应取半卧位或端坐位。

7. A　在容量复苏的同时应用血管活性药物可以迅速升高血压和改善循环，尤其是对于感染性休克的患者。理想的血管活性药物能迅速提高血压，改善心脏和脑血流灌注，又能改善肾和肠道等内脏器官血流灌注。

8. B　心源性休克早期血液再分布，保证了重要脏器的灌注；其中，脑组织具有自身调节的作用，在灌注压 50～150mmHg 时仍可保持稳定血流，脑在心源性休克早期血流量可保持基本不变，故答案选择 B。

9. A　在失代偿期的休克中，由于组织灌注不足，导致一系列生理和病理变化。在这一阶段，白细胞紧贴血管壁，并黏附于内皮细胞上，导致毛细血管流出道的阻力增加，回心血量减少。同时，毛细血管前阻力大于后阻力，导致血管内流体静压升高。此外，血管壁的通透性也增加，导致血浆渗出到组织间隙，有效循环血量急剧减少。

10. E　青霉素过敏性休克早期表现主要为：①皮肤黏膜症状：患者可以出现口唇、皮肤、黏膜的发绀表现，或者在全身皮肤各处出现潮红、瘙痒、风团、皮疹等；②呼吸系统症状：患者可以出现喉头水肿，继而出现喉头堵塞感、呼吸困难、喘鸣、哮喘等表现；随后会出现血压迅速下降、心悸、面色苍白、四肢发冷等循环系统症状以及烦躁不安、意识模糊、意识障碍，甚至昏迷的神经系统症状。

11. D　休克患者的体位调整有助于改善血液循环和组织灌注。通常推荐的体位是将头和躯干抬高 20°～30°，下肢抬高 15°～20°。这个体位有助于增加静脉回流和降低下肢的静脉压力，从而提高心脏前负荷和有效循环血量。这种体位还可以减轻心脏的后负荷，改善心输出量。

12. A　动脉血乳酸含量和休克预后相关，为目前反映组织细胞缺氧、休克是否好转的最佳指标。正常值为 1～1.5mmol/L，危重患者有时会达到 4mmol/L。

13. D　休克表现为组织和器官的灌注不足，通常是因为有效循环血量显著下降所致。选项 A，虽然休克常常伴随血压下降，但血压下降本身并不是休克的根本病因，而是休克状态的一种表现。血压变化受多种因素影响，不一定反映有效循环血量的状态；选项 B，中心静脉压下降可能是反映休克的一个指标，但它更多地反映了心脏前负荷的变化，而不直接代表有效循环血量的总体状态；选项 C，心输出量下降是导致休克的一个重要因素，尤其是在心源性休克中。然而，休克的类型繁多，不是所有类型的休克都直接由心输出量下降引起；选项 D，有效循环血量的下降意味着可供器官和组织使用的血液量减少，导致全身性的灌注不足，从而引发休克的各种临床表现。这种下降可能是由于实际的液体丧失（如出血、脱水）、分布异常（如感染性休克中的血管扩张）或心脏泵功能不足（如心源性休克）所致；选项 E，微循环障碍是休克发展中的一个关键过程，特别是在感染性休克中。然而，它通常是由有效循环血量下降引起的，而不是休克的根本原因。

14. B 因为吗啡兼有扩张周围血管作用，减少回心血量，不利于休克患者血压的逆转与恢复，故禁用于急性肺水肿伴休克患者的抢救。

15. C 休克患者中心静脉压正常，血压低常提示心功能不全或者血容量不足，需要先行补液试验，然后决定是否采用强心或者缩血管药治疗。

16. E 中心静脉压（CVP）同心功能及有效循环血容量有关，正常值为 $5\sim12cmH_2O$。当 $CVP<5cmH_2O$ 时，表示血容量不足；高于 $15cmH_2O$ 时，提示心功能不全、静脉血管床过度收缩或肺循环阻力增高；若 CVP 超过 $20cmH_2O$ 时，则表示存在充血性心力衰竭。

17. B 休克指数（脉率/收缩压）：0.5 提示无休克，超过 1～1.5 提示休克，>2 提

示休克严重。

18. B 治疗原则是抗休克、抗感染同时进行；休克控制后，仍需抗感染。

二、A2 型题

19. A 该患者的症状和体征表明其可能正在经历心源性休克，快速大量的补液可能会加重心脏的负担，尤其是在左心室功能严重受损的情况下，可能导致肺水肿的加剧。因此，快速大量补液通常不适用于心源性休克的患者，并且可能造成更多的危害。

20. E 患者的胸痛、冷汗和心电图示心肌缺血提示可能存在心脏疾病。另外，患者既往有高血压和冠心病病史，这些都增加了心源性休克的可能性。体格检查还发现患者口唇发绀，脉搏细速，心率增快和低血压，这些也支持心源性休克的诊断。其他选项中，急性出血性坏死性胰腺炎常表现为剧烈腹痛和消化道出血，并不符合患者的临床表现。脓毒性休克通常伴有全身感染的征象，如发热、白细胞增高等，而患者没有提到这些症状。糖尿病酮症酸中毒通常伴有高血糖和酮症，而患者的血糖和血清淀粉酶均正常。肾上腺危象通常伴有明显的血压升高和心率增快，而患者的血压较低。因此，根据患者的临床表现和检查结果，最可能的诊断是选项 E。

21. B 患者的症状和体征提示存在心源性休克，这是由于心脏的泵血功能严重受损造成的。心源性休克通常发生在严重的心脏事件，如心肌梗死后，特别是像本病例中的广泛前壁心肌梗死。选项 A，虽然心源性休克经常与急性左心衰竭相关，但低血压的直接原因更可能是由于心源性休克，而急性左心衰竭可能是心源性休克的一部分；选项 B，患者低血压、神志淡漠、心率增快等症状均支持心源性休克这一诊断；选项 C，虽然脑血管意外可能

导致神志变化，但不会直接导致血压下降至如此低水平。此外，脑血管意外并不会引起心电图上的心肌梗死改变；选项 D，虽然心律失常（如室性奔马律）可以降低心脏的泵血效率，更可能是心源性休克的一个表现，而不是低血压的主要原因；选项 E，低血容量性休克通常是由于大量失血或液体损失引起的，这并不符患者当前的病情描述。

22. C 重度失血性休克发作时，应该首先建立至少 18G 的静脉液体通路，快速输注晶体平衡盐注射液扩容补液改善休克，醋酸钠平衡盐为佳。随后根据动脉血气分析的血红蛋白水平申请红细胞、血浆、冷沉淀，根据血细胞分析中血小板计数申请血小板。

三、A3/A4 型题

23. C 患者在接受青霉素治疗后突然出现的症状，特别是气急、胸闷、烦躁不安、咽喉部异物感、低血压、面色苍白、大汗淋漓、哮鸣音和皮疹，都是典型的过敏性休克表现。

24. D 抢救过敏性休克的首选特效药物是肾上腺素。

25. E 抢救过敏性休克首选肾上腺素肌内注射，一次性肌内注射量为 0.3～0.5mg，即抽取原液 0.3～0.5ml，肌内注射部位首选大腿中段前外侧，其次为三角肌和臀部，必要时可重复注射（间隔 15～20 分钟），通常不超过 3 次。

26. E 心前区剧痛数十分钟未缓解、面色苍白、大汗淋漓、心率增快和低血压都是心脏泵血功能受损的迹象，结合患者的年龄和既往病史，急性大面积心肌梗死所致心源性休克是最可能的诊断。此外，胸痛需要行主动脉 CTA 排除主动脉夹层，主动脉夹层若累及主动脉窦内冠脉开口，也有心梗表现。

27. D 首先，毛花苷 C 容易导致心室肌细胞的兴奋性增加，而心肌梗死患者的心室肌细胞本身就极不稳定，因此易诱发恶性室性心律失常；其次，毛花苷 C 会增加心肌氧耗。

28. C 双肺听诊广泛湿啰音、四肢凹陷性水肿且下肢显著为典型全心功能衰竭表现，心脏超声检查三尖瓣大量反流、左室射血分数 44% 进一步明确心衰诊断，故诊断心源性休克。鉴别诊断要考虑脓毒症休克。脓毒症休克的诊断标准应包括符合 SOFA 脓毒症相关性器官功能衰竭评分≥2 分，并伴有休克表现和乳酸水平 >2mmol/L。题干中未提供足够的信息来评估患者的完整 SOFA 评分系统，并且缺失了一个关键的诊断因素，即乳酸水平。

29. A 根据患者的病情表现，考虑到 AE-COPD、Ⅱ型呼吸衰竭、肺心病心衰和心源性休克的可能性，外周血氧饱和度仅 83%，动脉血氧分压仅为 44mmHg，低氧血症危及生命，首先需要进行气管插管和呼吸机辅助通气，改善通气保证氧合，呼吸机还能有助于减轻心脏前负荷，降低肺阻力，并部分代偿心脏功能。毛花苷 C 和呋塞米是治疗心衰的常用药物。然而，在已经出现心源性休克的患者中，毛花苷 C 作用有限，应持续静脉泵注多巴酚丁胺或者肾上腺素强心。对于休克治疗，首先需要纠正休克，故不使用呋塞米利尿治疗。大量补液会加重心脏负担，因此应该避免使用。无创通气只有在患者神志清楚、有基本配合能力和良好的咳痰能力的情况下才可以考虑使用。由于患者目前出现神志不清，使用无创通气并不能改善患者的呼吸负担，反而可能导致痰液堵塞气道，加重呼吸负担。

30. B 心源性休克导致心功能曲线向右下旋转，静脉回流曲线与降低的心功能曲线的平衡交点向右下方移动导致低心输出量。多巴胺能进一步增加 MSFP，使静脉回流曲线平行于另一条静脉回流曲线向右移位；多巴酚丁胺保持平均肺动脉压不变，并且通过降低血管阻力使曲线向右上移动，从而获得更多的心功能改善效果。多巴酚丁胺作为纯 β_1 受体激动剂，强心作用明显强于混合激动 α_1、β_1 受体的多巴胺，间羟胺和去甲肾上腺素主要激动 α_1 受体提高血管阻力升高血压，异丙肾上腺素作为 β_1 受体激动剂主要作用是提高心室率。

四、B1 型题

31~34. B、A、C、E 轻度休克 SBP 80~90mmHg，脉压 <30mmHg；中度休克 SBP 60~80mmHg，脉压 <20mmHg；重度休克 SBP 40~60mmHg；极重度休克 SBP <30mmHg。

五、X 型题

35. BCDE 心源性休克的急救处理措施：取半卧位，保持气道通畅、吸氧，建立静脉通路，给予镇静、抗心律失常药，应用血管活性药，限制补液量，对症支持治疗。左心室功能衰竭可考虑应用心脏机械辅助循环装置主动脉内球囊反搏（IABP）提高心输出量、降低左心室后负荷，明显改善心源性休克；右心室功能衰竭需要优化右心室前负荷、降低右心室后负荷、保证右心室灌注压、适度强心（米力农/奥普力农、多巴酚丁胺、肾上腺素、左西孟旦）。

36. ABCD 凡是引起心排血量严重降低的疾病都有可能引起心源性休克，选项 A、B、C、D 都可能引起心排血量严重降低，而单纯轻度二尖瓣狭窄不严重影响心排血量。

37. ABCD 心源性休克救治的目的是改善全身组织的血流灌注，恢复及维护患者的正常代谢及脏器功能，提高血压只是可能有助于上述目的。

38. BC 根据患者的表现和病史，该患者的诊断考虑为过敏引起的喉头水肿和过敏性休克。患者对海鲜过敏，在进食含有海鲜的披萨后出现了喉咙紧握、不能发声、颜面青紫、心率增快、血压测不出、喉鸣音、口唇发绀和全身红疹的症状。这些表现符合过敏引起的喉头水肿和过敏性休克的临床特点。过敏引起的喉头水肿是一种急性过敏反应，常伴随喉部肿胀，导致气道狭窄，出现喉咙紧握、不能发声、喉鸣音等症状。过敏性休克是一种严重的过敏反应，可导致全身血管扩张和血压下降，出现颜面青紫、心率增快、血压测不出等症状，同时伴随呼吸道和皮肤症状，如喉鸣音和全身红疹。其他选项中，异物引起的气道梗阻、哮喘急性发作、肺部感染引起感染中毒性休克与该患者的病史和临床表现不符合。因此，最可能的诊断是过敏引起的喉头水肿和过敏性休克。

39. ACDE 凡药物过敏性休克患者，必须立即停药，检测血压，检查脉搏，观察呼吸，保持呼吸道通畅、吸氧，立即注射肾上腺素、糖皮质激素、升压药、脱敏药等，休克常能得到及时的恢复。心跳呼吸停止立即行心肺复苏。

40. ABCE ①中心静脉压低，血压低，原因是血容量严重不足，处理原则是充分补液；②中心静脉压低，血压正常，原因是血容量不足，处理原则是适当补液；③中心静脉压高，血压低，原因是心功能不全或血容量相对过多，处理原则是给予强心药物，纠正酸中毒，舒张血管；④中心静脉压高，血压正常，原因是容量血管过度收缩，处理原则是舒张血管；⑤中心静脉压正常，血压低，原因是心功能不全或血容量不足，需补液试验来鉴别。

41. AC 治疗休克主要措施应该是补充有效循环血容量和积极处理原发病，而测量血压和抗感染属于一般措施。

42. ABDE 一旦诊断为感染性休克，应该尽快进行积极液体复苏，首先应给予 20ml/kg 晶体液以扩充血容量，争取 6 小时内达到复苏的目标：平均动脉压（MAP）≥65mmHg，中心静脉压（CVP）达到 8 ~ 12mmHg，中心静脉或混合静脉血氧饱和度 ≥ 70%，尿量 0.5ml/（kg·h），同时要求血红蛋白 70 ~ 100g/L。必要时补充适当的白蛋白、血浆或者全血，恢复足够的有效循环血量。所以选项 ABDE 正确。

43. ABCD 动脉血乳酸盐测定的正常值为 1 ~ 1.5mmol/L。休克时间愈长，动脉血乳酸盐浓度也愈高。乳酸盐浓度持续升高，表示病情严重，预后不佳；中心静脉压是休克监测中最常用的项目。反映血压变化以及血容量的变化；休克时，心排出量可用仪器监测，反映血压情况。一般都有降低。但在感染性休克时，心排出量可较正常值高，故必要时，需行测定，以指导治疗；肺毛细血管楔压能反映呼吸功能障碍。选项 ABCD 均为休克的特殊监测指标。脉率是休克的一般监测指标。因此本题应选 ABCD。

44. ABCE 感染性休克的处理原则包括控制感染、补充血容量、纠正酸碱失衡、维持呼吸和心脏功能等。所以选项 ABCE 正确。

45. ABD 休克早期微循环以收缩为主，有效循环血容量减少，反射性引起交感神经 - 肾上腺髓质系统兴奋，使心率加快、心肌收缩力增强、小血管收缩，周围血管阻力增加，以维持血压水平。休克代偿期未能有效控制时，毛细血管前阻力显著增加，大量真毛细血管网关闭，组织细胞处于严重的缺血、缺氧状态，导致微循环内淤血加重，回心血量减少，血压下降。休克抑制期微循环淤血后缺氧激活凝血因子Ⅻ，启动内源性凝血系统引起弥散性血管内凝血（DIC）。微循环障碍更加明显，形成微血栓。

第十八章　临床危急病症

一、A1 型题

1. D　心肌梗死时发生胸痛，服硝酸甘油片不能缓解；心绞痛胸痛可服硝酸甘油片缓解。

2. B　急性心包炎引起的胸痛常位于心前区，而且随着体位改变。深呼吸、咳嗽、吞咽、卧位，尤其是当抬腿或左侧卧位时症状加剧，坐位或前倾位时减轻。疼痛通常局限于胸骨下或心前区，常放射到左肩、背部、颈部或上腹部，偶向下颌、左前臂和手放射。所以选项 B 正确。

3. E　血尿伴排尿时痛，尿流中断或排尿困难是膀胱或尿道结石的特征性临床表现，在血尿鉴别诊断中具有重要价值。

4. E　右心衰竭早期，水肿多先见于下肢，患者卧床，常有腰、背及骶部等低垂部位凹陷性水肿，晚期可有胸水和腹水。

5. B　急性肾炎并发高血压脑病常见症状是剧烈头痛及呕吐，继之出现视力障碍、意识模糊、嗜睡，并可发生阵发性惊厥或癫痫样发作，血压控制之后上述症状迅速好转或消失，无后遗症。

6. E　意识障碍并且伴有瞳孔缩小的表现，往往见于有机磷农药中毒，如吗啡类、巴比妥类药物中毒。

7. A　头痛伴剧烈喷射状呕吐，提示颅内压增高。

8. D　支原体肺炎的诊断方法主要依靠分离培养和血清学试验。约 2/3 的患者起病 2 周后冷凝集试验阳性，效价 > 1∶32，特别是效价逐步升高更有助于诊断。

9. C　金黄色葡萄球菌肺炎肺部 X 线可显示炎性浸润阴影呈小叶或肺段样分布，其中有单个或多发的液气囊腔。

10. B　常用控制支气管哮喘急性发作药物有：拟肾上腺素类药物，其中目前使用最多的为 β_2 受体激动剂，此类药物主要作用为激发腺苷酸环化酶，增加 cAMP 的合成，提高细胞内 cAMP 的浓度，舒张支气管平滑肌。茶碱类药物抗哮喘的机制主要是稳定和抑制肥大细胞、嗜酸性粒细胞、中性粒细胞及巨噬细胞，拮抗腺苷引起的支气管痉挛，刺激肾上腺髓质和肾上腺以外的嗜铬细胞释放儿茶酚胺等。抗胆碱能类药物主要为减少 cGMP 浓度，使生物活性物质释放减少，有利于平滑肌松弛。色甘酸钠的作用机制之一为稳定肥大细胞膜，阻止其释放介质。酮替酚的作用为抑制肥大细胞、嗜碱性粒细胞、中性粒细胞等释放组胺和慢反应物质，对抗其致痉挛作用。所以选项 B 叙述错误。

11. D　肺炎球菌性肺炎伴感染性休克时，及时补充血容量极为重要。临床最常用人工胶体来补充和维持血容量。人工胶体不易渗出血管，静脉注射后，一方面补充了血容量，另一方面提高血管内胶体渗透压，将组织中的细胞外液引入血管，使血容量扩充。它还能阻止红细胞及血小板聚积，降低血液黏度，从而改善微循环。生理盐水、林格液（复方氯化钠溶液）、5% 葡萄糖溶液、10% 葡萄糖溶液等均为单纯晶体液或等渗液，维持血容量效果不及人工胶体，不具备人工胶体的作用。

12. C 大叶性肺炎咳痰性状与感染的病原菌有关，大多数患者因肺炎链球菌感染而有铁锈色痰，但部分患者也可以咳出白黏痰或脓血性痰等其他不同性状痰液。

13. C 哮喘急性发作最常见的病因为肺源性及心源性两大类。如属肺源性者，则哌替啶为禁用，使用毒毛花苷 K 无效；如属心源性者，则肾上腺素及异丙肾上腺素为禁用。只有氨茶碱对这两类病因所致的哮喘急性发作都有用。故本题应选 C。

14. C COPD 的主要临床表现是咳嗽、咳痰伴喘息，咳白色泡沫痰或黏液痰，急性发作伴有细菌感染时咳黄色脓性痰，且咳嗽加重，痰量增加。

15. D 慢性肺心病患者多存在气道阻塞性疾病等基础病，急性加重时肺功能失代偿出现呼吸性酸中毒，利尿治疗可导致电解质紊乱，易出现低钾、低氯血症，从而合并代谢性碱中毒。

16. E 肺心病心力衰竭主要是由于肺部感染引起通气功能下降而致 O_2 和 CO_2 滞留，肺动脉痉挛收缩，压力升高，右心负荷加重，因此关键措施是积极控制感染和改善呼吸功能。

17. C 漏出性胸腔积液主要病因是非炎症性疾病，所以心力衰竭、低蛋白血症、肝硬化、肾病综合征等疾病产生的胸腔积液都应为漏出性。系统性红斑狼疮为结缔组织病，其引起的胸腔积液一般属于渗出性。

18. A X 线检查是诊断气胸的重要方法。胸片作为诊断气胸的常规手段，若临床高度怀疑气胸而后前位胸片正常时，应该进行侧位胸片或者侧卧位胸片检查。

19. C 开放性气胸急救应立即用凡士林纱布、棉垫、毛巾或衣服等封闭胸壁伤口，有效堵塞的标志是不再听到空气进出的响声。

20. C 呼吸衰竭缺氧和 CO_2 潴留的发生机制：①肺泡通气量下降：肺泡通气量和 $PaCO_2$ 呈反比。肺泡通气量下降是引起 II 型呼吸衰竭的主要机制。②通气/血流比例失调：常见病因为 COPD。③肺内静动脉血分流：分流量越大低氧血症越难纠正，是顽固性低氧血症的主要机制，可见于急性肺不张、肺实变、肺水肿等。④弥散障碍。

21. A 急性呼吸窘迫综合征（ARDS）的主要病理特征是透明膜形成，导致弥散功能障碍，患者出现顽固的低氧血症，因此需要机械通气并使用呼气末正压通气（PEEP）来提高肺泡内气体交换。高浓度给氧可提高 PaO_2，但是多数患者需要使用机械通气。持续低浓度吸氧适用于伴明显 CO_2 潴留的低氧血症。对症支持治疗为一般性措施，不是最有效的措施。早期应用糖皮质激素在 ARDS 中的治疗价值尚不确定。因此本题应选 A。

22. C 呼吸衰竭的临床表现主要是低氧血症所致的呼吸困难和发绀。呼吸困难较早表现为呼吸频率增快。发绀是缺氧的典型表现，当动脉血氧饱和度低于 90% 的时候，口唇、指甲可出现发绀。急性缺氧可出现精神神经症状。慢性阻塞性肺疾病所致的呼吸衰竭，病情较轻时表现为呼吸费力伴呼气延长。

23. E 在海平面、静息状态、呼吸空气条件下，动脉血氧分压（PaO_2）< 60mmHg，伴或不伴二氧化碳分压（$PaCO_2$）> 50mmHg，并排除心内解剖分流和原发性心排出量低等因素，可诊为呼吸衰竭。

24. B 急性呼吸窘迫综合征的诊断包括：①有引起 ARDS 的原发病和危险因素。

②急性起病，呼吸频率增快和呼吸窘迫。③X 线检查出现斑片状或大片状浸润阴影，毛玻璃样改变。④血气分析示 $PaO_2 \leqslant 60mmHg$，$PaO_2/FiO_2 \leqslant 200mmHg$。⑤肺毛细血管楔压（PCWP）$\leqslant 18mmHg$ 或临床上无充血性心力衰竭的证据。PaO_2/FiO_2 降低是 ARDS 诊断的必备条件。

25. A　对任何类型的呼吸衰竭，保持呼吸道通畅是最基本、最重要的治疗措施。此时不宜应用强效镇咳药。

26. A　急性肺栓塞抗凝治疗：肝素疗法（最常用）、维生素 K 拮抗剂如新抗凝片或双香豆素、溶栓治疗。

27. D　怀疑食管异物时，应首先进行食管钡餐 X 线检查。食管钡餐 X 线检查可以较好显示食管内是否有异物，异物部位、范围，以及有无并发症。

28. A　冠心病是心搏骤停的最常见病因，心室颤动是心搏骤停最常见的发病机制。

29. E　现场伤员心搏骤停评估主要方法：判断是否心音消失、大动脉搏动消失。特别是心音消失，是心脏骤停的主要诊断标准。

30. A　肾上腺素为救治心搏骤停的首选药物。主要作用为增加全身循环阻力，升高收缩压和舒张压（增加心肌收缩力），增加冠状动脉灌注和心脏血流量。

31. D　一般在循环停止 4 ~ 6 分钟，大脑将发生不可逆损害。一旦确定心搏骤停，立即就地进行抢救。

32. A　严重损伤性休克后，机体抵抗力差，最常发生的并发症是感染，因此预防感染最重要。

33. B　因为吗啡兼有扩张周围血管作用，可减少回心血量，而不利于休克患者血压的逆转与恢复，故禁用于急性肺水肿伴休克患者。

34. E　心肌梗死心电图的特征性改变是在面向透壁心肌梗死区的导联上出现病理性 Q 波，而心绞痛发作时心电图上可有 ST 段抬高（如变异型心绞痛），或 ST 段压低，或 T 波改变，但不会出现异常 Q 波。所以病理性 Q 波对鉴别心肌梗死与心绞痛最有意义。

35. E　心力衰竭治疗应采用正性肌力药物，钙通道阻滞剂具有负性肌力作用，不能作为心力衰竭基本治疗药物。

36. D　左心衰的体征中第一心音减弱、心浊音界扩大无特异性，诊断价值不大；交替脉表示有心肌损坏，可出现于左心衰竭之前；两肺底湿啰音表示肺水肿，见于左心衰竭中、晚期；唯有舒张期奔马律出现较早，又对左心衰竭的诊断最有价值。

37. E　肝大、水肿、腹腔积液、黄疸在右心衰竭（特别是晚期）和肝硬化患者均可出现，但颈静脉怒张、肝颈静脉回流征阳性是体循环静脉系统淤血的主要体征，在右心衰竭时出现，而肝硬化主要影响门脉系统，一般不影响体循环，不出现该体征。所以选项 E 符合题意。

38. C　一般情况下如果持续性心肌缺血超过 30 分钟，就会发生急性心肌梗死。所以选项 C 正确。Ⅲ导联出现 Q 波并不是心肌梗死的特征性改变。夜间发生心绞痛属于不稳定型心绞痛。晕厥原因很多。心肌梗死表现为持续性缺血性胸痛，表现为晕厥的并不多见。下肢深静脉血栓形成患者突发胸痛、呼吸困难应首先考虑急性肺栓塞的可能。因此本题应选 C。

39. C　普鲁卡因胺、普罗帕酮、胺碘酮、阿替洛尔这 4 种抗心律失常药物对急性心肌梗死所致的室性期前收缩都有效，而普鲁卡因胺、普罗帕酮、阿替洛尔都伴有较明显的负性肌力作用，可抑制心肌收缩力，而胺碘酮的此种作用明显较弱。因患者为急性心梗伴左心功能不全，宜选用对心肌抑制作用较弱的药物，所以胺碘酮为最合适的选择。

40. C 急性心肌梗死并发乳头肌断裂，造成二尖瓣脱垂和关闭不全，最常见于下壁心肌梗死。

41. A 急性前壁心肌梗死易引发左室电生理紊乱，出现室性期前收缩。

42. A 75% ~95% 的心肌梗死患者伴心律失常，而且多发生在起病 1~2 天内，而以 24 小时内最多见，心律失常也是导致急性心肌梗死患者早期（24 小时内）死亡的主要原因。

43. C CK 同工酶中分为 3 种，即 CK - MM、CK - MB 和 CK - BB。在骨骼肌中主要含 CK - MM，脑和肾主要含 CK - BB，而心肌中主要含 CK - MB。因此，在心肌梗死患者中 CK 增高尤其是 CK - MB 增高，对诊断很有价值。SMB 在心肌梗死时亦升高，但特异性差。

44. B 当发生急性心肌损伤时，选项中的 5 项指标均可发生变化。心电图 ST 段水平下移是心肌缺血的一种表现，但不是特异性的改变。乳酸脱氢酶增高、磷酸肌酸激酶增高、肌红蛋白增高也并非是只有在心肌损伤时出现，当出现骨骼肌损伤、肝细胞损伤、肺部疾患时上述指标也可增高。但肌钙蛋白 T 增高是心肌损伤的特异性指标。所以本题应选 B。

45. C 高血压危象时应迅速使血压下降，同时也应对靶器官的损害和功能障碍予以处理。

46. A 处理高血压急症应要求使用起效

快、作用持续时间短、不良反应小的药物，临床上常用的有硝普钠、硝酸甘油、尼卡地平、地尔硫䓬、拉贝洛尔等，一般情况下首选硝普钠。

47. C 阵发性室上性心动过速的心率为 150~250 次/分。心电图表现为 QRS 波群形态通常正常，RR 间期规则，P 波与 QRS 波群保持固定关系，起始突然。颈动脉窦按摩兴奋迷走神经，使心率突然减慢，中止发作，有助于明确诊断阵发性室上性心动过速。

48. D 华法林是房颤时抗凝治疗的有效药物，能安全而有效地预防体循环栓塞。

49. D 室性心动过速伴严重血流动力学障碍时，终止发作的首选方法是迅速施行同步电复律。若患者如无显著的血流动力学障碍，首先给予静脉注射利多卡因或普鲁卡因胺，同时静脉持续滴注。

50. E 急性心包炎时典型的心包摩擦音特点是在胸骨左缘第 3、4 肋间最为明显的三相性摩擦音，其强度受呼吸、体位影响，深吸气或前倾坐位时增强。所以选项 E 正确。

51. C 病变累及冠状动脉时心电图可出现急性心肌缺血甚至梗死改变。X 线可显示胸部平片见上纵隔或主动脉弓影增大，主动脉外形不规则，有局部隆起。超声心动图对诊断升主动脉夹层很有价值，且能识别心包积血、主动脉瓣关闭不全。选择性主动脉造影曾被当作金标准，但属侵入性检查，有一定危险性。增强 CT 诊断降主动脉夹层分离的准确性高，可显示真假腔和其大小，同时还可了解假腔内血栓情况。所以选项 C 错误。

52. D 感染性心内膜炎患者可因细菌菌栓导致皮肤黏膜出现瘀点，而风湿活动很少出现此种体征。感染性心内膜炎和活动风湿鉴别包括以下几点：①皮肤瘀点与出血点；②指

（趾）甲下线状出血；③Roth 斑；④Osler 结节；⑤Janeway 损害，主要见于急性患者。

53. E 中度或重度主动脉瓣狭窄，在主动脉瓣区有喷射性Ⅱ～Ⅳ级全收缩期杂音向左颈部传导，并能触及收缩期震颤。主动脉瓣狭窄时血压偏低或正常，严重的狭窄脉压减少小于30mmHg。

54. D 当严重二尖瓣狭窄时，肺静脉压力升高，可使血管扩张，壁薄的支气管静脉破裂，导致较大量的咯血。此时应减轻肺循环阻力，垂体后叶素具有收缩小动脉的作用，有可能加重肺动脉高压。所以选项D错误。

55. D 二尖瓣关闭不全血流动力学的改变，主要是血液从左心室反流回左心房，从而使左心房血容量增多，压力升高，长期存在关闭不全，就会导致左房扩大，左心室需要增强收缩力度，以维持正常血流量，左心室负担加重。因此二尖瓣关闭不全主要累及左心房及左心室。

56. D 劳力性呼吸困难为二尖瓣狭窄最常见的早期症状。随狭窄加重，可出现静息时呼吸困难、端坐呼吸和夜间阵发性呼吸困难，甚至发生急性肺水肿。

57. B 硝酸甘油可以扩张静脉，使回心血量减少，从而加重梗阻性肥厚型心肌病患者的症状。硝酸甘油禁用于心肌梗死早期、严重贫血、青光眼、颅内压增高和已知对硝酸甘油过敏的患者。

58. C 法洛四联症等发绀型先天性心脏病因存在较严重的动静脉分流而出现中心性发绀。

59. E 法洛四联症以肺动脉狭窄、室间隔缺损、主动脉骑跨和右心室肥厚为主要临床特征。其中以肺动脉狭窄为重要畸形。发绀

为主要临床表现，其程度和出现早晚与肺动脉狭窄程度有关。

60. B 脑出血患者如果出现瞳孔散大、意识障碍加重、血压升高、呼吸不规则、脉搏变慢，均提示病情加重，有发生脑疝的可能。如果患者意识障碍程度变浅，常提示出血已止，病情好转。

61. D 脑卒中又称中风，包括缺血性脑卒中（脑梗死）、出血性脑卒中（脑出血），可以通过观察临床症状、CT表现、颅脑核磁共振表现等方面判断是脑出血还是脑梗死。

62. E 对于反复发作的短暂性脑缺血发作，应首先考虑选用抗血小板聚集药物进行预防性治疗，常用的药物包括阿司匹林、氯吡格雷、双嘧达莫或双嘧达莫阿司匹林合剂。

63. E 蛛网膜下腔出血和脑出血都属于颅内出血，但是蛛网膜下腔出血局限于脑蛛网膜下腔，在脑实质中没有出血，主要表现为头痛、恶心、呕吐、颅内压增高、脑膜刺激征、眼部症状，一般无肢体偏瘫等神经系统定位体征。脑出血是发生于脑实质内部的血管破裂出血，首先导致的是脑功能障碍，根据出血部位不同而出现局灶性定位表现，表现为半侧肢体的麻木无力、偏身感觉障碍或者是偏瘫这种情况。所以蛛网膜下腔出血和脑出血的主要鉴别点是有无神经系统定位体征。

64. E 高血压脑病是指患者由于血压突然升高，超过了脑血流自动调节的阈值，患者会出现弥漫性头痛、抽搐、意识障碍三大特征。剧烈头痛伴抽搐是高血压脑病最严重的临床表现。

65. E 患者症状和体征是临床医师诊断颅内压增高的主要依据。对于严重颅内压增高患者，腰穿、脑脊液检测应慎行或避免。CT、MRI、脑电图、脑血流图则更多用于颅内压增

高患者的病因诊断或协助判断颅内压增高的程度。

66. D 脑梗死是由于脑局部供血障碍导致脑组织缺血、缺氧引起的脑组织坏死软化，从而产生相应的脑功能缺损的临床症状，一般不影响脑膜，所以不会出现脑膜刺激征。

67. D 颅内压增高可出现剧烈头痛，多伴有恶心、呕吐。呕吐的特点是呈喷射状，常无恶心先兆，吐后不感轻松。头痛、呕吐、视乳头水肿是颅内压增高的典型征象，称为颅内压增高的"三联征"。

68. A 诊断癫痫最重要的依据是患者的病史，如先兆症状、发作时状态及发作后意识模糊等，而不是依靠神经系统检查和实验室检查。

69. A 预防癫痫再发作的有效措施是发作间歇期定时服药，长期用药者在完全控制发作后再持续服药 3~5 年，然后再考虑停药。

70. E 丙戊酸钠是广谱的抗癫痫药，用于全面性发作，尤其是全面性强直－阵挛性发作合并失神发作的首选药物。乙琥胺仅用于单纯失神发作。地西泮是癫痫持续状态的首选药物。苯妥英钠对全身强直－阵挛性发作和部分性发作有效，可加重失神和肌痉挛发作，故不可用于全身强直－阵挛性发作和失神发作合并发生。苯巴比妥常作为小儿癫痫的首选药物，对全身强直－阵挛性发作疗效较好，但对失神发作疗效较差。因此本题应选 E。

71. A 癫痫的临床表现极为多样。其中，强直－阵挛性发作（大发作）是癫痫最常见的临床类型。发作过程分 3 期：强直期、阵挛期、昏睡期。以全身抽搐及意识丧失为主要特点。

72. B 对于癫痫持续状态的患者，在给氧、防护的同时，必须在短时间内终止发作，安定（地西泮）为首选药。

73. A 抗癫痫药物较多，可根据不同发作类型选择适当药物。一般从单药小剂量开始，逐渐调整到能控制发作而又不出现不良反应或反应很轻的最低有效剂量。单一用药无效者可联合用药，更换药物应逐渐过渡。坚持长期规律服药，连续 3 年无发作后可缓慢减量，以小剂量维持后停药。所以选项 A 符合题意。

74. E 重症肌无力患者肌无力症状突然加重时，会出现呼吸肌、吞咽肌进行性无力或麻痹等现象，12%～16% 的重症肌无力患者可发生呼吸衰竭。

75. B 重症肌无力属自身免疫性疾病，病变在神经肌肉接头处，在临床上并不少见，该病在各个年龄均可发病，以儿童期和青年期为多。该病发作时全身骨骼肌肉均可受累，但以眼外肌受累最为常见。具体表现为眼睑下垂、复视等，或全身肌肉同时受累，疲劳后加重，休息后部分恢复，朝轻夕重。受累肌群的范围和程度差异很大。

76. C 新斯的明是抗胆碱酯酶药，可作用于胆碱能受体，改善重症肌无力症状，为治疗重症肌无力常规使用药物。

77. E 单纯疱疹病毒性脑炎最常累及大脑颞叶、额叶及边缘系统，所以临床多表现有精神症状、智能障碍、意识障碍。

78. E 继发性三叉神经痛是指由于三叉神经本身或邻近组织病变所引起的疼痛症状。其除了疼痛以外，还有神经系统体征。原发性三叉神经痛是指不表现有神经系统体征，且无明显和发病有关的器质性或功能性病变。所以"是否伴有神经系统体征"是原发性与继发性三叉神经痛的主要鉴别点。因此本题应选 E。

79. E　急性感染性多发性神经根神经炎又称吉兰 - 巴雷综合征（GBS），是由病毒感染或感染后以及其他原因导致的一种自身免疫性疾病，其主要病理改变为周围神经系统的广泛性炎性脱髓鞘，因此患者脑脊液多有蛋白增高而细胞数正常或接近正常的蛋白 - 细胞分离现象。

80. D　药物治疗为三叉神经痛首选的治疗方法。目前应用最广泛、最有效的药物是卡马西平。卡马西平可使 70% 患者完全止痛，20% 缓解。但长期服用会导致止痛效果下降及不良反应，如嗜睡、眩晕及消化道症状等。

81. B　消化道出血，若血液在肠内停留时间较长，红细胞破坏后，血红蛋白在肠道内与硫化物结合形成硫化亚铁，使粪便呈黑色，由于附有黏液而发亮，类似柏油样，称为柏油样便。

82. C　常见的上消化道大出血原因中，胃十二指肠溃疡约占一半，病变多在十二指肠球部后壁和胃小弯。

83. C　急性上消化道大出血的急救处理措施包括：①一般处理措施：平卧休息，保持呼吸道通畅，必要时吸氧，下胃管；②补充血容量：先盐后糖，先胶体后晶体，先快后慢；③止血：包括全身止血、局部止血和外科手术止血。所以选项 C 错误。

84. E　患者有肝性脑病并伴有肾脏损害，应选择无或较少肝肾损害的药物，如甲硝唑。其余 4 个选项的药物均有肝肾功能损害的不良反应。

85. A　肝性脑病二期（昏迷前期）主要表现以意识错乱、睡眠障碍、行为失常为主。定向力和理解力均减退，不能完成简单计算。

言语不清，举止反常，多有睡眠时间倒错。甚至有幻觉、恐惧、躁狂。此期患者有明显神经系统体征，如腱反射亢进、肌张力增高、巴宾斯基征阳性、扑翼样震颤，脑电图表现异常。阵发性惊厥是肝性脑病四期（昏迷期）深昏迷的表现。

86. A　肝性脑病一期（前驱期）主要表现为轻度性格改变和行为失常，如欣快激动或淡漠、随地便溺。患者应答尚准确，但有时吐字不清且较缓慢。可有扑翼样震颤，脑电图多数正常。此期持续数天及数周，因症状不明显易被忽视。

87. A　肝性脑病患者用生理盐水和弱酸性物质灌肠可降低肠内 pH 值，减少氨的吸收。用降氨药物，如谷氨酸钾或谷氨酸钠与游离氨结合形成谷氨酰胺，从而降低血氨。暂停蛋白质饮食为了减少氨的形成。

88. E　肝硬化大出血后血液淤积在胃肠道内，经细菌分解作用后，产生大量的氨，由肠壁扩散至血循环，引起血氨升高，从而诱发肝性脑病。

89. C　急性胰腺炎常见病因是胆石症和胆道疾病，还有大量饮酒、暴饮暴食以及药物诱发、手术创伤等因素。抑制胰酶活性的药物仅用于重症胰腺炎的早期治疗，不作为急性胰腺炎的预防性治疗。

90. C　急性胰腺炎发作时应绝对卧床休息，协助患者取弯腰、屈膝侧卧位，以减轻疼痛。

91. D　糖尿病酮症酸中毒患者接受治疗时，因为补充血容量起到了稀释血液作用，同时尿量增加，钾的排出也增加，胰岛素的补充使钾从细胞外转到细胞内，反而造成机体低血钾。

92. A 反应性低血糖是指餐后 2 ~ 4 小时出现血浆葡萄糖浓度降低，常见于 2 型糖尿病早期。

93. C 糖尿病酮症酸中毒抢救的主要措施包括：①输液：抢救酮症酸中毒首要的、极其关键的措施；②胰岛素治疗：采用小剂量胰岛素治疗方案；③纠正酸中毒；④纠正电解质紊乱：经输液及胰岛素治疗后，血钾常明显下降，应注意补钾。酮症酸中毒患者应立即给予生理盐水静脉点滴，并根据病情严重程度调整胰岛素点滴。

94. E 高钾血症对心功能影响大，可引起心室纤颤或心搏骤停，威胁患者生命，需紧急处理。低氧血症、低钠血症、低钙血症、高镁血症均会引起机体内环境紊乱，导致相应的临床症状，应尽早纠正，但不会致命，严重程度均不如高钾血症。

95. E 阿托品在临床上常用于抑制腺体分泌，扩大瞳孔，调节睫状肌痉挛，解除肠胃和支气管等平滑肌痉挛。它可以有效地控制有机磷农药中毒时出现的毒蕈碱样症状和中枢神经症状。阿托品对有机磷中毒引起的骨骼肌震颤无明显作用，不能用于预防有机磷农药中毒。中、重症患者需合用胆碱酯酶复活剂。

96. B 酒精中毒是指患者一次性饮大量酒后出现的机体机能异常状态，对神经系统和肝脏的伤害最严重。医学上将其分为急性中毒和慢性中毒两种，前者可在短时间内引起较大伤害，甚至可以直接或间接导致死亡，急性中毒最主要的症状是神经精神症状。后者主要是累积性伤害，如酒精依赖、精神障碍、酒精性肝硬化及诱发某些癌症（口腔癌、舌癌、食管癌、肝癌）等。

97. A 单纯氨基甲酸酯类杀虫药中毒不能使用胆碱酯酶复活剂。胆碱酯酶复活剂与大部分氨基甲酸酯类杀虫药结合后的产物会增加氨基甲酸酯类杀虫药的毒性。

98. D 颅底的硬脑膜与颅骨贴附甚紧，骨折时易断裂硬脑膜而引起脑脊液漏。本身无须特殊治疗，重点在于观察有无脑损伤及处理脑脊液漏、脑神经损伤等合并症。

99. D 开放性胸部损伤即胸膜腔经胸壁伤口或软组织缺损处与外界空气相通。

100. E 两侧瞳孔迟发性散大、对光反射消失、眼球固定前视、深昏迷则表示脑干已失去功能，是濒临死亡的征象。双侧瞳孔时大时小，变化不定，对光反射消失，伴眼球运动障碍（如眼球分离，同向凝视）常是脑干损伤的表现；伤后立即出现一侧瞳孔散大，是原发性动眼神经损伤所致；伤后瞳孔正常，随后一侧瞳孔先缩小，继之进行性散大，并且对光反射减弱或消失，是小脑幕切迹疝的眼征。

101. D 腹部外伤行剖腹探查术需要麻醉，一般选择全身麻醉，由于手术的方式还没确定，全麻适合各种手术方式，以气管内插管麻醉比较理想，既能保证麻醉和肌松效果，又能机械通气保证供氧，气管导管的套囊充气后能避免手术中发生反流误吸。

二、A2 型题

102. D 口腔有大量厌氧菌，拔牙后出现寒战高热症状并有臭味痰，均提示为厌氧菌感染。

103. A 患者最可能的诊断是心肌梗死。心肌梗死典型临床表现为胸骨后压榨性剧痛，呈持续性，伴窒息感，大汗淋漓，面色苍白，恶心、呕吐等。

104. E 乳头肌断裂为急性心肌梗死常见并发症之一，是由于心肌梗死范围累及到乳头肌部位，乳头肌梗死后坏死并断裂，造成急性二尖瓣关闭不全，临床上表现为急性左心功能不全及二尖瓣关闭不全的杂音（心尖区全收缩期吹风样杂音）。

105. C　阑尾炎早期疼痛在脐周，常有恶心、呕吐，为内脏性疼痛，持续而强烈的炎症刺激影响相应脊髓节段的躯体传入纤维，出现牵涉痛，疼痛转移至右下腹麦氏点；当炎症进一步发展波及腹膜壁层，则出现躯体性腹痛，程度剧烈，伴以压痛、肌紧张及反跳痛。

106. D　患者呕吐腹泻 1 天，且血压过低，首先应补充液体，患者目前生命体征平稳，先对症治疗，然后进行检查以明确病因。

107. B　$PaCO_2$ 增高提示患者出现通气功能障碍，存在 CO_2 潴留。支气管哮喘发作是由于小气道痉挛所致，可造成呼气性呼吸困难。哮喘严重发作时可有低氧血症，如小气道仍能保持一定的通气功能，可出现过度通气而使 $PaCO_2$ 下降。如病情进一步加重，气道严重阻塞，除使缺氧进一步加重外，还可出现 CO_2 潴留，$PaCO_2$ 增高。出现呼吸性碱中毒时，血气分析应显示 $PaCO_2$ 降低。一般情况下，并发心力衰竭时主要显示 $PaCO_2$ 降低，以低氧血症为主。到心衰晚期，也可出现 $PaCO_2$ 增高。本例是支气管哮喘急性发作的患者，所以血气分析出现 $PaCO_2$ 增高不应首先考虑心力衰竭。

108. D　吸入激素是目前推荐长期治疗哮喘的最常用方法。吸入型糖皮质激素（ICS）是长期治疗哮喘的首选药物。多数成人哮喘患者吸入小剂量激素，即可较好地控制哮喘。

109. E　患者为青年男性，有发作性喘息史，双肺广泛哮鸣音（为支气管哮喘的典型表现），因此最可能诊断是支气管哮喘。故选项 E 正确。自发性气胸大多起病急骤，患者突感一侧胸痛，呈针刺样或刀割样，持续时间

短暂，继之胸闷和呼吸困难，可伴有刺激性咳嗽。肺血栓栓塞症临床表现为不明原因的呼吸困难与气促，胸痛，晕厥，烦躁不安、惊恐甚至濒死感，咯血等症状，此外，还包括心动过速，血压变化，颈静脉充盈，心脏杂音等循环系统的异常表现。急性左心衰竭引起的呼吸困难常伴有突发气急，咳出粉红色泡沫痰，左心界扩大，心尖部可闻及奔马律。慢性支气管炎急性发作多见于中老年人，多有长期吸烟或接触有害气体的病史和慢性咳嗽史，体检可见双肺呼吸音明显减弱，可有肺气肿体征，不会出现双肺广泛哮鸣音。选项 ABCD 均不符合题意。因此本题的正确答案为 E。

110. C　患者为年轻女性，有喘息、呼吸困难发作史，1 天前病情突然发作，体检气促、发绀、双肺哮鸣音，诊断应考虑为支气管哮喘急性发作。患者在院外已用过氨茶碱、特布他林无效，可排除选项 A。根据患者发绀、心率 130 次/分，可知哮喘急性发作程度为重度，宜选择静脉应用糖皮质激素为宜。所以选项 C 正确。

111. B　支气管肺炎患者炎症病灶沿支气管自上向下蔓延，也可沿终末细支气管横向蔓延，并引起支气管周围炎及肺泡周围炎。

112. C　对于反复感染或大咯血患者，其病变范围往往局限在一叶或一侧肺组织，若在局限部位反复发生威胁生命的大咯血，经药物治疗不易控制，且患者全身情况良好，可根据病变的范围行肺段或肺叶切除术。

113. E　患者为中年男性，"反复咳嗽、咳脓痰 10 余年"为支气管扩张的典型表现，结合临床症状、查体及 X 线可初步诊断为支气管扩张。所以选项 E 正确。肺结核常有低热、盗汗、乏力、消瘦等结核毒性症状，干、湿啰音多局限于上肺，多无杵状指。慢性阻塞

性肺疾病主要症状有咳嗽、咳痰、气短或呼吸困难，不会出现咳脓痰的病史。肺癌多为刺激性干咳，痰中带血丝。支气管哮喘典型症状为发作性伴有哮鸣音的呼气性呼吸困难。选项 ABCD 均不符合题意。因此本题应选 E。

114. D 自发性气胸常继发于阻塞性肺气肿，该患者有患气胸的基础疾病，且有剧烈咳嗽的诱因，症状为突发一侧胸痛和呼吸困难，均提示自发性气胸。

115. A 张力性气胸只需要胸腔插管连接水封瓶止压排气，气体因胸腔压力高会自然排出，不需要负压吸引，况且持续负压吸引会使胸膜破口持续漏气，影响愈合。

116. C 根据患者的病史，考虑为慢性支气管炎、阻塞性肺气肿、肺心病。患者突然出现胸痛、呼吸困难，应考虑气胸的可能。阻塞性肺气肿最常见的并发症为气胸，应行胸部 X 线检查进一步明确诊断。

117. A 患者为老年男性，有 COPD 20 年病史（呼吸衰竭的常见危险因素），浅昏迷，血压 150/70mmHg，球结膜水肿，$A_2 < P_2$，下肢水肿，根据上述临床表现和体征，考虑发生了 II 型呼吸衰竭 + 肺性脑病。明确诊断呼吸衰竭应首选动脉血气分析，可测定体内 PaO_2 和 $PaCO_2$ 等指标，有助于明确诊断。所以选项 A 正确。胸部 X 线片主要对胸部占位性病变、肺结核、肺炎等疾病诊断有意义，对呼吸衰竭的诊断价值不大。心脏超声主要用于诊断心脏瓣膜病及心包疾病等。动态心电图主要用于心血管系统疾病的诊断，特别是对心律失常的诊断有意义。肺功能主要用于鉴别阻塞性通气功能障碍和限制性通气功能障碍。

118. C 患者有反复咳痰、咳白色泡沫痰病史，肺部感染是 COPD 急性发作的常见诱因，气喘急性发作伴有细菌感染时咳黄色脓

性痰，可有肺部散在干、湿啰音，诊断为 COPD 急性发作。治疗原则为在控制感染的基础上，可使用支气管扩张剂如沙丁胺醇、异丙托溴铵等，低流量吸氧，抗生素及糖皮质激素合理使用。高流量吸氧可以引起 CO_2 潴留，进一步加重呼吸困难，所以不适用。因此本题应选 C。

119. E 患者胸痛发热，右下肺叩诊实音，呼吸音消失。胸片示右下肺大片致密影，上缘呈外高内低弧形，应诊断为右侧大量胸腔积液。为明确积液性质，应首选胸腔穿刺 + 胸水检查。

120. C 根据患者的病史及影像学表现，提示该患者处于脓胸的急性渗出期，可能出现的体征包括气管移向健侧、右胸叩诊浊音、右胸呼吸动度小以及右肺呼吸音减弱等，而肋间隙变窄则是慢性脓胸机化期时出现的临床表现，不是急性脓胸应有的表现。

121. E 峰流率测定反映有无气道阻塞及其程度。急性呼吸窘迫综合征（ARDS）患者不存在气道阻塞。

122. D 结合患者临床表现和超声心动图，应首先考虑急性肺源性心脏病、肺栓塞可能。CT 肺血管成像或肺通气灌注扫描可确诊，应列为首选检查。

123. B 本患者为 II 型呼吸衰竭（即缺氧伴 CO_2 潴留），虽然氧分压仍大于 40mmHg，但 $PaCO_2$ 已大于 80mmHg，因此在加强抗感染的基础上可以采用机械通气，其目的是维持合适的通气量、改善肺的氧合功能、减轻呼吸做功、维护心血管功能稳定。由于患者为慢性呼吸功能衰竭，长期以来其体内存在 CO_2 潴留，因此在使用机械通气时，应使 $PaCO_2$ 恢复并维持在原有水平即可，不宜在短时间内降至正常或低于正常，严重时可导致 CO_2 麻醉。慢性呼

衰患者已适应平常的 $PaCO_2$ 55 ~ 60mmHg，恢复至该状态即可。

124. D 患者为中年男性，结合患者症状有刺激性咳嗽、咳痰带血，考虑肺癌可能性大，X 线片提示周围肺癌。周围型肺癌痰检阳性率约 50%，故痰细胞学检查 3 次阴性不能否定诊断。

125. D 风心病初期常常无明显症状，后期则表现为心慌气急、乏力、咳嗽、肢体水肿、咳嗽、咯血，直至心力衰竭，引起生命危险。患者大动脉搏动扪不到，呼吸停止，可初步怀疑为心搏骤停。

126. B 术中一旦出现三度房室传导阻滞，可以临时使用增加心室率的药物，比如异丙肾上腺素或阿托品静脉注射，维持心率在合适的水平。阿托品可用于迷走神经过度兴奋所致的房室传导阻滞，改善患者的临床症状。但其用量需十分谨慎，剂量过低时，可进一步引起心动过缓；剂量过大，则可加重心梗。而异丙肾上腺素具有强大的加速传导的作用，可使房室传导阻滞明显改善，并可根据心率调整静脉泵注速度。因此，综合多种因素，选用异丙肾上腺素较为合适。

127. A 中心静脉压代表了右心房或胸腔段上、下腔静脉内压力的变化，与动脉压相比，较早反映全身血容量及心功能状况，患者高龄，大量输血补液后易出现循环超负荷，因此中心静脉压是最适合的指标。

128. C 胸痛是急性冠脉综合征最常见的临床表现，多为剧烈的压榨性胸痛或压迫感，持续时间多在 30 分钟以上，并且可伴有恶心、呕吐、大汗和呼吸困难等症状。结合患者病史、临床表现不足以支持心绞痛、肺动脉栓塞、糖尿病酮症酸中毒和低血糖反应的诊断，故最可能的诊断是急性冠脉综合征。

129. A 硝酸甘油的主要作用是扩张静脉，使静脉容量增加，另外还可以选择性舒张心外膜的血管，可以增加冠脉血流。此患者有下壁和右室梗死合并血压下降的情况，虽然硝酸甘油可以舒张冠状动脉，但此患者收缩压仅为 80mmHg，使用硝酸甘油使冠脉灌注压降低的弊大于使冠状动脉血管舒张的利，会进一步加重患者的症状，所以不适宜使用硝酸甘油。

130. D 心肌梗死时，心肌处于缺氧状态，使用洋地黄会增强心肌收缩力，加重心脏负担，因此在心肌梗死发生后 24 小时内宜尽量避免使用洋地黄制剂。

131. C Q 波心肌梗死的定位与范围可根据出现心肌梗死特征性改变的心电图导联来判断，特征性改变出现在 $V_{1~4}$ 导联，故应定位为前间壁心肌梗死。

132. B 患者是急性心肌梗死合并肺水肿，应首选吗啡止痛，使患者镇静、减少躁动、降低心肌耗氧量，同时也能舒张小血管从而减轻心脏负荷。

133. A 患者有心前区闷痛史，近 1 周胸痛发作时间为午夜至清晨，心电图 ST 段抬高，符合典型的变异型心绞痛表现，β 受体阻滞剂可加重冠脉痉挛，不宜用于变异型心绞痛治疗。

134. A 该患者头痛、头晕，伴视力模糊，血压 180/110mmHg，眼底检查可见棉絮状渗出，提示高血压急症。高血压急症必须迅速使血压下降，以静脉给药最为适宜，以便随时改变药物的剂量。常用硝酸甘油，以扩张静脉为主，较大剂量时也使动脉扩张。静脉滴注可使血压较快下降。

135. B 该患者情绪受刺激后血压升至 250/120mmHg，出现癫痫样抽搐、呕吐、意识模糊等中枢神经系统功能障碍表现，脑 CT 未见明显异常，排除脑出血、脑梗死。高血压危象有视物模糊表现，故排除。故应考虑为高血压脑病。

136. C 患者为老年男性，突发快速心室率的心房颤动，治疗原则应是尽快降低心室率。维拉帕米为钙拮抗剂，具负性肌力作用，不合理。利多卡因、硝酸甘油对转复心房颤动心律及减慢心室率无效。普萘洛尔对急性快速心室率起效慢。目前，心房颤动伴快速心室率仍将洋地黄类（如西地兰）作为首选药物。

137. C 扩张型心肌病的治疗原则是针对充血性心力衰竭和各种心律失常，一般是限制体力劳动，低盐饮食，应用洋地黄类（地高辛）和利尿药（呋塞米）。此外常用扩血管药物（硝普钠）、血管紧张素转化酶（ACE）抑制剂等长期口服。心电图示该患者存在房颤，应用阿司匹林可以预防血栓。但螺内酯是保钾利尿药，会造成血钾增高，考虑患者血清钾为 6.5mmol/L，已经大于正常范围，所以不宜应用螺内酯。

138. B 患者 2 周前有病毒性感染，继而出现胸闷、气促，结合心电图和细胞沉降率增快、肌酸磷酸激酶增高表现，均符合心肌炎诊断。

139. B 缩窄性心包炎的常见症状为劳力性呼吸困难、疲乏、食欲缺乏、上腹胀满或疼痛。可因肺静脉压力高而导致咳嗽、活动后气促，可有心绞痛样胸痛。体征有颈静脉怒张、肝大、腹水、下肢水肿、心率增快，可见 Kussmaul 征。根据题中描述，患者可考虑诊断为缩窄性心包炎。

140. B 患者为中年男性，搬重物用力后突然上胸部呈撕裂样痛，向下胸部和腹部延伸，应考虑为主动脉夹层。查体两上肢血压不同，胸部 X 线片示主动脉明显增宽，均符合主动脉夹层表现。所以胸痛的最主要病因是主动脉夹层。

141. B 患者主要临床表现为心脏扩大和心力衰竭，冠状动脉造影示 3 支血管严重病变，应首先考虑缺血性心肌病，入院后查体有高血压，有可能系心力衰竭的表现。

142. E 基底节区出血为脑出血最常见类型。临床表现主要为对侧偏身瘫痪、偏身感觉障碍及同向性偏盲（"三偏"）。

143. B 患者高血压病史提示有脑出血基本诱发因素，大多出现脑出血的患者都伴有高血压，且患者突发头痛伴有呕吐、左侧肢体无力符合脑出血典型表现。

144. D 硬膜下血肿 CT 表现为新月形或半月形高密度影，血肿范围广泛，跨越颅缝，临床表现为持续昏迷。

145. B "触发点"为三叉神经痛的典型体征，患者口角、鼻翼、颊部或舌部为敏感区，轻触可诱发面颊上下邻及舌部区域明显的剧烈电击样、针刺样、刀割样或撕裂样疼痛。患者疼痛部位位于三叉神经上颌支支配区域，持续时间短符合三叉神经痛表现，综合所有症状符合三叉神经痛诊断。所以选项 B 正确。特发性面神经麻痹也叫面神经炎，俗称"面瘫"，表现为持续性面瘫，为自限性疾病。症状性癫痫是指各种明确的中枢神经系统结构损伤或功能异常所致的明显的癫痫症状，无面部剧痛。面肌抽搐也叫面肌痉挛，表现为面肌的间断性不自主阵挛性抽动或无痛性强直。典型偏头痛的特征表现为发作性、多为偏侧、中重度、搏动样头痛，可持续 4～72 小时，可伴有恶心、呕吐，光、声或日常生活均可加重头痛。

146. D 肌肉收缩，无肢体活动 1 级；平移不能抬起 2 级；能克服地心引力不能对抗阻力为 3 级肌力。

147. E 急性起病、高热、头痛、呕吐、意识障碍、抽搐及脑膜刺激征，脑脊液以中性粒细胞增多为主，即可考虑为化脓性脑膜炎，特别是脑脊液检查还有助于确定致病菌种并针对性选择抗生素。而诊断蛛网膜下腔出血，CT 是首选，但在出血量少或距起病时间较长时，则无阳性发现，而脑脊液呈均匀一致的血性。故鉴别蛛网膜下腔出血还是化脓性脑膜炎，应选择腰椎穿刺检查脑脊液。所以本题应选 E。

148. D 患者蛛网膜下腔出血诊断明确。颅内动脉瘤破裂是蛛网膜下腔出血最常见的病因。因患者症状较重，不适合接受时间较长的 MRA 及 MRI 检查；脑电图及经颅多普勒对颅内动脉瘤的诊断意义不大；CTA 虽然能有效、快速对颅内动脉瘤进行诊断，但相比之下全脑血管造影检查（DSA）仍旧是颅内动脉瘤的诊断"金标准"，并且能在发现颅内动脉瘤后及时对动脉瘤行栓塞治疗。所以选项 D 正确。

149. E 患者无高血压及高脂血症病史，脑血管原位斑块破裂出血引起脑梗死可能性不大。患者有瓣膜性房颤 4 年，存在左心房内血栓形成可能，故首先考虑血栓脱落引发脑栓塞。

150. A 蛛网膜下腔出血发病前多有明显诱因，蛛网膜下腔出血典型临床表现为突然发生的剧烈头痛、恶心、呕吐和脑膜刺激征，伴或不伴局灶体征。

151. C 该患者头部外伤后昏迷，右侧瞳孔散大光，对反射消失，对侧肢体出现病理征（+），考虑为颅内血肿，血肿所在分腔压力增高引发了脑疝，因此首先采取的措施是静脉输注高渗脱水降颅压药物，以缓解病情，争取时间，找出病因。

152. D 失神发作多见于儿童和青少年期，典型表现为动作突然中止或明显变慢，意识障碍，不伴有或伴有轻微的运动症状。发作通常持续 5 ~ 20 秒。发作时脑电图呈双侧对称同步 3Hz（2.5 ~ 4Hz）的棘慢综合波发作。

153. B 重症肌无力发病初期患者往往感到眼或肢体酸胀不适，或视物模糊，容易疲劳，天气炎热或月经来潮时疲乏加重。随着病情发展，骨骼肌明显疲乏无力，显著特点是肌无力于下午或傍晚劳累后加重，晨起或休息后减轻，此种现象称之为"晨轻暮重"。

154. E 患者面色晦暗，颈面部及双上肢可见散在蜘蛛痣，肝掌，腹膨隆，脾大肋下 2cm，移动性浊音阳性，提示患有肝硬化，脾大，腹水。突发呕新鲜血 2000ml，则该患者出血原因考虑为食管 - 胃底静脉曲张破裂出血，其突出的症状是呕血，往往是突然发作，血色鲜红涌吐而出，甚至呈喷射状。

155. C 糖尿病高渗性昏迷以显著高血糖、高尿糖为主要特点。血糖多超过 33mmol/L，尿糖强阳性。尿酮多阴性或弱阳性。血尿素氮和肌酐常显著升高，其升高反映严重脱水和肾功能不全。尿素氮（BUN）可达 21 ~ 36mmol/L，结合该患者临床表现和检查结果最可能的是糖尿病高渗性昏迷。

三、A3/A4 型题

156. A 嗜睡患者处于持续睡眠状态，但能被言语或轻度刺激唤醒，醒后能正确、简单而缓慢地回答问题，但反应迟钝，刺激去除后又很快入睡。

157. E 需要严密观察患者的神志意识。

158. D 金黄色葡萄球菌肺炎的特点是起病急骤，会出现高热寒战等全身症状，咳脓血痰，有液气胸腔。

159. C X 线片左肺中下野大片密影提示

有胸腔积液，肺炎的病原学检查首选痰液培养或纤维支气管镜取标本培养，当出现胸腔积液则首选抽液检查。抽取积液后检查出相应的病原体最为准确。

160. D 患者曾用过多种抗生素效果不佳，提示可能已经耐药，考虑合并耐甲氧西林金葡菌感染，首选万古霉素或替考拉宁治疗。

161. B 胸腔积液腺苷脱氨酶（ADA）增高大于 45U/L 是诊断结核性胸膜炎的最敏感的指标；胸腔积液乳酸脱氢酶（LDH）增高大于 500U/L 对诊断恶性肿瘤具有重要意义；其他答案均与该题不符。

162. D 利福平有致畸胎副作用，妊娠早期不能使用；链霉素可经胎盘血液循环影响胎儿第Ⅷ对脑神经，损害胎儿听力，孕妇禁忌使用。

163. B 肺吸虫感染时嗜酸性粒细胞明显增高。

164. D 根据患者 X 线片示右下肺叶后基底段团块状影伴空洞和液平面，可能的疾病是肺脓肿，患者近期有拔牙史，故应考虑吸入性肺脓肿。

165. E 吸入性肺脓肿的病原菌可能为葡萄球菌、厌氧菌或曲霉菌，应考虑需氧菌和厌氧菌混合性感染所引起。

166. B 胸部 CT 增强扫描可明确纵隔和肺门有无肿块或淋巴结增大、支气管有无狭窄或阻塞，对原发和转移性纵隔肿瘤、淋巴结结核、中心型肺癌等疾病的诊断有较大的帮助。

167. C 结合患者病史及症状体征，心电图示 $V_1 \sim V_3$ 导联 ST 段抬高 0.5 ~ 0.8mV，呈单向曲线，且未见坏死型 Q 波，提示患者为急性前间壁 ST 段抬高型心肌梗死。

168. B 该患者最佳溶栓时间应在 6 小时内。急性心肌梗死发病 2 ~ 3 小时以内，溶栓与急诊 PCI 疗效相近，3 ~ 4 小时后，溶栓治疗效果开始劣于急诊 PCI，发病 12 小时后一般不主张溶栓治疗。

169. C 药物溶栓后冠状动脉再通的心电图表现为溶栓 2 小时内 ST 段回落 ≥50%，24 小时内 ST 抬高的导联出现 T 波倒置 > 0.1 mV。

170. B 室壁瘤是指心肌梗死区心室壁呈瘤样向外膨出，收缩期更加明显。心电图上表现为 ST 段抬高持续时间 >2 个月，抬高幅度 ≥0.2mV，同时伴有坏死型 Q 波。

171. D 心梗起病数小时内心电图可无异常，有 T 波异常高大、两肢不对称的变化，为超急性期改变。

172. B 心梗死亡多发生在第 1 周内，尤其在数小时内，因发生严重的心律失常、休克或心衰致死的可能性最大。

173. D 心室颤动是急性心肌梗死患者早期的主要死亡原因。

174. B 高血压危象指短时间内血压急剧升高，同时出现明显的头痛、眩晕、视力模糊、烦躁、心悸、呼吸困难等表现，结合患者病史及症状体征，可被诊断为高血压危象。

175. B 高血压危象主要是由于交感神经兴奋及儿茶酚胺类物质增多所致。

176. C 高血压危象治疗应立即静脉给药，控制血压，并随访数天。

177. D 患者 2 周前有上呼吸道感染史为诱因，现症见高热，胸痛与呼吸有关，有心包摩擦音及典型心电图的改变，血白细胞增高，结合病史及症状体征支持急性化脓性心包炎的诊断。

178. B 患者为急性化脓性心包炎，因此心包积液的性质为脓性。

179～180. C、C 患者用洋地黄和利尿药后，出现恶心、食欲缺乏、心电图示室性早搏呈二联律或三联律，这是洋地黄中毒的表现，需立即停用洋地黄类药及排钾利尿药、积极补充钾、纠正心律失常。苯妥英钠治疗洋地黄中毒所致的室性心动过速有效。

181. C 患者表现为失语，右中枢性面瘫、舌瘫，右侧上、下肢肌力减退，右半身痛觉减退，提示病变于左侧基底节区。大脑前动脉主要供应额叶和顶叶内侧面，病变是对侧下肢单瘫而不累及上肢和面部。大脑中动脉深穿支供应内囊和基底节，主干供应除额极和枕叶以外的大脑半球外侧面，包括支配面部、手和上肢的运动和感觉区、视放射以及主侧半球的语言区。因此本题的正确答案为 C。

182. D 患者为老年男性，在安静状态下起病，临床表现为失语、偏瘫、偏身感觉障碍。发病后 5 小时的头颅 CT 显示正常。根据以上条件可顺利排除脑出血、脑肿瘤和蛛网膜下腔出血。患者无心房颤动等栓子来源，且症状出现相对较慢，所以可排除脑栓塞，病变性质考虑是脑血栓形成。因此本题应选 D。

183. B 脑血栓形成应选择溶栓治疗，此疗法一般适用于 75 岁以下、发病 6 小时内、无进展性意识障碍患者，CT 排除颅内出血，溶栓可迅速恢复血流灌注，该患者符合此适应证，所以首选溶栓治疗。

184. D 急性胰腺炎并发胰腺坏死伴感染时，可出现腰部皮肤水肿、发红和压痛。少数严重的出血可经腹膜后途径渗入皮下，在腰部、季肋部和下腹部皮肤出现大片青紫色瘀斑，称 Grey - Turner 征；若出现在脐周，称 Cullen 征。该患者饮酒后出现中上腹痛，放射至两侧腰部，伴恶心、呕吐，并有腹部压痛、肌紧张等腹膜炎体征，腰腹部出现蓝棕色斑（Gray - Turner 征），最可能的诊断为急性胰腺炎。

185. E 诊断急性胰腺炎最广泛应用的方法为血清淀粉酶测定。如诊断有困难，可行诊断性穿刺，穿刺液呈血性浑浊，淀粉酶和脂肪酶升高有诊断意义。在诊断尚未确立之前，不可应用镇静止痛药物，以免掩盖病情。

186. B 大多数尿路结石都可以通过泌尿系统 X 线平片发现。

187. D 尿路结石最主要的表现是疼痛，该患者最突出的问题也是疼痛，应首先进行解痉止痛处理。

188. A 大量饮水可增加尿量，稀释尿液，减少尿中晶体沉积。成人应保持每日饮水量 3000ml 以上，尿量在 2000ml 以上。

四、B1 型题

189～191. D、B、A 寒战与抽搐、惊厥的区别在于表现不同。寒战是局部肌肉痉挛的症状，由温度降低使骨骼肌收缩引起，当发生寒战时，患者的意识清晰。惊厥是疾病发展阶段的一种表现，常会出现打冷战，皮肤因冷战能呈现粟粒状表现。抽搐主要是由于中枢神经系统发育不良，导致整个骨骼肌频繁收缩，伴有意识障碍、嘴角弯曲或阵挛性抽搐。

192. D 意识障碍伴发热可能是严重的感染，菌血症或者败血症，脑炎或者脑膜炎，免疫系统疾病，血液病，脑血管疾病，蛛网膜下腔出血等。

193. C 意识障碍伴呼吸缓慢是呼吸中枢受抑制的表现。见于吗啡或巴比妥类中毒、颅内高压等。

194. B 意识障碍伴心动过缓可见于颅内

高压症、房室传导阻滞以及吗啡类中毒。

195. A 意识障碍伴高血压可见于高血压脑病、脑血管意外等。

196. E 肺炎克雷伯杆菌肺炎表现为急性发病，高热、寒战、胸痛、咳嗽，痰量多，痰可呈黏稠脓性、带血，灰绿色或砖红色，或呈胶冻状；可有发绀，早期出现休克；胸部 X 线片呈多发性蜂窝状阴影等。结合题中患者的临床表现，最可能的诊断为肺炎克雷伯杆菌肺炎。

197. B 葡萄球菌性肺炎患者常急性发病，寒战、高热，可伴胸痛，咳痰多呈黄脓血性；X 线可呈肺叶状或小叶状浸润、实变，可伴有空洞、液气囊腔等。结合本例临床表现，最可能的诊断应是葡萄球菌性肺炎。

198 ~ 200. B、D、A 吸入性肺脓肿发病部位与支气管解剖和体位的关系：由于右侧主支气管较陡直，且管径较粗大，吸入异物易进入右肺；仰卧位时，好发于上叶后段或下叶背段；坐位时好发于下叶后基底段；右侧卧位时，则好发于右上叶前段或后段。

201. B 钙通道阻滞剂具有扩张冠状动脉，抑制冠状动脉痉挛的作用，治疗变异型心绞痛时作为首选药物。

202. C 急性心梗后 24 小时内患者出现原发室颤的概率极高，当出现高危性室性期前收缩时，应静注利多卡因，利多卡因无效时改用普鲁卡因胺。

203 ~ 204. A、B 主动脉夹层患者多伴有胸背疼痛，部分可见颈部、咽部或牙齿疼痛。根据疼痛起始部位有助于判断动脉破口位置。前胸部疼痛者，破口多发生于主动脉起始部。肩胛部疼痛者，常提示夹层累及主动脉弓部。

205. D 对硫磷中毒患者洗胃禁用 1 :

5000 高锰酸钾。因为高锰酸钾等强氧化剂洗胃可以使毒性增加。

206. C 敌百虫中毒患者洗胃禁用 2% 碳酸氢钠。因为敌百虫在碱性溶液中可转化为毒性强 10 倍的敌敌畏。

207. E 强酸强碱中毒用生鸡蛋清洗胃可以保护胃黏膜。

208. C 镇静催眠药中毒患者洗胃宜用 2% 碳酸氢钠。因为碳离子对镇静催眠药物有吸附作用。

209. B 亚硝酸盐中毒的特效解毒药是亚甲蓝，注意亚甲蓝要小剂量缓慢静脉注射。

210. C 大剂量高浓度亚甲蓝作为氧化剂，用于治疗氰化物中毒。

211. E 纳洛酮是一种阿片受体拮抗药。纳洛酮能拮抗酒精中毒引起的呼吸抑制，起到醒脑作用。临床上常用于抢救急性酒精中毒。

212. B 多根多处肋骨骨折使局部胸壁失去完整的肋骨支撑而软化，出现反常呼吸运动，即吸气时软化区胸壁内陷，呼气时外突，称为连枷胸。

213. A 胃破裂患者症状有肝脏浊音界消失，胃内气体游离积聚在膈下，X 线可见游离气体。胃管引流可见血性物。

214. D 胰腺损伤胰酶外漏可引起血淀粉酶升高。淀粉酶的检测值越高，诊断的准确率越高。

五、X 型题

215. AD 意识障碍伴瞳孔扩大见于颠茄类、乌头碱、乙醇、氰化物中毒。所以选项 AD 正确。吗啡类、巴比妥类及有机磷农药等中毒可出现意识障碍伴瞳孔缩小。因此本题应选 AD。

216. ABC　高血压、急性感染、蛛网膜下腔出血、颅脑外伤、颅内占位性病变在抽搐发作前均有剧烈头痛。

217. BCD　患者为胸外伤开放性气胸伴休克，应抗休克和给氧，封闭胸部伤口，另采取闭式胸腔引流术。

218. BCDE　由于肺心病患者长期慢性缺氧及反复感染，对洋地黄类药物耐受性很低，疗效也差，易发生毒性反应，所以在使用方面必须十分谨慎。一般用量为常规量的 1/2～2/3，心率可由于缺氧和感染等干扰而不能作为疗效的指征，临床以选用作用快、排泄快的制剂为主。洋地黄类药物不作为肺心病伴发心功能不全的首选药物。所以选项 BCDE 正确。

219. ABDE　渗出性胸腔积液可因病因不同而颜色有所不同，浑浊，比重 > 1.018。渗出液的细胞数较多，有核细胞数常多于 500 × 10^6/L，以白细胞为主。渗出液中蛋白含量高，> 30g/L，Rivalta 试验阳性。胸腔积液与血清蛋白量比值 > 0.5；胸腔积液与血清乳酸脱氢酶（LDH）比值 > 0.6；胸腔积液 LDH 高于正常血清 LDH 上限的 2/3（胸腔积液 LDH > 200U/L）。葡萄糖测定低于血糖水平。所以选项 ABDE 正确。

220. ABCD　经鼻或面罩进行无创正压通气，无需建立有创人工气道，简便易行，与机械通气相关的严重并发症发生率较低。无创正压通气的适应证包括：①患者清醒，能够合作。②患者血流动力学比较稳定。③患者不需要气管插管保护。④无影响使用鼻或面罩的面部创伤。⑤能够耐受鼻或面罩进行无创正压通气。如果患者出现了急性呼吸衰竭，必要时需要进行无创正压通气治疗，如果没有无创正压通气的适应证，需要进行气管插管辅助治疗。所以选项 ABCD 正确。

221. ABCE　呼吸衰竭时，引起低氧血症和高碳酸血症的机制：①肺通气量不足。引起 Ⅱ 型呼吸衰竭。②通气/血流比例失调。③弥散障碍。以低氧血症为主。④肺内动 - 静脉解剖分流增加。常见于肺动 - 静脉瘘，是通气/血流比例失调的特例。⑤氧耗量增加。所以选项 ABCE 正确。

222. ACDE　患者为肺心病导致 Ⅱ 型呼吸衰竭，表现为神志模糊，有些烦躁不安，应给予持续吸入 1～2L/min 氧以纠正低氧的情况，必要时气管插管进行人工呼吸，同时给予舒张支气管药物，并且持续静脉滴注尼可刹米。苯巴比妥可使呼吸抑制进一步加重，肺心病患者禁用苯巴比妥。

223. ABCD　某些肺癌患者可出现一些包括内分泌、神经肌肉、结缔组织、血液系统和血管的异常改变，有以下几种改变：①异位内分泌综合征，如 Cushing 综合征，高钙血症等；②肥大性肺性骨关节病；③神经肌肉综合征等。所以选项 ABCD 正确。选项 E "上腔静脉阻塞综合征" 为肿瘤局部扩展压迫引起的症状。

224. ABCD　心力衰竭的代偿机制包括 Frank - Starling 机制，心肌肥厚和神经体液代偿机制。Frank - Starling 机制是指心力衰竭时心脏的前负荷增加，心室舒张末期容积增加，心腔扩大拉长心肌纤维，在一定范围内使收缩力增强，以增加心脏排血量，提高心脏的运作功能。心力衰竭时，心脏后负荷增高，会引起代偿性心肌肥厚。神经体液代偿机制包括交感神经兴奋性增强和肾素 - 血管紧张素系统激活。而心肌耗氧增加只能加重心力衰竭。所以选项 ABCD 正确。

225. ABCE　亚急性感染性心内膜炎多由草绿色链球菌引起，常发生于已有病变的瓣膜上。最常侵犯二尖瓣和主动脉瓣，特点为：在病变的瓣膜上形成赘生物，质松脆，易破碎脱落，瓣膜易变形穿孔。所以选项 ABCE 正确。

226. BD 颅内压增高患者的处理：凡有颅内压增高的患者，应留院观察，密切监测意识、瞳孔及生命体征。频繁呕吐者应暂禁食，以防吸入性肺炎。用轻泻剂来疏通大便，不能让患者用力排便，不可行高位灌肠，以免颅内压骤然增高。对意识不清及咳痰困难者要考虑作气管切开术，以保持呼吸道通畅，防止因呼吸不畅而使颅内压更加增高。对患者的主要症状进行治疗，疼痛者可给予镇痛剂，但应忌用吗啡和哌替啶等药物，以防止对呼吸中枢的抑制作用，而导致患者死亡。有抽搐发作的病例，应给予抗癫痫药物治疗，烦躁患者给予镇静剂。因此本题应选 BD。

227. ABDE 上消化道大出血的临床表现：①呕血与黑便；②失血性周围循环衰竭；③贫血，白细胞计数暂时升高；④发热，多于 24 小时内出现低热，一般不超过 38.5℃；⑤氮质血症。

228. BCDE 肝性脑病患者应以高糖补充热量。应暂停蛋白质摄入，以减少肠内氨的产生。清除肠内积血，以减少氨的吸收。米醋加生理盐水灌肠，以减少肠内氨的产生和吸收。口服 50% 硫酸镁溶液导泻，保持大便通畅，减少肠道细菌产氨。

229. ABCE 糖尿病酮症酸中毒患者，治疗后因血糖下降太快，脑缺氧加重，补碱或者补液不当，常会发生脑水肿，出现昏迷。在治疗后，血液 pH 在恢复，但心输出量并未相应增加，动脉血中 pH 增加，血流逐渐减少，这样会进一步加重脑血管供血不足，加重脑缺氧。山梨醇旁路代谢亢进，因醇通透性较差，一旦形成，便在细胞内蓄积，从而引起细胞内溶质增加，形成高渗，导致细胞水肿。补碱过早过速过多，可引起脑脊液反常性酸中毒加重，组织缺氧加重。

230. ABDE 阿托品化的 5 大临床指征是：①瞳孔扩大；②口干、皮肤干燥；③面部潮红；④心率增快；⑤肺部啰音消失。

第十九章　仪器的使用及调节

一、A1 型题

1. A　高频探头是一种超声波探头，用于医学超声成像。高频探头的频率越高，每个周期内的波形变化越多，因此能够提供更多的细节信息，从而实现更高的分辨率。高频探头可以更好地探测和显示细小结构，对于需要高分辨率的应用，如血管、乳腺、眼部等部位的检查，使用高频探头可以获得更清晰的图像。

2. C　腹部超声检查时，选用电子凸阵探头，频率 $2.0 \sim 5.0 MHz$，具有自然组织谐波成像及造影谐波成像技术。

3. D　不同人体软组织对超声辐射的敏感程度不同。胚胎和眼部组织属敏感器官。FDA 规定眼部空间峰值时间平均声强（ISPTA）为 $17 mW/cm^2$，胎儿 ISIPTA 为 $94 mW/cm^2$，心脏 ISP-TA 为 $430 mW/cm^2$，脉管 ISPTA 为 $720 mW/cm^2$。

4. B　宽频探头发射带宽范围有 $2 \sim 5 MHz$、$5 \sim 10 MHz$、$6 \sim 12 MHz$，而接收时分 3 种情况：宽频接收、选频接收、动态接收。

5. E　虽然超宽频和变频探头可以提供更广泛的频率范围和更好的适应性，但它们并不能彻底解决超声成像中的所有问题。超声成像技术还存在其他的挑战和限制，例如深部组织成像、图像分辨率等方面的问题，并不完全依赖于探头的频率特性。因此，超宽频和变频探头只是超声成像技术中的一种改进，无法解决所有问题。

6. C　甲状腺、乳腺、睾丸适用于线阵探头，腹部检查适用于凸阵探头。

7. D　超声探头的频率越高，波长越短，则近场越长，轴向分辨率越好，因此，儿童及较瘦的人应选择频率较高的探头。

8. A　影响帧频的因素有很多，如扫描线减少的话，帧频变高。帧频变高有两种方法，一种是扫描线密度低，另一种是扫查深度浅。

9. D　多普勒效应是指物体辐射的波长因为波源和观测者的相对运动而产生变化。在运动的波源前面，波被压缩，波长变得较短，频率变得较高（蓝移）；在运动的波源后面时，会产生相反的效应。波长变得较长，频率变得较低（红移）；波源的速度越高，所产生的效应越大。根据波红（蓝）移的程度，可以计算出波源循着观测方向运动的速度。

10. A　低频运动的多普勒信号，例如呼吸、腹肌收缩运动等，可在血流的彩色成像图上闪烁出现不规则的彩色信号，干扰或遮盖血流的显示。可选用高速度标尺、高通滤波抗干扰，最佳方法是令患者屏住呼吸。

11. D　超声入射角是指超声波束与血流方向之间的夹角。当超声入射角过大时，血流速度的测量结果会产生较大的误差。为了避免超声入射角对血流成像的影响，可以使用能量多普勒成像技术。能量多普勒成像是一种通过测量多个超声波束的速度和方向来获取血流信息的技术，没有角度依赖性。它可以对多个方向和角度的血流进行测量，从而减小超声入射角的影响。相比传统的多普勒成像技术，能量多普勒成像能够提供更准确和可靠的血流成像结果。

12. C 肺动脉瓣狭窄时，流速一般超过3.0m/s，彩色多普勒血流显像要超过尼奎斯特极限，颜色会出现混叠现象，所以采用高通滤波模式，可以在一定程度上抑制或减少低速血流信号的干扰，清晰显示高速血流信号。

13. B 高通滤波器滤过低速血流信号，保留高速血流信号。高通滤波器可以剔除低速血流和静止组织的信号，只保留高速血流的信号。这样可以提高彩色多普勒血流成像的灵敏度和准确性，使血流速度更加清晰地显示，减少了来自组织运动的干扰。

14. E 只有调节彩色多普勒的血流增益才能直接影响彩色血流的显示，而调节监视器的亮度和对比度对整个显示器上图像都有影响，但仪器调节好后，一般情况下不要随便调节监视器。调节灰阶图像的动态范围和前后处理，只能影响二维灰阶图像的质量。

15. B 彩色多普勒显示血流与红细胞运动速度，取样框大小、位置，滤波器调节相关，也可受大动脉搏动的影响。红细胞数量对彩色多普勒显示血流的影响不明确。

16. B 二维灰阶超声诊断仪的深度增益补偿（DCG）应根据不同探头和频率进行实时调节；不同脏器也需要区别对待。例如观察腹部肝和位于膀胱后方的前列腺、子宫，DCG两者调节完全不同。当远场回声过低时，应适当地增加远场的增益。

17. D 使用过大彩色多普勒取样框时计算机处理信息量过大，图像帧频降低，从而减低血流成像的时间分辨率。

18. D 超声束与血流方向的夹角在心血管系检查应限制在≤0°~20°，外周血管检测的实际入射角应≤60°。

19. D 多普勒超声仪器调节时注意血流速度与测量标尺匹配。低速标尺可以较好显示低速血流。

20. B 对检测较高速度的血流，为避免尼奎斯特频率极限所致的彩色信号混叠，应把零位基线下移，以增大检测的速度范围。

21. A 调节彩色标尺基线可以通过改变某方向的血流测速范围，而提高另一方向的血流测速范围。向红色标尺向移动，蓝色增多，反向血流测速范围扩大。

22. E 由于手指末端的小动脉血流速度较低，所以应采用小的取样容积、低速度标尺以及红蓝双色等预设。在滤波器调节方面，由于高通滤波器是以去除低频血流信号干扰为目的的，所以不应采用；而低通滤波器才能防止低速血流被"切除"。

23. A 在频谱多普勒超声检测血流时，超声波入射角是指超声波束与血流方向之间的夹角。正确的超声波入射角校正应该保持在小于60°的范围内，以确保准确测量血流速度和方向。如果将超声波入射角校正调整到大于60°，会导致血流速度的测量结果产生较大的误差。这是因为当超声波入射角过大时，血流速度的测量会受到角度效应的影响，速度测量结果会被低估。因此，超声波入射角校正到大于60°，在频谱多普勒超声检测血流时是错误的。正确的操作是将超声波入射角校正保持在小于60°的范围内。

24. D 速度－方差及方差显示方式用于检测高速血流速度。速度显示方式用于检测中、低血流速度。能量显示用于较低速血流。高脉冲重复频率显示用于中高速血流。

25. E 常规设置多普勒显示基线为0，因此脉冲重复频率是10kHz的正、负向最大测量频率均为5kHz，6kHz多普勒频移可导致混叠。

26. D 室间隔缺损在没有合并肺动脉高压时分流速度较高,适宜调高速度标尺以测定高速血流。

27. C 紫外线和消毒液会引起探头腐蚀老化。

28. C 超声诊断仪是一种精密的医疗设备,对其维护保养至关重要。自行拆卸仪器可能会导致设备损坏或操作不当,因此不建议非专业人士自行拆卸超声诊断仪。维护和保养超声诊断仪应由专业维修人员进行,以确保设备的正常运行和安全性。

29. C 超声诊断仪是一种敏感的医疗设备,需要特定的工作条件来确保其正常运行和准确性。超声诊断仪通常需要接地线以确保设备的安全和稳定性。接地线可以将设备与地面连接,以防止静电积聚和电气干扰。没有接地线可能会导致设备的电气问题和操作不当。选项 C 错误,其余选项均正确。阳光直射可能会导致显示屏的反射和眩光,影响图像的观察和诊断。高温和潮湿环境可能会对设备的电子元件和结构造成损害。使用稳压器可以保证电源的稳定输出,避免电压波动对设备的影响。高电场和高磁场可能会干扰超声信号的传输和接收,影响成像质量。

30. B 超声声束的分辨力随着探头频率增加而增加,随着聚焦增加而增加,随着波长增加而减少;频率越高,传播越远,吸收越多;超声频率越高,近场范围越大。

二、X 型题

31. DE 高通滤波器的作用是防止组织低速运动的干扰,使高速血流显示清楚。

32. CD 只有 PW 和 CW 能获取血流速度

的定量数据。

33. ACD 速度模式组织多普勒成像模式种类的显示方式有 M 型、二维组织速度图和脉冲波组织多普勒频谱图。

34. ABC M 型组织多普勒成像的观察内容有跨壁心肌运动速度梯度、心肌运动方向和心肌运动速度。

35. ACDE 彩色多普勒能量图的技术特点有:对于角度的非依赖性,声束入射与血流的夹角改变,能量的总和不发生变化;增加动态范围;可显示低流量、低流速血流;不会发生混叠现象;不能显示血流方向和血流速度的大小,脏器活动时,会造成闪烁伪像。

36. ABCE 超声技术中了解组织器官的结构的技术是 M 型或灰阶超声,选项 D 错误,其余选项均正确。

37. ABD 不间断发射超声是 CW 的特点。频移信号有无混叠与多普勒的测速范围和基线调节有关。其余答案为高脉冲重复频率多普勒技术的特点。

38. DE 连续波多普勒的技术特点是不间断发射和接收超声,无距离选通功能,可以定量检测高速血流。

39. ACDE 采用聚焦技术,可使聚焦区超声束变细,减少远场区声束扩散,改善图像的横向或侧向分辨力。聚焦后近场区(旁瓣区)声能分布不均现象依然存在。远场区的非聚焦部分散焦现象依然存在。聚焦声束的形状、大小总体来说仍较奇特,与纤细的 X 线束相比,尚有颇大的差别。

40. BD 能够显示血流方向的彩色多普勒成像技术包括:速度显示和速度 - 方差显示。

41. DE 脉冲波多普勒技术有距离选通功

能，但深度影响最高流速检测，且测血流速度受脉冲重复频率影响。

42. BCD 增大脉冲波多普勒检查检测深度的方法是增大超声入射角、提高发射超声脉冲重复频率和降低超声波发射频率。

43. AB 速度方式彩色多普勒成像技术特点有能表示血流方向、可反映血流速度快慢。

44. ABE 多普勒检测高速血流可通过调节速度频谱基线、采用高脉冲重复频率和采用连续波多普勒等方法实现。

45. AE 正常血流具备稳流和层流特征。PW 血流频谱频带清晰，频窗存在，基线下无散流信号。

46. BCD 组织多普勒成像在心血管疾病中的用途主要有判断节段性室壁运动异常、检测心肌病的心肌跨壁运动速度梯度和评价心室舒张功能。

47. ABD 湍流的流体运动没有明确的分层结构，而是混乱的、杂乱的。湍流流体的速度及方向往往多变，具有随机性和不规则性。

48. BD 组织多普勒成像中脉冲波多普勒技术常用于检测瓣环和室壁运动。

49. ABCD 多普勒信号是通过超声波探头接收到的血流信号，需要进行模拟信号到数字信号的转换，以便进行后续的信号处理。通过相关技术对接收到的多普勒信号进行处理，计算出血流的平均速度、方向和速度分散等参数。根据计算得到的血流方向和流速，对血流进行彩色处理，通常使用红、蓝、绿等颜色来表示不同方向和速度的血流。将彩色血流图与超声图像的灰阶图像进行叠加，以便医生对血流情况进行观察和诊断。因此，不需再经 D/A 转换是不正确的。彩色多普勒血流成像仪在工作中需要进行 A/D 转换来处理多普勒信号。

50. ABCD 使用快速傅里叶变换（FFT）技术对接收到的血流信号进行频谱分析和处理，以得到血流的频率和速度信息。通过相关处理技术对血流信号进行处理，计算出血流的平均速度、方向和速度分散等参数。根据计算得到的血流方向和流速，对血流进行彩色编码，常用红色表示血流朝向探头，蓝色表示血流远离探头，绿色表示血流速度较低等。将彩色血流图与超声图像的灰阶图像进行叠加，以便医生对血流情况进行观察和诊断。图像的编辑和病历管理通常是在成像后的数据处理和存储阶段进行的，而不是在彩色多普勒血流成像的实时工作流程中进行。

51. ABD 血流多普勒频谱可以反映血流流速和方向，结合管径可以获得流量。

52. ABD 超声心动图操作者必须在图像的大小和帧频间作选择。如果帧频过高（大于 100 帧/秒），每帧的扫描线数就会减少，线密度就会下降。尽管图像的帧频提高，但空间分辨率下降。不建议在一个较大的图像上评价几个结构，因为这样会降低帧频和图像质量。减小扇面角度和深度能够提高运动信息，但不会降低侧向分辨力。当我们需要较高帧频时，应该考虑 M 型显示，可以在较好的轴向分辨力基础上提供动态图像。因此，M 型超声心动图是二维超声和彩色多普勒超声心动图的重要补充。

53. ABCE 探头大小、信号频率、聚焦长度以及感兴趣区组织的深度之间的相互作用决定了声束的宽度和厚度。在近场区或者聚焦区声束最窄，在远场区则分散。因此分辨力在近场区较好，而在远场区较差。延长近场区的因素，例如高频率探头和加大探头直径，可以提高侧向和垂直分辨力。聚焦减少声束宽度可以提高聚焦区的侧向和垂直分辨力。但是聚焦通常使聚焦区外的声束发散，因此相应降低了侧向和垂直分辨力，这些因素解释了为什么偏向于选择高频率探头（波长较短）接近感兴趣区靶目标，因为这样可以提高侧向和垂直分辨力。

模拟试卷

一、A1/A2 型题

1. 国家对传染病菌种、毒种的采集、保藏、携带、运输和使用实行的管理方式是

A. 分类管理　　　　B. 行业管理

C. 专项管理　　　　D. 集中管理

E. 分层管理

2. 医学伦理学发展到生命伦理学阶段，其理论基础的核心是

A. 生命神圣论

B. 美德论

C. 义务论

D. 生命质量与生命价值论

E. 人道论

3. 医学伦理最突出的特征是

A. 实践性、继承性

B. 时代性、人道性

C. 人道性、全人类性

D. 全人类性、继承性

E. 人道性、实践性

4. 医患关系是契约关系，表明

A. 医患关系不是民事法律关系

B. 医患之间是平等的

C. 医患关系的主体是来就诊的患者

D. 医患关系是患者出于无奈与医务人员及医疗机构结成的

E. 医患关系的客体是社会

5. 下列义务中应该经患者同意后才能合理履行的是

A. 如实提供病情

B. 尊重医务人员的劳动

C. 避免将疾病传播给他人

D. 遵守医院规章

E. 支持医学生实习和发展医学

6. 超声波频率（Hz）为

A. $2 \times 10^4 \sim 2 \times 10^8$

B. $16 \sim 2 \times 10^4$

C. $10^8 \sim 10^{10}$

D. < 16

E. $> 10^{10}$

7. 关于从移动的发射体获得的多普勒频移，叙述正确的是

A. 当多普勒入射角接近0°时最大

B. 发射和接收频率之和

C. 多普勒入射角为90°时最强

D. 多普勒入射角小于90°时为负向频移

E. 频率的平方根

8. 关于肝囊肿，以下叙述不正确的是

A. 单发、多发均可见

B. 无回声、壁薄、光滑

C. 两侧回声失落、后方回声增强

D. 肝内体积较小的囊肿因旁瓣效应呈低回声

E. 当囊肿合并出血、感染时，可伴囊壁增厚、毛糙

9. 不属于肝脏面"H"形沟内结构的是

A. 胆囊窝　　　　B. 肝圆韧带

C. 镰状韧带　　　　D. 第一肝门

E. 下腔静脉沟

10. 肝淤血时，彩色多普勒特点不包括

A. 下腔静脉血流增宽

B. 下腔静脉内可见血流自发显影

C. 肝静脉血流增宽

D. 下腔静脉血流颜色变暗

E. 肝静脉血流速度增快

11. 不属于肝血管瘤病理分型的是

　　A. 海绵状血管瘤　　　B. 毛细血管瘤

　　C. 蔓状血管瘤　　　　D. 硬化型血管瘤

　　E. 血管内皮细胞瘤

12. 关于脾的常规检查方法，不正确的是

　　A. 右侧卧位，左臂置头侧，左腋前线与
　　　　腋后线之间的相应肋间探查

　　B. 仰卧位，探头置于左肋下探查

　　C. 脾较小，可俯卧位检查

　　D. 仰卧位、左前斜位及右侧卧位为常规
　　　　采用体位

　　E. 脾大时，可于仰卧位从腋中线做冠状
　　　　扫查

13. 胃肠穿孔首选的检查方法是

　　A. 超声

　　B. 立位腹部 X 线检查

　　C. 上消化道造影

　　D. CT

　　E. 胃镜

14. 典型胃平滑肌瘤的声像图特征是

　　A. 边缘光整的类圆形较均匀低回声肿块

　　B. 形态不规则的外生性肿块

　　C. 瘤体常大于 5cm

　　D. 绝大多数瘤内见坏死、出血

　　E. 多数位于浆膜层，可向腔内或腔外生长

15. 发现早期膀胱癌的最佳检查方法是

　　A. 经直肠超声　　　　B. CT

　　C. 膀胱镜　　　　　　D. 经腹部超声

　　E. MRI

16. 为了减少肠道气体对肾扫查的影响，可以
　　采用

A. 高频探头

B. 低频探头

C. 大量饮水

D. 患者取俯卧位进行扫查

E. 深呼吸

17. 慢性肾小球病变时，肾皮质回声明显增
　　强，与肾皮质回声作对比的脏器应选择

　　A. 肠道　　　　　　　B. 肝或脾

　　C. 胰腺　　　　　　　D. 对侧肾皮质

　　E. 后腹膜

18. 有关肾结核的叙述，不正确的是

　　A. 一侧性病变多见，少数为双侧性

　　B. 声像图表现具有复杂性和多样性的
　　　　特点

　　C. 基本病理改变是结核性肉芽肿伴干酪
　　　　样坏死

　　D. 超声显像是肾结核的早期诊断最敏感
　　　　的检查手段

　　E. 肾结核的诊断应注意与肾肿瘤、肾积
　　　　水等多种疾病进行鉴别

19. 膀胱肿瘤的分期标准是根据

　　A. 肿瘤大小

　　B. 肿瘤侵犯膀胱壁的深度

　　C. 临床症状

　　D. 肿瘤部位

　　E. 有无尿路梗阻

20. 关于急性前列腺炎的声像图表现，以下选
　　项不正确的是

　　A. 前列腺外形饱满，轻度或中度增大，
　　　　左右两侧可不完全对称

　　B. 包膜回声完整、清晰

　　C. 内部回声均匀减低或有不规则回声减
　　　　低区和无回声区

　　D. 常伴有钙化、结石引起的强回声

　　E. 经直肠彩超检查，病变区以至整个前

列腺内血供丰富

21. 以下选项中不符合急性精囊炎声像图特点的是

    A. 精囊轮廓明显增大，张力增加，前后径 > 1.5cm

    B. 囊壁模糊，回声增强

    C. 表面盘曲部分伸直如蚯蚓状

    D. 精囊内点状回声增多且粗亮、浑浊、斑点状或条状强回声散在分布

    E. 精囊内血供明显增多，血流速度增高，阻力指数降低

22. 少量胸腔积液的最佳检查体位是

    A. 坐位   B. 半卧/仰卧位

    C. 侧卧位   D. 俯卧位

    E. 头仰颈部过伸位

23. 关于正常胸腔超声征象，叙述正确的是

    A. "平流层"征   B. "蝙蝠"征

    C. "正弦波"征   D. "四边形"征

    E. 肺"火箭"征

24. 关于胸膜间皮瘤，叙述不正确的是

    A. 胸膜间皮瘤是最常见的原发恶性胸膜肿瘤

    B. 胸膜间皮瘤多表现为弥漫性胸膜肥厚，多为结节状或不规则

    C. 胸膜间皮瘤可合并胸腔积液

    D. 胸膜间皮瘤可有肋骨的破坏

    E. 发病与石棉接触史无关

25. 腮腺囊肿的超声表现不包括

    A. 多呈圆形

    B. 形态欠规则

    C. 内为无回声区

    D. 边缘整齐、界限清楚

    E. 后方回声增强

26. 正常涎腺的超声表现不包括

    A. 腮腺纵切时形态近似倒三角形

    B. 腮腺深叶不容易完整显示

    C. 舌下腺动脉血流频谱呈高阻型

    D. 颌下腺形态为不规则楔形

    E. 腮腺周缘存在淋巴结

27. 关于乳腺纤维腺瘤，叙述不正确的是

    A. 好发于年轻女性

    B. 只有单发

    C. 常见良性肿瘤

    D. 常见于 18 ~ 25 岁

    E. 月经初潮前甚少见

28. 乳腺纤维腺瘤的超声表现不包括

    A. 边界光滑

    B. 有包膜

    C. 内部呈均质低回声区

    D. 导管扩张

    E. 单发或多发

29. 有关二尖瓣 M 型超声的叙述，不正确的是

    A. 正常人二尖瓣前叶曲线舒张期上升形成 E、A 两峰

    B. 正常人二尖瓣前叶曲线收缩期形成一缓慢上升的 CD 段

    C. 正常人二尖瓣前叶 A 峰是由于心室收缩所致

    D. 二尖瓣后叶活动曲线与前叶相反，互为镜像，但运动幅度较前叶低

    E. 正常人二尖瓣前叶 E 峰代表二尖瓣前叶开放至最高点，此时前叶距前胸壁最近

30. 心脏超声检查常用部位中，用得较少的部位是

    A. 心尖区   B. 剑下区

    C. 胸骨左缘区   D. 胸骨上窝

    E. 胸骨右缘区

31. 观察主动脉弓短轴，可用的声窗是

    A. 胸骨旁   B. 心尖部

C. 剑突下　　　　　D. 胸骨上窝

E. 右锁骨上

32. 不会引起左心室腔扩大的疾病是

A. 心肌梗死

B. 扩张型心肌病

C. 缩窄性心包炎

D. 动脉导管未闭

E. 心内膜弹力纤维增生症

33. 关于主动脉瘤，以下说法正确的是

A. 高血压是主夹层动脉瘤最常见的病因

B. 假性动脉有完整的动脉壁

C. 真性动脉瘤一般不易破裂

D. 夹层动脉瘤一般是由先天形成的

E. 假性动脉瘤是管壁增厚管腔扩张而形成的

34. 梗阻性肥厚型心肌病取样容积置于主动脉瓣下左室流出道狭窄处，收缩期血流呈

A. 负向、高速、低频带、湍流

B. 负向、低速、宽频带、湍流

C. 正向、高速、宽频带、湍流

D. 负向、高速、宽频带、湍流

E. 负向、高速、宽频带、层流

35. 关于扩张型心肌病的叙述，不正确的是

A. 属于原发性心肌病

B. 主要特征是左心室或双心室明显扩大，心室收缩功能减低

C. 本病常伴有心律失常

D. 二维超声心动图表现为"大心腔，小瓣口"的特征性改变

E. 起病较急，早期即可出现心力衰竭的症状

36. 主动脉瓣提前关闭现象常见于

A. 二尖瓣狭窄

B. 主动脉瓣狭窄

C. 梗阻性肥厚型心肌病

D. 扩张型心肌病

E. 主动脉瓣脱垂

37. 右冠状动脉窦瘤破入右心室时，可以比较清楚显示的切面是

A. 左心室长轴切面

B. 大动脉短轴切面

C. 心尖四腔切面

D. 剑突下两房切面

E. 胸骨上窝长轴切面

38. 休克早期，每小时尿量为

A. ＜25ml　　　　B. 25～30ml

C. 30～35ml　　　D. 35～40ml

E. 40～45ml

39. 失血性休克的治疗主要是

A. 密切监测血压

B. 保暖

C. 留置导尿管

D. 补充血容量，积极处理原发病

E. 快速输全血

40. 属于右向左分流型先天性心脏病的是

A. 房间隔缺损

B. 室间隔缺损

C. 主动脉窦瘤破入右心室

D. 三尖瓣闭锁

E. 三尖瓣下移畸形

41. 房间隔缺损最常见的类型是

A. 上腔静脉型　　　B. 原发孔型

C. 继发孔型　　　　D. 下腔静脉型

E. 混合型

42. 以下选项不属于完全型心内膜垫缺损的是

A. 单心室

B. 左心室右心房通道

C. 共同房室瓣

D. 十字结构消失

E. 室间隔上部缺损

43. 对于流入道型（隔瓣下）室间隔缺损，超声最佳显示切面是

A. 左心室长轴

B. 心底短轴

C. 心尖四腔心和五腔心

D. 右心室流出道长轴

E. 左心室长轴与心底短轴

44. 关于主动脉弓离断，叙述不正确的是

A. 合并存在较细的动脉导管

B. 升主动脉与降主动脉间无血流通过

C. 可合并存在室缺

D. 双心室负荷增加，左、右心室不同程度的扩大

E. 肺动脉常呈瘤样扩张，伴有不同程度的肺动脉高压

45. 不符合法洛三联症的体征是

A. 肺动脉瓣狭窄

B. 右心室向心性肥厚

C. 房间隔缺损

D. 主动脉骑跨于室间隔

E. 肺动脉瓣环及瓣上狭窄

46. 当高度怀疑患者卵圆孔未闭时，推荐的检查方法是

A. 右心声学造影

B. 彩色多普勒技术

C. 脉冲波多普勒技术

D. 多普勒能量图

E. 连续波多普勒

47. 干下型室间隔缺损在哪两个切面显示最清楚

A. 主动脉短轴＋剑突下肺动脉长轴

B. 左心室长轴＋心尖五腔心

C. 剑突下四腔心＋左心室短轴

D. 胸骨上窝主动脉弓长轴＋胸骨旁左心室短轴

E. 右心室流入道切面＋心尖四腔心

48. 关于致心律失常性右心室心肌病，以下叙述不正确的是

A. 病变主要累及右心室

B. 左心室明显增大

C. 未受累的心肌厚度正常

D. 受累右心室壁明显变薄，运动减弱

E. 多出现三尖瓣反流

49. 突发呼吸困难伴窒息感且一侧呼吸音消失最常见于

A. 大量胸腔积液　　B. 肺水肿

C. 大叶性肺炎　　　D. 支气管哮喘

E. 自发性气胸

50. 关于超声诊断胸腔积液的优点，叙述不正确的是

A. 可以进行穿刺抽液的定位

B. 可以区别胸膜肥厚和胸腔积液

C. 可以区别肺底积液与膈下脓肿

D. 超声诊断在胸腔积液检查中具有灵敏度高、定位准确、动态性等优点

E. 渗出液与漏出液的声像图相同

51. 肾细胞癌典型的声像图特征是

A. 肾内圆形、椭圆形实质性病灶，常向肾表面隆起

B. 常伴肾盂局限性积水

C. 内部回声不均匀，常有液化坏死区

D. 血流信号异常丰富

E. 腹膜后淋巴结肿大

52. 室间隔缺损常见的经胸超声心动图彩色多普勒表现是

A. 收缩期和舒张期右室流出道内较明亮五彩镶嵌色血流束

B. 舒张早期心室内较明亮五彩镶嵌色血流束

C. 舒张期心室水平较明亮五彩镶嵌色血

流束

D. 收缩期心室和心房下部较明亮五彩镶嵌过隔血流束

E. 收缩期心室水平较明亮五彩镶嵌过隔血流束

53. 属于主动脉-左心室隧道超声心动图表现的为

A. 舒张期左心室流出道内可探及来自主动脉瓣口的反流

B. 主动脉右冠窦根部与左心室流出道之间有异常交通口

C. 左心室内径明显减小

D. 右心室内径明显增大

E. 右心房扩大

54. 关于胸壁平滑肌肉瘤，叙述不正确的是

A. 多见于成人，50~70岁，有疼痛症状

B. 有时会有囊性变化

C. 多数好发于女性

D. 临床上肿瘤生长速度很快

E. 大多为单发，多发者提示为从别处转移而来

55. 关于胸膜肿瘤，以下叙述不正确的是

A. 局限型胸膜间皮瘤可能为良性或恶性，呈孤立的肿瘤突出于胸膜表面

B. 胸膜转移性肿瘤常来源于肺癌、乳腺癌、胃癌等

C. 恶性间皮瘤多呈广泛胸膜增厚，并可达膈上而包裹肺，故需扩大扫查范围

D. 胸膜肿瘤与肺外周肿瘤的鉴别诊断主要依据有无呼吸移动性

E. 超声下，局限型胸膜间皮瘤表现为与胸膜相连续的实质性肿块，其内不会出现液性暗区

56. 下列不符合原发性肝癌表现的是

A. 边界清楚的低回声结节

B. 肿物可单发或多发

C. 肝内实性肿物，可见结中结

D. 肿物呈"牛眼"征

E. 多有边缘弱回声晕环

57. 超声扫查典型的肝转移瘤表现为

A."囊变"征　　　　B."牛眼"征

C."液-液平"征　　D. 假肝硬化症

E. 为高回声结节

58. 关于急性肝炎超声表现，叙述不正确的是

A. 肝大

B. 呈透声较好的弱回声

C. 脾轻度肿大

D. 门静脉管壁回声增强

E. 急性肝炎早期胆囊多未见明显异常

59. 心搏骤停首选的治疗措施是

A. 心肺复苏　　　　B. 安置起搏器

C. 开通静脉输液　　D. 通畅呼吸道

E. 高浓度吸氧

60. 通常组合成一个声通道的振子数为

A. 2个　　　　　　B. 3个

C. 4~6个　　　　　D. 7个

E. 8~10个

61. 关于胎儿骶尾部畸胎瘤，描述错误的是

A. 因肿瘤组织成分复杂，大多数病例的肿瘤呈实性或混合型回声，少数病例为囊性回声

B. 产前超声发现胎儿骶尾部囊性包块时，需要鉴别是囊性畸胎瘤还是脊髓脊膜膨出

C. 肿瘤组织可对周围器官造成压迫和扭曲，例如直肠和膀胱

D. 彩色多普勒血流可显示肿块内血流丰富，发生动-静脉瘘者可引起胎儿心衰和水肿

E. 常位于骶尾部后方，根据肿瘤的部位

及肿瘤组织伸向盆腔内的程度，可分
为 4 种类型

62. 三尖瓣下移畸形的超声心动图表现是

A. 三尖瓣前叶附着点向右心房明显移位

B. 三尖瓣隔叶和后叶附着点向右心室明显移位

C. 三尖瓣隔叶呈篷帆样改变

D. 肺动脉扩张

E. 左心房明显扩大

63. 法洛四联症的彩色多普勒表现是

A. 右心室和主、肺动脉内呈五彩镶嵌高速血流

B. 右心房出现红色和蓝色分流性血流

C. 右心室出现红色和蓝色双向分流性血流

D. 左心室流出道内呈五彩镶嵌高速血流

E. 主动脉内五彩镶嵌高速血流

64. 腔静脉型房间隔缺损二维超声检查时可发现

A. 左心房增大

B. 左心室增大

C. 房间隔最高处缺损

D. 缺损多位于房间隔中部卵圆窝部位及其周围

E. 室间隔增厚

65. 产后出血最常见的病因是

A. 子宫收缩乏力   B. 胎盘滞留

C. 急性肝炎   D. 软产道损伤

E. 血液系统疾病

66. 关于冠状动脉瘘的特点，不正确的是

A. 冠状动脉可瘘入任何心腔内的任何部位

B. 冠状动脉瘘入右心系统，则形成左向右分流

C. 冠状动脉瘘入左心系统，引起左心负

荷增大

D. 瘘口所在的心腔变小

E. 部分心肌可出现运动减弱

67. 关于左侧三房心的超声诊断要点，不正确的是

A. 左心房内有隔膜

B. 观察隔膜上有孔洞

C. 合并肺静脉异位引流

D. 副房大于真房

E. 交通口可见五彩射流束

68. 左心室肌致密化不全的超声诊断要点是

A. 心肌结构疏松呈蜂窝状

B. 全心增大

C. 室壁均匀变薄

D. 症状类似心脏压塞

E. 与病毒有关

69. 肺动脉瓣狭窄时，超声检查最具定量诊断价值的征象是

A. 瓣膜上肺动脉扩张

B. 肺动脉瓣口短轴测量瓣口面积小

C. 肺动脉瓣增厚，开放似受限

D. 多普勒频谱显示通过肺动脉瓣血流速度大于 2.5m/s

E. 右心室向心性肥厚

70. 符合风湿性心脏病二尖瓣狭窄 M 型超声心动图特征的是

A. 二尖瓣前后叶呈双峰镜像

B. 二尖瓣前叶 CD 段向后移位，呈"吊床样"改变

C. 二尖瓣前叶 EF 斜率减慢，呈"吊床样"

D. 二尖瓣前叶 EF 斜率减慢，呈"城墙样"改变，二尖瓣前后叶呈同向运动

E. 二尖瓣前叶 EF 斜率减慢，呈"平台样"改变，二尖瓣前后叶呈镜像运动

71. 以下关于三尖瓣反流的超声表现，提示为生理性反流的是
    - A. 三尖瓣反流跨瓣压差约25mmHg
    - B. 三尖瓣反流跨瓣压差约45mmHg
    - C. 反流束持续于整个收缩期
    - D. 反流束达右房的1/2
    - E. 反流面积/右房面积为60%

72. 风湿性心脏病最常见的联合瓣膜病组合为
    - A. 二尖瓣狭窄合并关闭不全
    - B. 三尖瓣狭窄合并关闭不全
    - C. 主动脉瓣狭窄合并关闭不全
    - D. 二尖瓣狭窄合并主动脉瓣关闭不全
    - E. 二尖瓣关闭不全合并主动脉瓣狭窄

73. 关于二维超声心动图描述二尖瓣狭窄，不正确的是
    - A. 瓣膜活动幅度减低，瓣口变小
    - B. 二尖瓣前后叶增厚、回声增强、钙化
    - C. 瓣膜交界处粘连、融合，瓣膜变形
    - D. 二尖瓣前叶于收缩期呈气球样向左室流出道突出
    - E. 严重病变的瓣膜可呈不规则团块或条索状

74. 乳腺纤维腺瘤的超声特征是
    - A. 边界光滑，有包膜，回声均匀，后方多增强
    - B. 边界不光滑，有包膜，回声均匀，后方多增强
    - C. 边界光滑，无包膜，回声均匀，后方多增强
    - D. 边界光滑，有包膜，回声不均，后方多增强
    - E. 边界光滑，有包膜，回声均匀，后方不增强

75. 精原细胞瘤的超声表现最可能是
    - A. 睾丸增大，肿块呈椭圆形，轮廓不整，呈中强回声
    - B. 睾丸增大，肿块呈椭圆形，轮廓不整，呈不均匀中强回声
    - C. 睾丸增大，肿块呈圆形，轮廓整齐，呈无回声，后壁回声增强
    - D. 睾丸增大，肿块呈椭圆形，轮廓不整齐，呈强弱不等的混合性回声，并有囊性变
    - E. 睾丸增大，肿块呈椭圆形，轮廓整齐，呈中低回声

76. 以下选项不属于附睾炎超声所见的是
    - A. 附睾头肿大
    - B. 附睾回声不均匀
    - C. 附睾尾肿大
    - D. 化脓时可呈无回声
    - E. 附睾大小正常

77. 关于附件扭转的超声表现，叙述正确的是
    - A. 附件内无血供，其周围组织血供正常
    - B. 附件内无血供，其周围组织无血供
    - C. 附件内无血供，其周围组织血供增多
    - D. 附件内血供增多，其周围组织血供增多
    - E. 附件内血供增多，其周围组织无血供

78. 关于精索静脉曲张超声的叙述，不正确的是
    - A. 多发生于左侧
    - B. 发现于阴囊根部
    - C. 精索静脉≤2mm
    - D. 检出静脉反流信号
    - E. 精索静脉≥3mm

79. 引起双侧输尿管积水的常见原因是
    - A. 前列腺炎
    - B. 膀胱炎
    - C. 前列腺结石
    - D. 下尿路梗阻性病变

E. 脐尿管囊肿

80. 以下叙述不正确的是

  A. 膀胱输尿管开口处有轻微隆起，向膀胱内突入

  B. 膀胱容量是指膀胱充盈状态下急于排尿时，膀胱所容纳的尿量

  C. 残余尿是指排尿后未能排尽而存留在膀胱内的尿量

  D. 正常成人膀胱容量为 300~500ml

  E. 膀胱三角的尖向后下，续接尿道内口，底部两端有左右输尿管的开口

81. 膀胱声像图正中矢状断面的重要标志是

  A. 膀胱颈部

  B. 膀胱顶部

  C. 膀胱底部

  D. 左输尿管膀胱开口

  E. 右输尿管膀胱开口

82. 膀胱肿瘤的好发部位是

  A. 膀胱顶部   B. 膀胱左侧壁

  C. 膀胱右侧壁   D. 膀胱体部

  E. 膀胱三角

83. 有关前列腺的叙述，不正确的是

  A. 前列腺位于耻骨联合后，膀胱与尿生殖膈之间

  B. 前列腺是由腺体和纤维肌肉组成的腺肌性器官

  C. 前列腺内腺区分布于尿道周围、精阜以上水平

  D. 前列腺内腺区是前列腺肿瘤的好发部位

  E. 前列腺的扫查途径有经腹壁、经会阴、经直肠和经尿道 4 种

84. 前列腺的分叶及分区为

  A. 前列腺分左右侧叶、后叶、中叶、前叶；内、外腺两区

  B. 前列腺分后叶、中叶、前叶；内腺尿道周围组织和移行区、外腺周缘区和中央区

  C. 前列腺分左右侧叶；内、外腺两区

  D. 前列腺分左右侧叶；内腺尿道周围组织和移行区、外腺周缘区和中央区

  E. 前列腺分左右侧叶；内、中、外三区

85. 有关嗜铬细胞瘤的叙述，正确的是

  A. 肿瘤体积较小，一般直径 <3cm

  B. 肿瘤多呈圆形或椭圆形

  C. 边界模糊

  D. 肿瘤内多呈高回声，有时内可见液化坏死区及钙化灶

  E. 肾外嗜铬细胞瘤常位于盆腔

86. 闭合性腹外伤患者未明确诊断前，在观察期间不应做的处理是

  A. 不随意搬动患者

  B. 注射止痛药，减轻患者痛苦

  C. 禁食、禁水

  D. 应用广谱抗生素

  E. 补充血容量，防止休克

87. 骨折与关节脱位共有的特殊体征是

  A. 关节弹性固定

  B. 异常活动

  C. 骨擦音或骨擦感

  D. 畸形

  E. 关节盂空虚

88. 抢救脑型中毒型细菌性痢疾，首选的治疗措施是

  A. 应用血管活性药物

  B. 降颅压，利尿

  C. 应用抗凝药物

  D. 应用糖皮质激素

  E. 应用抗生素

89. 间歇式超声成像所用的技术是
   A. 减低发射超声功率
   B. 同时发射两组脉冲超声
   C. 心电触发超声发射
   D. 交替发射高、低频超声
   E. 增大发射超声功率

90. 与调节彩色血流成像无关的是
   A. 调节彩色增益
   B. 调节脉冲波多普勒的取样容积
   C. 调节彩色速度标尺
   D. 调节彩色取样框大小
   E. 调节彩色滤波器

91. 慢性胰腺炎的声像图表现不包括
   A. 胰腺形态不规则，边缘不整齐
   B. 胰腺导管呈串珠状扩张
   C. 胰腺导管内可见结石强回声
   D. 胰周可见假性囊肿
   E. 胰腺肿大明显，后方回声增强

92. 关于急性坏死性胰腺炎的叙述，不正确的是
   A. 胰腺可呈均匀性肿大，也可表现为局限性肿大，外形不规则
   B. 周围可见液性暗区
   C. 可出现胰管扩张
   D. 内部可有不规则无回声或弱回声暗区，可见强回声光斑
   E. 坏死性较水肿性多见

93. 急性胰腺炎的超声征象不包括
   A. 弥漫性胰腺增大
   B. 胰腺周边脂肪增多
   C. 胰腺回声减弱
   D. 胰腺轮廓模糊
   E. 胰腺周围积液

94. 胰岛素瘤的声像图特点不包括
   A. 肿瘤常较小，平均直径 1～2cm
   B. 胰腺体尾部多见

C. 胰管不扩张或轻度扩张
   D. 边界不清，回声不均匀的低回声结节
   E. 较大肿块内可见继发性改变，如液化坏死或钙化等

95. 关于慢性胰腺炎和弥漫性胰腺癌的鉴别，不支持慢性胰腺炎的是
   A. 胰腺回声增强、增粗，不均匀
   B. 可引起胆管和胰管的梗阻
   C. 无浸润性生长
   D. 淋巴结小而少
   E. 不侵犯血管

96. 缩窄性心包炎二维超声特点是
   A. 心包腔内有积液及心包上有团块状回声
   B. 心包增厚（>3mm）并常有回声增强
   C. 心包腔内有大量心包积液
   D. 心包腔内积液随体位而移动
   E. 心包变薄

97. 左心房黏液瘤的 M 型超声改变为
   A. 二尖瓣前后叶开放时呈方形波，同向运动
   B. 二尖瓣前后叶之间收缩期出现团块状较强回声
   C. 在二尖瓣前后叶之间舒张期出现团块状较强回声
   D. 二尖瓣出现 SAM 现象
   E. 左心房中可见异常团块状回声，舒张期出现或变大，收缩期消失或变小

98. 关于心腔内血栓，叙述不正确的是
   A. 一般基底部宽，常有蒂
   B. 左心房血栓多附着于左心房侧后壁及左心耳内
   C. 心室血栓多附着于心尖部
   D. 早期血栓呈低回声，机化血栓呈高回声

E. 随房壁或室壁运动而动

99. 对疑有心脏黏液瘤的患者，超声诊断时主要应用的确诊技术是

A. 频谱多普勒检测心腔与大动脉间有无异常分流

B. 二维超声检查肿瘤的部位、大小、活动性与室壁的关系

C. 彩色多普勒观察有无心内分流

D. M 型超声观察心室壁的运动情况

E. 对心房肿瘤用多普勒技术检测收缩期血流有无异常

100. 关于脾破裂的叙述，不正确的是

A. 可分为真性脾破裂、中央性脾破裂和包膜下脾破裂

B. 真性脾破裂时，脾包膜与实质均受损

C. 中央性脾破裂时脾包膜连续完整

D. 包膜下脾破裂时脾包膜下见月牙或梭形无回声区

E. 中央性脾破裂时可见脾体积增大，形态失常，包膜连续，局部可见隆起

101. 关于胆道系统解剖，不正确的是

A. 胆道可分为肝内和肝外两部分

B. 胆囊管多与肝总管汇合成胆总管

C. 肝总管在十二指肠韧带外缘下行，位于肝固有动脉右侧和门静脉右前方

D. 胆总管分为十二指肠上段、十二指肠后段、胰腺段和十二指肠壁内段

E. 胆总管肠壁内段斜穿入十二指肠降部内前侧壁

102. 关于胆总管分段，不正确的是

A. 十二指肠上段

B. 十二指肠后段

C. 十二指肠壁内段

D. 十二指肠下段

E. 胰腺段

103. 关于 Mirizzi 综合征，叙述错误的是

A. 胆囊肿大或萎缩

B. 胆总管受压狭窄

C. 其实质为胆囊结石的并发症

D. 肝总管近端及肝内胆管扩张，肝外胆管中下段不扩张

E. 主要表现为右上腹疼痛、黄疸、发热等类似胆管炎的表现

104. 关于胆囊的超声解剖，不正确的是

A. 胆囊壁自外向内由强－弱－强 3 层回声带组成

B. 胆囊壁中间的细弱回声带代表肌层

C. 胆囊长径一般不超过 9cm，前后径多不超过 3cm

D. 胆囊壁的测量宜选择体部的前壁，其厚度一般不超过 2~3mm

E. 肝正中裂为连接胆囊颈部和肝静脉右支的线状强回声带

105. 关于胆道系统叙述，不正确的是

A. 常采用 3.5~5.0MHz 凸阵实时探头

B. 左右肝管紧贴门静脉左右支前壁，内径一般小于 2mm

C. 胆总管位于肝固有动脉的左侧和门静脉的左前方走行

D. 胆囊管多数与肝总管汇合成胆总管

E. 胆总管依据行程可分为 4 段

106. 关于胆总管的叙述，不正确的是

A. 起于肝总管与胆囊管的汇合处

B. 长径为 4~8cm，直径为 0.6~0.8cm

C. 被肝十二指肠韧带包绕

D. 走行于门静脉右前方和下腔静脉前方

E. 与副胰管汇合形成膨大的肝胰壶腹

107. 肝外胆管癌的直接征象不包括

A. 扩张胆管的远端显示乳头状软组织肿块

B. 阻塞近端胆管明显扩张

C. 扩张胆管内腔逐渐细窄呈鼠尾状，局部管壁明显增厚

D. 胆管突然截断或闭塞

E. 胆管壁不规则增厚，僵硬

108. 关于胆囊息肉样病变的叙述，不正确的是

A. 非肿瘤性息肉包括胆固醇性息肉、胆囊肌腺症和炎性息肉

B. 胆固醇性息肉体积较小，常不超过1cm

C. 胆囊腺瘤呈乳头状结节，基底较窄

D. 炎性息肉常多发，基底宽

E. 胆囊腺瘤一般单发，体积较胆固醇性息肉大

109. 关于胆道系统的解剖，不正确的是

A. 肝外胆管由左右肝管、肝总管、胆囊管和胆总管组成

B. 肝内胆管由毛细胆管、小叶间胆管、左右肝管汇合而成

C. 胆道系统分为胆管系统和胆囊两部分

D. 肝外胆管由肝总管、胆囊管和胆总管组成

E. 胆囊属于肝外胆系

110. 肝内胆管结石可能导致

A. 阻塞部位以上的胆管扩张

B. 肝外胆管明显扩张

C. 肝多发囊肿

D. 梗阻的叶、段肝胆管以上的肝实质增大

E. 肝多发性血管瘤形成

111. 动脉粥样硬化合并血栓形成的主要原因是

A. 高脂血症

B. 血流速度缓慢

C. 血管内膜损伤

D. 血液处于高凝状态

E. 血流漩涡形成

112. 表现为实质性包块的颈部血管疾病是

A. 真性动脉瘤　　B. 假性动脉瘤

C. 夹层动脉瘤　　D. 颈动脉体瘤

E. 颈动脉扭曲

113. 关于主动脉窦瘤的特点，叙述错误的是

A. 又称乏氏窦瘤

B. 主动脉窦呈瘤样扩张，窦壁增厚

C. 分为先天性和后天性

D. 主动脉窦壁发育薄弱

E. 可自行破裂

114. 主动脉窦瘤破裂很少发生的部位是

A. 右冠状动脉窦瘤破入右心室流出道

B. 右冠状动脉窦瘤破入右心房

C. 左冠状动脉窦瘤破入左心房面

D. 右冠状动脉窦瘤破入左心室

E. 无冠状动脉窦瘤破入右心房

115. 主动脉右窦瘤破入右室流出道时，右室流出道可探及

A. 收缩期室水平出现红色五彩镶嵌高速血流

B. 主动脉窦与右室流出道之间出现双期连续性高速血流

C. 主动脉窦与右心之间出现收缩期高速血流

D. 肺动脉与右心之间出现双期连续性高速血流

E. 主动脉窦与右心之间出现舒张期高速血流

116. 腹主动脉瘤周围出现无回声区，提示有

A. 腹腔积液　　　B. 假性囊肿

C. 腹膜后出血　　D. 腹膜后脓肿

E. 腹膜后囊肿

117. 腹主动脉瘤的临床表现及声像图特征不包括

A. 好发于肾动脉以上的腹主动脉

B. 多见于老年男性

C. 病变段扩张处为梭形或纺锤形，瘤体内常有低回声血栓附着

D. 彩超示管腔内充满杂色血流信号

E. 可为局限性，亦可为弥漫性

118. 患者，男，51 岁，肝炎病史 18 年。于肝右叶探及一较大的高回声团块，其内可见形态不规则无回声区，周边可见低回声晕环，CDFI 示团块内部及周边可见条状及簇状彩色血流分布，PW 示为动脉频谱 V_{max} 为 66cm/s。最可能的诊断是

A. 转移性肝癌

B. 胆管细胞癌

C. 肝细胞癌

D. 肝海绵状血管瘤

E. 肝硬化结节

119. 肝形态饱满，边缘变钝，肝近腹壁的前 1/3 区域回声增强，呈密集的细小点状，深部回声减弱。最可能的诊断是

A. 慢性肝炎　　B. 脂肪肝

C. 急性病毒性肝炎　D. 肝淤血

E. 弥漫型肝癌

120. 患者，女，31 岁。因右上腹疼痛，食欲下降就诊。超声所见：肝大，肝实质回声尚均匀，门静脉分支管壁回声增强，过度显示，胆囊壁增厚呈双层结构，胆囊充盈不佳，胆囊内有沉积性回声点。最可能的诊断为

A. 急性肝炎　　B. 慢性肝炎

C. 急性胆管炎　　D. 急性重型肝炎

E. 胆囊炎

121. 患者，男，71 岁。主诉"进行性排尿困

难"入院。超声检查显示：前列腺增大，内回声不均匀。实验室检查：PSA 18ng/ml。拟行超声引导下前列腺穿刺活检术。下列叙述错误的是

A. 术前应停用一切抗凝、扩张血管药物和具有活血化瘀作用的中药 1 周，术后可直接恢复用药

B. 术前应做肠道准备，实施清洁灌肠

C. 超声引导下前列腺多点穿刺：左、右底部，左、右中部，左、右尖部，共计 6～12 针，若声像图显示有病灶，还需要在病灶位置再穿刺 1～2 针

D. 通过增加穿刺针数来扩大前列腺穿刺范围，可以有效提高前列腺穿刺检出率

E. 术后应压迫止血 15 分钟，卧床休息 4～8 小时，保持伤口干燥 3 天，禁止剧烈运动和体力劳动 1 周

122. 患者，女，71 岁，多年来一直按冠心病治疗，超声心动图检查后，诊断为先天性心脏病房间隔缺损，其超声表现不包括

A. 房间隔连续中断

B. 右室、右房常增大

C. 分为肌部、膜部缺损

D. 室间隔与左室后壁同向运动

E. 肺动脉常增宽

123. 患者，女，68 岁，上腹部触及搏动性包块，轻度压痛。超声特征：腹主动脉局部呈瘤样增大，管壁变薄，与正常管壁相连，瘤内见云雾状血流回声，CDFI 为低速填充型湍流频谱。本病可诊断为

A. 假性腹主动脉瘤

B. 真性腹主动脉瘤

C. 夹层动脉瘤

D. 腹主动脉血栓

E. 腹主动脉粥样硬化

124. 患者，男，52 岁，无痛性肉眼血尿 1 周。超声特征：膀胱充盈后，于三角区可见一乳头状稍高回声实性肿块，基底较宽，该处膀胱肌层回声不清晰，血流较丰富。该患者可诊断为

A. 膀胱肿瘤　　　B. 膀胱结石

C. 膀胱内凝血块　D. 膀胱结核

E. 前列腺肥大

125. 患者，男，65 岁，主诉"肉眼血尿 4 天"入院，入院当夜突发下腹胀痛，不能排尿，插导尿管受阻。超声检查发现膀胱内一个 7.1cm×4.9cm×6.5cm 稍强回声包块，内部未见血流信号，膀胱壁连续性完好。最可能的超声诊断是

A. 膀胱内实性肿物，考虑膀胱癌

B. 膀胱内实性肿物，考虑膀胱良性肿瘤

C. 膀胱内实性病灶，考虑血块

D. 膀胱内实性病灶，考虑膀胱异物

E. 膀胱内实性病灶，考虑膀胱结石

126. 患者，女，18 岁，无月经来潮，因周期性腹痛就诊，无发热。超声检查：子宫体正常，子宫下方相当于阴道位置，可见 82mm×53mm 边界清楚，椭圆形液性暗区，内透声不好，有较多细弱回声光点。可能的诊断为

A. 宫腔积液　　　B. 盆腔脓肿

C. 巧克力囊肿　　D. 处女膜闭锁

E. 盆腔包裹性积液

127. 患者，女，25 岁，现停经 48 天，自测尿妊娠试验阳性，阴道少量流血 2 天，左下腹隐痛 1 天。检查示宫口闭，子宫 6 周妊娠大小，左下腹轻压痛。以下检查最有意义的是

A. 诊断性刮宫

B. 宫腔镜检查

C. 经阴道超声检查

D. 血 hCG

E. 腹腔镜检查

128. 患者，男，14 岁。突发阴囊肿胀，剧痛而来院诊治。超声显示：睾丸增大，回声增强，睾丸内血流信号消失。其最可能的诊断为

A. 急性附睾炎　　B. 阴囊血肿

C. 睾丸扭转　　　D. 睾丸肿瘤

E. 绞窄性斜疝

129. 患者，男，34 岁，发现阴囊增大半年，无不适，超声显示：阴囊内液体三面包绕于睾丸，但不影响精索，最可能的诊断是

A. 交通型鞘膜积液

B. 婴儿鞘膜积液

C. 精索鞘膜积液

D. 睾丸鞘膜积液

E. 睾丸囊肿

130. 患者，男，62 岁，查体时发现颈前偏右有一实性结节，不活动，质硬，同侧淋巴结肿大，超声显示：甲状腺右叶呈单发、不规则实性的低回声结节，边界不清，CDFI 有高速血流信号，最可能是

A. 甲状腺腺瘤

B. 甲状腺囊肿

C. 甲状腺癌

D. 亚急性甲状腺炎

E. 颈淋巴瘤

131. 患者，男，42 岁。疲乏、恶心、呕吐，小腿疼痛，易发生骨折，颈部超声检查发现，甲状腺与颈总动脉和气管之间可见一均匀低回声肿块，边界清晰，肿物与甲状腺之间可见双层中强回声带，最

可能的诊断为

A. 甲状腺功能亢进

B. 甲状腺结节

C. 异位甲状腺

D. 甲状旁腺腺瘤

E. 甲状腺癌

132. 患者，女，26 岁。1 年前无明显诱因出现全身乏力，伴肥胖，易出血，月期不规律。近 1 个月上述症状加重。超声表现：左肾上腺区见一 3.5cm×2.5cm 的低回声团块，边界清晰，形态规则，包膜完整，内部回声较均匀，CDFI 示内部及周边未探及血流信号。最可能的诊断是

A. 左肾囊肿

B. 左肾上腺皮质腺瘤

C. 脾囊肿

D. 副脾

E. 右肾囊肿

133. 患者，男，37 岁，因睾丸肿大、疼痛就诊，超声检查可见：睾丸增大，肿块呈椭圆形，轮廓整齐，呈中低回声，最可能的诊断是

A. 精原细胞瘤 B. 胚胎瘤

C. 绒毛膜上皮癌 D. 畸胎瘤

E. 混合性肿瘤

134. 急性腹痛患者，超声检查发现胆囊内多发结石，胰腺弥漫性肿大，回声减弱，不均匀，脾静脉细窄，胰腺周围可见弱回声带，肠管扩张，腹腔见大量透声不良的积液。最可能的诊断为

A. 水肿性胰腺炎

B. 急性胆囊炎

C. 慢性胰腺炎

D. 出血坏死性胰腺炎

E. 肠梗阻

135. 患者，男，34 岁，于急性胰腺炎恢复期做超声检查，于胰腺体尾部探及 11cm×8cm 边界清晰、包膜完整、较薄的囊性病变。最可能的诊断是

A. 胰腺假囊肿

B. 胰腺潴留性囊肿

C. 左肾囊肿

D. 胰腺囊腺瘤

E. 腹膜后淋巴瘤

136. 患者，女，46 岁。心尖区可闻及第一心音亢进及舒张期杂音，超声显示左心房内可探及一不规则形略强回声团，舒张期摆向二尖瓣口，收缩期回到左心房，舒张期测得二尖瓣口流速 2.3m/s。可能的诊断为

A. 二尖瓣狭窄

B. 二尖瓣关闭不全

C. 左心房血栓

D. 左心房黏液瘤

E. 二尖瓣脱垂

137. 患者，男，34 岁。临床表现为上下肢差异性发绀，超声心动图检查发现为 PDA。以下不符合该患者表现的是

A. 肺动脉增宽

B. 二维超声发现动脉导管内径较大

C. 下半身青紫，左上肢轻度青紫，而右上肢正常

D. 右心超声学造影发现造影剂由肺动脉进入降主动脉

E. CDFI 显示降主动脉经导管进入肺动脉的连续五彩镶嵌血流信号

138. 患者，女，38 岁。因"消化道出血"住院治疗。胃肠超声检查示胃壁不规则增厚，层次消失，胃窦近小弯侧可见 56mm×50mm 低回声不均匀肿块，表面回声增强，呈"火山口"状。该患者可能出现的超

声表现不包括

A. 胃壁蠕动减弱

B. 胃内可见大量潴留物

C. 胃周围可见肿大淋巴结

D. 双侧卵巢见实性肿块

E. 胃壁蠕动增强

139. 患者，男，58岁。高热后两侧耳下区肿大、发红、不适。超声示：局部增大，回声减低，血流信号略多，最可能是

A. 腮腺肿瘤

B. 颈部淋巴结肿大

C. 急性腮腺炎

D. 霍奇金淋巴瘤

E. 甲状腺炎

140. 患者，男，35岁，近来感呼吸困难，接诊医师申请超声心动图检查，大动脉短轴切面显示主动脉瓣口收缩期呈鱼口样改变，舒张期闭合时左、右冠瓣之间可见融合嵴形成，似三叶瓣。最可能的诊断是

A. 主动脉瓣二叶畸形

B. 主动脉瓣单叶畸形

C. 主动脉瓣四叶畸形

D. 主动脉瓣三叶畸形

E. 主动脉瓣瓣上狭窄

141. 患者，女，42岁，间断无痛性血尿2年。声像图示右肾中下部4.6cm×5.3cm中等偏低回声肿块，边界清晰，内部回声欠均匀，肿块向肾表面隆起，并推挤肾窦，右肾静脉内实性回声充填。考虑诊断是

A. 肾血管平滑肌脂肪瘤

B. 肾母细胞瘤

C. 肾细胞癌

D. 肾盂癌

E. 肾结核

142. 患者，男，48岁。右下肢外伤后腹股沟区出现肿块，有搏动性，可闻及杂音。超声检查可见大小4cm×3cm肿块，内见血流信号，动脉与静脉之间形成瘘道，考虑动静脉瘘形成。该患者动静脉瘘的类型是

A. 裂孔型　　B. 完全型

C. 囊瘤型　　D. 导管型

E. 沙漏型

143. 患者，女，29岁，哺乳期发现双乳肿块，超声显示双乳内各有数个大小不等的无回声团，边界光滑，后方回声增强。该患者最可能的诊断是

A. 乳腺炎　　B. 乳腺脓肿

C. 乳腺囊肿　　D. 乳腺增生

E. 乳腺腺瘤

144. 患儿，男，8个月。数天前听诊闻及心脏杂音。患儿面颊凸出、朝天鼻、宽嘴厚唇。心脏超声显示主动脉窦管结合部管壁增厚、回声增强。窦管结合部及其远端彩色多普勒显示湍流信号，频谱多普勒测得该处峰速3.5m/s，压差49mmHg。该患儿最可能的诊断是

A. 阿斯伯格综合征

B. 威廉姆斯综合征

C. 马方综合征

D. 科塔尔综合征

E. Susac综合征

145. 患者，女，25岁，既往月经正常。现闭经68天，尿妊娠试验阳性，阴道无流血。超声检查：子宫饱满稍大，宫腔内可见平均内径为29mm妊娠囊，囊内未见明显胚胎组织及胎心搏动。正确的诊断是

A. 先兆流产　　B. 不全流产

C. 稽留流产　　D. 枯萎孕卵

E. 难免流产

146. 患儿，女，6 岁。胸骨左缘第 2 肋间闻及连续性杂音伴收缩期震颤，超声心动图显示降主动脉血流经动脉导管进入肺动脉的连续性五彩镶嵌血流信号。该患儿应诊断为

A. 房间隔缺损

B. 室间隔缺损

C. 动脉导管未闭

D. 主肺动脉窗型缺损

E. 肺动脉先天性狭窄

147. 患者，男，54 岁，肝区轻度不适，肝功能检查正常。超声见肝右叶缩小，左叶增大，肝缘钝，肝表面不平整，肝组织呈网格状、鱼鳞状结构，肝内门静脉分支内腔狭窄，壁增厚，回声增强，细分支显示清楚，肝静脉细窄。最可能的诊断是

A. 酒精性肝硬化

B. 胆汁性肝硬化

C. 肝炎后肝硬化

D. 血吸虫性肝硬化

E. 淤血性肝硬化

148. 患者，女，27 岁，无不适。AFP（－），肝功能检查正常，超声检查时肝左外叶见一 54mm×53mm 弱回声肿块，轮廓清晰，有细强回声包膜，内部为小岛状弱回声区，之间可见强回声细分隔。正确的诊断是

A. 肝细胞癌

B. 肝血管瘤

C. 肝局灶性结节性增生

D. 肝炎性假瘤

E. 肝腺瘤样增生

149. 患者，女，41 岁，因突然头痛、心悸、呕吐、视物模糊就诊，BP 160/120mmHg。超声特征：右肾上腺区可见

一 3cm 大小边界清楚的低回声实性肿块。最可能的诊断为

A. 肾上腺血肿

B. 肾上腺皮质腺瘤

C. 肾上腺嗜铬细胞瘤

D. 肾上腺神经母细胞瘤

E. 肾上腺结核

150. 患者，女，32 岁。体检发现盆腔囊性肿物，月经周期正常，无痛经，3 年前曾行右卵巢囊肿剥离术，术后偶有右下腹不适感。超声检查：右卵巢正常结构可见，其内侧可见一 52mm×43mm 无回声囊性包块，张力低，形态欠规则，与右卵巢及子宫右侧相连，边界清楚，可见少许中等回声分隔。子宫及左卵巢未见异常。患者可能的诊断为

A. 卵巢囊肿　　　B. 盆腔脓肿

C. 巧克力囊肿　　D. 黄素囊肿

E. 盆腔包裹性积液

151. 患者，男，21 岁。右股根部刀伤，出现疼痛、肿胀、活动受限。局部血管超声检查显示股动脉、股静脉之间见一无回声管道，其近端动、静脉管径明显增宽，管道处可见从动脉流向静脉的五彩镶嵌样血流，静脉内出现动脉化血流频谱，为高速低阻型。超声诊断最可能的是

A. 股动脉血栓

B. 股静脉血栓

C. 股动静脉瘘

D. 股静脉瓣功能不全

E. 假性动脉瘤

152. 患者，男，43 岁。暴饮暴食后上腹痛 10 小时，腹胀明显，恶心呕吐。全腹压痛、反跳痛，以上腹部明显。腹穿抽出淡粉红色浑浊液体，血、尿淀粉酶均显著升高。最可能的原因是

A. 急性坏疽性胆囊炎

B. 急性胃肠炎

C. 急性阑尾炎穿孔

D. 绞窄性肠梗阻

E. 急性胰腺炎

153. 患儿，男，10岁，曾多次患肺炎，无发绀，胸骨左缘3～4肋间Ⅲ级粗糙收缩期杂音。超声心动图显示室水平过隔血流。最可能的诊断是

A. 房间隔缺损　　　B. 室间隔缺损

C. 动脉导管未闭　　D. 法洛四联症

E. 肺动脉狭窄

154. 患者，女，67岁，超声示胃壁增厚，有一大小为9.2cm×7.5cm的低回声实性肿块，似由数个弱回声结节融合而成，内部透声好，探头加压发生变形。最可能的诊断是

A. 胃平滑肌瘤　　　B. 胃息肉

C. 胃恶性淋巴瘤　　D. 胃平滑肌肉瘤

E. 胃脂肪瘤

155. 患儿，女，4岁。因腹痛哭闹不止入院检查，白细胞升高，超声示右下腹一形态不规则、边界模糊的包块，周围见不规则高回声及多发肿大淋巴结，该包块与周围组织粘连，肠间可见透声不良的无回声液性暗区。超声诊断考虑为

A. 肠穿孔

B. 腹腔结核

C. 阑尾周围脓肿

D. 肠系膜淋巴结炎

E. 肠套叠

156. 患儿，男，8岁，左腰部胀痛半年。超声特征：左肾中度积水，左输尿管未见异常，肾图显示左肾梗阻曲线，右肾正常。该患者可诊断为

A. 输尿管结石

B. 输尿管肿瘤

C. 输尿管先天畸形

D. 膀胱肿瘤

E. 膀胱结石

157. 患儿，女，2岁。因"喂养困难，易患感冒及肺炎"就诊。听诊闻及胸骨左缘第3、4肋间收缩期杂音。超声心动图示左心增大，肺动脉增宽，室间隔于大动脉短轴切面9～12点方向见1.3cm连续中断，见双向低速分流信号。该患儿可诊断为

A. 先天性心脏病，嵴下型室间隔缺损伴肺动脉高压

B. 先天性心脏病，嵴内型室间隔缺损伴肺动脉高压

C. 先天性心脏病，嵴下型室间隔缺损

D. 先天性心脏病，隔瓣后型室间隔缺损

E. 先天性心脏病，干下型室间隔缺损

158. 患者，女，31岁。产后3个月，乏力、气急，双下肢水肿，既往无心血管系统疾病病史。超声心动图表现为左心室增大，内径56mm，室壁运动弥漫性减弱。治疗后心功能有明显改善，心腔变小。最可能的诊断为

A. 扩张型心肌病　　B. 酒精性心肌病

C. 围生期心肌病　　D. 肥厚型心肌病

E. 致心律失常性右室心肌病

159. 患者，男，58岁。四腔心切面右心房、右心室内径增大，疑有房间隔缺损，彩色多普勒显示心房水平分流。更能清楚地显示分流信号的切面是

A. 心尖四腔心

B. 剑突下两房心

C. 心尖五腔心

D. 胸骨旁左室短轴

E. 剑突下主动脉短轴

160. 患者，女，21 岁。心脏超声检查示：心尖四腔切面二尖瓣前瓣与三尖瓣隔瓣间的间隔缺损，CDFI 和频谱多普勒探及左向右高速分流信号。可诊断为

A. 房间隔缺损

B. 室间隔缺损

C. 左心室右心房通道

D. 动脉导管未闭

E. 三尖瓣关闭不全

二、A3/A4 型题

(161 ~ 163 题共用题干)

患者，女，38 岁。因"经期延长，淋漓不尽"就诊。超声检查发现子宫增大，正常形态消失，肌层内见多个大小不等的中低回声，边界清晰，CDFI：周边可见环状及条状血流；子宫右上方另可见 45mm × 52mm 的低回声，形态规则，内部回声均匀，内见少许短条状血流。

161. 根据声像图表现，该子宫右上方占位超声提示最不可能的为

A. 子宫浆膜下肌瘤

B. 子宫阔韧带肌瘤

C. 卵巢纤维瘤

D. 卵巢癌

E. 卵巢畸胎瘤

162. 关于该病变的超声鉴别诊断方法，不确切的是

A. 仔细寻找右卵巢并观察卵巢形态是否正常

B. 仔细观察病变与子宫的关系

C. 彩色多普勒超声观察病变的血流分布特点

D. 彩色多普勒超声检查病变的血供来源

E. 仔细观察病变包膜是否完整

163. 彩色多普勒超声仔细检查，在病变内部

可探及条状血流自子宫右侧宫角穿入，呈动脉频谱，PSV 30cm/s，RI 0.7。最可能的诊断是

A. 子宫浆膜下肌瘤

B. 卵巢纤维瘤

C. 卵巢畸胎瘤

D. 卵巢癌

E. 子宫腺肌瘤

(164 ~ 166 题共用题干)

前列腺癌是发生在前列腺的上皮性恶性肿瘤，是男性泌尿生殖系统最常见的恶性肿瘤，发病有以下特征。

164. 前列腺癌的起源有明显的区带特征，其中，最可能发生癌肿的部位依次为

A. 移行区、周缘区、中央区、尿道周围腺组织区

B. 周缘区、移行区、中央区、尿道周围腺组织区

C. 移行区、中央区、周缘区、尿道周围腺组织区

D. 周缘区、中央区、移行区、尿道周围腺组织区

E. 移行区、周缘区、尿道周围腺组织区、中央区

165. 前列腺癌最多见的病理类型是

A. 腺癌　　　　　B. 移行上皮癌

C. 鳞癌　　　　　D. 髓样癌

E. 未分化癌

166. 根据前列腺癌被发现的方式不同，可将其进行分类，以下不属于这种分类的是

A. 潜伏型　　　　B. 偶发性

C. 临床型　　　　D. 隐匿性

E. 转移型

(167 ~ 169 题共用题干)

患者，女，22 岁，既往月经规律。现闭

经 2 个月，尿妊娠试验阳性。因"阴道不规则流血 1 天"就诊。查体：子宫增大如孕 3 个月大小，质软。临床及超声检查均诊断为葡萄胎。

167. 对于临床诊断最有价值的实验室检查是

A. 血常规　　　　B. AFP

C. 血 hCG　　　　D. 尿妊娠试验

E. CA125

168. 超声检查确诊为完全性葡萄胎的特异性声像图表现是

A. 子宫增大，超过妊娠周数

B. 子宫肌层血运丰富

C. 子宫肌层回声不均匀

D. 宫腔内充满大小不等无回声区呈"蜂窝状"

E. 子宫肌层变薄

169. 超声检查于左侧卵巢可见 53mm × 46mm 边界清楚，包膜较薄，内有多发纤细光带分隔的囊性肿块，正确的诊断是

A. 左卵巢黄素囊肿

B. 左卵巢黄体囊肿

C. 左卵巢黏液性囊腺瘤

D. 左卵巢滤泡囊肿

E. 左卵巢浆液性囊腺瘤

(170 ~ 172 题共用题干)

患者，男，56 岁，石棉厂工人。腹胀、腹部隐痛 6 个月。血常规：RBC 3.0×10^{12}/L，Hb 123g/L，WBC 2.8×10^9/L，中性粒细胞 4.2×10^9/L，淋巴细胞 1.52×10^9/L，嗜酸性粒细胞 0.44×10^9/L，血小板 90×10^9/L。叩诊腹腔移动性浊音阳性。拟诊为腹腔积液。

170. 为了明确腹腔积液的病因，没有意义的检查是

A. 肝胆胰脾超声　　B. 上腹部 CT

C. 上腹部 MR　　　　D. 腹部 X 线检查

E. 全腹 CT

171. 若根据题干所提供的线索，该患者最可能的病因为

A. 脾功能亢进　　　B. 慢性胃炎

C. 消化道溃疡　　　D. 肠道钩虫病

E. 胃肠道肿瘤

172. 假设患者腹部超声检查提示肝实质损伤，脾大，部分腹膜增厚呈肿块样。应考虑的疾病有

A. 结核性腹膜炎

B. 腹膜间皮瘤

C. 肠胃炎

D. 特发性腹膜后纤维化

E. 腹膜假黏液瘤

(173 ~ 174 题共用题干)

患者，女，60 岁。因心前区疼痛入院治疗，行冠脉造影后，右下肢出现疼痛、水肿。

173. 临床疑诊为

A. 股静脉血栓形成

B. 股动脉瘤形成

C. 股动静脉瘘形成

D. 股动脉夹层动脉瘤

E. 股动脉假性动脉瘤

174. 诊断该病最有力的证据是

A. 脉冲多普勒显示瘘管处出现高速湍流的血流频谱

B. 瘘管近端动静脉彩色血流增宽，色彩明亮

C. 瘘口处可见五彩镶嵌或色彩倒错的彩色血流

D. 瘘管近端动脉血流速度明显加快，频带增宽，呈高速度高阻力单向血流频谱

E. 静脉内出现动脉化血流频谱

(175 ~ 178 题共用题干)

患儿，女，6 岁。外院诊断为室间隔缺

损，分型不详，拟行手术治疗。

175. 如三尖瓣隔瓣基底部至主动脉根部短轴 12 点钟处发现回声失落，则该患者考虑诊断为

A. 单纯性膜部室间隔缺损

B. 膜周部室间隔缺损

C. 肌部室间隔缺损

D. 干下型室间隔缺损

E. 嵴上型肌部流出道室间隔缺损

176. 如大动脉短轴切面未发现室间隔回声失落，亦未发现穿隔血流束，则需进一步寻找是否存在

A. 膜部室间隔缺损

B. 膜周部室间隔缺损

C. 肌部室间隔缺损

D. 干下型室间隔缺损

E. 嵴上型肌部流出道室间隔缺损

177. 左心室长轴切面靠心尖部发现穿隔血流束，流速为 3.5m/s，则诊断为

A. 膜部室间隔缺损

B. 膜周部室间隔缺损

C. 肌部室间隔缺损

D. 干下型室间隔缺损

E. 嵴上型肌部流出道室间隔缺损

178. 若扫查过程中发现十字交叉结构消失，同时存在房间隔缺损，二尖瓣和三尖瓣位于同一水平。需要考虑诊断为

A. 右心室双出口

B. 法洛四联症

C. 心内膜垫缺损

D. 法洛三联症

E. 鲁登巴赫综合征

（179～181 题共用题干）

患者，女，37 岁。近期出现发热、呼吸困难，出现与呼吸有关的胸部刺痛，肺局部叩诊浊音。超声扫查见胸腔内液性无回声区，内可见少量点状、纤维带状回声，胸膜增厚，模糊，呈毛玻璃样。

179. 最可能的病因是

A. 肝硬化

B. 肾病综合征

C. 充血性心力衰竭

D. 结核性胸膜炎

E. 缩窄性心包炎

180. 若患者就诊时出现胸闷、心悸、气促、严重呼吸困难。超声可观察到的表现最不可能的是

A. 肺底部与膈肌之间呈现长条形带状无回声区，吸气时，肋膈角内无回声区变小或消失

B. 肺部受压，部分或全部向肺门纵隔方向萎缩，体积变小

C. 胸腔内液性区上界超过第六后肋水平

D. 胸腔内无回声区深度受呼吸和体位改变影响不大

E. 心脏向健侧移位，超声扫查大部分胸腔呈液性无回声区

181. 超声在该患者疾病诊断中的作用不包括

A. 判断积液量，帮助正确定位穿刺点、进针方向

B. 提示液体如黏稠度、积液形态等信息

C. 可检测出低于 100ml 甚至 50ml 的少量积液

D. 直观反映液体与周围关系

E. 鉴别积液的性质

（182～185 题共用题干）

患者，男，48 岁。活动后心悸、胸闷 6 年，1 个月前感冒后症状加重，伴发热 2 天。查体：血压 150/70mmHg，脉搏 80 次/分，心界向左下扩大，胸骨左缘第 3 肋间闻及舒张期杂音，双肺底散在少许湿啰音，双下肢轻度

水肿。

182. 患者首选的检查为

　　A. 胸部 X 线正侧位片

　　B. 心电图

　　C. 心肌酶学及肌钙蛋白定性

　　D. 超声心动图

　　E. 心血管 CTA

183. 此次入院超声心动图检查显示左心室明显扩大，舒张期主动脉内血流反流入左心室，该患者最不可能的诊断为

　　A. 主动脉瓣四叶式畸形伴反流

　　B. 主动脉夹层累及主动脉瓣

　　C. 先天性主动脉 - 左心室隧道

　　D. 乏氏窦瘤破入左心室

　　E. 马方综合征伴主动脉瓣关闭不全

184. 抗心力衰竭治疗 1 周后，患者肺底啰音消失，双下肢水肿稍减轻，但持续发热。为进一步明确诊断，首选检查是

　　A. TEE　　　　　B. TTE

　　C. 血 BNP　　　D. 心肌酶学

　　E. 胸部 CT

185. 患者诉自幼发现心脏杂音，TEE 检查示主动脉右冠瓣与窦壁之间可见一管状结构连通左心室流出道与主动脉根部，其左心室侧见条带状回声附着，舒张期左心室流出道内探及源于管道的大量反流入左心室。该患者的诊断为

　　A. 感染性心内膜炎伴左心室 - 主动脉穿孔

　　B. 右乏氏窦瘤破入左心室伴感染性心内膜炎

　　C. 感染性心内膜炎伴主动脉右冠窦脓肿

　　D. 主动脉右冠窦撕裂继发大量反流

　　E. 主动脉 - 左心室隧道伴感染性心内膜炎

三、案例分析题

（186 ~ 189 题共用题干）

　　患者，男，51 岁。体检发现双侧颈部及脾门区淋巴结肿大，来医院进行进一步检查，拟行超声检查。

186. 患者需要进行检查的部位有

　　A. 双侧颈部淋巴结

　　B. 双侧锁骨上淋巴结

　　C. 双腋下淋巴结

　　D. 双侧腹股沟淋巴结

　　E. 腹腔淋巴结

　　F. 脾门区淋巴结

187. 当怀疑淋巴结异常时，为明确诊断，需要做的检查有

　　A. 淋巴结穿刺活检

　　B. 淋巴结切检

　　C. 查血常规

　　D. 进行 CT 检查

　　E. 彩色超声多普勒血流检查

　　F. 查尿常规

188. 当考虑为脾淋巴瘤时，超声图像可表现为

　　A. 脾正常或增大，内部回声减低

　　B. 粟粒样病变

　　C. 多灶病变

　　D. 孤立性病变

　　E. 脾破裂

　　F. 脾内出现钙化斑

189. 脾淋巴瘤与脾内低回声转移瘤的鉴别点是

　　A. 低回声团块

　　B. 团块血流信号丰富

　　C. 团块边界不清晰

　　D. 团块内部回声不均匀

　　E. 转移瘤有原发肿瘤病史

F. 团块内微小钙化

（190～192 题共用题干）

患者，女，45 岁，有孕产史。卫生院体检时发现盆腔有一 5cm 包块，为进一步明确诊断来到上级医院。

190. 正确的初步处理是

    A. 排空膀胱行妇科检查

    B. 超声影像学检查

    C. 盆腔 CT

    D. 静脉肾盂造影

    E. hCG 检测

    F. 膀胱镜检查

    G. 腹腔镜检查

191. 妇科检查提示左附件一囊实性包块约 5cm，活动，无压痛，超声提示左卵巢内一囊实性包块，直径约 5cm，并见短线状强回声，肿瘤标志物均正常。诊断首先考虑

    A. 畸胎瘤

    B. 卵巢浆液性囊腺瘤

    C. 卵巢黏液性囊腺瘤

    D. 卵巢内胚窦瘤

    E. 卵巢子宫内膜异位囊肿

    F. 卵巢颗粒细胞瘤

    G. 卵巢无性细胞瘤

192. 该女性可能出现的并发症包括

    A. 肿瘤蒂扭转   B. 肿瘤破裂

    C. 肿瘤感染   D. 肿瘤出血

    E. 肿瘤恶变   F. 月经紊乱

    G. 痛经

（193～196 题共用题干）

患者，女，16 岁，无性生活史，晨起锻炼后突然发生左下腹剧烈疼痛伴恶心呕吐 3 小时，体温 37.6℃，检查左下腹部有一压痛明显的肿块，近子宫处压痛最为明显。

193. 该患者最可能的诊断是

    A. 子宫浆膜下肌瘤扭转

    B. 盆腔炎症性包块

    C. 结核性腹膜炎

    D. 卵巢肿瘤合并感染

    E. 卵巢肿瘤蒂扭转

    F. 卵巢肿瘤破裂

194. 需要进行的辅助检查是

    A. 血常规   B. 血生化全套

    C. 血 C 反应蛋白   D. 腹部 X 线平片

    E. B 型超声检查   F. 后穹隆穿刺

195. 超声检查提示左附件包块，肿块内部未及血流，血常规提示白细胞 $13 \times 10^9/L$，CRP 正常，最恰当的处理应是

    A. 大剂量广谱抗生素

    B. 抗结核和抗感染治疗

    C. 立即手术治疗

    D. 先抗炎待病情稳定行手术治疗

    E. 阴道后穹隆切开，放置引流条

    F. 卧床休息，观察

196. 病理检查提示卵巢囊性成熟畸胎瘤，以下哪些肿瘤属于同一类卵巢肿瘤

    A. 内胚窦瘤   B. 颗粒细胞瘤

    C. 卵泡膜细胞瘤   D. 睾丸母细胞瘤

    E. 无性细胞瘤   F. 未成熟畸胎瘤

    G. Brenner 瘤

（197～201 题共用题干）

患者，女，65 岁。突发左小腿疼痛、无力半天。

197. 应考虑到的疾病是

    A. 急性动脉栓塞

    B. 急性深静脉血栓

    C. 下肢静脉曲张

    D. 急性蜂窝织炎

    E. 急性淋巴管炎

F. 动脉硬化性闭塞症

198. 患者有风湿性心脏病二尖瓣狭窄病史 30 年，伴有心房纤颤。查体：双下肢水肿，左小腿皮温低，左侧足背动脉搏动未触及。对患者左下肢进行超声检查，可能出现的声像图表现有

A. 动脉腔内实性等回声物填充

B. 动脉腔内不可见血流信号

C. 动脉管壁可见多发斑块形成

D. 下肢静脉腔扩张

E. 静脉腔内未见血流信号

F. 挤压下肢远端可见静脉反流

199. 声像图见左侧腘动脉腔内实性等回声物填充，彩色多普勒示管腔内未见血流。诊断和定位最准确的检查方法是

A. 皮温测定　　　B. X 线检查

C. CT　　　　　D. MRI

E. 超声检查　　　F. 动脉造影

200. 患者起病急骤，既往无明显下肢缺血症状。最可能的诊断是

A. 急性动脉栓塞

B. 急性深静脉血栓

C. 下肢静脉曲张

D. 急性蜂窝织炎

E. 急性淋巴管炎

F. 动脉硬化性闭塞症

201. 明确诊断为左侧腘动脉急性栓塞。患者一般情况较好，发病时间小于 12 小时。正确的治疗措施有

A. Fogarty 气囊导管取栓术

B. 动脉切开取栓

C. 术前、术后均需抗凝治疗

D. 术后局部冷敷、避免组织代谢增高

E. 术后注意纠正酸中毒和高血钾

F. 可以保守治疗

(202～204 题共用题干)

患者，男，55 岁。活动后胸闷、气短，超声心动图诊断为二尖瓣脱垂。

202. 患者的超声心动图表现有

A. 左房内收缩期见蓝色花彩血流束

B. 舒张期二尖瓣口见红色花彩血流束

C. 二尖瓣叶呈连枷样运动

D. M 型超声二尖瓣叶呈"吊床样"改变

E. 二尖瓣舒张期震颤波

F. 二尖瓣口舒张期血流速度增快

G. 左房内舒张期见蓝色花彩血流

203. 二尖瓣的改变包括

A. 二尖瓣增厚，回声增强

B. 二尖瓣有钙化

C. 二尖瓣 M 型曲线呈城墙样改变

D. 二尖瓣前后叶同向运动

E. 二尖瓣 M 型曲线呈吊床样改变

F. 二尖瓣前叶收缩期局部瓣体突入左房

G. 二尖瓣前后叶粘连

204. 二尖瓣关闭不全的病因有

A. 慢性风湿性心脏病

B. 感染性心内膜炎

C. 心肌梗死合并乳头肌功能不全

D. 二尖瓣瓣环扩张

E. 二尖瓣退行性改变

F. 二尖瓣腱索断裂

G. 二尖瓣黏液样变性

(205～207 题共用题干)

患儿，女，9 岁，气促，烦躁不安，口唇青紫，杵状指。听诊：胸骨左缘 2～4 肋间可闻及粗糙喷射性收缩期杂音，临床诊断为法洛四联症。

205. 法洛四联症的典型病理改变有

A. 室间隔缺损　　　B. 右心室肥厚

C. 房间隔缺损　　　D. 肺动脉狭窄

E. 主动脉骑跨　　　F. 心内膜垫缺损

G. 房室管畸形

206. 肺动脉狭窄的范围包括

A. 右室漏斗部狭窄

B. 肺动脉瓣环狭窄

C. 左、右肺动脉狭窄

D. 肺动脉主干狭窄后扩张

E. 肺动脉弥漫性狭窄

F. 肺动脉瓣膜部狭窄

207. 常需要与法洛四联症进行鉴别的先天畸形有

A. 右心室双出口

B. 法洛三联症

C. 法洛五联症

D. 永存动脉干

E. 完全型大动脉转位

F. 主动脉窦瘤

（208～210 题共用题干）

患者，女，56 岁。肝硬化 10 余年，现发现肝右叶 10cm 肝癌。

208. 超声检查除了检查肝脏占位及肝硬化的

相关表现，还应重点检查的是

A. 门静脉　　　　B. 肝静脉

C. 肝门区淋巴结　D. 脾脏

E. 胆囊　　　　　F. 肾脏

G. 胰腺

209. 当门静脉管壁模糊不规则，其内出现团块充填，团块内可见血流信号。此时可考虑的诊断为

A. 门静脉血栓

B. 门静脉瘤样扩张

C. 脐静脉瘤样扩张

D. 门静脉高压

E. 门静脉癌栓

F. 门静脉异物

G. 脐静脉高压

210. 当门静脉高压时，还需要观察的静脉有

A. 肝左静脉　　　B. 肝中静脉

C. 脾静脉　　　　D. 肝右静脉

E. 肠系膜上静脉　F. 胃左静脉

G. 胃右静脉

模拟试卷答案与解析

1. A 对可能导致甲类传染病传播的以及国务院卫生行政部门规定的菌种、毒种和传染病检测样本，确需采集、保藏、携带、运输和使用的，实行分类管理，建立健全严格的管理制度。须经省级以上人民政府卫生行政部门批准。

2. D 生命伦理学是根据道德价值和原则，对生命科学和卫生保健领域内的人类行为进行系统研究的科学，是对传统医学伦理学的继承和发展，是围绕改进和提高生命质量而展开的有关人类行为的各种伦理问题的概括，其理论核心基础是生命质量与生命价值论。

3. C 医学伦理最突出的特征是人道性和全人类性。人道性是指医学伦理以人的尊严和福祉为核心，关注人的权利、尊重人性的尊严。全人类性是指医学伦理适用于所有人类，不论其种族、国籍、性别、宗教或社会地位如何。医学伦理的最终目标是保护和促进人类的健康和福祉，关注人类的整体利益。实践性是指医学伦理需要通过实际行动来体现和应用。继承性是指医学伦理观念和原则在社会和文化传承中的延续。时代性是指医学伦理观念和原则会随着时代的变化而发展和演变。虽然以上特征都与医学伦理有关，但人道性和全人类性是医学伦理最突出的特征。

4. B 医患关系是指医生和患者之间的关系，是一种特殊的契约关系。作为契约关系，医患之间应当是平等的。这意味着医生和患者在医疗过程中应当相互尊重和理解。医生应当提供专业的医疗服务，而患者也应当积极配合治疗和管理。

5. E 患者可以选择是否支持医学生的实习和参与医疗过程。医学生参与医疗活动需要患者的知情同意，并且患者有权选择是否接受医学生的参与。

6. A 人们能听到的声音是有一定范围的，把 20 ~ 20000Hz 作为正常健康人能听到声音的频率，20Hz 是人耳能听到的最小频率，20000Hz 是人耳能听到的最大频率，故高于 20000Hz 的声音叫作"超声波"。

7. A 根据多普勒效应的公式，多普勒频移与超声入射角的余弦值成正比，因此当多普勒入射角接近 0° 时其余弦值最大，多普勒频移也最大，多普勒角度为 90° 时，余弦值为 0，此时不产生多普勒效应。

8. D 肝内小囊肿超声探查为低回声是由于部分容积效应所致。

9. C 镰状韧带附在肝的膈面，将肝分成左右两叶。

10. E 右心功能不全时，静脉回流障碍，使右心室、右心房及下腔静脉压力增高，全身静脉压上升，下腔静脉及肝静脉管径明显增宽，血流速度减慢。

11. C 肝血管瘤病理分型为毛细血管瘤、海绵状血管瘤、硬化型血管瘤及血管内皮细胞瘤。

12. B 选项 B 描述的"仰卧位，探头置于左肋下探查"是不正确的。通常，脾脏位于人体的左上腹部，靠近背部，因此处于仰卧位直接在左肋下进行探查可能无法有效地观察到脾脏，特别是在脾脏较小或位置较深时。

13. B 胃肠穿孔首选的影像学检查方法为立位腹部 X 线检查。

14. A 典型胃平滑肌瘤是黏膜下肿瘤，瘤体圆形或类圆形，一般小于 5cm，实质多为均匀的低回声，内部发生坏死出血等变性一般较轻。

15. C 目前早期膀胱癌的最佳检查方法为膀胱镜检查。

16. D 在进行肾脏超声扫描时，肠气常常是一个干扰因素，因为肠气会阻碍超声波的传输，从而影响图像的清晰度。采取适当的措施可以帮助减少肠气的影响，提高扫描的准确性和效率。俯卧位可以帮助将肠道气体向上移动，远离肾脏区域，从而减少对肾脏扫描的干扰。此外，俯卧位还能使肾脏相对位置更靠近背部，减少必须穿透的软组织量，增加超声波的传输效率。

17. B 肝脏和脾脏的位置与双侧肾脏相邻，回声为中等回声，是比较合适的参照脏器。在慢性肾小球病变中，肾皮质回声增强时，与肝脏、脾脏对比，如果接近肝脏或者脾脏的回声，或者甚至强于肝脏和脾脏的回声，可以更清晰地显示出肾脏的异常。

18. D 超声显像对肾结核的早期诊断未必有很大帮助，轻型肾结核超声表现可能完全"正常"，一般可根据 X 线尿路造影和尿的细菌学检查等作出诊断。但是超声对于中、重度肾结核和 X 线不显影的重型肾结核颇有诊断价值。

19. B 膀胱肿瘤的分期是依据 TNM 分期，其中 T 代表肿瘤浸润膀胱壁的深度；N 代表淋巴结是否受累及其范围；M 代表是否存在远处转移。

20. D 内部常伴有钙化、结石引起的强回声为慢性前列腺炎的声像图表现。

21. D 精囊内点状回声增多且粗亮、浑浊、斑点状或条状强回声散在分布为慢性精囊炎的声像图表现；急性精囊炎的内部回声减低，其间可见散在的点状回声。

22. A 少量胸腔积液坐位时最容易检出。

23. B "蝙蝠征"是超声检查中，上下相邻肋骨、肋骨声影、胸膜线共同构成的特征性超声表现，是正常胸腔超声征象；"平流层征"是当肺组织滑动消失时，脏、壁层胸膜无相对运动，在 M 模式下表现为平行的水平线；"正弦波征"是少量胸腔积液时，M 型模式下脏层胸膜在呼吸过程中随吸气相下降、呼气相升高的曲线变化；"四边形征"是少量胸腔积液的静态征象，由壁层胸膜线、上下两根肋骨声影、脏层胸膜线围绕而成。肺"火箭征"主要由起源于胸膜线，呈现出放射性的高回声超声影，又称为 B 线，能够直接达到屏幕边缘，并且随着呼吸运动而滑动，B 线间隔大约 7mm 称 B7 线，提示间质性肺水肿，B 线间距≤3mm 的多条 B 线称 B3 线，提示肺泡性肺水肿。

24. E 胸膜间皮瘤发病与石棉接触史有关，肿瘤并非来自胸膜间皮细胞，而是来自胸膜间皮下的间叶细胞，向纤维型分化。

25. B 腮腺囊肿以单发为主，形态大多数呈圆形，少数呈哑铃形，边界圆滑，囊壁薄而清晰，后方回声增强。

26. D 颌下腺呈哑铃形或椭圆形，腮腺近似倒三角形或不规则楔形。

27. B 乳腺纤维腺瘤常见于 18～25 岁青年女性患者，多为单发。月经初潮前及绝经后妇女少见，属于乳腺常见良性肿瘤。

28. D 导管扩张常见于乳头状瘤或癌肿侵犯导管造成乳腺导管局限性扩张。乳腺纤维腺瘤是一种常见的良性肿瘤，主要发生于青年女性，多为单发。乳腺纤维腺瘤超声表现：①肿瘤呈圆形或者椭圆形，通常较小，偶见 >5cm，瘤体较大时呈分叶状；②边界光滑完整，大部分有包膜，部分肿瘤周边缺乏清晰的界面；③内部呈低回声，通常较均匀，肿瘤生长大时，内部可呈囊性变，可出现无回声暗区；④肿瘤后方通常回声增强，有侧方声影，如有钙化点，钙化点后方可伴有声影；⑤彩色多普勒检查显示多数无血流或少血流。

29. C 二尖瓣前叶活动曲线分为 E、A 两峰，其中 E 峰是由于左室舒张，左房室之间压差增大，左房内大部分血液流入左室形成的；A 峰是由于心房主动收缩将剩余的小部分血液挤入左室内而形成的。二尖瓣前叶曲线自 C 点开始到 D 点呈一缓慢上升曲线，CD 段的前部主要为心室收缩，后段为心室等容舒张期。

30. E 一般当心脏位置异常，如镜像右位心时可用到胸骨右缘区。而使用率最高的部位是胸骨左缘区和心尖区。

31. D 主动脉弓短轴的观察是通过超声心动图进行的，其中声窗的选择至关重要，因为它决定了能否有效地观察到心脏和大血管的特定部分。胸骨上窝声窗是观察主动脉弓结构的理想选择，因为它允许超声波束直接向上投射到主动脉弓，使得主动脉弓的短轴视图得以清晰展示。

32. C 缩窄性心包炎表现为心包增厚，心包的脏层与壁层互相粘连、附着、发生纤维化，限制左室舒张，左室腔内径正常或缩小。而心肌梗死、扩张型心肌病、动脉导管未闭、心内膜弹力纤维增生症等疾病均可造成左室容量负荷加重，引起左心室腔扩大。

33. A 高血压是主动脉夹层动脉瘤最常见的病因，主动脉内膜和中膜的病变导致主动脉壁胶原及弹性组织退化、断裂、囊性变，或中膜营养血管破裂形成壁内血肿均可导致主动脉内膜撕裂，血液从破裂处进入主动脉中层，沿血管走行方向分离内、中膜而形成夹层。

34. D 梗阻性肥厚型心肌病取样容积置于主动脉瓣下左室流出道狭窄处，收缩期血流背离探头呈负向频谱，由于主动脉瓣下左室流出道狭窄，同时二尖瓣前叶收缩期前向运动，使流出道狭窄加重，血流加速，呈宽频带、湍流状态。

35. E 本病起病缓慢，早期无任何症状，或仅在体力负荷较重时出现气促、乏力。

36. C 主动脉瓣提前关闭常见于梗阻性肥厚型心肌病，是由于左室流出道狭窄所致。

37. B 大动脉短轴切面是观察主动脉窦瘤破裂的最佳切面，最常见右冠状窦瘤破入右心室，无冠状窦瘤破入右心房。有助于区分右冠状动脉窦瘤还是无冠状动脉窦瘤。

38. A 休克早期每小时尿量 <25ml，提示肾血容量不足，肾功能趋于衰竭。

39. D 失血性休克的治疗主要集中在补充血容量，积极处理原发病。

40. D 房间隔缺损、室间隔缺损、主动脉窦瘤破入右心室均属于左向右分流，三尖瓣下移畸形无分流。三尖瓣发育不全或闭锁，导致右心房与右心室之间无法正常通流，这迫使右心房的血液通过存在的房间隔缺损或开放的卵圆孔流向左心房，形成右向左分流。这种情况会导致血液绕过肺循环，直接进入体循环。

41. C 继发孔型房间隔缺损，又称Ⅱ孔型房间隔缺损，约占房间隔缺损的 70%，缺损多位于房间隔中部卵圆窝部位及其周围。

42. A 单心室是指心脏只有一个有功能的主心室腔，左右心房或共同心房通常经房室瓣口与主心室腔相通，可伴有或不伴残余心腔，多数合并心房、心室和大动脉的连接关系及其他畸形。其余选项均符合完全型心内膜垫缺损表现。

43. C 流入道型（隔瓣下）室间隔缺损主要位于心室接近三尖瓣环的部分，这种类型的室间隔缺损通常位于心脏的中央部位，紧邻心室的流入道。超声最佳显示切面是心尖四腔心和五腔心，因为这些切面最适合显示心脏的流入道和心室间隔的下部。在心尖四腔心切面中，可以直观地看到左右心室以及它们之间的室间隔，在这个视图中，隔瓣下的室间隔缺损通常清楚可见。心尖五腔心切面则额外显示了主动脉，有助于评估与主动脉相邻的结构和可能的缺损。因此，对于流入道型（隔瓣下）室间隔缺损，心尖四腔心和五腔心切面提供了最佳的视角，使得这种室间隔缺损能够被清晰地识别和评估。

44. A 主动脉弓离断合并存在动脉导管未闭，动脉导管内径常较粗，为供应下肢血流的必要通道。

45. D 法洛三联症的体征为肺动脉狭窄（包括肺动脉瓣狭窄、肺动脉瓣环及瓣上狭窄）右心室向心性肥厚及房间隔缺损 3 种，而无主动脉骑跨现象，后者为法洛四联症的体征之一。

46. A 当怀疑患者存在卵圆孔未闭（PFO）时，推荐使用右心声学造影。右心声学造影通过静脉注射含有微气泡的造影剂，然后使用超声监测这些气泡是否通过心脏的右侧进入左侧。对于 PFO 的检测，这种方法非常有效，因为气泡正常情况下不能从右心直接进入左心，除非存在一个通道，如卵圆孔未闭或者肺动 - 静脉瘘。如果观察到气泡从右心经过卵圆孔进入左心，这表明有存在卵圆孔未闭的可能，可以进一步行经食管超声鉴别，并观察卵圆孔通道的大小。

47. A 干下型室间隔缺损，通常指靠近动脉干的室间隔缺损，常见于靠近肺动脉瓣处。这种类型的室间隔缺损的位置使得其在某些特定的超声心动图切面下更容易被观察到。主动脉短轴切面能够清楚地显示主动脉根部及肺动脉根部附近的室间隔。剑突下肺动脉长轴切面提供了另一个角度来观察室间隔和右心室流出道，有助于评估缺损对右心室流出道的影响。

48. B 致心律失常性右心室心肌病（ARVC）是一种以右心室心肌被纤维或脂肪组织取代为特征的原因不明的心肌病。通常表现为局限性右心室病变，可逐渐进展成为弥漫性。超声心动图表现有右心室弥漫性或局限性增大，严重者局部瘤样膨出，右心室流出道增宽；受累右心室壁明显变薄，运动减弱，肌小梁排列紊乱或消失，右心室节制束异常，构成"发育不良三角区"，未受累心肌的厚度正常。部分病例右心室心尖可见附壁血栓形成。右心室收缩功能减低，以射血分数减低为著，左心功能可正常。右心房常明显扩大。多数患者会出现三尖瓣不同程度反流。

49. E 突发呼吸困难伴窒息感且一侧呼吸音消失最常见于自发性气胸。大量胸腔积液也可以出现呼吸困难，并伴有窒息感及一侧呼吸音消失，但多为渐进性，较少突发呼吸困难。肺水肿、大叶性肺炎、支气管哮喘较少出现突发的窒息感且多为呼吸音减弱。

50. E 渗出液、漏出液均呈无回声，但在不同情况下声像图仍略微不同：如脓胸、血胸在胸腔积液中含组织碎片及血细胞成分，在无回声区中可见少量点状、片状或带状回声声像。而漏出液则无上述声像图，无回声区内透声好、清晰。必要时可结合临床及实验室检测结果，超声无法准确定性诊断。

51. A 肾癌通常表现为肾脏内部的圆形或椭圆形实质性病灶，这些病灶因为肿瘤的生长常常会向肾表面隆起，形成一个明显的突出部分。

52. E 在经胸超声心动图中，彩色多普勒技术被广泛用于观察和评估血流异常。室间隔缺损时，在心脏收缩期通过缺损处的高速血流，表现为心室水平较明亮五彩镶嵌过隔血流束，是经胸超声心动图彩色多普勒在诊断室间隔缺损时的典型表现。这种检查对于准确诊断室间隔缺损及其严重程度评估具有重要意义。

53. B 主动脉－左心室隧道由于先天主动脉窦部弹力纤维发育不良所致，在主动脉瓣周与左心室之间出现隧道样异常交通。左心室内径明显扩大，异常血流束起源于主动脉窦的根部。

54. D 临床上胸壁平滑肌肉瘤生长速度慢，但会有疼痛的症状。

55. E 局限型胸膜间皮瘤表现为与胸膜相连续的实质性肿块，呈圆形或椭圆形，有包膜，内部回声低，光点粗，分布较均匀，内可有液性暗区。

56. D "牛眼"征常见于肝转移癌。

57. B 解析同上。

58. E 急性肝炎胆囊征象：胆囊壁增厚，可呈三层结构，胆囊腔缩小，胆囊腔内见异常沉积性回声点，上述异常表现多发生于肝炎早期，伴随着炎症的好转，胆囊也恢复正常，即囊壁变薄，分层消失，体积正常，胆囊内回声消失。

59. A 心搏骤停是指心脏射血功能的突然终止，患者对刺激无意识、无脉搏、无呼吸或濒死叹息样呼吸，这是一个紧急情况，需要立即实行恢复心脏功能和循环的措施。心肺复苏是心搏骤停的首选和最紧急的治疗措施。它通过胸外按压和人工呼吸来维持血液循环和氧气供应直至更高级的医疗介入可用或心脏自主恢复功能。

60. C 超声探头通常是由多种阵元组成，并与一定数目的"声通道"对应。振子数是超声探头质量的重要指标，也是决定超声主机使用结果的关键技术之一。阵元与振子通道的关系是：一个阵元由 4 ~ 6 个振子分组构成。如 256 个振子组成 64 种阵元，即 64 个采集通道。

61. E 胎儿骶尾部畸胎瘤常位于骶尾部前方。根据肿瘤的部位及肿瘤伸向腹腔的程度，骶尾部畸胎瘤分为 4 种类型。骶尾部畸胎瘤组织成分复杂，回声也复杂多样。根据回声特征分为囊性型、实性型和混合型 3 种类型。大多数病例的肿瘤呈实性或混合型回声，少数病例为囊性回声。产前超声发现胎儿骶尾部囊性包块时，需要鉴别是囊性畸胎瘤还是脊髓脊膜膨出，仔细检查脊柱的完整性及肿块位于脊柱后方可鉴别，同时颅内无异常也是鉴别的重要点之一。由于肿瘤内血液供应丰富，生长迅速，肿瘤内出血，动－静脉瘘形成可导致高心输出量心衰。出现胎儿水肿，羊水过多，胎盘增大。肿瘤组织可压迫膀胱，使膀胱向前移位，压迫膀胱流出道导致膀胱出口梗阻而出现相应表现，压迫泌尿系统其他部位处可导致泌尿系统慢性梗阻。严重者可导致肾发育不良，压迫肠道者可导致肠道梗阻。因此本题应选 E。

62. B 三尖瓣下移畸形是指三尖瓣隔叶和后叶呈螺旋形向下移位，三尖瓣前叶冗长呈篷帆样改变，形成房化右心室，右心房增大，三尖瓣关闭不严。左心房无明显扩大。

63. C 法洛四联症中，室间隔缺损为双向分流，所以右心室出现红色和蓝色双向分流性血流，而肺动脉狭窄表现为肺动脉内五彩镶嵌高速血流。

64. C 若房间隔缺损处上下断端均能显示，则为继发孔中央型；若房间隔缺损处上端（心房顶部侧）无房间隔残端显示，通常为腔静脉型。

65. A 产后出血的病因包括子宫收缩乏力、胎盘因素，软产道损伤及凝血功能障碍。其中以子宫收缩乏力为最常见的原因。而胎盘因素（如胎盘滞留，胎盘植入等）、软产道损伤、血液系统疾病与急性肝炎所导致的凝血功能障碍，均不是产后出血最常见原因。

66. D 冠状动脉瘘是一种不常见的心脏畸形，其中一个或多个冠状动脉与心腔或血管异常相连，从而形成异常的通路。这种情况可以引起血流的异常分流。瘘口所在的心腔可能会因为持续接收额外的血流而变大，部分心肌可出现运动减弱。

67. D 左侧三房心的超声表现：左心房明显扩大，余各房室内径均在正常范围，左心房中部可见一环形纤维隔膜样稍强回声，使左心房分成两个心腔（副房与真房），四支肺静脉分别与副房和真房相连（或均与副房相连），隔膜中部（或侧部）有交通孔。肺静脉血只回流到右心房是肺静脉异位引流的表现。

在左侧三房心中，副房通常比真左心房小。

68. A 左心室肌致密化不全是一种罕见的心肌疾病，表现为心肌组织的致密化过程异常。这种病通常在胚胎发育过程中心肌的致密化阶段出现问题，导致心肌组织保持在一种未完全成熟的状态。左心室肌致密化不全的典型超声心动图特征包括心肌组织显得疏松，有时可见蜂窝状结构，这表明心肌的结构未能正常致密化。

69. D 肺动脉瓣狭窄是一种对心脏从右心室到肺动脉血流均有影响的心脏瓣膜疾病。超声心动图（尤其是多普勒超声）是评估肺动脉瓣狭窄的关键工具，可以直接观察到血流动力学的变化。通常情况下，通过肺动脉瓣的血流速度较低。速度超过 2.5m/s 通常表明存在肺动脉瓣狭窄。多普勒测量提供了量化数据，有助于评估狭窄的严重程度。

70. D 当风湿性心脏病二尖瓣狭窄时，二尖瓣前后叶增厚、粘连、钙化，导致舒张期时二尖瓣瓣口缩小，开放受限，因此 M 型超声上表现为前叶 EF 斜率减慢，呈"城墙样"改变。二尖瓣前叶大，后叶小，发生粘连时，后叶随着前叶运动，表现为同向运动。

71. A 三尖瓣反流束局限于瓣环附近，持续时间多发生在收缩早期，且跨瓣压差 < 30mmHg 时，提示为生理性反流。

72. D 联合瓣膜病组合主要是二尖瓣合并主动脉瓣病变，可出现狭窄和/或关闭不全，组成类型较多，病理生理变化比较复杂，通常瓣膜病变较重者起主导作用。其中二尖瓣狭窄患者约 75% 合并有主动脉瓣关闭不全。

73. D 二尖瓣前叶于舒张期呈气球样向左室突出，呈所谓"圆顶状"改变。

74. A 乳腺纤维腺瘤是一种常见的良性

乳腺肿瘤，乳腺纤维腺瘤的边界通常非常光滑和清晰，这是因为肿瘤生长缓慢，周围有完整的包膜。与乳腺癌相比，乳腺纤维腺瘤通常被一层薄薄的包膜所包围，这有助于其保持稳定的形态并与周边组织分界清楚。在超声图像中，乳腺纤维腺瘤显示为均匀的内部回声。这是因为肿瘤内部的细胞组成比较均一。乳腺纤维腺瘤的超声图像通常显示出后方声音增强的现象，提示超声波在穿过肿瘤后，回声在肿瘤后方区域相比前方更强。这是因为肿瘤内部组织较为均匀，超声波容易穿透。

75. E 精原细胞瘤是一种发生在睾丸中的肿瘤，大多数属于生殖细胞肿瘤。精原细胞瘤通常表现为单侧的睾丸增大。肿块通常呈现为边界清晰、轮廓整齐的椭圆形结构，且回声特征为中低回声，这表明肿块内部结构相对均匀。

76. E 附睾炎表现为附睾尾或整个附睾肿大，回声不均匀，以低回声多见，血供明显，脓肿形成时，病灶内出现液性区，内含细点状回声。在附睾炎导致化脓或脓肿形成时，超声上可能呈现为无回声区域，这表明液性或脓性物质的积聚。

77. C 附件扭转时，扭转的附件淤血肿胀或缺血坏死，附件附着处组织血管扩张、充血。因而附件内无血供，其周围组织血供增多。

78. C 正常精索静脉宽度为 2mm 或小于 2mm，精索静脉曲张者静脉迂曲扩张，内径大于 3mm。

79. D 下尿路梗阻性疾病，例如尿道梗阻及较大的膀胱肿瘤可引起双侧输尿管积水。尿道梗阻引起膀胱不同程度扩张，长期梗阻将形成膀胱憩室或膀胱壁增厚、双侧输尿管扩张。

80. E 膀胱三角的尖向前下，续接尿道内口，底部两端有左右输尿管的开口。

81. A 膀胱底的下方为膀胱颈部，尿道内口位于该处，它是膀胱声像图正中矢状断面的重要标志。

82. E 膀胱肿瘤好发于膀胱三角区，其次为侧壁，发生在顶部者很少。

83. D 前列腺内腺区是前列腺增生及炎症的好发部位，前列腺外腺区是前列腺肿瘤的好发部位。

84. A 前列腺的解剖结构较为复杂，可以从多个维度进行分区和分叶。在临床和解剖学中，前列腺可以分为左右侧叶、后叶、中叶和前叶。这种分类基于前列腺的形态和解剖位置。前列腺的区域有更详细地划分为：①内腺区：包括尿道周围组织和移行区。移行区是与良性前列腺增生（BPH）密切相关的区域。②外腺区：包括周缘区和中央区。这些区域主要包括前列腺的主要腺体组织，是前列腺癌最常见的发生部位。

85. B 嗜铬细胞瘤多呈圆形或椭圆形，边界清楚，一般直径在 3~5cm，内部为均匀的中等或弱回声，可出现囊性变。异位嗜铬细胞瘤常位于腹主动脉旁、肾门、颈动脉体等交感神经节及嗜铬组织内。

86. B 未明确诊断前，注射止痛药物易掩盖病情，不利于观察病情的进展情况。但发生创伤后，不宜随意搬动患者以免造成另外的损伤，如脊柱骨折时，随意搬动患者将可能因脊髓损伤导致患者截瘫。患者应禁食、水，以减轻胃肠道负担，防止胃肠道穿孔时加重腹腔污染的可能；同时应积极补充血容量，防止休克，并预防性应用广谱抗生素。

87. D 骨折的专有体征包括畸形、假关节活动、骨擦音或骨擦感。关节脱位的特征表现是畸形、弹性固定、关节盂空虚。二者共同的体征是畸形。

88. B 中毒型菌痢起病急骤，全身中毒症状严重，脑型以中枢神经系统为主要临床表现，可出现脑水肿、颅内压增高甚至脑疝，严重者可发生呼吸衰竭，病死率高，所以抢救脑型中毒型菌痢首要的是治疗脑水肿，降低颅内压及利尿。应用血管活性药物以改善脑部微循环有辅助治疗脑水肿的作用，但不是首要选择。应用抗凝药物是治疗休克型中毒型菌痢有早期 DIC 表现者的治疗措施。应用糖皮质激素有助于改善病情，应用抗生素为治疗急性菌痢、中毒型菌痢的必要措施，但这些都不是首选的抢救措施。

89. C 用心电触发或其他方法使探头间歇发射超声，使造影剂能避免被连续性破坏而大量积累在检测区，在再次受到超声作用时能瞬间产生强烈的回声信号。

90. B 影响彩色灵敏度的调节因素是彩色增益、彩色滤波器、输出功率、脉冲重复频率、聚焦。加大或减少彩色或能量显示标尺范围，Nyquist 值、帧频和脉冲重复频率将随二维彩色速度范围或能量的变化而变化。

91. E 慢性胰腺炎胰腺体积正常或不同程度萎缩。一般长轴切面测量其最大前后径 <10mm 为缩小。胰腺形态不规则，边缘不整齐可呈轻度结节分叶状。胰腺实质局灶性或弥漫性回声增粗、增强，并可见钙化灶。扩张胰管内可见斑点状或弧形强回声，后伴声影，可单发或多发。胰周可见假性囊肿。

92. E 急性水肿性胰腺炎（也称为轻症急性胰腺炎）是更常见的类型。急性坏死性胰腺炎（也称为重症急性胰腺炎）虽然更严重，但在所有急性胰腺炎病例中出现的频率

较低。

93. B 通常胰腺炎症会导致周围脂肪组织的炎症反应，可能观察到的是胰腺周围脂肪界面模糊或炎症改变，并非脂肪的增多。

94. D 胰岛素瘤一般为边界清晰，回声均匀的低回声结节。

95. B "可引起胆管和胰管的梗阻"这一症状更常见于胰腺癌，尤其是当癌肿位于胰腺头部时，容易压迫胆管和胰管，导致梗阻。虽然慢性胰腺炎也可能引起胰管的变窄或梗阻，但通常不如癌症那样导致显著的胰管梗阻。

96. B 缩窄性心包炎是一种心包的慢性炎症，导致心包变厚、僵硬并与心脏粘连，最终限制心脏的正常舒张功能，影响心脏充盈和心输出量。心包腔内有积液及心包上有团块状回声更符合急性心包炎或心包积液的特点，而不是典型的缩窄性心包炎。心包增厚（>3mm）并常有回声增强是缩窄性心包炎的典型超声心动图表现。大量心包积液更常见于急性心包炎或心包积液，并不是缩窄性心包炎的特征表现。心包腔内积液随体位而移动是心包积液的一个特征，与缩窄性心包炎无关。缩窄性心包炎的特点是心包增厚而非变薄，变薄通常不是由于缩窄性心包炎引起的。

97. C 左心房黏液瘤的 M 型超声表现：①心底波群：左心房中可见异常团块状回声，收缩期出现或变大，舒张期消失或变小；②左心房内径增大；③二尖瓣波群：心脏舒张期肿瘤脱入二尖瓣瓣口时，在二尖瓣前后叶之间舒张期出现团块状较强回声，收缩期消失。二尖瓣前后叶开放时呈方形波，但仍呈镜像运动。

98. A 心腔内血栓表现为心腔内异常的团块状回声附着，左心房血栓多附着于左心房侧后壁及左心耳内，心室血栓多附着于心尖

部。血栓多为边界清晰的圆形、椭圆形或不规则形,一般基底部宽,无蒂,随房壁或室壁运动而动。血栓回声受形成时间长短影响,早期血栓呈低回声,机化血栓呈高回声,机化不全血栓呈不均匀回声。

99. B 超声心动图是目前检出和评价心腔占位性病变的首选工具,其中二维超声心动图能准确地描述病变的部位、大小、数量、形状、活动性及与相邻组织的关系,是诊断心内肿瘤的重要手段,而多普勒超声心动图仅能评价病变所致的心脏血流动力学的改变。

100. E 包膜下脾破裂时可见脾体积增大,形态失常,包膜连续,局部可见隆起,包膜下见大小不等的月牙或梭形无回声。

101. E 胆总管肠壁内段斜穿入十二指肠降部内后侧壁。

102. D 胆总管分为四段,第一段称为十二指肠上段,第二段称为十二指肠后段,第三段称为胰腺段,第四段称为十二指肠壁内段。

103. B Mirizzi 综合征为胆囊颈部或胆囊管结石压迫肝总管引起的肝内胆管梗阻,是由胆囊结石引起的一种罕见并发症。在 Mirizzi 综合征中,胆囊可能因为长期的炎症反应、慢性刺激或阻塞变得肿大或者萎缩。由于结石压迫位于肝总管,导致肝总管近端及肝内胆管发生扩张,而肝外胆管中下段由于位于压迫点以下,因此不会扩张。Mirizzi 综合征的临床表现通常包括右上腹疼痛、黄疸和发热,这些症状与胆管炎相似。

104. E 肝正中裂为下腔静脉左缘与胆囊切迹中点连线,选项 E 错误,其余选项均正确。

105. C 胆总管位于肝固有动脉的右侧和门静脉的右前方走行。选项 C 错误,其余选

项均正确。

106. E 胆总管与胰管汇合形成膨大的肝胰壶腹。

107. B 病灶以上整个胆道系统明显扩张是肝外胆管癌的间接征象,其余均为直接征象。

108. C 胆囊腺瘤一般体积较大,基底较宽,这是和胆固醇性息肉鉴别的主要依据。

109. A 左右肝管属于肝内胆管。

110. A 肝内胆管结石会阻塞胆管,导致阻塞部位以上的胆管因胆汁积聚而扩张。这种扩张是由于胆汁流动受阻而无法正常流向肝外胆管和十二指肠,从而积聚在胆管内部所引起的。

111. C 动脉粥样硬化是一种慢性进行性的血管疾病,其主要的病理过程是动脉血管内膜发生损伤,导致脂质积聚、炎症反应和纤维组织增生等。当动脉内膜受损后,血液中的脂质和胆固醇会渗入损伤的内膜,形成斑块。随着斑块的增大,血管内腔狭窄,血流变得不畅,同时也会使内膜表面更容易受到损伤。损伤的内膜表面可以成为血小板和凝血因子的沉积和聚集的场所,从而促进血栓的形成。

112. D 颈动脉体瘤是发生于颈动脉小体的肿瘤,体积较小时位于颈总动脉分叉处的外鞘内,体积较大时围绕于颈总、颈内与颈外动脉周围,为实性包块。

113. B 主动脉窦瘤(AAS)又称乏氏窦瘤,发病率占全部先天性心脏病的 1.4% ~ 3.6%。主动脉窦呈瘤样扩张,窦壁变薄称为主动脉窦瘤。主动脉窦瘤可分为先天性和后天性两种,大多数属于先天性畸形。由于胚胎时期主动脉窦壁先天性发育薄弱,中层弹力纤维发育不良,与主动脉瓣纤维环融合不全,其薄

弱部位长期承受主动脉高压血流的冲击，囊内压愈来愈大，囊壁变薄，形成囊状瘤体突向心腔，又因在某种外因作用下导致窦瘤破裂、穿孔。后天性主动脉窦瘤多由于主动脉中层囊样坏死，多由动脉硬化、感染性心内膜炎、风湿、梅毒等引起，开始窦瘤为一盲袋，随压力增高会越来越大，在某种外力作用下可发生破裂，亦可见部分主动脉窦瘤无明显诱因自行破裂。所以选项 B 叙述错误。

114. C 主动脉窦瘤破裂多发生在右冠状动脉窦，其次为无冠状动脉窦，很少发生在左冠状动脉窦。

115. B 由于主动脉窦收缩期与舒张期压力均高于右室流出道，故主动脉右窦瘤破入右室流出道时，在主动脉右窦与右室流出道之间出现的是收缩期与舒张期双期连续性高速血流。

116. C 腹主动脉瘤周围出现无回声区提示可能存在腹膜后出血。腹主动脉瘤是腹主动脉壁的局部扩张和薄弱，如果发生破裂或出血，血液可能会聚集在腹膜后区域，形成无回声区。因此，选项 C 是正确答案。腹腔积液通常是在腹腔内的液体积聚，不会表现为腹主动脉瘤周围的无回声区；假性囊肿是指在囊肿内没有液体存在，通常是由于组织坏死或液体被吸收造成的，也不会表现为腹主动脉瘤周围的无回声区；腹膜后脓肿通常是由于感染引起的，不会表现为无回声区，而是可能有低回声或混合回声的表现；腹膜后囊肿是一种腹膜后区域的囊性病变，但通常不会表现为周围的无回声区。

117. A 腹主动脉瘤是指各种原因使腹主动脉壁的正常结构受到损害，腹主动脉呈局限性或者弥漫性扩张或膨出的病症，大多数患者没有明显的症状。所以选项 E 正确。腹

主动脉瘤多见于肾动脉水平以下的腹主动脉。所以选项 A 错误。腹主动脉瘤常由动脉粥样硬化引起，多见于老年男性，可出现腹部搏动性包块。所以选项 B 正确。病变段腹主动脉局限性扩张，多呈梭形或者纺锤形，瘤壁仍表现为动脉壁的各层结构，常伴有动脉硬化改变，内壁有时可显示强回声斑块。瘤体内常见附壁血栓，表现为均匀低回声。所以选项 C 正确。CDFI 显示瘤腔内出现涡流，呈杂色血流信号。所以选项 D 正确。因此本题的正确答案为 A。

118. C 患者肝炎病史多年，结合肿块形态、周边晕环及 CDFI 等声像图特点，首先应考虑为肝细胞癌。

119. B 脂肪肝时，肝形态饱满或不同程度增大，肝缘显示欠清晰。肝近腹壁的前 1/3 区域回声增强，呈密集的细点状，深部的后 1/3 区域回声明显减弱减少，中间 1/3 区域回声逐渐减弱减少。肝内血管显示减少，血管韧带显示不清。

120. A 该患者具有急性肝炎典型的超声表现，肝大，胆囊征象及门静脉及其分支显示增多、管壁回声增强，可呈小双管状或小等号状。

121. A 选项 A 错，术后不应立即恢复抗凝药物，需根据患者术后穿刺部位出血情况及其他相关疾病的情况，全面衡量恢复用药时间，建议 3 天以上为宜；选项 B 对，在进行前列腺穿刺活检术前，需要进行肠道准备，包括实施清洁灌肠，以减少术中感染的风险；选项 C 对，超声引导下前列腺穿刺活检术通常需要在前列腺的多个部位进行穿刺，以提高检出率。如果声像图显示有病灶，还需要在病灶位置再穿刺 1~2 针；选项 D 对，通过增加穿刺针数可以扩大前列腺穿刺范围，提高前列腺穿

刺检出率;选项 E 对,术后应该进行压迫止血,通常持续 15 分钟,以防止出血。患者需要卧床休息 4~8 小时,以恢复体力和预防并发症。保持伤口干燥 3 天是为了预防感染。剧烈运动和体力劳动在术后一周内应该禁止,以免引起出血或其他并发症。

122. C 房间隔连续中断是房间隔缺损的直接超声表现,显示心房间隔的结构不连续,是诊断房间隔缺损的关键超声心动图特征。由于左心房血液通过缺损流入右心房,增加了右心房和右心室的血流量和压力,导致右室和右房扩大,这是房间隔缺损常见的超声心动图表现。室间隔与左室后壁同向运动指的是心肌收缩时,室间隔的运动方向与左室后壁一致,这是正常心脏的超声心动图表现,但在房间隔缺损中也可能观察到,因为室间隔没有直接受损。由于房间隔缺损导致的左向右分流增加了肺循环的血流量,使得肺动脉血流增多,可能引起肺动脉的扩张。选项 C 为解剖学上的分类,不是超声心动图的一个表现。

123. B 从该患者的临床症状、体征以及超声表现来看,可以初步判断这是一位腹主动脉瘤患者。腹主动脉瘤可以分为以下 3 种类型:真性动脉瘤、假性动脉瘤及夹层动脉瘤。真性动脉瘤的声像图特点为:腹主动脉局部呈瘤样增大,管壁变薄,与正常管壁相延续,瘤体较大时内见云雾状血流回声。假性动脉瘤的声像图特点为:腹主动脉旁显示厚壁无回声区,与腹主动脉壁不连续,主动脉壁和管腔回声通常无异常。夹层动脉瘤的声像图特点为:腹主动脉增宽,呈双层管壁。因此本题应选 B。

124. A 膀胱肿瘤声像图多表现为膀胱壁局限性隆起或增厚,呈高回声或中等回声,呈结节状或菜花状,向腔内突出,不随体位移动

而改变位置,当蒂较长时,可轻微移动;膀胱结核早期无明显异常,长期病变表现为整个膀胱壁弥漫性增厚,回声不均匀,表面不光滑,有时可见到钙化形成的斑点状强回声,不随体位移动而改变位置,重者膀胱容量减少;膀胱内凝血块常有较大幅度移动,与膀胱壁不相连,血块内不显示彩色血流;结石具有典型强回声和声影,一般容易区别;前列腺增生时,呈结节样增生的腺体突入膀胱时,酷似膀胱肿瘤,但多切面扫查仍可判断其与前列腺相延续。

125. C 患者主诉肉眼血尿,这是泌尿系统出血的一个典型症状。入院后突发下腹胀痛并出现不能排尿,插导尿管受阻,这可能与膀胱内有物质阻塞尿流有关。膀胱肿瘤声像图多表现为膀胱壁局限性隆起或增厚,呈高回声或中等回声,呈结节状或菜花状,向腔内突出,不随体位移动而改变位置,当蒂较长时,可轻微移动,可探及血流信号自膀胱壁进入肿块内部;血块常有较大幅度移动,与膀胱壁不相连,血块内不显示彩色血流;结石具有典型强回声和声影,一般容易区别。超声检查发现膀胱内一个较大的稍强回声包块,内部未见血流信号,这一点是关键,因为肿瘤通常会有血流信号。膀胱壁连续性完好也表明该包块未侵犯到膀胱壁。血块通常为强回声,且内部无血流信号,与超声所见相符。

126. D 处女膜闭锁患者在青春期后可能会出现周期性下腹痛,但无月经来潮。超声检查显示阴道显著扩张,呈长圆形囊肿状,内为含密集光点、透声不好的无回声区,严重者,子宫颈及子宫均扩张积血,并与扩张积血的阴道相连通。结合临床表现,处女膜闭锁的诊断即可成立。

127. C 该病例子宫大小符合孕周、阴道少量出血,宫口未开,符合先兆流产的临床表

现。超声检查可明确妊娠囊的位置、形态及有无胎心搏动，确定妊娠部位和胚胎是否存活，以指导正确的治疗方法。妊娠 8 周前经阴道超声检查更准确。所以本题应选 C。

128. C 睾丸扭转是一种紧急情况，睾丸内的血流因扭转而被切断，这需要立即进行医疗干预以防止睾丸坏死。睾丸扭转的典型超声表现是睾丸增大和回声增强，关键是睾丸内血流信号消失，符合题干所述。

129. D 患者的超声表现为阴囊内有液体三面包绕于睾丸，但不影响精索。这表明液体累积主要位于睾丸周围，而不是沿精索延伸。这种情况最符合睾丸鞘膜积液的特点。鞘膜积液的分类如下：①液体三面包绕于睾丸，但不影响精索为睾丸鞘膜积液；②液体除包绕睾丸外，还包绕精索为婴儿型鞘膜积液；③仅包绕精索者为精索鞘膜积液。

130. C 单发、孤立性结节，活动度差，形态不规则，边界不清，首先考虑恶性肿瘤。多普勒表现为高速血流说明血供较丰富，助于诊断恶性肿瘤。

131. D 甲状旁腺腺瘤表现为肿物与甲状腺之间可见双层中强回声带，该肿块位于甲状腺腺体外。甲状旁腺腺瘤导致甲状旁腺功能亢进。甲状旁腺亢进临床表现为疲乏、恶心、呕吐、骨骼疼痛，易发生病理性骨折及尿路结石，高血钙、低血磷等。

132. B 患者出现的全身乏力、肥胖、易出血和月经不规律等症状，结合超声所见的左肾上腺区团块，考虑为与内分泌功能紊乱有关，特别是可能与肾上腺皮质功能异常有关。超声表现为左肾上腺区一低回声团块，大小为 3.5cm × 2.5cm，边界清晰，形态规则，包膜完整，内部回声较均匀，未探及血流信号。上述特征与良性肿瘤相符，尤其是肾上腺

皮质腺瘤。肾上腺皮质腺瘤是一种常见的良性肿瘤，可以分泌激素，导致 Cushing 综合征或其他内分泌功能紊乱。

133. A 精原细胞瘤是睾丸肿瘤的一种类型，通常在超声中表现为均质的中低回声，并且具有相对整齐的边界。该患者超声表现符合精原细胞瘤。

134. D 急性胰腺炎最常见诱因为胆道系统疾病和酗酒、高血脂等，分为水肿性和出血坏死性，后者由于血管被损害，可导致蜂窝织炎、毗邻组织水肿、脂肪坏死和皂化灶形成，腹腔可见大量血性渗出液。

135. A 胰腺假囊肿继发于胰腺炎症或外伤，位于胰尾部时常较大；潴留性囊肿为真性囊肿，由胰液潴留形成，体积一般不大，位于实质中；左肾囊肿和左肾在各个切面上均相连接；囊腺瘤时，囊壁较厚，可见较厚的强回声间隔带和乳头状实性肿块；腹膜后淋巴瘤为低回声，有继发改变时内部回声可有变化。

136. D 根据左心房内不规则形略强回声团，随心动周期往返于二尖瓣口与左心房之间，可初步诊断为左心房黏液瘤，黏液瘤造成二尖瓣口机械性狭窄，故于瓣口可测得舒张期高速射流。黏液瘤为最常见的心脏良性肿瘤，且以左心房黏液瘤发病率最高。二维超声可见左心房内大小不等、形态各异的异常回声团，活动度大，随血流而动。黏液瘤蒂长度差别很大，但一般都有蒂附着于房间隔、房壁或房室瓣上。

137. E 患者出现差异性发绀，说明肺动脉压力较高，分流类型为右向左分流，故血流方向应为肺动脉流向降主动脉。

138. E 超声表现提示存在胃部肿瘤，恶性可能性较大，位于胃窦近小弯侧，胃窦肿瘤可导致胃壁蠕动减弱及梗阻、胃周围淋巴结转

移及卵巢、腹膜、肝等转移。因为肿瘤使胃壁变得僵硬，不易于进行正常的蠕动。

139. C　腮腺位于耳朵下方，腮腺炎症通常导致该区域的明显肿胀和疼痛。急性腮腺炎超声表现为单侧或双侧腺体中至重度肿大，边界清晰，腺体实质回声减低、不均匀，腺体血供增多。患者出现高热和两侧耳下区肿大、发红、不适，是急性腮腺炎的典型症状。

140. A　主动脉瓣二叶畸形大动脉短轴切面常见右冠瓣和左冠瓣融合，形成大的前瓣和小的后瓣，或右冠瓣和无冠瓣融合，形成大的右瓣和小的左瓣，左冠瓣和无冠瓣融合少见。收缩期瓣叶开放呈"鱼口"状，闭合时如有融合嵴存在则形似三叶瓣。

141. C　肾细胞癌是成人最常见的肾脏恶性肿瘤类型之一。在这个病例中，患者表现为间断无痛性血尿，这是肾细胞癌的典型症状之一。肾细胞癌超声表现为肾实质内出现中低回声包块，边界清楚，有球体感，内部回声不均匀。该患者超声检查结果显示右肾中下部有一个 4.6cm × 5.3cm 的中等偏低回声肿块，边界清晰，内部回声不均匀，肿块向肾表面隆起，并推挤肾窦，符合肾细胞癌超声表现。此外，右肾静脉内实性回声充填可能表明肿瘤已经侵犯到肾静脉，这是肾细胞癌进展的一个重要迹象。

142. E　动静脉瘘的类型可以根据瘘道的形态和特点进行分类。根据题目描述，患者出现了大小 4cm × 3cm 的肿块，内见血流信号，动脉与静脉之间形成痿道。根据上述特点，可以判断该患者的动静脉瘘类型为沙漏型。沙漏型动静脉瘘是一种较为罕见的动静脉瘘类型，其特点是动脉和静脉之间形成一个狭窄的通道，类似于沙漏的形状。这种瘘道的形态使得血流在瘘道中受到限制，部分血流进入

瘘道，而部分血流仍然通过正常的血管通路流动。这种类型的动静脉瘘常见于外伤后的腹股沟区域。

143. C　乳腺囊肿多由于乳腺管阻塞，继之扩大，呈囊性扩张。声像图表现为乳腺内有单发或多发大小不等的无回声团，边界光滑，后方回声增强。

144. B　窦管结合部是主动脉根部的一个重要组成部分，与主动脉瓣血流动力学变化密切相关。窦管结合部血流加速、有湍流信号提示可能为主动脉瓣瓣上狭窄。先天性主动脉瓣瓣上狭窄有 3 种发病形式：①家族性，可有家族史且呈常染色体显性遗传倾向；②散发性；③威廉姆斯综合征，表现为精灵样面容，如前额宽、唇厚、朝天鼻等，并伴有智力障碍。

145. D　枯萎孕卵的声像图特点是宫腔内可见一大的空胎囊（一般大于 8 周），囊内充满液性暗区（羊水），无胚胎或仅见死亡的胚胎光条。妊娠囊形态可正常或变形，显示轮廓异常，妊娠囊 ≥20mm 未见胚芽，胚芽 >5mm 未见原始心管搏动。

146. C　动脉导管未闭（PDA）典型的临床表现是在胸骨左缘第 2 肋间听到的连续性杂音（机器样杂音），这种杂音由于动脉导管未闭造成血流从主动脉到肺动脉所引起。收缩期震颤则是由于血流通过未闭的导管时的高速流动和湍流所产生的振动。超声心动图进一步确认了血流从主动脉通过未闭合的动脉导管进入肺动脉，血流的连续性和彩色多普勒的五彩镶嵌模式反映了血流速度和方向的变化，这是动脉导管未闭的典型超声心动图特征。

147. D　血吸虫性肝硬化是血吸虫侵入肝内门静脉细支，引起栓塞性门静脉炎和门静脉周围炎及纤维化改变，肝表面多呈龟甲状。超声图像具有典型的特征：肝组织呈网格状、鱼

鳞状结构，大量纤维结缔组织增生，形成网格状强回声细带，把肝组织分隔为不规则小区域或结节，肝内门静脉分支内腔狭窄，壁增厚，回声增强，细分支常过度显示。肝硬化明显时肝静脉细窄，静脉壁模糊不清。

148. B 肝血管瘤边界特征为边缘呈纤细包膜样强回声，尤其弱回声肿块常可更清晰显示此特征；较大的血管瘤其内可出现强回声带和不均匀的弱回声区，为纤维增生形成的间隔及囊状扩张的血窦所致。

149. C 嗜铬细胞瘤的临床表现主要是由于儿茶酚胺分泌增多，大量儿茶酚胺作用于肾上腺素能受体引起。因此高血压为本病的主要症状。由于肿瘤间歇或持续分泌儿茶酚胺，故高血压表现为阵发性或持续性。肿瘤一般多呈圆形或椭圆形，边界清楚，直径一般在 3~5cm，内部为均匀的中等或弱回声。

150. E 患者有盆腔手术史，盆腔手术后的粘连可能导致积液形成，在卵巢旁附件区探及形态欠规则、张力低、伴有少许分隔的囊性包块，首先考虑盆腔包裹性积液。

151. C 股动静脉瘘是指股动脉和股静脉之间异常的直接通道，通常是由于创伤引起的血管壁损伤所致。在超声检查中，股动静脉瘘通常表现为股动脉和股静脉之间的无回声管道，瘘近心端动脉内径增宽或呈瘤样扩张，而瘘远心端动脉变细；血流持续从动脉流向静脉，高速血流的冲击造成瘘口或瘘道周围组织振动产生五彩镶嵌的彩色信号，同时造成引流静脉扩张、有搏动性、血流紊乱，压迫瘘近心端供血动脉，导致引流静脉管腔内探及动脉样血流频谱（静脉血流动脉化）。题中所述符合股动静脉瘘的表现，所以本题应选C。股静脉血栓通常表现为股静脉内充盈不良或完全闭塞，股动脉血栓通常表现为股动脉

内充盈不良或完全闭塞。假性动脉瘤通常表现为局部动脉壁膨出，并且无明显的动、静脉之间的通道。股静脉瓣功能不全通常表现为股静脉内逆流的血流信号，但不会有动脉化血流频谱的表现。

152. E 患者有暴饮暴食史，腹胀明显，压痛以上腹部明显，而且血、尿淀粉酶均升高，提示急性胰腺炎。

153. B 室间隔缺损（VSD）可以导致显著的左向右分流，从而产生收缩期杂音。室间隔缺损会导致左心室的血液在收缩期通过缺损进入右心室，因此在 VSD 中常见收缩期杂音。动脉导管未闭的直接征象是于主动脉根部短轴切面可显示左、右肺动脉分叉处或左肺动脉与降主动脉之间相通，可显示导管的形态、粗细及长度。彩色血流显像在收缩与舒张期均可见在主肺动脉分叉与降主动脉之间有异常的以红色为主的五色花彩血流通过，无室水平过隔血流。

154. C 胃恶性淋巴瘤可在胃壁形成较大肿块，回声均匀，透声好，肿块质地软，易变形，内可见弱回声结节，与上述特征相符。

155. C 该患儿腹痛、白细胞升高提示可能有急性阑尾炎，婴幼儿易于因急性阑尾炎穿孔而导致阑尾周围脓肿，脓腔周围可见大网膜组织包裹及炎性淋巴结增大，肠间可出现脓性渗出物。

156. C 输尿管结石及输尿管肿瘤在儿童少见，它们可以引起不同程度的肾积水，但在病变相应部位分别可以探及结石的强回声或局部管腔的不规则变形、中断及实性肿块，临床症状有肾绞痛、血尿等；膀胱肿瘤及结石若能继发肾积水，必然继发输尿管的扩张在先，患儿输尿管未见异常，因此可以排除；先天性输尿管狭窄属于输尿管先天畸形病变中的一

种类型，其病理改变多见于狭窄段肌层肥厚和纤维组织增生，本病主要见于小儿，没有自发性肾绞痛伴血尿的特点，当狭窄发生于肾盂输尿管连接部时，超声检查可观察到肾盂内出现无回声区，到输尿管连接部逐渐变窄或突然中断的声像图，输尿管无明显异常。

157. A 收缩期杂音常见于室间隔缺损。室间隔膜周部在大动脉短轴切面通常位于 9 ~ 12 点方向。根据超声心动图，患者室间隔于大动脉短轴切面 9 ~ 12 点方向见 1.3cm 连续中断，提示膜周部室间隔缺损，室缺位置在室间隔膜周部，诊断为嵴下型室间隔缺损，患儿存在双向低速分流，存在肺动脉高压。

158. C 围生期心肌病在超声心动图上基本上与扩张型心肌病无法鉴别，主要依靠病史。其发病时间局限在妊娠最后 3 个月或产后 6 个月内，既往无心血管系统疾病史。而扩张型心肌病则无任何明确病史，一般表现为全心扩大，室壁运动弥漫性减弱，合并二尖瓣、三尖瓣反流。围生期心肌病一般情况下以左心室增大为著，而且增大程度不如扩张型心肌病明显。在治疗后心功能会有明显改善，心腔变小。而致心律失常性右室心肌病通常表现为局限性右心室病变，可逐渐进展为弥漫性，偶可侵及左心室，最终导致左心功能不全。酒精性心肌病患者常有嗜酒史。肥厚型心肌病特征是心肌的异常增厚，而非心室扩大。

159. B 探头位于剑突下的两房心切面，此时超声声束垂直于房间隔，可清晰显示房间隔及邻近结构。结合频谱及彩色多普勒，能更准确地诊断房间隔缺损。

160. C 心尖四腔切面二尖瓣前瓣与三尖瓣隔瓣间的间隔缺损，CDFI 和频谱多普勒探及左向右高速分流信号，提示左心室和右心房之间存在通道，是一种特殊类型的膜部室缺。由于左心室和右心房之间的压差大，因此可探及高速湍流。

二、A3/A4 型题

161. D 卵巢癌声像图多表现为形态不规则、内部回声不均的囊实性占位，内部可探及丰富血流信号。

162. E 选项 ABCD 均有助于子宫占位与卵巢占位的鉴别诊断。选项 E 意义不大。

163. A 子宫浆膜下肌瘤的典型声像图表现为子宫一侧形态规则、边界清晰的低回声，CDFI 周边可探及来自子宫肌层的供血血管，血流频谱通常为中等阻力；卵巢癌的血供多为低阻型频谱。

164. B McNeal 提出把前列腺划分为前纤维基质区、中央区、周缘区、移行区和尿道周围腺组织区。前列腺前纤维基质区由非腺性组织构成，主要位于前列腺的腹侧，该区既不发生癌肿也不发生增生。中央区占前列腺体积的 20% ~ 25%，发生癌肿的比例占 8% ~ 10%；周缘区占前列腺体积的 70% ~ 75%，约 70% 的癌肿发生在该区；移行区占前列腺的 5% ~ 10%，此区是前列腺增生的好发部位，癌肿的发病比例占 20% ~ 24%；尿道周围腺组织区局限于前列腺近端括约肌内，约占前列腺体积的 1%。

165. A 前列腺癌病理类型上包括腺癌（腺泡腺癌）、导管腺癌、尿路上皮癌、肉瘤、黏液腺癌、小细胞癌、鳞状细胞癌、腺鳞癌及神经内分泌瘤。其中前列腺腺癌占 95% 以上。

166. E 根据前列腺癌被发现的方式不同，可将其分为潜伏型、偶发性、隐匿性及临床型。

167. C 正常妊娠时，在孕卵着床后数日便形成滋养细胞并开始分泌 hCG。随孕周增加，血清 hCG 滴度逐渐升高，在孕 8~10 周达高峰，持续 1~2 周后血清 hCG 滴度逐渐下降。但葡萄胎时，滋养细胞高度增生，产生大量 hCG，血清中 hCG 滴度通常高于相应孕周的正常值，而且在停经 8~10 周后，随着子宫增大仍继续持续上升，利用这种差别可作为辅助诊断。

168. D 葡萄胎的声像图表现：①可见子宫均匀增大，大小超过相应的停经周数；②完全性葡萄胎：宫腔内充满大小不等的蜂窝状无回声，不显示妊娠囊及胚胎组织回声；③部分性葡萄胎：宫内可显示妊娠囊结构，囊内可见存活或死亡的胎体，胎盘绒毛部分或全部呈大小不等的蜂窝状或者囊泡状无回声。④彩色多普勒显示宫腔内囊泡状结构内有散在血流信号，子宫肌壁内血流较丰富；频谱多普勒显示呈低阻力动脉血流频谱。宫腔内充满大小不等无回声区呈"蜂窝状"是完全性葡萄胎的特异性声像图表现。所以选项 D 正确。

169. A 由于大量 hCG 刺激卵巢卵泡内膜细胞发生黄素化而形成囊肿，称卵巢黄素囊肿。部分葡萄胎患者双侧卵巢呈多囊性表现，其内分隔均匀，囊腔内为无回声，彩色多普勒显示分隔上有细条状血流信号，为滋养细胞疾病特有的卵巢黄素囊肿。

170. D 腹部 X 线片不能看到腹部脏器的内部情况，会漏诊很多引起腹腔积液的病因，如肝硬化引起的门静脉高压等。

171. A 脾功能亢进可表现为胃肠道不适、贫血及异常出血。该患者腹胀，血小板及白细胞减低，从病历资料反映该患者可能的病因为脾功能亢进引起的血常规异常。

172. B 腹膜间皮瘤的发生主要与石棉粉尘有关，常引起腹膜或大网膜结节状增厚，甚至形成实性肿块伴发腹腔积液。

173. C 在冠状动脉造影时，在穿刺时，会造成动静脉血管间出现不正常通道，形成股动静脉瘘，可产生不同程度的静脉压升高和血液回流障碍，从而出现肢体肿胀、动脉缺血、静脉功能不全。

174. E 动静脉瘘的二维超声表现是瘘管近端动静脉管径明显增宽，瘘管远端动脉内径相对变细。创伤性动静脉瘘多可直接显示瘘管，彩色多普勒容易显示瘘口，瘘口处可见五彩镶嵌或色彩倒错的彩色血流，瘘管近端动静脉彩色血流增宽，色彩明亮；远端动脉彩色血流变窄，速度减慢。脉冲多普勒显示瘘管处出现高速湍流的血流频谱，瘘管近端动脉血流速度明显加快，频带增宽，呈高速度低阻力单向血流频谱。静脉内出现动脉化血流频谱是诊断动静脉瘘最有力的证据。

175. B 三尖瓣隔瓣基底部至主动脉根部短轴 12 点钟处发现回声失落，为膜周部室间隔缺损。

176. C 肌部室间隔缺损在大动脉短轴切面不易显示。

177. C 心尖部为肌部室缺好发部位。在本题中，"左心室长轴切面靠心尖部发现穿隔血流束"，这表明缺损位于心室间隔的肌肉部分，且接近心尖。这种描述符合肌部室间隔缺损的超声心动图特征。流速为 3.5m/s 表明有较高的压力梯度，这支持了心室间存在显著的压力差异，符合肌部室间隔缺损的表现。

178. C 房缺室缺同时存在，十字交叉结构消失时需考虑心内膜垫缺损诊断。

179. D 虽然肝硬化可以引起胸水，但通常不会具有与结核性胸膜炎相似的超声表现，如胸膜增厚和点状、纤维带状回声。肾病综合征可以导致全身性水肿和胸水，但通常不会引起胸膜改变特别是胸膜的增厚或模糊，也不伴有毛玻璃样改变。充血性心力衰竭可以导致胸水，但通常不伴有胸膜的显著增厚或模糊，超声表现通常是清晰的液性区域，不伴有纤维带状回声。结核性胸膜炎是一种由结核分枝杆菌引起的胸膜炎症。典型表现包括胸痛、发热、呼吸困难等症状，超声或 X 线通常见到胸膜增厚、胸膜积液和胸膜表面的不规则改变，如点状或纤维带状回声，这与本病例描述的超声表现相符。缩窄性心包炎主要影响心包，导致心脏功能受限，虽然可能伴有胸水，但不会特别影响胸膜结构，如增厚或毛玻璃样改变。

180. A 肺底部与膈肌之间呈现长条形带状无回声区，吸气时，肋膈角内无回声区变小或消失通常见于正常呼吸变化中的胸膜滑动现象，表明肺部在呼吸过程中的正常膨胀和收缩。然而，对于有大量胸腔积液和胸膜增厚的患者，肺部受压，胸膜滑动可能被抑制，不会出现正常吸气时肋膈角内无回声区变小或消失的现象。

181. E 超声在胸腔积液和胸膜疾病的诊断中起着关键作用，但它的功能也有一定的局限性。虽然超声可以提供关于积液形态和黏稠度的信息，但它不能直接鉴别积液的具体性质，如是否为感染性、恶性或其他特定类型的液体。

182. D 患者活动后心悸、胸闷及双下肢水肿符合心力衰竭表现，胸骨左缘第 3 肋间闻及舒张期杂音通常提示主动脉瓣关闭不全，为明确诊断，需要进一步进行心脏彩超检查，以评估主动脉关闭不全的程度。

183. B 选项 A、C、D 及 E，超声心动图均可表现为左心室扩大及舒张期主动脉内血流反流入左心室；主动脉夹层患者病史较短，有明显胸痛症状，发作诱因常为突然用力或

血压剧烈波动等，该患者病史和症状不符合主动脉夹层诊断。

184. A 患者心力衰竭症状好转，肺部体征阴性，但持续发热，不能排除感染性心内膜炎，因发热时间较短，TEE 对检出赘生物的敏感性高于 TTE。

185. E 患者自幼发现心脏杂音提示为先天性心脏病，发热持续时间长，TEE 发现左心室与主动脉之间有管道结构相连通，提示主动脉-左心室隧道，管道左心室侧有条带状回声提示可能为感染性心内膜炎。

三、案例分析题

186. ABCDEF 淋巴瘤是原发于淋巴结的恶性肿瘤，受累淋巴结以颈部为最多，其他包括腋下、腹股沟、腹腔、锁骨上淋巴结、脾门区淋巴结等。

187. AB 病理检查为确诊的金标准，取病理的方法有穿刺活检以及淋巴结切检。

188. ABCD 当发生脾淋巴瘤时，超声图像可表现为脾正常或增大，内部回声减低无占位性病变特征，粟粒样病变表现为脾实质内密布的小弱回声区，间以较厚的高回声分隔，呈筛孔样。多灶病变时，脾内多发低或极低回声病灶，无包膜，也可融合呈分叶状。孤立性病变时，脾内单发实性肿物，形态不规则，边界清晰，可发生液化坏死。

189. E 脾淋巴瘤与低回声转移瘤声像图鉴别困难，需结合临床病史，后者有原发肿瘤病史。

190. AB 为明确盆腔包块大小、位置、形态、性质等，需要行妇科检查和超声初步检查，妇科检查前需要排空膀胱。

191. A 囊实性并且有短线状强回声的卵巢肿块首先考虑为畸胎瘤。

192. ABCE 卵巢肿瘤的常见并发症包括蒂扭转、破裂、感染、恶变等。

193. AE 运动后出现的急性下腹痛，且存在压痛明显肿块，近子宫处（蒂部）压痛最为明显，首先考虑包块扭转可能，包块可为子宫浆膜下肌瘤，亦可为卵巢肿瘤。

194. ACE 因患者体温37.6℃，应查血常规和CRP排除是否合并感染，B型超声检查确定包块位置和性质。

195. C 卵巢蒂扭转的包块特征为附件区有包块，多附着于子宫。肿块内部未及血流可能提示完全性蒂扭转。卵巢肿块蒂扭转一经确诊即行手术切除肿瘤。

196. AEF 卵巢生殖细胞肿瘤包括畸胎瘤（成熟畸胎瘤、未成熟畸胎瘤）、无性细胞瘤和内胚窦瘤。所以选项AEF均属于卵巢生殖细胞肿瘤。选项B、C、D均属于性索间质细胞肿瘤，选项G属于上皮性肿瘤。

197. ABF 患者突发左小腿疼痛、无力，这种症状可能与下肢血管系统的疾病有关。急性动脉栓塞和急性深静脉血栓都可以导致下肢的疼痛和无力。血栓形成在深静脉内，导致血流受阻，引起疼痛和无力。动脉中的血栓脱落或形成栓塞，导致血流阻塞，引起缺血和疼痛。动脉硬化性闭塞症通常好发于腹主动脉下端、髂动脉和股动脉，也可表现为小腿疼痛、无力。所以选项ABF正确。下肢静脉曲张主要表现为下肢静脉曲张、肿胀和疼痛，但一般不会突然发作。急性蜂窝织炎通常是由细菌感染引起的皮肤和皮下组织炎症，表现为皮肤红肿、疼痛和发热。通常表现为间断性跛行和下肢脉搏减弱。与患者描述的症状不符。急性淋巴管炎通常表现为红肿、疼痛和局部淋巴结肿大，与患者描述的症状不符。所以可排除选项CDE。

198. ABDF 风湿性心脏病二尖瓣狭窄患者合并心房纤颤，常常伴有心房内血栓形成，因此根据患者的临床表现和病史，怀疑存在左心房内栓子脱落引起左下肢动脉闭塞。左下肢动脉闭塞时动脉腔内可出现实性等回声物填充。由于动脉闭塞，血流无法通过闭塞部位，因此在超声图像中无法观察到血流信号。患者有二尖瓣狭窄病史30年，二尖瓣血液排空受阻，左房压增高，进而肺循环压力增高，右心后负荷增加，右房压增高，下腔静脉回流受阻，通过患者查体双下肢水肿，进一步证实患者同时合并有右心衰，下腔静脉回流受阻，下肢静脉管腔可扩张。若无血栓形成，挤压下肢远端时，由于动脉供血不足，可能出现静脉反流。选项C和选项E与该病例不符。所以本题应选ABDF。

199. F 动脉造影是诊断和定位动脉栓塞最准确的检查方法。动脉造影是通过向血管内注入造影剂，以X线检查血管的方法。它可以提供更详细和准确的血管结构信息，帮助医生确定血管病变的位置和程度。

200. A 根据患者既往史及现病史，可能性最大的诊断是急性动脉栓塞。急性动脉栓塞是由于栓子从心脏或近心端动脉壁脱落或自外界进入动脉，随着血流进入管径与栓子大小相当的动脉内，导致受累动脉供应区组织的急性缺血，出现相应的急性缺血症状。患者的症状符合这一诊断，因此选项A最为合适。

201. ABCDE 动脉急性栓塞治疗措施主要包括取栓、抗凝、纠正电解质紊乱等。对于患有左侧腘动脉急性栓塞的患者，抗凝治疗可以预防或减少血栓形成，术前和术后均需要进行抗凝治疗。术后可以进行局部冷敷来减轻疼痛和肿胀，同时需要避免活动过度，以免增加组织代谢。手术后可能出现酸中毒和高血钾的情况，需要及时纠正。Fogarty气囊导管取栓术是一种常用的治疗方法，通过导管插入血管，利用气囊将血栓取出。在一些情况下，可能需要进行动脉切开手术来取出血栓。对于急性栓塞，保守治疗效果较差，手术治疗是更合适的选择。因此本题应选 ABCDE。

202. AD 二尖瓣脱垂的超声表现为二尖瓣收缩期脱向左房内，超过瓣环平面，脱垂的二尖瓣叶瓣体松弛脱入左房内，在 M 型超声上呈特征性的"吊床样"改变，二尖瓣前后叶对合不严，左房内收缩期可探及较多的蓝色花彩血流束，且呈偏心性。所以选项 AD 正确，选项 C 错误。舒张期二尖瓣口见红色花彩血流束适用于正常情况下的二尖瓣血流，即在舒张期，血液从左心房流向左心室，使用多普勒超声时呈红色（向探头方向的血流），与二尖瓣脱垂无直接关联。二尖瓣舒张期震颤波是指在心室舒张早期，由于血液从左房快速流入左心室，二尖瓣叶迅速打开造成的震颤。虽然可能在二尖瓣脱垂中出现，但不是其特异性表现。二尖瓣脱垂时，大量二尖瓣反流可导致左房压增高，舒张早期 E 峰流速增快，但不具有特异性，通常是其他病理情况下的二尖瓣口狭窄的血流改变。左房内舒张期见蓝色花彩血流错误，当二尖瓣脱垂导致二尖瓣反流时，二尖瓣反流时相发生在收缩期，表现为收缩期左房内五彩镶嵌射流信号。选项 BEFG 可排除。

203. EF 二尖瓣脱垂（MVP）的特征是二尖瓣叶在心室收缩期向左房突出。二尖瓣增厚，回声强更常见于二尖瓣狭窄或炎症相关的疾病，如风湿性心脏病，而非典型的二尖瓣脱垂表现。二尖瓣钙化通常与老年性瓣膜病或其他瓣膜病变相关，而非二尖瓣脱垂的特征。二尖瓣城墙样改变通常描述的是二尖瓣叶的增厚和僵硬，这在二尖瓣狭窄或风湿性心脏病中较为常见，不是二尖瓣脱垂的特

征。二尖瓣前后叶同向运动不符合二尖瓣脱垂的特征。在二尖瓣脱垂中，叶片会异常向左房突出，而不是简单的同向运动。二尖瓣吊床样改变是二尖瓣脱垂的典型超声心动图特征，其中二尖瓣叶在心室收缩期呈现类似吊床的形状，是由于叶片向左房突出引起的。二尖瓣前叶收缩期突入左房也是二尖瓣脱垂的一个典型表现，特别是前叶在收缩期异常突入左房，是关键的超声心动图表现之一。二尖瓣前后叶粘连通常见于风湿性心脏病等其他瓣膜疾病，而非二尖瓣脱垂。所以选项 EF 正确。

204. ABCDEFG 二尖瓣关闭不全（也称为二尖瓣反流）是一种常见的心脏瓣膜疾病，因二尖瓣在心室收缩期不能完全关闭，导致血液从左心室反流回左心房。这种情况可以由多种病因导致。慢性风湿性心脏病可导致心脏瓣膜（尤其是二尖瓣和主动脉瓣）的炎症和后续纤维化，进而引起瓣膜功能障碍，包括二尖瓣关闭不全。感染性心内膜炎可以导致二尖瓣叶或瓣膜周围组织的感染和破坏，进一步导致二尖瓣关闭不全。心肌梗死尤其是在心室壁受累时，可能损害与二尖瓣腱索相连的乳头肌，导致乳头肌功能不全或断裂，这会影响二尖瓣的正常关闭，引发或加重二尖瓣反流。心脏的瓣环扩张，尤其是在左心房扩大的情况下，可以导致二尖瓣环的扩张，从而影响瓣膜的对合，进而导致二尖瓣关闭不全。随着年龄的增长，二尖瓣可能发生退行性改变，如瓣叶增厚、变脆等，这些改变可能影响瓣膜的正常功能，导致关闭不全。二尖瓣的腱索是连接瓣叶和心室壁（通过乳头肌）的重要结构。腱索的断裂会直接影响瓣叶的移动和位置，导致二尖瓣关闭不全。二尖瓣黏液样变性是一种病理改变，常见于二尖瓣脱垂症。这种变性涉及瓣叶的结构改变，使瓣叶变得更加松弛和伸展性增加，从而可能导致关闭不全。因此，正确答案为 ABCDEFG，这些都是可能导致二尖瓣关

闭不全的病因。

205. ABDE 法洛四联症（TOF）是一种复杂的先天性心血管畸形，1888 年 Fallot 将其归纳为肺动脉狭窄、室间隔缺损、主动脉骑跨和右心室肥厚 4 种典型病理改变。

206. ABCDEF 肺动脉狭窄是法洛四联症中的一个关键组成部分，狭窄可以出现在多个解剖位置。右室漏斗部狭窄是法洛四联症中的一种常见表现。右室漏斗部狭窄即肺动脉瓣下狭窄，涉及右心室流出道的狭窄，影响血液流入肺动脉。肺动脉瓣环狭窄是涉及肺动脉瓣环的直接狭窄，这会限制血液从右心室流入肺动脉。在某些法洛四联症患者中，左、右肺动脉也可能存在狭窄，这会进一步限制肺血流。肺动脉主干狭窄后通常发生扩张，这是由于血液流动受阻后的压力变化和血管壁应力的变化。肺动脉弥漫性狭窄涉及整个肺动脉树的多个部分，不仅局限于单一位置。肺动脉瓣膜部狭窄涉及肺动脉瓣膜本身的狭窄，这种情况下肺动脉瓣可能发育不全，膜部融合或者其他异常。因此，正确答案是 ABCDEF，这些选项全面涵盖了法洛四联症中可能涉及的肺动脉狭窄的各种形式。

207. ABCDE 法洛四联症需要跟右心室双出口、完全型大动脉转位、法洛三联症、法洛五联症、永存动脉干相鉴别。经典的右心室双出口的概念强调双动脉下圆锥完整，法洛

四联症则主动脉下无圆锥，二尖瓣前叶与主动脉瓣有纤维连续；完全型大动脉转位则肺动脉下无圆锥，二尖瓣前叶与肺动脉瓣之间有纤维连续；法洛三联症患者的发绀出现较晚，蹲踞现象少见。在胸骨左缘第 2 肋间，可以听到喷射性收缩期杂音，时限长且响亮。胸片显示右室和右房增大、肺动脉段突出；法洛五联症的先天畸形除了室间隔缺损、右心室肥大、主动脉骑跨和肺动脉狭窄 4 种先天异常外，还包括卵圆孔未闭或者房间隔缺损；永存动脉干主动脉与肺动脉起自同一共同动脉干。所以选项 ABCDE 正确。

208. AC 肝硬化门静脉高压时，由于门静脉血流缓慢及脾大、脾功能亢进以及血小板降低对凝血机制的影响等因素，门静脉易发生血栓。当肝癌浸润肝内血管时，可造成门静脉管壁破坏，门静脉管腔内可以形成中等或较强回声的癌栓。当肝癌转移时，最先转移至肝门区淋巴结。所以超声应重点检查门静脉和肝门区淋巴结。

209. E 当肝癌浸润肝内血管时，超声显示管腔内中等或较强回声的癌栓，与周围组织边界不清，其内可见血流信号。

210. CE 门静脉由接受来自胃、肠、脾、胰血液回流的肠系膜上静脉和脾静脉在胰头后方汇合而成。当门静脉高压时，需要观察肠系膜上静脉和脾静脉。所以选项 CE 正确。